Joachim Küchenhoff
Körper und Sprache

AF728116

Das Anliegen der Buchreihe Bibliothek der Psychoanalyse besteht darin, ein Forum der Auseinandersetzung zu schaffen, das der Psychoanalyse als Grundlagenwissenschaft, als Human- und Kulturwissenschaft und als klinische Theorie und Praxis neue Impulse verleiht. Die verschiedenen Strömungen innerhalb der Psychoanalyse sollen zu Wort kommen, und der kritische Dialog mit den Nachbarwissenschaften soll intensiviert werden. Bislang haben sich folgende Themenschwerpunkte herauskristallisiert:

Die Wiederentdeckung lange vergriffener Klassiker der Psychoanalyse – wie beispielsweise der Werke von Otto Fenichel, Karl Abraham, W.R.D. Fairbairn, Sándor Ferenczi und Otto Rank – soll die gemeinsamen Wurzeln der von Zersplitterung bedrohten psychoanalytischen Bewegung stärken. Einen weiteren Baustein psychoanalytischer Identität bildet die Beschäftigung mit dem Werk und der Person Sigmund Freuds und den Diskussionen und Konflikten in der Frühgeschichte der psychoanalytischen Bewegung.

Im Zuge ihrer Etablierung als medizinisch-psychologisches Heilverfahren hat die Psychoanalyse ihre geisteswissenschaftlichen, kulturanalytischen und politischen Ansätze vernachlässigt. Indem der Dialog mit den Nachbarwissenschaften wiederaufgenommen wird, soll das kultur- und gesellschaftskritische Erbe der Psychoanalyse wiederbelebt und weiterentwickelt werden.

Stärker als früher steht die Psychoanalyse in Konkurrenz zu benachbarten Psychotherapieverfahren und der biologischen Psychiatrie. Als das anspruchsvollste unter den psychotherapeutischen Verfahren sollte sich die Psychoanalyse der Überprüfung ihrer Verfahrensweisen und ihrer Therapie-Erfolge durch die empirischen Wissenschaften stellen, aber auch eigene Kriterien und Konzepte zur Erfolgskontrolle entwickeln. In diesen Zusammenhang gehört auch die Wiederaufnahme der Diskussion über den besonderen wissenschaftstheoretischen Status der Psychoanalyse.

Hundert Jahre nach ihrer Schöpfung durch Sigmund Freud sieht sich die Psychoanalyse vor neue Herausforderungen gestellt, die sie nur bewältigen kann, wenn sie sich auf ihr kritisches Potenzial besinnt.

Bibliothek der Psychoanalyse
Herausgegeben von Hans-Jürgen Wirth

Joachim Küchenhoff

Körper und Sprache

Theoretische und klinische Beiträge zu einem intersubjektiven Verständnis des Körpererlebens

Psychosozial-Verlag

Bibliografische Information der Deutschen Nationalbibliothek
Die Deutsche Nationalbibliothek verzeichnet diese Publikation
in der Deutschen Nationalbibliografie; detaillierte bibliografische Daten
sind im Internet über http://dnb.d-nb.de abrufbar.

Erweiterte und komplett überarbeitete Neuauflage der Ausgabe von 1992
(Roland Asanger Verlag, Heidelberg)
© 2012 Psychosozial-Verlag
E-Mail: info@psychosozial-verlag.de
www.psychosozial-verlag.de
Alle Rechte vorbehalten. Kein Teil des Werkes darf in irgendeiner Form
(durch Fotografie, Mikrofilm oder andere Verfahren)
ohne schriftliche Genehmigung des Verlages reproduziert
oder unter Verwendung elektronischer Systeme verarbeitet,
vervielfältigt oder verbreitet werden.
Umschlagabbildung: Paul Klee: »Schlosser«, 1940
Umschlaggestaltung & Satz: Hanspeter Ludwig, Wetzlar
www.imaginary-art.net
ISBN 978-3-8379-2165-6

Inhalt

Vorwort zur erweiterten Neuauflage

Im Jahre 1992 ist das Buch *Körper und Sprache* erschienen. Die Einleitung zur ersten Auflage fasst das Anliegen dieses Buches zusammen. Das Thema hat mich in den letzten 20 Jahren weiterhin beschäftigt, zuletzt in den beiden Publikationen *Leib und Körper* (Küchenhoff/Wiegerling 2008) und *Körper. Konstruktionen* (Küchenhoff/Pfeiffer 2009). Immer wieder bin ich nach den Texten gefragt worden, die in der ersten Auflage enthalten waren; das Buch war aber nun viele Jahre vergriffen. Schließlich habe ich, zusammen mit Hans-Jürgen Wirth, den Entschluss gefasst, das alte Buch im Psychosozial-Verlag wieder zugänglich zu machen. Zugleich sollten weitere Texte zum Thema, die ich in den letzten Jahren geschrieben habe, in das Buch integriert werden. Einige dieser Texte sind bislang nicht veröffentlicht worden. Zum einen werden durch die ergänzenden Texte die in der ersten Auflage entworfenen theoretischen Perspektiven erweitert. Die beiden Arbeiten, die sich verschiedenen Sinnesgebieten, einmal dem »Sehen und Gesehenwerden«, zum anderen der »Berührung« widmen, untersuchen, wie schon die Titel ausweisen, die Perspektive körperlicher Intersubjektivität, die mich zunehmend mehr beschäftigt hat. Der dritte theoretische Text, »Den Körper verstehen – psychoanalytische Konstruktionen«, bringt diesen Zusammenhang auf den griffigen Punkt in der These, es gebe keinen Körper, sondern zunächst oder nur die Zwischenleiblichkeit. So wird der Körper nicht nur als Ort der Begegnung mit den anderen verstanden, sondern auch als Niederschlag der Interaktionen mit anderen.

War in den klinischen Perspektiven in der ersten Auflage die Hypochondrie schon besonders betont, so wird nun das Konzept psychoanalytisch erweitert, indem untersucht wird, was der Aufbau der Repräsentanzenwelt mit der Funktion des Objektes zu tun hat und inwieweit das Objekt, die primäre

Bezugsperson, die Funktion der Vermittlung von Erfahrung beim später hypochondrisch Kranken nicht übernehmen kann. Die klinischen Perspektiven werden durch die Arbeit zu den Selbstverletzungen erweitert. Dieser Gesichtspunkt ist verständlicherweise in der ersten Auflage nicht enthalten. Vor 20 Jahren war die klinische Herausforderung durch Patienten, die sich selbst verletzen, vernachlässigenswert gering im Vergleich zu heute. Schließlich wird die klinische Perspektive durch Überlegungen zur Psychodynamik der Krankheit ergänzt. Dabei wird auf den Spuren der Philosophen Friedrich Nietzsche und Peter Bieri untersucht, inwieweit die Erkrankung des Körpers nicht nur Einschränkung, sondern auch Verneinung der gegebenen Lebensumstände und damit produktiv sein kann.

Als eine dritte Perspektive kommt die kulturwissenschaftliche Perspektive hinzu; hier werden die klinischen Konzepte, die ich für das Verstehen des Körpers entwickelt habe, zusammengefasst und für die Analyse des Körpers in der Kunst fruchtbar gemacht.

Ich danke Hans-Jürgen Wirth, dass er mich ermutigt hat, den alten, aber nicht veralteten Text zu erweitern und im Psychosozial-Verlag wieder aufzulegen. Auf diese Weise ist es möglich, Texte, die sonst zu schnell vom Buchmarkt verschwinden, vor dem Vergessen zu bewahren. Erfreulich ist auch zu sehen, dass weder die Themenstellungen noch die Lösungsansätze in Psychiatrie und Psychotherapie rasch überholt sind, sondern im Gegenteil wichtig bleiben.

Einleitung zur ersten Auflage

Körper und Sprache – der Titel mag recht verschiedene Assoziationen wecken. Hier ist nicht der modische Gegensatz von Kopf und Bauch angesprochen, der regelmäßig in Körper-Selbsterfahrungen beschworen wird. Vielmehr ist Sprache in einem weiteren Sinne gefasst, nicht nur als gesprochene, also verbale Sprache, sondern als bedeutungsvolle, sinngebende Kommunikationsstruktur, als Ordnung kommunikativer Zeichensysteme. In diesem Sinne ist der Körper in und nicht außerhalb der Sprache. Jenseits oder diesseits des gesprochenen Wortes kommunizieren in jedem Gespräch die Körper in Mimik, Gestik und Verhalten miteinander.

Freilich ist dieses Gespräch der Körper schwer zu entziffern; es lädt schnell zu Mystifikationen ein, wie sie im modernen Körperkult der Fitnessstudios ebenso wie in den verschiedensten Körpertherapien betrieben werden. Die Mystifizierung liegt darin, dass der Sprache des Körpers eine zu große Verantwortung zugemutet wird, wenn der Körper zum Retter von Spontaneität, Ursprünglichkeit und Authentizität wird. Freilich enthält dieser Anspruch bei aller mystifizierenden Verzerrung, die so auf den Möglichkeiten körperlichen Ausdrucks liegt, einen Wahrheitskern. Die Klinik körperbezogener Störungen verweist darauf, dass Individualität, um den Preis von klinischen Symptomen, unter Umständen mithilfe des Körpers bewahrt oder gerettet werden kann. Diese Wahrheit des Körpers kann aber nur in der Begegnung, in der Kommunikation mit anderen erschlossen werden. Jedes körperliche Geschehen – und dies gilt auch und in besonderer Weise für die Körpersymptome, die dem Psychopathologen und Psychosomatiker begegnen – ist mitweltlich verankert und kann nicht allein individualpsychologisch entschlüsselt werden.

In der Wissenschaftsgeschichte des 20. Jahrhunderts sind vor allem zwei Denkrichtungen fruchtbar gewesen, die die Mitweltlichkeit und Sprachfunktion des Körpers analysiert haben: die philosophische Phänomenologie und die Psychoanalyse (Kapitel 2, 3 und 7). Während die Phänomenologie die *Formen* analysiert hat, in denen der Körper oder besser der Leib im Selbsterleben repräsentiert und auf andere bezogen ist, hat die Psychoanalyse die unbewussten *Inhalte* der Körpersprache zu übersetzen erlaubt. Der psychoanalytische Zugang ermöglicht es auch, die ontogenetische Herausbildung subjektiver Körperbilder aus den frühen Interaktionsprozessen zu beschreiben, also über die gegenwärtigen Erlebnisformen hinaus das Körpererleben entwicklungspsychologisch zu erfassen (Kapitel 4). Eine methodologische Grundannahme des vorliegenden Buches ist es, dass die phänomenologische Analyse der *Formen* und die Psychoanalyse der lebensgeschichtlich geformten *inhaltlichen* Körperbesetzungen sich ergänzen können und nicht einander ausschließen müssen.

Beide wissenschaftlichen Zugänge zum Körper müssen indes durch eine dritte ergänzt werden, die am einfachsten als historische Anthropologie zu bezeichnen ist. Das Verhältnis des Ichs zum Körper oder der Mitwelt zum Körper kann nicht als geschichtslose anthropologische Konstante vorausgesetzt werden. Eine historische Anthropologie berücksichtigt die Geschichtlichkeit des körperlichen Ausdrucksvermögens. Wo und inwieweit der Körper zum sprachanalogen Ausdruck individualpsychologischer Erlebnisformen werden kann, wird durch sich wandelnde Einschreibungen von gesellschaftlichen Einflüssen auf den Körper und durch wechselnde kulturelle Zuschreibungen körperlicher Ausdruckformen zum Bereich der Körpersprache definiert, d.h. auch begrenzt. Der Bezug zum eigenen Körper ist keine anthropologische Grundtatsache; psychohistorische und soziogenetische Studien zum Körper haben, in der Tradition von Norbert Elias und Michel Foucault, die Geschichtlichkeit von Körperkonzepten erwiesen, sodass der Körper nicht nur eine Naturgeschichte, sondern auch eine Sozial- und Kulturgeschichte hat, die erzählt werden kann und die zur Analyse des Verhältnisses von Körper und Sprache benutzt werden muss (Kapitel 1 und 8).

Psychoanalyse, Phänomenologie und historische Anthropologie bieten sich also als theoretische Ausgangspositionen an, um in Psychiatrie und Psychosomatik für die klinisch-diagnostische und klinisch-therapeutische Arbeit mit Patienten, die an oder unter ihrem Körper leiden, neue Zugänge zu ermöglichen. Denn da das Verhältnis von Körper und Sprache nicht festgelegt ist, sondern historisch und individuell variiert, kann es in unterschiedlicher Weise vom Subjekt funktionalisiert werden. Es gibt eine Gruppe von Patienten, die sich einer psychoanalytischen, aber auch einer psychiatrischen Therapie schwer erschließen, weil sie ihren Körper anstelle eines Bezugs zur Umwelt »überbesetzen«; zu denken ist an die hypochondrischen und dysmorphophoben Patienten (Kapitel 8, 9 und 10), deren Einordnung in bestehende psychiatrische oder psychoanalytische Register nie recht gelungen ist. Der Körper wird von den Patienten als bedroht oder als krank verstanden, die Beschäftigung mit dem eigenen Körper überwiegt den Kontakt mit einer Umwelt, die sich dann ihrerseits nur noch ausgeschlossen fühlen kann. Es ist so, als halte der hypochondrisch Kranke Zwiesprache nur noch mit einem Körperteil, der nicht mehr leibhaft als Bestandteil der Person erlebt wird, sondern nur noch als Körper objektiviert ist und meist als »böse« erlebt wird.

Auf eine komplementäre Konstellation trifft man bei einem Teil psychosomatisch reagierender Patienten; ist beim hypochondrischen Patienten der Körper in der Phantasie überbetont, während er der Außenwelt als gesund erscheint, so ist bei den Erkrankungen, die als psychosomatisch angesehen worden sind, der Körper real krank, aber er ist oft nicht symbolisch, er tritt gar nicht in ein Verhältnis zu anderen psychischen Symbolisierungsprozessen ein (Kapitel 12 und 13).

Diese komplementären Patientengruppen repräsentieren also klinisch und theoretisch ganz unterschiedliche Möglichkeiten, eine Verbindung zwischen Körper und Sprache herzustellen und zu zerstören. In den Kapiteln, die den erwähnten Diagnosegruppen gewidmet sind, soll der Versuch gemacht werden, diese Unterschiede herauszuarbeiten und konzeptuell zu klären. Nicht nur klinisch interessant ist eine andere Funktionalisierung des Körpers, das exzessive und deshalb psychopathologisch relevante Bodybuilding, in dem der Körper zum Symbol und Garanten einer narzisstischen Vollkommenheit werden soll, wo also der Körper in psychoanalytischer Terminologie zum Phallus wird (Kapitel 11). Das Bodybuilding ist freilich nicht nur, wie in der hier präsentierten Fallstudie, ein klinisch relevantes Symptom, es gehört zu einem Sektor der modernen Sport- und Freizeitindustrie, verweist also von der Klinik zurück auf kulturelle Funktionalisierungen des Körpers.

Im vorliegenden Buch werden theoretische und klinisch-kasuistische Arbeiten der letzten Jahre zum Thema Körper und Sprache zusammengefasst, die bisher nur verstreut publiziert worden sind. Ihre Integration im Rahmen eines Buches versammelt nicht nur zum Teil schlecht zugängliche Arbeiten, vielmehr ergänzen und erläutern die einzelnen Texte einander, sodass das Konzept des Autors zum Verhältnis von Körper und Sprache im Verlaufe der Lektüre deutlich werden kann. Dass die Themenbereiche der einzelnen Arbeiten sich zum Teil überschneiden, ist aus der Sicht des Autors kein Mangel, sondern ermöglicht es, ein Thema aus wechselnden Perspektiven je neu zu überdenken – dies wäre ein Lektüreverfahren, das der Komplexität und Unabschließbarkeit des Gegenstandes gerecht wird und sie nicht durch eine formal vorschnell abgerundete Darstellungsweise verleugnet. Wenn dieses Buch dazu anregt, die klinisch-therapeutische Arbeit mit Patienten theoretisch immer neu zu fundieren und ernst zu nehmen und umgekehrt wissenschaftlich-theoretische Konzepte auch therapeutisch-praktisch fruchtbar werden zu lassen, dann ist das Anliegen des Autors erfüllt.

I

Theoretische Perspektiven

1 Zur Geschichte des Körpers

Vorbemerkungen zur unvermeidlichen Geschichtlichkeit des Körpers

In seiner 1915 erschienenen Schrift »Triebe und Triebschicksale« gibt Freud eine Definition des Triebes; er differenziert den Trieb nach seiner Quelle, seinem Ziel und seinem Objekt (Freud 1915c). Das Objekt, so Freud, ist das variabelste Moment des Triebes. Damit hat das Triebobjekt einen besonderen Status; es gibt für den Trieb kein spezifisches Objekt, das zu einer vollkommenen Befriedigung des Triebes führen würde. Diese Vorstellung zu akzeptieren, fällt schwer, da alles bewusste Wünschen darauf abzielt, sich eines Objektes zu vergewissern, das alle Bedürfnisse und Ansprüche erfüllt. Die Austauschbarkeit oder Beliebigkeit des Objektes ist also eine erschreckende, aber psychoanalytisch unvermeidliche Feststellung. Jacques Lacan hat das Triebobjekt als »Objekt a« bezeichnet, »das tatsächlich nicht mehr ist als das Dasein einer Höhle, einer Leere, die, wie Freud anmerkt, mit jedem beliebigen Objekt besetzt werden kann«, sodass »keine Nahrung dem Oraltrieb [und jedem anderen Trieb; Anm. J.K.] wird genügen können, es sei denn, sie umkreise das ewig fehlende Objekt« (Lacan 1980b, S. 188).

Das Objekt des Begehrens ist deshalb verloren oder austauschbar, weil es immer und notwendig Substitut ist; es ist immer schon verloren, wenn man die in der Psychoanalyse Freuds konstitutive Vorstellung akzeptiert, dass das Begehren des erwachsenen Subjektes sich auf die verlorenen Objekte der Kindheit bezieht, die aber – da sich das Subjekt in der Kindheit erst formt – als erfüllende Objekte auch in der Kindheit niemals präsent waren. Aber nicht nur aufgrund entwicklungspsychologischer Mangelerfahrungen kommt der Trieb nie zu seinem Objekt; da, wo der Trieb ein menschlicher ist, ist er aus der Naturnotwendigkeit der einfachen Wechselwirkung von Bedürfnis – Befriedigung – Bedürfnis herausgenommen. Ein Bedürfnis kann gestillt werden, während der menschliche Trieb als Begehren keine letzte Befriedigung erfährt. Er steht nicht mehr nur in einem naturhaften Zusammenhang, sondern ist schon immer in eine symbolische Ordnung eingelassen, deren Gesetzmäßigkeiten Lacan nach dem Modell der strukturalistischen Signifikantentheorien rekonstruiert hat (vgl. z.B. Widmer 1990).

Dieser Ansatz hat Konsequenzen für das psychoanalytische Verständnis des Körpers. Der triebhafte Körper, von dem die Psychoanalyse handelt, ist nicht der ursprüngliche naturgeschichtlich oder naturhaft zu erfassende Körper, sondern immer eine Körperlichkeit, durch die die symbolische Ordnung hindurchgreift. Ursprung und Ziel des Triebes sind in die symbolische Ordnung eingelassen und damit nicht einfach natürlich. In Lacans Terminologie gehört der »natürliche Körper« zur Ordnung des Realen, von dem Lacan zugleich sagt, es sei das Unmögliche; der biologische Körper ist in seiner Natürlichkeit nicht zu erfassen, da er vom symbolischen überlagert ist. Der Körper als Objekt der Naturwissenschaften ist selbst ein konstruierter, eine von geschichtlichen und gesellschaftlichen Bedingungen geprägte besondere Perspektive auf den Körper.

> »Die Naturwissenschaften […] lassen es an der gebotenen Selbstbezüglichkeit in der Reflexion des eigenen Vorgehens fehlen. Sie mißachten oder ignorieren, daß es sich bei der Wissenschaft um eine historisch einmalige, vom gesellschaftlichen Menschen angestrengte Erkenntnis-Unternehmung handelt; sie unterschlagen den sozialen, politischen und nicht zuletzt anthropologischen Aspekt der eigenen Entstehung« (Kutschmann 1986, S. 11).

Peter Widmer hat die Unerkennbarkeit des realen Körpers und die Notwendigkeit zur Symbolisierung, die sich des realen Körpers immer wieder zu vergewissern sucht, anschaulich beschrieben:

> »Mittels Konstruktionen und Deskriptionen versucht man, vor allem in der Wissenschaft, das Unbekannte dem Dunkeln des Unverstandenen zu entreißen, *Einblick* in das zu erhalten, was nicht selbst aus Symbolischem gebaut ist. Der menschliche Körper ist nicht aus Sprache gebaut – deshalb die Anstrengung, ihn zu symbolisieren. In dieser Symbolisierung wird der Körper vom Symbolischen ›besetzt‹, gleichsam in Beschlag genommen. Er bleibt nicht gänzlich außerhalb der Wirkungen des Symbolischen. Am deutlichsten zeigt sich das bei den Sinnesorganen, deren Funktionsweisen vom Symbolischen strukturiert werden. Selbst das Riechen, das doch einen unmittelbaren Bezug zum Gegenständlichen hat, ist

> sprachlich strukturiert. Dies zeigt sich gerade dann am deutlichsten, wenn Worte dafür fehlen, wenn man etwas ausdrücken möchte, von dem man spürt, daß man es mit Worten nicht trifft« (Widmer 1990, S. 59).

Aus diesem Grund gibt es eine Geschichte des Körpers. Denn wenn die naturhafte Realität des Körpers immer von Einschreibungen in den Körper überdeckt ist, die niemals in der Lage sind, das Reale des Körpers zu vergegenwärtigen, dann muss sich um den Körper ein unendlicher Diskurs entfalten. Er ist in dem Sinne unendlich, dass er unabschließbar ist; aber wir werden sehen, dass in der Geschichte der abendländischen Körperdiskurse einige Grundthemen immer neu anklingen und variiert werden.

Nicht nur die Psychoanalyse, sondern auch die Phänomenologie und die historische Anthropologie haben gezeigt, dass es nicht gelingt, den Körper auf den Begriff zu bringen, ihn aus der Dialektik von Anwesenheit und Abwesenheit zu befreien. Aus phänomenologischen Studien wird deutlich, dass sich der Körper schon deshalb der Repräsentation entzieht, weil man den eigenen Körper sich selbst und anderen nie ganz zur Anschauung bringen kann. Selbst wenn es möglich wäre, durch technische Spiegeleffekte sich selbst ganz anzuschauen, so tut sich jedoch gleich wieder eine Differenz auf, nämlich die zwischen dem optisch bestimmten Außenleib und den durch den Lagesinn und die vegetativen Nerven empfundenen Innenleib. Auch das »eigenleibliche Spüren« (Schmitz 1985) ist keine vollständige Empfindung des eigenen Leibes, sondern ist punktuell und partikulär, ist in den Worten von Hermann Schmitz um Leibesinseln herum gruppiert. Die mediale Form der leiblichen Selbstpräsenz, also die Selbsterfahrung des eigenen Leibes, die zwischen einer bewusstlos-vegetativen Existenz und einer Objektivierung des Leibes zum Körper liegt, also die Leiblichkeit im anthropologischen Sinne des Leib-Seins, vermag es auch nicht, den ganzen Leib zu appräsentieren. Die Frage, wie der Körper sich zur Seele verhält, ist eine Frage, die ohne eine kanonische Antwort bleiben muss; allen Formen der diskursiven, selbstreflexiven, phänomenologischen oder affektiven Vergewisserungen des eigenen Körpers haftet immer ein Ungenügen an.

Diese fundamentale Ambiguität des Körperlichen hat es ermöglicht, den Körper in je anderer Weise anzueignen. Von Aneignung kann man hier gerade deshalb sprechen, weil der Körper dem Subjekt nicht gehört, ansonsten müsste man vom Besitz des Körpers sprechen. Nur wegen dieses Selbstentzugs des Körpers ist es möglich, eine Geschichte seiner Aneignung zu skizzieren. Die folgenden historischen Analysen der Aneignung des Körpers erheben keinen

Anspruch auf Vollständigkeit, sondern wollen nur an einige Stationen dieser Geschichte erinnern, freilich nicht in einer allein historischen Perspektive, sondern in einer Perspektive, die die Aktualität der historischen Auseinandersetzungen mit dem Körper betont.

Der Diskurs um den Körper im antiken Griechenland

Die Reflexion auf den Status des Körpers im antiken Griechenland beginnt nicht erst, wie manche Darstellungen nahelegen, mit der großen Kontroverse zwischen Aristoteles und Platon; Hermann Schmitz hat in einer wunderbaren Analyse der homerischen Texte Wandlungen und Brüche im griechischen Verständnis des Körpers aufgezeigt (Schmitz 1965). Unabhängig von der altphilologischen homerischen Frage nach der Autorenschaft der homerischen Werke lässt sich in der Konzeption des Körpers zwischen *Ilias* und *Odyssee* ein tiefer Bruch feststellen. Der Autor der *Ilias* scheint noch keine Vorstellungen von einem körperlichen Einheitserleben im Sinne eines ganzheitlichen Körperschemas zu haben. Es ist nicht der Geist, der Wille oder sonst eine psychische Instanz, die den Körper dirigiert. Vielmehr sind die Körperteile in dem Sinne beseelt, dass ihnen eine eigene leibliche Autonomie zukommt. So wirft ein troischer oder griechischer Held nicht den Speer, sondern der Arm entsendet ihn. Nicht irgendein Held spricht Verwünschungen aus, sondern die Worte entspringen dem Mund. Ganz anders in der *Odyssee*; Odysseus ist der Held, der sich seines Körpers bedient, dessen Autonomie nicht körperlich ist oder eine Autonomie von Körperteilen bedeutet, sondern die geistig bestimmt ist, der der Körper dienstbar gemacht wird. Zwischen *Odyssee* und *Ilias* also lässt sich die Entstehung des Subjektes lokalisieren, eines Subjektes, bei dem Seele und Körper auseinandertreten und bei dem der Körper gleichsam zur »abhängigen Variablen«, zum bewegten Objekt, zu einem abkünftigen Erlebensmodus wird. Dabei trägt die *Odyssee* allerorts noch die Spuren der Auseinandersetzung des Menschen mit der im Körper sich regenden inneren Natur, einer Auseinandersetzung, die ein Unterwerfungsverhältnis zwischen Affekt und Trieb auf der einen und Geist, Seele oder Subjekt auf der anderen Seite konstituiert. Diese aus der Sprachlichkeit der homerischen Texte gewonnenen Befunde von Hermann Schmitz lassen sich gut mit der »Anatomie des bürgerlichen Subjektes« verbinden, wie sie Theodor W. Adorno und Max Horkheimer in ihrer *Dialektik der Aufklärung* anhand der homerischen Figur des Odysseus inhaltlich untersuchen.

Sie widmen sich in einer ausführlichen Fußnote diesem Aspekt der Aufklärung, die also einen Vorläufer bereits in der *Odyssee* hat, wo sich ein Kampf gegen den Körper als eine innere Natur abspielt:

> »Dieser Prozeß hat sein unmittelbares Zeugnis gefunden im Anfang des 20. Gesanges […] ›Er schlug an die Brust und strafte das Herz mit den Worten:/ Dulde nun aus, mein Herz! Noch Härteres hast du geduldet,/Jenes Tags, da in Wut der ungeheure Kyklop mir/Fraß die tapferen Freund'; allein du ertrugst, bis ein Ratschluß/Dich aus der Höhle geführt, wo Todesgraun du zuvorsahest!/ Also sprach er, das Herz im wallenden Busen bestrafend;/Bald nun blieb in der Fassung das Herz ihm, und unerschüttert/Dauert' es aus. Doch er selbst noch wälzete sich hierhin und dorthin‹ (XX, 13–24). Noch ist das Subjekt nicht in sich fest, identisch gefugt. Unabhängig von ihm, regen sich die Affekte, Mut und Herz […] Der Affekt wird dem Tier gleichgesetzt, das der Mensch unterjocht […] Das Subjekt, aufgespalten noch und zur Gewalt gegen die Natur in sich gezwungen wie gegen die draußen, ›straft‹ das Herz, indem es zur Geduld angehalten und ihm, im Vorblick auf die Zeit, die unmittelbare Gegenwart verwehrt wird. Sich an die Brust schlagen ist später zur Geste des Triumphs geworden: Der Sieger drückt aus, daß sein Sieg stets einer über die eigene Natur ist. Die Leistung wird vollbracht von der selbsterhaltenden Vernunft.., ›… zunächst dachte der Redende noch an das ungebärdig klopfende Herz; dem war die metis [Furcht; Anm. J.K.] überlegen, die also geradezu eine andere innere Kraft ist; sie hat den Odysseus gerettet. Die späteren Philosophen würden sie als nus oder logistikon dem unverständigen Seelenteile gegenüber gestellt haben.‹ (Wilamowitz a.a.O., S. 190)« (Horkheimer/Adorno 1947, S. 62f.)

Die abendländische Tradition der Bestimmung des Körpers beginnt somit mit einer unentrinnbaren Antinomie oder Antilogik (Wyss 1980) des Körpers. Die Einheitsvorstellung vom Körper ist in sich nicht neutral, sondern begründet ein hierarchisches Verhältnis zwischen Seele und Körper. Der Körper, als seelische Einheit von Körperempfindungen und Körperwahrnehmungen gedacht, als ein – modern gesprochen – Körperschema, ist immer schon ein restringierter, der Seele unterworfener Körper. Es kann nicht von einem Gleichgewicht zwischen Körper und Seele die Rede sein; die antilogische Verbindung von Körper und Seele ist gleichwohl nicht auflösbar. Die Einheitsvorstellung vom Körper, die seelisch ist und den Körper damit restriktiv an psychische Prozesse anbindet, kann nur mit der Gefahr eines radikalen Selbstverlustes aufgegeben werden. Körperliche Autonomie im Sinne der *Ilias* gefährdet die persönliche Subjektivität, umgekehrt aber restringiert gerade diese Subjektivität die körperlichen Ausdrucksmöglichkeiten.

Diese Antilogik des Körperlichen entfaltet sich also schon bei Homer, sie kann als ein wiederkehrender Topos in modernen psychopathologischen Symptomdeskriptionen und in philosophischen Diskursen wiedergefunden werden. Der historische Sprung erscheint sehr groß, wenn wir von Homer auf zeitgenössische Diskurse zurückkommen. Aber die zwischen *Odyssee* und *Ilias* zum ersten Mal sich anzeigende Antilogik des Körpers hat immer wieder und auch in aktuellen Diskursen dazu geführt, sich gegen diese antilogische Beziehung zu stellen, auf die eine der beiden Seiten, auf die Seite des autonomen Körpers oder auf die Seite des herrschaftlichen Subjektes. Deleuze und Guattari (1974) haben den autonomen Körper als deterritorialisierten Körper und die Herrschaft über den Körper als Reterritorialisierung des Körpers beschrieben; dabei haben sie sich leidenschaftlich auf die Seite des autonomen, also des deterritorialisierten Körpers geschlagen. Parteinahme für die eine Seite, Zurückweisung des antilogischen Problems bedeutet einen Rückfall in eine vor-odysseische Denkwelt. So ist wohl die erstaunliche Folgenlosigkeit dieses zunächst heftig diskutierten Werkes zu verstehen, das in allzu starke Vereinfachungen zurückfallt. Viel häufiger allerdings finden wir eine Parteinahme für die Seite des Odysseus, für die Seite des aufgeklärten, herrschaftlichen Subjektes:

> »Der Rückgriff auf den Homer der Odyssee, eine Identifizierung der Seele mit dem ›Selbst‹ des Menschen, hat Vorbildfunktion auch für neuere Epistemologien, z.B. im Bereich der psychoanalytischen Entwicklungspsychologie und der Selbstpsychologie« (Warsitz 1989, S. 37).

Adorno und Horkheimer haben einige Stationen der Irrfahrten des Odysseus nachgezeichnet. Seine List besteht in der Mimesis an die Natur, die dadurch überwunden werden kann, dass Odysseus ihre Gesetze zwar anerkennt, aber sie nicht als Naturgesetze, sondern als symbolische Gesetze versteht, die man also mit Sprachspielen (Odysseus überlistet den Polyphem durch den Gleichklang der Worte Oudeis/niemand und Odysseus) oder durch die Neuinterpretation von unausgefüllten Leerstellen der symbolischen Gesetze zu Fall bringen kann. Wenn Odysseus die Sirenen anhört, indem er sich dabei an einen Mastbaum seines Schiffes binden lässt, sodass er ihnen nicht verfallen kann, so greift er zu einer im Regelwerk des Mythos nicht vorgesehenen List, die der Regel des Mythos folgt, nämlich dass jeder Mensch, der den Gesang der Sirenen hört, ihm verfallt, und sie doch zugleich überwindet. Die Kehrseite dieser List aber ist die »Entsagung«:

> »Der Listige überlebt nur um den Preis seines eigenen Traums, den er abdingt, indem er wie die Gewalten draußen sich selbst entzaubert. Er eben kann nie das Ganze haben, er muß immer warten können, Geduld haben, verzichten, er darf nicht vom Lotos essen und nicht von den Rindern des heiligen Hyperion, und wenn er durch die Meerenge steuert, muß er den Verlust der Gefährten einkalkulieren, welche Szylla aus dem Schiff reißt. Er windet sich durch, das ist sein Überleben, und aller Ruhm, den er selbst und die anderen ihm dabei gewähren, bestätigt bloß, daß die Heroenwürde nur gewonnen wird, indem der Drang zum ganzen, allgemeinen, ungeteilten Glück sich demütigt« (Horkheimer/Adorno 1947, S. 74).

In unserem Zusammenhang lassen sich die Stationen der Irrfahrten des Odysseus als Stationen des Kampfes gegen den naturhaften Körper, zugleich als Verlust der Unmittelbarkeit der Befriedigung von Partialtrieben neu entziffern. Das große gierige Auge des Kyklopen Polyphem ist ein oraler Mund, er verkörpert die verschlingende Gier des (prägenitalen) Schautriebes, der das Objekt seiner Begierde mit den Augen verschlingt. Die Anarchie des Schautriebs, die Lebenswelt der Kyklopen, kennt keine Gesetze, sie kann nur durch Blendung, also durch Kastration überwunden werden. Archaischer noch, weniger von aggressiver Objektbemächtigung angetrieben, präsentiert sich das Reich der Lotosesser im libyschen Vorgebirge; nicht der physische Tod, aber der psychische Tod ist die Folge des Genusses der kernlosen Lotosfrucht, die als Droge das Gegenwartsbewusstsein ins Unermessliche dehnt und die Erinnerungsfähigkeit zerstört. Es liegt nahe, die Oralität der Kyklopen und die der Lotosesser mithilfe von Karl Abrahams Unterscheidung der oral-aktiven und der oral-passiven Partialtriebe zu differenzieren (Abraham 1924).

Kirke repräsentiert, bis in die in der deutschen Sprache erhaltene Redewendung vom Bezirzen hinein, die verführerische Frau, deren Berührung die Männer in Wildschweine verwandelt, also in der Sublimierung entsagende »Triebtiere«, die das Schwein in den Schimpfwörtern vieler Sprachen zu vertreten gezwungen ist. Odysseus kann sich Kirke nähern und mit ihr schlafen, nicht nur weil er magischen Schutz vor ihr hat, sondern vor allem, weil er mit ihr einen Vertrag schließt, einen Vertrag über eine eheähnliche Lebensgemeinschaft, in der der Genuss an das Verbot, das Gesetz, gebunden ist. Schließlich begegnet Odysseus seiner Mutter Antikleia in der Unterwelt. Er weigert sich, sie vom Opferblut trinken zu lassen, das Kirke ihm für seine Reise durch den Tartaros mitgegeben hat, bevor er nicht den Seher Teireisias gefunden und von diesem Blut genährt hat. Die durch das Gesetz gezähmte wilde Frau, Kirke, schützt den Mann, Odysseus, vor der Vereinigung mit der Mutter, vor den eigenen Inzestwünschen. Auf jeder Station opfert Odysseus einen Teil seiner inneren Natur, seines Körpers, um des Überlebens und der Herrschaft willen.

Nun kann sich der Leser der *Odyssee* des Eindrucks kaum erwehren, dass die Sympathie Homers nicht allein dem Odysseus, sondern auch den unterworfenen Mächten gilt. Von ihr ist in der philosophischen Akzentuierung des Körper-Seele-Dualismus bei Platon nichts mehr zu spüren. Der Schauplatz der Machtergreifung der Seele über den Körper wird verinnerlicht; an die Stelle des mythischen Kampfes des Odysseus tritt der innerseelische Krieg: »In jedem von uns (findet) ein Krieg gegen uns selbst« statt, schreibt Platon in den *Nomoi* (626d). Es ist der Krieg zwischen Körper und Seele; beide werden bei Platon durch ein eigenes, dem anderen entgegengesetztes Bewegungsprinzip charakterisiert: Die Seele hat am göttlichen Prinzip, an der Weltseele, insofern teil, als sie unbewegter Beweger ist, selbst also Bewegung initiiert und autokinetisch ist. Der Körper hingegen *wird* bewegt, seine Bewegung wird durch die Seele initiiert und ist also fremdbestimmt. So jedenfalls rekonstruiert Platon ein idealtypisches Körper-Seele-Verhältnis. Dieses Ideal ist durch die Paideia, die Pädagogik, anzustreben, nämlich, dass alle Körperbewegtheit Ausdruck der seelischen Bewegung ist, der Körper keine Eigenbewegung mehr hat.

> »Daß er sich ›von selbst‹, ›von allein‹ und in ›ungehöriger und ordnungsloser‹ Form bewegt, daß er eigenmächtig, sich nicht an der Seelenmacht orientierend, Eigenbeweglichkeit entfaltet und formlose Form der Bewegung praktiziert – daran besteht für Platons Denken der eigentliche Skandal des menschlichen Körpers, demgegenüber sind alle anderen zweitrangig« (König 1989, S. 32).

Damit ist die Triebhaftigkeit eines autonomen, d. h. eigenen Regeln folgenden Körpers gemeint, der bei Platon vor allem ein oraler oder genitaler Körper ist. Für Platon ist die Natur der Geschlechtsteile »ungehorsam und selbstherrlich«, weil sie versucht, »durch ihre wütenden Begierden alles zu beherrschen« (*Timaios* 91c). Die chaotische Eigenbewegung des Körpers muss also mit allen Mitteln beruhigt und veredelt werden; Platon schlägt verschiedene Wege vor: Der eine ist der Tod, der allein eine »Lösung und Abgrenzung der Seele vom Körper« erlaubt. Ein anderer Weg ist das Negieren des Körpers oder seine rigorose Disziplinierung; ein dritter Weg ist die Veredelung des Triebes und damit seine Vergeistigung, durch die die Geschlechtsliebe zum Eros wird. Eine Harmonie von Körper und Seele wird bei Platon nicht angestrebt; zu sehr ist der Körper das Gefängnis der Seele, das wir, »eingekerkert wie ein Schalentier«, mit uns zu tragen haben, ohne es abwerfen zu können.

Auch Platon versucht also, die Antinomie des autonomen und des (von der Seele) fremdbestimmten Körpers auf eine Seite hin aufzulösen und den autonomen Körper zu entwerten. Welche Auswirkung der Platonismus auf die christliche und abendländische Kulturentwicklung gehabt hat, braucht nicht eigens dargestellt zu werden. Sich an die platonische Lösung des Körper-Seele-Problems zu erinnern, ist freilich für Untersuchungen en detail wertvoll. Denn dadurch zeigt sich, dass selbst moderne psychosomatische Theoriekonzepte neuplatonistische Denkmodelle enthalten. Max Schurs Theorie der Desomatisierung und Resomatisierung verfällt einer theoretisch strikten platonischen Trennung von psychischer und somatischer Repräsentation, wobei die psychische Repräsentation entwicklungspsychologisch als höher angesehen wird als die somatische. Desomatisierung erlaubt die Befreiung der Triebenergien von den Fesseln der Körperlichkeit, indem durch Triebneutralisierung psychische Repräsentation des Triebes ohne die archaische, instinktgebundene physiologische Körperreaktion möglich ist (Schur 1966). Die benutzte Begrifflichkeit ist kennzeichnend, Desomatisierung bedeutet so viel wie Loslösung vom Körper als Kriterium psychischer Reife; Resomatisierung hingegen meint psychosomatische Krankheit durch Herabsinken der psychischen Konflikte von einer geistigen in eine körperliche Sphäre. Warsitz ist der Auffassung, dass selbst das Konzept von Desymbolisierung und Resymbolisierung, das Alfred Lorenzer in seiner psychoanalytischen Symboltheorie (1970, 1974) verwendet, dem gleichen Neuplatonismus unterliege:

> »Das neurotische (und, wie leicht zu ergänzen wäre, das psychosomatische) Symptom wird [von Alfred Lorenzer; Anm. J. K.] verstanden als eine Desymbolisierung, also als Herauslösung des signifikativen Gehalts einer Äußerung aus der Totalität des Bedeutungszusammenhangs der Sprache, zurück in das Reich der präverbalen reinen Sachvorstellungen, die gleichsam das physiologische Feld der Spurenschrift des Körpers darstellen; der psychoanalytische Prozeß umgekehrt zielt nach diesem Modell auf eine Resymbolisierung i. S. eines Zurückholens der exterritorialisierten Sinngehalte in die Totalität der Zeichen. Es scheint sich bei aller antikartesianischen Beschwörung der Einheit von Leib und Seele eine begriffliche Dichotomisierung einzustellen mit der Vorstellung einer ›gesunden‹ körperfreien Ich-/Subjektinstanz, die gleichsam als Schaltzentrale noch über jede Regung des Körpers zu bestimmen hat, und der instrumentalisierten Auffassung eines Körpers, der sich – wie in Platons Bild – als schlechtes Roß von seinem Wagenlenker nur mit Mühe bändigen läßt und noch in den Schweißperlen seiner Mühsal das Leid des psychosomatischen Patienten widerspiegelt (Phaidros 246a 6fr)« (Warsitz 1989, S. 51).

Zugleich sind nicht nur die wissenschaftlichen Theorien vom Erbe Platons durchtränkt, sondern auch das bewusste oder unbewusste Erleben der Patienten, denen jene psychosomatischen Theorien gelten. So sind die Trennung von Seele und Körper und ihre Hierarchisierung zu kulturell bereitliegenden Erlebnismustern geworden, die sich in den subjektiven Krankheitstheorien der Patienten ebenso spiegeln wie in den unbewussten Mustern ihrer Konfliktbewältigung. Die Trennung von Körper und Seele kann zu Abwehrzwecken benutzt werden, und diese Abwehr ist deshalb so tückisch, da sie mit allgemeinen Denkmustern konvergiert und somit schwer zu erkennen ist, es sei denn, sie werde in so extremer Form ausgearbeitet wie dies einige psychosomatische oder psychotische Patienten tun. Eine Möglichkeit, hier aufmerksam zu bleiben, bestünde darin, dualistische Modelle, also Modelle der *Trennung* von Körper und Seele, auf ihre Rigidität hin zu überprüfen, daraufhin also, ob diese Trennung als totale Trennung in der Realität oder im Ideal konzipiert ist. Denn dann wird die dem Körper eigene Antilogik vereinseitigend zu lösen versucht.

Während nach Platon im antiken Griechenland meines Wissens keine Versuche unternommen wurden, die Position der homerischen *Ilias* respektive des autonomen Körpers gegen die Seele zu stärken, stellt sich Aristoteles die Aufgabe, eine nicht dualistische Konzeption von Körper und Seele gegen Platon zu entwickeln. Aristoteles setzt also weder eine Trennung noch eine Antinomie von Körper und Seele voraus, sondern bestimmt ihr Verhältnis in seiner Schrift *De Anima* radikal neu: »Anankaion ara ten psychen ousian einai hos eidos somatos physikou dynamei zoen echontos« (*De Anima*, Bl, 412a 19–21). Hermann Schmitz übersetzt: »Notwendigerweise also ist die Seele Wesen als Aussehen eines naturhaften lebensfähigen Körpers« (Schmitz 1965, S. 492). Entscheidend ist die Frage, wie »eidos« hier übersetzt werden kann; »Aussehen« evoziert die Konnotation der äußeren Form, Schmitz benutzt alternativ auch den Ausdruck »charakteristisches Gepräge«. »Gepräge« geht im Wortsinne tiefer, bleibt nicht an der Oberfläche der Erscheinung, vielmehr sind dieser Oberfläche dann Höhen und Tiefen, Rundungen und Hüllungen etc. eingeschrieben. Am besten lässt sich »eidos« wohl als Formprinzip oder Gestalt auffassen. Gestalt wovon? Des physischen Körpers, der der Möglichkeit nach, »dynamei«, Leben enthält – erst durch die Seele wird aus dem »dynamei on« ein »energeia on«, ein tatsächliches Leben.

Die Seele ist so die formende, lebendige Energie des Körpers, nicht eine zweite Substanz, sondern ein Prinzip des »Körperlichen« – beide sind voneinander nicht zu trennen. Aristoteles kann mit dieser den Dualismus von

Körper und Seele überwindenden Position aber auch und zugleich vermeiden, in die Antinomie zwischen dem autonomen und dem von der Seele gesteuerten Körper hineinzugeraten. Aristoteles nimmt nicht die Position des Homers der *Ilias* ein, der jedem Körperteil eine autonome Beweglichkeit zugeteilt hatte; nicht jeder Körperteil wird durch eine eigene Teilseele in Bewegung gehalten, vielmehr hat jeder Anteil an der Seele, so wie er Teil einer körperlichen Bewegung oder des gesamten Handelns des Menschen ist. Vielleicht könnte »eidos« auch mit »Struktur« im Sinne der philosophischen Strukturontologie Heinrich Rombachs (1971) übersetzt werden. Struktur des Körpers hieße dann, die verschiedenen anatomischen, physiologischen und praktisch handelnden Abläufe am Körper miteinander zu vermitteln, und zwar nicht einfach im Sinne einer maschinenartigen, systemischen Koordination, sondern so, dass alle Prozesse aufeinander abgestimmt sind und in ihrem Bestand selbst von der Ganzheit des Strukturzusammenhangs abhängen.

Philosophisch scheint Aristoteles' Ansatz überzeugend; und dennoch ist er merkwürdig folgenlos geblieben. Während Aristoteles Gedanken entwickelt, die theoretisch richtig und nicht widerlegbar sind, entwickelt sich die gesellschaftliche Wirklichkeit viel stärker in der Richtung des Dualismus, den Platon gekennzeichnet hat – obwohl also theoretisch gehaltvoll, erscheint Aristoteles' Programm objektiv überholt. Es bietet keine Möglichkeiten, mit den Brüchen zwischen Körper und Seele fertig zu werden, die im Bewusstsein und Erleben subjektiv vorhanden, wenn auch vielleicht objektiv falsch sind. Aristoteles entwirft ein idealtypisches Verhältnis von Körper und Seele, das die realen Brüche im Verhältnis beider nicht angemessen beschreiben kann.

Monistischen Theorien, die sich an Aristoteles anlehnen, haftet daher eine eigentümliche Unbeholfenheit an. Auch monistische Theorien in der Psychosomatik gehen naiv davon aus, dass Körper und Seele nicht nur idealiter, sondern auch realiter eins sind. Für eine solche monistische Konzeption liefert Georg Groddeck (1966) ein radikales Beispiel: Für Groddeck existiert kein Leib-Seele-Problem, da beide ein und dieselbe Sache sind, Krankheit ist daher schon immer Sprache und Symbol, Ausdruck des Groddeck'schen Es, das der aristotelischen Psyche in etwa entspricht. Die Nicht-Anerkennung der gesellschaftlich bedingten Brüche zwischen Seele und Körper gestattet eine Totalinterpretation des modernen Menschen. Der gesamte Körper wird zu einem symbolischen, verstehbaren Körper. Damit aber entfernt sich Groddecks Theorie von der gesellschaftlichen Wirklichkeit, die sich in den medizinischen Theorien ebenso wie im Bewusstsein der Patienten widerspiegelt. Seine kreativen und äußerst phantasievollen Konstruktionen verlieren dadurch ihren Wahrheitswert.

Descartes und die Folgen

Die zuerst von Platon begrifflich gefasste Dualität von Seele und Körper wird von Descartes im Ansatz übernommen, jedoch in spezifischer Weise verschärft. Der Dualismus hat bei ihm einen anderen Ausgangspunkt und völlig andere Konsequenzen. Descartes geht nicht von den Prinzipien der Bewegung, sondern von der Erkenntnistheorie aus, und zwar von der Frage, welche Möglichkeiten der Mensch hat, sichere Aussagen über sich selbst und die Welt zu treffen. Die einzige Sicherheit liegt im Zweifel des denkenden Menschen, also in der Denktätigkeit selber: *dubito* oder *cogito ergo sum*. Wahre Erkenntnis ist immer an das abstrakte Denken geknüpft; alle konkreten und sinnlichen Erkenntnisse sind weder sicher noch wahr, weil sie nicht der Verstandestätigkeit entspringen, sondern durch die Sinnlichkeit des Körpers gleichsam verunreinigt sind. Zwischen *res cogitans* und *res extensa* besteht eine Kluft, die nicht nur erkenntnistheoretisch definiert, sondern die auch ethisch relevant ist. Denn die Handlungs- und Freiheitsspielräume werden durch die Affekte und Strebungen, die ihren Ursprung in der Materialität des Körpers haben, eingeschränkt oder verzerrt. Cassirer resümiert:

> »Ethischen Wert hat [bei Descartes; Anm. J. K.] nur die Handlung, die dieser Störungen Herr wird, [...] in der sich der Sieg der Vernunft über die Leidenschaften darstellt [...]. Die Herrschaft des Vernunftwillens über alle sinnlichen Regungen, über die Triebe und Leidenschaften ist das, worin sich die Freiheit des Menschen bekundet und worin sie im wesentlichen besteht« (Cassirer 1932, S. 140).

Alle Störungen des klaren Verstandesdenkens entspringen aus dem Körper; die Körperlichkeit also stört und verunreinigt die Vernunft, die beiden Instanzen werden wiederum einander in strenger Hierarchie zugeordnet. So weit könnte sich Descartes an Platon anschließen. Auch wenn Platon anders argumentiert, nicht die Unteilbarkeit und Ausdehnungslosigkeit des Seelischen, sondern die Bewegung zum Kriterium der Unterscheidung von Körper und Seele macht, könnte er dennoch mit den theoretischen Schlussfolgerungen einverstanden sein. Dieses Einverständnis aber würde er zurückziehen müssen, wenn Ziele und praktische Konsequenzen der dualistischen cartesianischen Konzeption zur Diskussion stehen. Denn während es Platon darum geht, die Seele vom Körper zu befreien, wodurch der Tod zum idealen Fluchtpunkt der Auftrennung beider Instanzen werden kann, arbeitet Descartes an einer Instrumentalisierung des Körpers, also nicht an seiner

Beseelung, sondern daran, alle Seele erst aus dem Körper auszutreiben, um ihn dann umso effektiver dem Denken zu unterwerfen.

So entsteht ein Modell des Körpers, das ihn auf seine mechanischen Eigenschaften reduziert und ihn zur Maschine macht. Descartes will

> »die ganze Maschine unseres Körpers so darlegen, daß wir nicht *mehr* Anlaß zu der Annahme haben, daß es unsere Seele ist, welche in ihr die Bewegungen hervorruft, die nach unserer Erfahrung nicht durch unseren Willen gelenkt werden, als Anlaß anzunehmen, daß es in einer Uhr eine Seele gibt, welche die Stunden anzeigt« (zit. n. König 1989, S. 57).

Der Maschinen-Körper muss nach den Gesetzen des Verstandes, nach den Gesetzen der Mathematik also, beschreibbar sein. Die Analyse des Körperlichen schmiegt sich seinen Gesetzen also nicht an, sondern überzieht den Körper mit den Richtlinien der Vernunft, sodass sich der Körper als das Andere der Vernunft nicht mehr entfalten kann. Zwar bleibt er das Andere der Vernunft, aber seiner Alterität sind gleichsam die Zähne gezogen, ihm ist die Provokation genommen.

> »Die Unter-Scheidung von res cogitans und res extensa ist eine hierarchische Scheidung in ein Unten und ein Oben – eine Scheidung, die Platon im Chorismos [Trennung; Anm. J. K.] von Sein und Werden vollzieht. Doch Descartes' res cogitans verharrt nicht in defensiver Selbstgenügsamkeit, sondern wendet sich nach erfolgter Trennung dem, wovon sie sich getrennt hat, erneut – nun aber wissenschaftlich-produktiv – zu. Der störrische, affektive Körper, der aus dem Kreis der philosophischen Würde verwiesen, ausgeschlossen, in die Verbannung getrieben und des philosophischen Bürgerrechts, des Rechts auf philosophische Betrachtung beraubt ist, wird herrschaftlich revoziert, insofern er von Descartes vor das Tribunal gestellt wird, vor die letzte Instanz eines Cogito, das seinem Wesen nach nicht körperlich sein kann. Die wissenschaftlich-richtende Vernunft sichert sich ab, indem sie ihr Anderes ausschließt, und das macht sie, indem sie ihren Gegenspieler als ein Objekt konstituiert und rationalisiert, um sich davor zu schützen und sich davon freizumachen – und um es handhabbar zu machen. Doch ist diese herrschaftliche Integration qua produktivem Wissen nicht als abgeschlossener Zustand, vielmehr als permanenter, immer wieder neu zu vollziehender Prozeß zu denken, denn der angstbesetzte Körper läßt sich nicht widerstandslos entmächtigen. Die vom ver-rückten, ins Abseits gedrängten Körper ausgehende Bedrohung wird zum Motiv seiner Aneignung durch die Seele: Es gut seiner sich zu bemächtigen: ihn *fest-stellbar*, verfügbar zu machen« (ebd., S. 60).

Aus diesem cartesianischen Programm ist das neuzeitliche Programm der »Naturbeherrschung am Menschen« (zur Lippe 1979) geworden. Es ist der Verdienst zahlreicher Studien zur historischen Anthropologie gewesen, die Auswirkung dieses Programms im Detail, also bezogen auf einzelne gesellschaftliche Kontexte oder einzelne Sinnesgebiete, zu untersuchen. Rudolf zur Lippe hat die Reglementierungen der Körperbewegungen im höfischen Tanz analysiert. Alain Corbin (1984) hat die polizeiliche Kontrolle der Gerüche beschrieben, die zur Medizinalisierung und Restriktion des Geruchssinns geführt hat. Georgis Vigarello (1988) hat eine Kulturgeschichte der Kosmetik vorgelegt. Manthey (1983) und Kleinspehn (1989) haben die Beherrschung des Schautriebs und die Domestizierung des Blickes untersucht. Wissenschaftskritische Analysen der wissenschaftlichen Erfassung des Körpers in der Neuzeit haben sich auf die Entwicklung der Naturwissenschaften (Kutschmann 1986), die pädagogische Zurichtung des Körpers (König 1989), die Kontrolle der körperlichen Aggressivität im Kontrollsystem der Justiz durch die Modelle von »Überwachen und Strafen« des Körpers (Foucault 1976), auf die Medizinalisierung des Körpers durch die klinische Medizin und die Psychiatrie (Foucault 1973) bezogen.

Wegweisend für diese Forschungen sind die sozio- und psychogenetischen Untersuchungen von Norbert Elias zum *Prozeß der Zivilisation* (1976) in der Neuzeit gewesen; in diesen wird nachgewiesen, wie in einer gesellschaftlichen Entwicklung, die sich von den oberen Ständen zu den niedrigen Volksschichten durchsetzt, das leibliche Ausdrucksvermögen zunehmend beschnitten wird, indem Peinlichkeit und Scham als regulierende intrapsychische Instanzen sich immer mehr implantieren, um die natürlichen Verrichtungen des Körpers und die leiblichen Affekte aus der Kommunikation mit anderen zu isolieren und ihre Regulation dem psychischen Haushalt des bürgerlichen Individuums aufzuerlegen, wodurch in einer Bewegung der »gesellschaftlichen Produktion von Unbewußtheit« (Erdheim 1988) der moderne psychische Apparat im Sinne Freuds erst entsteht.

Dennoch ist das cartesianische Programm nicht aufgegangen. Der eben erwähnte Begriff des psychischen Apparates deutet durch seine Paradoxie darauf hin. Für Descartes könnte die Seele niemals ein Apparat sein, eine Maschine, die sich topografisch, also als ausgedehnt, beschreiben ließe, die über Funktionen – wie die Ich-Funktionen – oder über Mechanismen – wie die Abwehrmechanismen – verfügt. Dennoch ist der Begriff des psychischen Apparates nicht einfach falsch oder schlecht gewählt, vielmehr hat er Symptomcharakter. Er weist darauf hin, dass die Unterwerfung des Körpers der

Seele selbst nicht äußerlich bleibt, sondern die Seele ebenso sehr unterwirft bzw. neu hervorbringt. Außerdem ist mittlerweile auch die Seele in den Prozess der Maschinisierung einbezogen. Beide Aspekte hat Kamper prägnant formuliert:

> »Vorschrift: Tod des Körpers – Leben der Sprache. Nach wie vor bietet sie ein Programm mit der größten Reichweite, da das Muster der Abstraktion, die Entmaterialisierung des Materiellen, die Substituierung des Körperlichen durch sprachliche Zeichen die gesamte Technik, Interaktion und Kommunikation der inzwischen globalen Weltzivilisation durchzieht und beherrscht. Trotzdem mehren sich die Zweifel daran, ob die Maxime ›Absterben des Körpers heißt Aufleben der Sprache‹ eingelöst werden kann, ob sie nach Lage der Dinge überhaupt jemals aufgeht. Der den Zusammenhang garantierende Gedankenstrich verliert zusehends seine Festigkeit. Er bröckelt ab. Zwar ist heutzutage der Tod des Körpers fast perfekt, aber er hat das Leben der Sprache nicht nach sich gezogen. Sinn und Deutung einer ›menschlichen Welt‹ konnten nicht auf Dauer errichtet und erst recht nicht dingfest gemacht werden. Die innerste Klammer der Fortschrittsgeschichte im Komplex Zivilisation, die Selbstkontrolle des einzelnen Menschen, unterliegt gegenwärtig zerfasernder Auslösung. Ihre Verbindlichkeit ist dahin. […] Bei den Apparaten, die gegenwärtig ihren Siegeszug angetreten haben [die Computer; Anm. J.K.], geht es nicht mehr um Erweiterungen, Verlängerungen und Verfeinerungen des menschlichen Körpers. Die herkömmliche Anthropologie der Technik, die am Modell des l'homme machine festhält und einer Instrumentalisierung bzw. Bewaffnung des Menschen, soweit er res extensa ist, das Wort redet, versagt völlig angesichts der laufenden Maschinisierung der res cogitans, wie sie sich in der Veräußerung der Symbolfunktion des menschlichen Geistes gegenwärtig abspielt. Es geht dabei nicht mehr so sehr um Raumbeherrschung, um Dominanz über die ausgedehnte Welt, sondern um Zeitregie, um Effektivierung eines nicht ausgedehnten Denkens, genauer der Zeit, die der menschliche Geist beim Denken braucht« (Kamper 1989, S. 55).

Die Maxime »Tod des Körpers – Leben der Sprache« lässt sich nicht einlösen, sondern führt zu einer komplementären Degeneration beider Bestimmungsgrößen. Mit anderen Worten: Die Externalisierung von Trieben, Affekten und Handlungsbereitschaften in die res extensa, die dann domestiziert oder von Machtinteressen zugerichtet wird, schlägt auf die res cogitans zurück. Horkheimer und Adorno hatten bereits von einer »Introversion des Opfers« gesprochen; erst wird im Zuge einer (halbierten) Aufklärung der Körper geopfert, die Introversion des entfremdeten Körpers aber ist eine unvermeidliche, gleichwohl ungewollte Folge.

> »Die der Kulturkritik geläufige Gegenüberstellung der Maschine gegen das freie Individuum geht daran vorbei. Die Individualisierung zum zivilisierten und disziplinierten homo clausus, der sich von den anderen Menschen absetzt, der es lernen mußte, einen den anderen Menschen entzogenen ›inneren Bereich‹ auszubilden, in dem er unbeteiligt in sich Berechnungen und kalkulierende Prozesse ablaufen lassen kann und andererseits die Orte der emotionalen Verschmelzung und Verausgabung (die große Liebe) zu bestimmen vermag, gehört zur Subjektmaschine, wie erst Dampfkessel, Kolben [...] zusammengenommen die Dampfmaschine als technische Einheiten bilden, als in sich selbständige Maschine. Die Individualisierung zum sich endlos an heteronome Zurichtungsprozesse verknechtenden autonomen Menschen [...] ist Voraussetzung wie Produkt der umfassenden Maschinisierung, und das ›Neben-die-Maschine-treten‹ bedeutet nicht etwa Gewinn von mehr Selbständigkeit gegenüber der Maschine, sondern *das Hineinwandern des Maschinellen in die Menschen,* das sich in den Großapparaturen, wie sie Max Weber beschrieb, objektiviert« (Kutzner 1989, S. 116; Hervorh. J.K.).

Der »Umgang mit Maschinen« (Bahr 1983) ist also nicht als uni-direktionaler Vorgang zu beschreiben; die Werkzeuge, erst als Verlängerungen des menschlichen Körpers verstanden, als Hilfsmittel zu einer größeren Verfügungsmacht über die Natur mithilfe des Körpers, haben sich zunächst vom Körper abgelöst und sind schließlich in ihn zurück- und eingewandert, sodass der Körper zum Werkzeug des Werkzeugs geworden ist. Nirgendwo ist dieser Zusammenhang eindringlicher dargestellt als in Fritz Langs Film *Metropolis* (vgl. Huyssen 1984). Aber schon eine Spielart der Doppelgängerthematik in der Literatur des 19. Jahrhunderts reflektiert das Zurückschlagen der Maschine: Mr. Hyde oder Frankensteins Monster sind nicht Gestalten der Rache der überforderten Natur, sondern Metaphern dieser Umkehrbewegung. Es gibt eine andere Spielart der Automatenthematik; bei dieser ist die Frau die hergestellte Maschine, wie Olympia in E.T.A. Hoffmanns *Sandmann*, die gegen ihren Erzeuger aufsteht, sich von ihm löst und seinen Tod bedeutet. Hier wird eher von der Rache der unterworfenen Natur gehandelt – und zwar einer weiblichen.

Aufstand des Körpers?

Nun lässt sich neben die Geschichte der Bemächtigung des Körpers auch eine Geschichte der »Wiederkehr des Körpers« stellen. In ihr geht es um die Frage nach den Möglichkeiten des Körpers, sich der Instrumentalisierung durch ein herrschaftliches Ich zu entziehen oder die gesellschaftlichen Einschreibungen auf den Körper abzuschütteln und zu relativieren. Diese Geschichte der Wiederkehr des Körpers soll nur unter einer einzigen Perspektive thematisiert werden, die zunächst nur einen Aspekt beleuchtet, die aber für das Thema insgesamt zentral ist; die hier gewählte Perspektive ist der kurze Hinweis auf Lachtheorien und Lachkulturen. Eine Rechtfertigung, sich auf das Lachen und die Rezeption des Lachens in der Kultur, vor allem in der Literatur, zu beziehen, liegt darin, dass sich im Lachen eine Form der Körperlichkeit andeutet, die unverfügbar bleibt; eine andere Rechtfertigung liegt in den historischen Parallelentwicklungen: Die neuzeitliche Lachkultur erlebt kurz vor und während der Zeit des Wirkens von Descartes ihren historischen Höhepunkt.

Das Lachen ist eine Form der körperlichen Entladung, die sich den Zuschreibungen entzieht. Während der sexuelle Körper vielleicht tatsächlich ausgeträumt ist oder zumindest bis zur Unkenntlichkeit beschriftet, bemalt, tätowiert erscheint, ist der lachende Körper bislang möglicherweise weniger kontrollierbar gewesen.

> »Das Lachen ist eine Reaktion des Körpers, in der dieser sich gegen Vergeistigung, Rationalisierung und Abstraktion behauptet. Der Lachende überläßt seinen Körper sich selbst; er verzichtet auf Kontrolle. […] Im Lachen bringt er, der Körper, (nicht das Ich) sich nachdrücklich zum Ausdruck. Er widerstrebt der Instrumentalisierung durch das Subjekt, der er im Alltag unterliegt« (Kamper/Wulf 1986, S. 7).

Lachen ist gefährlich, eine Theorie des Lachens ist eine Theorie über die Katastrophe, über den Zusammenbruch der bisherigen Ordnungen (Heinrich 1986). Wie virulent die Gefahr des Gelächters geblieben ist, zeigt und beweist der völlig überraschende Erfolg eines doch eigentlich übermäßig voluminösen und komplizierten Romans, der ganz der Gefahr des Lachens gewidmet ist. Gemeint ist eine philosophisch-theologische Kriminalgeschichte, die nur davon handelt, die erste Lachtheorie, nämlich das zweite Buch der *Poetik* des Aristoteles, verschwinden zu lassen und dafür Katastrophen in Kauf zu nehmen, weil die philosophische Sanktionierung des Lachens ausgerechnet durch Aristoteles den Kollaps, die Implosion der machtstrategisch notwendigen Dualismen von Körper und Seele bewirken würde: Umberto Ecos *Der Name der Rose*. Am besten wird diese Gefährdung der Weltordnung durch das Lachen vom »blinden Seher« Jorge von Burgos ausgesprochen, dem Teiresias des Romans:

> »›Das Lachen ist die Schwäche, die Hinfälligkeit und Verderbtheit unseres Fleisches. Es ist die Kurzweil der Bauern, die Ausschweifung des Betrunkenen, auch die Kirche in ihrer Weisheit hat den Moment des Festes gestattet, den Karneval und die Jahrmarktsbelustigung, jene zeitlich begrenzte Verunreinigung zur Abfuhr der schlechten Säfte und zur Ablenkung von anderen Begierden, anderem Trachten. Aber so bleibt das Lachen etwas Niedriges und Gemeines, ein Schutz für das einfache Volk, ein entweihtes Mysterium für die Plebs. Sagte nicht auch der Apostel: Es ist besser zu freien denn Brunst zu leiden? Statt euch aufzulehnen gegen die gottgewollte Ordnung, lacht lieber und ergötzt euch an euren unflätigen Parodien auf die Ordnung, am Ende des Mahles, wenn ihr die Krüge und Raschen geleert, wählt euch einen König der Narren, verliert euch in der Liturgie des Esels und der Sau, spielt eure verkehrten Saturnalien! Aber hier, hier.‹, Jorge pochte mit steifem Finger auf den Tisch dicht neben das Buch, das William vor sich hielt, ›hier wird die Funktion des Lachens umgestülpt und zur Kunst erhoben, hier werden ihr die Tore zur Welt der Gebildeten aufgetan, hier wird das Lachen zum Thema der Philosophie gemacht, zum Gegenstand einer perfiden Theologie [...]. Das rohe Wüten eines Dolcino und seiner Spießgesellen wird niemals die Ordnung Gottes ins Wanken bringen. [...] Doch dieses Buch [die *Poetik* des Aristoteles; Anm. J. K.] könnte lehren, daß die Befreiung von der Angst vor dem Teufel eine Wissenschaft ist!‹« (Eco 1982, S. 602f.)

Jorge benennt den Ort, wo die niedrigen Ausschweifungen des Körpers sanktioniert sind und wo der Exzess ungefährlich ist, weil er einen festen und nicht zu sprengenden Rahmen hat: das Fest der Ungebildeten und Unterdrückten. Im Mittelalter, bis ins 16. Jahrhundert hinein, existiert eine Lachkultur, die sich an den Feiertagen und während der Feste ausleben kann, die eine auf diese Tage beschränkte relative Freiheit genießt. Diese Freiheit ist bedeutsam, ermöglichte sie doch der Volkskultur, die bestehende Ordnung auf den Kopf zu stellen, die Hierarchie umzukehren. Die Übergabe des Rathausschlüssels zwischen Schmutzigem Donnerstag und Faschingsdienstag an die Narren lebt als Erinnerungsnarbe an die exzessive Freiheit der Lachkultur des Mittelalters bis heute fort, ohne jedoch noch irgendwelche gesellschaftliche Virulenz zu besitzen. Der Karneval ist aber nicht als Tarnung für politische Subversion zu verstehen, die sich dem öffentlichen Diskurs viel lieber ohne die Vermummung gestellt hätte; es wird im Karneval nicht eine alternative öffentliche Ordnung inszeniert, sondern die Überschreitung jeder möglichen Ordnung, der Exzess dargestellt – und dieser Exzess, darauf kommt es uns hier an, wird zugleich als Exzess des Körpers dargestellt.

Michael Bachtin hat die Physiognomie des grotesken Leibes in der Lachkultur des Mittelalters herausgearbeitet. Wichtig am Gesicht des grotesken Leibes sind Mund und Nase, wobei die Nase für den Phallus steht; das Auge, als Spiegel der Seele oder Rationalität, ist völlig in den Hintergrund getreten; allenfalls quellen die Augen heraus, werden dadurch selbst phallisch, Inkarnationen des Schautriebes, sie fallen förmlich aus den Augenhöhlen. Der Mund ist groß und aufgerissen, Symbol des klaffenden und verschlingenden leiblichen Abgrundes. Der groteske Leib überschreitet ständig seine Grenzen; er wird ständig umgebaut, er schlingt die Welt in sich hinein und wird von ihr verschlungen. Deshalb die besondere Bedeutung des Phallus und des Unterleibes als Orte körperlicher Entgrenzung – der Phallus wächst über sich hinaus, Mund, Scheide und After verschlingen die Welt.

> »Alle diese hervorstehenden oder offenstehenden Körperteile werden dadurch bestimmt, daß in ihnen die Grenzen zwischen Leib und Leib und Leib und Welt im Zuge eines Austausches und einer gegenseitigen Orientierung überwunden werden« (Bachtin 1969, S. 17).

In der Groteske existiert kein individueller Leib; der groteske Leib kann knospen, aus ihm können sich andere Leiber bilden. Es gibt keine Differenz von Außen- und Innenleib, auf der die moderne Phänomenologie des Körpers doch mit gutem Grund besteht; die groteske Gestalt trägt Blut und Gedärme ebenso wie die äußere Haut zur Schau. Bachtin macht darauf aufmerksam, dass das 16. Jahrhundert die hohe Zeit in der Geschichte des Lachens ist; daher widmet er dem Roman *Gargantua und Pantagruel* von Rabelais als Inbegriff dieser Blütezeit des Lachens große Aufmerksamkeit. Nach Bachtin setzt ab dem 17. Jahrhundert eine »Degradation des Lachens« ein, das sich privatisiert und den gesellschaftlichen Raum verliert. Immerhin erhalten sich die grotesken Formen des Leibes im Dialekt und im Slang:

> »Überdies dominieren sie [die grotesken Formen des Leibes; Anm. J. K.] im nicht offiziellen sprachlichen Leben der Völker, besonders dort, wo sich Gestalten des Leibes mit Fluchen und Lachen verbinden. Die Thematik des Fluchens und Lachens ist überhaupt fast ausschließlich eine grotesk-leibliche Thematik. Der Leib der nicht offiziellen und intimen Rede ist ein befruchtend-befruchteter, gebärend-geborener, verschlingend-verschlungener, ein trinkender, sich ent-

> leerender, kranker, sterbender Leib. In allen Sprachen gibt es eine Vielzahl von Ausdrücken für die Geschlechtsorgane, den After, den Bauch, den Mund und die Nase, jedoch sehr wenig Ausdrücke für Körperteile wie Arme, Beine, Gesicht oder Augen. Die wenig zahlreichen Ausdrücke für diese nicht grotesken Teile des Leibes haben überdies meistens einen beschränkt-praktischen Charakter. Sie dienen der Orientierung im nächstgelegenen Raum, der Bestimmung von Entfernung, Ausmaß oder Anzahl. Jegliche symbolische Erweiterung, jede metaphorische Kraft, jede Expression geht ihnen ab. Deshalb haben sie keinen Anteil am Rüchen und Lachen« (ebd., S. 19).

Etwas Entscheidendes ist indes von Bachtin nicht reflektiert worden, nämlich die Form, in der sich der groteske Leib in der Privatsphäre ansiedelt. Denn das Übergewicht der Randzonen zwischen Innenwelt und Außenwelt, die Variabilität der Ich-Grenzbesetzung in der Fusion von eigenem und fremdem Körper, diese »somatische Körpersemiotik« (Lachmann 1987, S. 39) bei Bachtin ist die Semiotik des Freud'schen Unbewussten, das als Repräsentationsort der Triebe das Begehren des Körpers ist. Dadurch wird klar, dass in den letzten 400 Jahren die Beherrschung des Körpers nicht nur als Abdrängen des Körpers aus der gesellschaftlichen Sphäre, sondern auch als Abdrängen des Körpers aus der privaten Lebenswelt in die individuelle Psyche des »homo clausus« verstanden werden muss. Der groteske Körper des Mittelalters kehrt als Sprache des Unbewussten wieder. Im Zuge der Privatisierung und Individualisierung der grotesken Formen des Körpers bleibt vom homerischen Gelächter oder von der Lachkultur des Mittelalters die Lachreaktion auf den Witz übrig, der bei Sigmund Freud neben dem Traum immerhin zu einer zweiten »Via regia« zum Unbewussten werden konnte. Von der Subversivität des Begehrens reflektiert sich noch ein kleiner Widerschein im Witz, nämlich die Tatsache, dass der Witz mit einem Lustgewinn verknüpft ist: »Der Traum dient vorwiegend der Unlustersparung, der Witz dem Lusterwerb« (Freud 1905c, S. 137).

Aber täuschen wir uns nicht; der groteske Körper ist nicht die Materialisierung, die Auferstehung eines ungebrochen triebhaften Körpers. Bachtin rekonstruiert eine zum klassischen Konzept gegensätzliche Körperkonzeption, eine – wie Renate Lachmann betont – »Karnevalsgrammatik«. Das Zeichensystem und seine Ordnung, die den grotesken Körper umgibt, sind in keiner Weise ursprünglich mit einem »authentischen Körper« verbunden. Dies geht schon aus der Methode Bachtins hervor, die Grammatik der Volkskultur in ihrer Widerspiegelung durch den literarischen Text, nämlich den Roman von

Rabelais, zu erschließen. Er spricht von der Karnevalisierung der Literatur, wo Karneval in die Literatursprache transponiert wird. Es findet im Grunde eine doppelte Literarisierung oder Symbolisierung statt: die Literarisierung des Körpers in der Volkskultur und die Literarisierung dieser Volkskultur in Rabelais' Buch – ja, eine dritte eigentlich, denn Bachtins Analyse von Rabelais und seiner Welt transformiert diese erneut in sein eigenes System von Symbolen oder Bildern.

> »Im Nach-außen-gewendet-sein des Zeichens als Laut, Geste, Stoff, sichtbar-tastbare Formation vollzieht sich die semiotische Inszenierung der Materie. Bachtin spricht von ›Körper-Zeichen‹, dessen Findung allein schon bedeutsam sei, Bedeutung trage. Eine Abspaltung des Sinns vom Körper, eine Trennung von Materie und Zeichenwert ist daher in Bachtins Konzeption nicht möglich, und es ist eben dieses Zusammenspiel von Materie und Zeichen, von soma und sema, das Spiel der *somatischen Semiotik,* das Kultur konstituiert [...]. Bachtin als Sprachbeschreiber erstellt ein Inventar von Elementen, die er ›Bilder‹ nennt (vielleicht ließen sie sich eher als Symbole bezeichnen), die wie die Wörter der verbalen Sprache Sequenzen bilden können: konkrete *Karnevalshandlungen.* Dieses Symbol-Inventar oder -Lexikon enthält die Schemata für alle konkret realisierten Erscheinungsformen der Lachrituale: Die Verknüpfung von Geburt und Tod, die Apotheose der Narren, die Erniedrigung von Gegenständen und Personen des offiziellen Kultes, die Demonstration des Verborgenen (Sexualität, Verdauungsprozeß), das Vertauschen der sozial- und geschlechtsspezifischen Kleidung und Gestik, die Verkleidung, die Veranstaltung von Gastmählern, das Eindringen in das Körper- oder Erdinnere, schließlich die Zerstückelung« (Lachmann 1987, S. 26).

Die Semiotiken des Körpers können analysiert, aber nicht bewertet werden. Bachtin sagt es ebenso schlicht wie unmissverständlich: Es sei nicht sein

> »Ziel, bei der Gegenüberstellung des Grotesken und des klassischen Kanons der Körperdarstellung einem von beiden den Vorzug zu geben; wir arbeiten nur die grundsätzlichen Unterschiede zwischen ihnen heraus. [...] Den klassischen Kanon kennen wir in seiner künstlerischen Wirkung, in einem gewissen Grad gilt er noch heute; den grotesken Kanon dagegen verstehen wir schon lange nicht mehr, oder wir interpretieren ihn falsch [...]. Man darf ihn nicht im Geist der Normen der Neuzeit interpretieren, um dann nur seine Abweichungen festzustellen. Der groteske Kanon ist mit seinem eigenen Maß zu messen« (Bachtin 1987, S. 80).

Die Lachkultur verheißt eine Utopie, der groteske Körper bildet eine Gegenutopie zur bestehenden Ordnung, an der sie immer wieder bricht. Die Geschichte erlaubt es nicht, die Opposition von Lachkultur und der Kultur der »Agelasten« (der Lachfeinde) aufzulösen und sich für eine Seite zu entscheiden.

> »Für Bachtin bedeutet dieser Einstellungskonflikt offenbar keine methodische Schwierigkeit. Vielmehr führt er den *kulturideologischen* und den *kulturdeskriptiven* Aspekt in dem Versuch zusammen, die Opposition von Lachkultur und Kultur der Agelasten (der Lachfeinde) als Konstante der Kulturgeschichte der Menschheit zu verstehen. Das Utopische bricht sich am Historischen, aber bricht auch immer wieder durch es hindurch. Die Opposition von Lach- und Agelasten-Kultur wird faßbar als Gegenüberstellung von Kultur der *Ambivalenz* und Kultur der *Dualismen,* die in ständigem Kampf mit dem einen Prinzip dem anderen zustrebt und durch restriktive Praktiken der Sublimierung und Verdrängung die Vereindeutigung sucht. Diese Dualismen lassen weder Versöhnung noch Vermittlung zwischen Leben und Tod zu« (Lachmann 1987, S. 19).

Damit aber schließt sich der Kreis; das Prinzip der strikten Ambivalenz ist gerade in der Frage der Körpersemiotiken so schwer durchzuhalten, die Frage drängt nach Parteinahme oder Entscheidung oder nach einer Vermittlung. Aber »Ambivalenz« heißt nicht »Dialektik«; die Gegensätzlichkeit der Zeichensysteme wird nicht in einer Synthesis aufgehoben, sondern diese bleiben vielmehr in ihrer Gegensätzlichkeit aufeinander bezogen ohne Aussicht auf Vermittlung.

Wir hatten schon einmal eine Parallele zwischen dem grotesken Leib Bachtins und dem unbewussten Körper Freuds gezogen, auf diese Parallele kommen wir jetzt zurück. Denn in den Auseinandersetzungen um den Körper bzw. um den Status des Unbewussten oder des Es hat es immer neue Versuche gegeben, auch hier Partei zu ergreifen, zum Advokaten des Triebes oder des Realitätsprinzipes zu werden. Nun ist gegen parteiliches Engagement ja nichts einzuwenden; nur werden die Wechselwirkungen ambivalenter Zeichensysteme ignoriert, wollte man das eine ohne das andere oder das eine als Defizienzform des anderen denken – dies macht ja gerade das Scheitern des cartesischen Dualismus aus, dass das Andere, die res extensa, nicht mehr als das Andere des Selbst begreifbar blieb.

Genau das gleiche Dilemma begegnet uns in der Psychoanalyse, deren Geschichte sich ebenfalls entlang dieser Parteinahme fürs Ich oder fürs Es beschreiben ließe. Kürzen wir hier ab, nennen wir nur als Beispiele für die Extrempunkte einerseits Schultz-Henkes Verzicht auf den Triebbegriff oder Hartmanns Betonung der konfliktfreien Sphäre als Grundlage der Ich-Psychologie und andererseits Wilhelm Reichs Orgon-Theorie oder den bereits zitierten *Anti-Ödipus*. Die Konsequenzen aus einer Vereinseitigung der Ambivalenz für die therapeutische Praxis der Psychoanalyse sind freilich immens. Die Medizinalisierung und die Institutionalisierung der Psychoanalyse zwingen zur Parteinahme – auch wider besseres Wissen und Wollen, da der medizinische Auftrag der Heilung die Kur dominiert und ein Ziel vorgibt, das unter anderem auch heißen kann, den Exzess pädagogisch zu begrenzen. Beispiel dafür ist der häufig so unproduktive Kampf ums Essen und die Gewichtszunahme bei Anorexie-Patientinnen, bei dem sich die Frage aufdrängt, in welchem Name der Analytiker handelt, der die Patientin zum Essen zwingt.

Die Parteinahme für den autonomen Körper aber kann zu erschütternden Fehleinschätzungen führen, wie das Schicksal der Patienten des Heidelberger Sozialistischen Patientenkollektivs zeigen kann. Dessen Parole »Aus der Krankheit eine Waffe machen« resultiert aus einer Zwangshomogenisierung der Körpersemiotik; denn das psychisch kranke Subjekt ist gerade nicht das, das zur Waffe greift und sich in einen politischen Diskurs einordnen lässt, so engagiert es auch sein mag. Freud selbst war hier schwankend, für wen er Partei ergreifen sollte, für das Ich oder für das Unbewusste; er hat sich jedoch immer wieder als Sachwalter einer Partei verstanden. Sein Hang zur Aufklärung und Ich-Bildung (»Aus Es soll Ich werden«) ist unübersehbar. Enthüllender für diese Haltung als Freuds eigene wissenschaftstheoretische Absichtserklärung ist aber der Gestus des triumphierenden Aufklärers, den er in der Analyse seiner Patientin Dora enthüllt:

> »Als ich mir die Aufgabe stellte, daß, was die Menschen verstecken, nicht durch den Zwang der Hypnose, sondern aus dem, was sie sagen und zeigen, ans Licht zu bringen, hielt ich die Aufgabe für schwerer, als sie wirklich ist. Wer Augen hat zu sehen und Ohren zu hören, überzeugt sich, daß die Sterblichen keine Geheimnisse verbergen können. Wessen Lippen schweigen, der schwätzt mit den Fingerspitzen; aus allen Poren dringt ihm der Verrat. Darum ist die Aufgabe, das verborgenste Seelische bewußt zu machen, sehr wohl lösbar« (Freud 1905c, S. 241).

Schon die Wortwahl offenbart den Gestus der Aufklärung: ans Licht bringen, ein Geständnis erzwingen, alles bewusst zu machen.

Ein weiterer Kreis schließt sich, eine weitere Argumentationsschleife knüpft nun an den Anfang an. Denn an dieser Stelle wollen wir auf Jacques Lacans »Ent-stellung der Psychoanalyse« zurückkommen, die von ihm selbst und von einigen seiner Schüler allzu schnell als Rückkehr zu Freud bezeichnet worden ist. Darin unterscheiden sich beide doch radikal, dass die topologischen Konstruktionen bei Lacan geradezu darauf abzielen, Ambivalenz im oben genannten Sinne allererst zu eröffnen oder in der Schwebe zu halten. Lacans triadische Topologie des Imaginären, Symbolischen oder Realen fasziniert oder verwirrt gerade dadurch, dass die drei Größen in einem wahrhaft strukturalen Sinne aufeinander bezogen sind. Daraus aber resultiert die Skepsis gegen die Aufklärung, die sich in der meines Erachtens radikalen Uminterpretation Freuds niederschlägt: »Wo Es war, da soll das Ich hinkommen.« Erst nachträglich können in der psychoanalytischen Kur die Bemühungen des Ichs den Weg des Es nachzeichnen, alle Selbsterkenntnis ist an die Nachträglichkeit dieser Ich-Anstrengung geknüpft. Zurück bleibt der Zustand einer Schwebe, einer »Schaukel«, wie Lacan sagt – und Psychoanalyse hat dann Erfolg gehabt, wenn sie Verhärtungen und Fixierungen so auflöst, dass die Oszillationen zwischen Körper und Seele als Ausdrucksformen zwischen Liebe und Hass, zwischen Identität und Nichtidentität wieder in Bewegung kommen. Das Ziel der Kur kann also sein, Ambivalenzen zu ertragen, ohne sie zu vernichten oder scheinbar aufgeben zu müssen.

An dieser Stelle wollen wir ein Fazit versuchen: Die Geschichte des Körpers – deshalb die verschränkte Darstellung von zeitgenössischem Diskurs und antiken oder neuzeitlichen Körperkonzepten – ist unerledigt und unabschließbar; wenn Theodor W. Adorno von der philosophischen Terminologie sagt, sie repräsentiere die Narben unerledigter Probleme, so gilt dies auch für die Diskurse über den Körper. Aus einer psychoanalytischen Perspektive gesehen, sind die Diskurse über den Körper zu kulturell vermittelten Ausdruckschablonen geworden, über die sich Seelisches darstellen oder verkleiden kann.

> »Die schmerzlichen Schnittstellen der Menschwerdung bleiben nämlich in den Körpern trotz aller kulturellen Vergeßlichkeiten präsent. Das Imaginäre ist – so betrachtet – ein Reservoir angstvollen körperlichen Wissens« (Kamper 1989a, S. 150).

Darauf hatten wir schon mehrfach hingewiesen, sodass hier einige Stichpunkte genügen sollen. Stellen wir zu diesen Zwecken die Psychodynamik von Suchtkranken und Zwangskranken oder psychosomatisch Kranken einander gegenüber. In der Sucht wird das gesetzgebende Ich oder, anders gesagt, das einheitliche integrative Körperbild zugunsten eines autonomen Partialtriebes oder eines oralen Körperbildes verabschiedet. Im Zwang auf der anderen Seite wird das Gesetz wie ein strafender Gott inszeniert, demgegenüber es kein Entrinnen gibt und der jedes Spiel des Begehrens verurteilt. Mancher psychosomatisch reagierende Patient geht hier noch einen Schritt weiter: Das Gesetz wird nicht mehr im Rahmen eines Kampfes zwischen oben und unten, Gott und Teufel, Über-Ich und Begehren inszeniert, sondern es herrscht einfach – das Begehren, die Differenz, die autonomen (prägenitalen) Körperbilder werden *verworfen,* d.h., sie müssen nicht bekämpft werden, weil sich das herrschende Ich von ihnen losgesagt hat, mit allen Konsequenzen einer ausweglosen Ich-Verarmung. Immer wieder wird die Therapie darum bemüht sein, die Antinomien des Körperlichen wieder zur Geltung zu bringen, die Ambivalenz dort einzuführen, wo sie in der Vereinseitigung der bewussten und unbewussten Diskurse unterzugehen droht oder schon untergegangen ist.

Allerdings – und diese Überlegung schließt das erste Kapitel als ein relativierender Ausblick ab – müssen wir doch damit rechnen, dass die so lange virulenten und psychisch ohne Frage heute noch repräsentierten Diskurse über den Körper objektiv überholt sein könnten. Kamper hat die Entwicklung der technischen Verfügbarkeit über den Körper als einen radikalen Prozess beschrieben, als Prozess einer transhumanen Expansion, die

> »daran arbeitet, die Körper überflüssig zu machen und jegliche Sprache in rekursiven Klartext zu transformieren, der maschinenlesbar ist. Der Zweck der Zivilisation erscheint von da aus als Maschinisierung des Geistes, als Exteriorisierung einer über Techniken hergestellten Innerlichkeit, als Rückgabe einer apparativ erzwungenen Struktur an die Apparate« (Kamper 1989b, S. 76).

Vielleicht sind in diesem Sinne die psychosomatischen Patienten die modernsten und fortgeschrittensten Patienten, die wir behandeln. Günter Anders war der Erste, der die Folgen der technischen Revolution erkannt und reflektiert hat. Der von ihm beschriebene Grunddefekt heute – »unsere Unfähigkeit, uns so viel vorzustellen, wie wir her- und anstellen können« (Anders 1956, S. 34) – bedeutet den Ausfall des Imaginären. Das Imaginäre läuft zwar seine alten Kreise weiter, aber die Imagination reicht nicht mehr aus, um zwischen dem Realen und dem Symbolischen zu vermitteln. Dann aber bleibt als Hoffnung nur, die Antiquiertheit des eigenen Erlebens, auch die des eigenen Körpererlebens, immer nur als Utopie und Desiderat einzuklagen, nicht einfach als überholte Erlebensweise, sondern als neu herzustellende und einzuholende Erinnerung.

2 Der Leib als Statthalter des Individuums?

Zum Begriff der Individualität

Die Unverwechselbarkeit des Körpers garantiert keine Individualität

Der Körper hat Konjunktur, Fitness- und Aerobiccenter sowie Joggingbahnen breiten sich aus, die Zahl der Körpertherapien, die auf der Spontaneität des Körpers das Heil des Individuums aufbauen möchten, wächst; auch die Buchbranche kultiviert den Körper, z.B. in der Spielart psycho-historischer Untersuchungen des Sinneswandels: Über die Geschichte des Blickes und des Geruchs wird verhandelt, der Körper kehrt wieder, die Sinne schwinden, der Leib wird metaphorisch, der Körper einfach anders (Manthey 1984; Corbin 1984; Kamper/Wulf 1982, 1984, 1985; Mattenklott 1982) – das variierende Spiel mit Buchtiteln zum Körper ließe sich lange fortsetzen. Offensichtlich besteht ein Bedarf am Körper als dem Fluchtpunkt der Sinnfindung. Wenn das Ich nicht mehr Herr im eigenen Haus ist (Freud 1917a, S. 11), wenn Ich ein anderer ist (Lacan 1980, S. 14), wenn die Sprache den Menschen spricht und nicht er sie (Gadamer 1960, S. 439), dann scheinen andere Träger von Individualität abhanden gekommen zu sein. Am Körper also soll Individualität festgemacht werden. Andernorts geschieht das schon lange; die polizeiliche Ermittlung bedient sich der Fotografie zur Identifizierung von Tätern oder sie nimmt Fingerabdrücke. Vaterschaftsnachweise werden gerichtsmedizinisch anhand von Blutgruppenzugehörigkeit und anderer genetischer Zellmarkierungen durchgeführt. Die eigene Handschrift verbürgt dem Vertragspartner wie dem Grafologen Individualität.

Der Zusammenhang von Individualität und Körper hat, auch im Zusammenhang der Dispositive von »Überwachen und Strafen« (Foucault 1976), Tradition; in der Zeit der Renaissance, in der der emphatische Begriff des Individuums erstmals auftaucht (Simmel 1984, S. 212), werden die »gelehrigen

Körper« als Adressaten einer Mikrophysik der Macht entdeckt (Foucault 1976, S. 173–219). Zunächst geht es bis ins 18. Jahrhundert in der Disziplinierung des Körpers eher um die individuelle Vereinzelung, um eine numerische Individualität, sodass der einzelne Körper nur als Element in der abstrakten Klasse der Körper zählt; der individuelle Körper wird nur der »Kunst der Verteilungen« (ebd., S. 181) unterworfen, die Individualität des Körpers ist nur Einzelheit, wie Simmel (1984, S. 212ff.) sagt. Die kriminalistischen Praktiken des 19. Jahrhunderts hingegen zielen auf individuelle Identifizierungen; hier wird Individualität nicht mehr als Einzelheit, sondern als Einzigkeit, als Unverwechselbarkeit verstanden.

In den genannten Beispielen fungiert der Körper als Objekt, er wird von außen gesehen und kontrolliert. Unweigerlich ist in der Objektivation eine Reduzierung enthalten, die den Körper einem bestimmten Interesse unterwirft. Fragt man stattdessen nach der leiblichen Selbstgegebenheit, inwieweit also der Unverwechselbarkeit von außen eine erlebte Unverwechselbarkeit im eigenen Körpergefühl entspricht, wird die Antwort schwieriger. Dass diese Frage sich zumeist und im alltäglichen Leben nicht stellt, entwertet sie nicht; die Klinik körperbezogener psychischer Symptome macht sie notwendig. In schizophrenen Beeinflussungserlebnissen dirigieren Strahlen oder Computer die Körperbewegungen durch einen »Beeinflussungsapparat« (Tausk 1983), der Körper kann depersonalisiert erlebt und als fremd empfunden werden, im *délire de negation* (Dietrich 1971) kann er als verschwunden gewähnt werden, im Spiegelbild kann der Kranke sich nicht mehr wiedererkennen. Dysmorphophobe Patienten wissen Teile ihres Körpers missgestaltet, auch wenn den Menschen der Umgebung nichts auffällt. In der Heautoskopie, dem Doppelgängerbewusstsein, ist der eigene Leib verdoppelt und erscheint dem Kranken in der Außenwelt wieder.

Die klinischen Beispiele zeigen, dass die psychische Repräsentanz des eigenen Leibes nicht statisch und einheitlich wie der biologische Körper ist, dass die leibliche Unverwechselbarkeit vielmehr immer neu hergestellt werden muss, und zwar in Abgrenzung von der Umwelt. Auch außerhalb klinischer Beobachtungen ist leicht zu erkennen, wie gefährdet der Wunsch nach leiblicher Unverwechselbarkeit ist. Er folgt einer merkwürdigen Dialektik, denn gerade da, wo leibliche Individualität am meisten angestrebt wird, kann die Unverwechselbarkeit entgegen den Intentionen des Subjektes in Austauschbarkeit umschlagen. Als Beispiel soll eine moderne Sportart dienen, die erst innerhalb einer »culture of narcissism« (Lasch 1979) möglich wurde, das Bodybuilding. In diesem Sport geht es dem Kämpfer nur darum, einen besonders schönen und vollendeten Körper zu schaffen, der den Blicken der anderen als einzigartig erscheinen soll, und doch werden die Muskelkörper der Konkurrenten mit fortgesetzt übertriebenem Training einander immer ähnlicher. Die Illusion der Unverwechselbarkeit unter dem verborgenen Gesetz der Austauschbarkeit ist geradezu das Prinzip von Marktstrategien, die auf den Körper zielen. Jene Zigarettenreklame, die den Geschmack von Freiheit und Abenteuer proklamiert und den Genuss der Ware mit individuellen Entdeckungsreisen an den Grenzen der bewohnten Erde verknüpft, wirbt just für die Marke, die die höchsten Verkaufsziffern der gesamten Branche verbuchen kann. Die Werbung macht sich selbst noch die Dialektik von Unverwechselbarkeit und Austauschbarkeit ironisch zunutze, wie auf den Jeansreklamen, wo eine unüberschaubare Masse von Jugendlichen im ewig gleichen Blau nebeneinander sitzt und der Werbetext zugleich die mit den Hosen in Verbindung zu bringende Cowboy-Individualität beschwört.

Ist also der Leib, der dem naiven Selbstverständnis als das Eigenste erscheint, ein schlechter Adressat für die Wünsche nach Individualität? Kann der Leib Statthalter des Individuums sein? Dieser Frage widmet sich das zweite Kapitel; sie hat ihren Anfangs- und Endpunkt in der psychoanalytischen Therapie von Patienten, die an ihrem Körper leiden, obgleich er somatisch gesund ist. Der Körper wird zum Austragungsort individueller Konflikte. Welche Möglichkeiten individuellen Ausdrucks können im Körper gebunden sein? Damit ist, in der Psychopathologie und im alltäglichen Umgang, die Sprachlichkeit des Leibes und die Unverwechselbarkeit dieser Sprache thematisiert.

Es wird sich zeigen, dass es in dieser Frage nach leiblichem Ausdrucksvermögen zunächst zwei entgegengesetzte Positionen gibt, denen sehr heterogen erscheinende Theorien zugeordnet werden können, die Vorstellung vom »sprechenden Körper« und die vom »beschrifteten Körper« (Kamper/Wulf 1985, S. 6). Zum einen wird die Ursprünglichkeit leiblichen Ausdrucks zu hoch bewertet, zum anderen die Entfremdung des Eigenleibs durch gesellschaftliche Einflüsse überbetont.

Beide Positionen bleiben einseitig, sodass zur Bestimmung leiblicher Individualität nach Konzeptionen gesucht wird, die beide Positionen von Originalität und Heterogenität des Leibes in einer dialektischen Theorie der Intersubjektivität vereinen. Individualität bestimmt sich gerade durch diese Figur der Vermittlung zwischen Fremdbestimmtheit und kreativer Aneignung des Fremden.

> »Das Individuum ist etwas ganz *Neues* und *Neuschaffendes*, etwas Absolutes, alle Handlungen ganz *sein* Eigen. Die Werte für seine Handlungen entnimmt der

> Einzelne zuletzt doch sich selber: weil er auch die überlieferten Worte sich *ganz individuell deuten* muß: Die *Auslegung* der Formel ist mindestens persönlich, wenn er auch keine Formel *schafft:* als *Ausleger* ist er immer noch schaffend« (Nietzsche 1982, Bd III, S. 913).

Dieses Nietzsche-Zitat könnte als Überschrift auch die psychoanalytische Konzeption von Individualität kennzeichnen; sie soll noch genauer bestimmt werden, bevor die Möglichkeit leiblicher Individualität nachfolgend analysiert wird.

Individualität als psychoanalytischer Begriff

Schlägt man im Stichwortverzeichnis psychoanalytischer Texte nach, finden sich Begriffe wie »Individualität« und »Individuum« kaum. Im Gesamtregister der Werke Freuds wird lediglich auf die Massenpsychologie verwiesen, das Individuum tritt nur als Gegenpol zur Masse auf. Das erscheint konsequent, wenn man bedenkt, dass Freud gerade gegen das Verständnis von Individualität als *Unteilbarkeit* der Person sein Werk entfaltete. Im Strukturmodell der Seele, der sogenannten zweiten Topik, die in *Das Ich und das Es* (Freud 1923b) vorgestellt wird, wird die Einheit der Person in die bekannten psychischen Instanzen von Ich, Es und Über-Ich auseinandergelegt und so gerade die Illusion der Einheit der Persönlichkeit entlarvt, entsprechend der knappen Formel Nietzsches: »In der Moral behandelt sich der Mensch nicht als Individuum, sondern als Dividuum« (Nietzsche 1982, Bd. I, S. 491). In keiner der drei Instanzen ist Individualität als *Einzigkeit* oder *Unverwechselbarkeit* wiederzufinden. Das Ich wird als Ort der Verkennung betrachtet, das nicht Herr im eigenen Haus ist; das Über-Ich entsteht aus der Verinnerlichung der Elterninstanz, wie Freud sagt, nicht also einfach durch Identifikation mit den Eltern, sondern mit deren Über-Ich, sodass eine »Genealogie der Moral« im Über-Ich repräsentiert ist, eine Geschichte der ethischen Traditionen und Tabus; das Über-Ich wird zum Ort überindividueller Traditionsbildung. Das Es schließlich, als das Reservoir der Triebe, ist gleichsam das Allgemeinste und Austauschbarste der Persönlichkeit, da die Triebausstattung zum biologischen Fundament der Gattung Mensch gehört.

Schließlich kann Individualität psychoanalytisch auch nicht als *Originalität* im Sinne von Ursprünglichkeit verstanden werden. Die psychoanalytischen Entwicklungslehren verweisen auf die primordiale Abhängigkeit des kleinen Kindes von den frühesten Bezugspersonen, von denen sich das Kind erst allmählich ablösen und abgrenzen muss. Die Spuren dieses Weges aus der »anonymen Kollektivität« (Merleau-Ponty 1975; Meyer-Drawe 1984, S. 175ff.), dem Erleben »sensomotorischer Einheit« (Piaget 1974, S. 33ff.), der Symbiose heraus werden dem Einzelnen zeitlebens aufgeprägt bleiben. Die Sprache der Theorie in der Psychoanalyse, die Sprache der Metapsychologie, kann den Eindruck verstärken, dass individuelles Lebensschicksal allgemeinen Kategorien der Psychodynamik subsumiert oder geopfert wird; ihr haftet ein mechanistischer Reduktionismus an, sodass z.B. neurotische Konflikte schematisch und ohne Ansehung der Persönlichkeit der Fixierung bestimmter frühkindlicher Entwicklungsphasen zugeschrieben werden.

Wo also bleibt der Raum für das Individuum in der Psychoanalyse? Es hatte seinen guten Grund, dass Freud ausführliche Falldarstellungen publizierte, deren Lektüre auch heute noch gerade wegen der Gebrochenheit, Unstimmigkeit und Vielfalt in den Details der Darstellung fasziniert. Die Beschreibung der Lebensgeschichte und der Therapie seiner Patientin Dora (Freud 1905e) geht nirgendwo auf, in dem Sinne zumindest, dass die Analyse ein vollständiges Verständnis des Menschen leisten könne. Gerade hier bricht die Individualität der Patientin oder ihrer Begegnung mit Freud in den Schematismus jeder Theorie ein. Gerade wegen dieses »Rests« sind Freuds Krankengeschichten mit literarischen Werken verglichen worden (Marcus 1974). Die psychoanalytische *Kur* ist nur mit der Individualität einer Lebensgeschichte befasst; deswegen dauert sie oft so lang, deswegen ist sie tendenziell »unendlich« (Freud 1937c), weil in ihr die ganz persönliche *Aneignung* der Triebschicksale untersucht wird. Zurückbezogen auf das Strukturmodell der Seele heißt dies, dass allein das Zusammenspiel der verschiedenen psychischen Orte, ihr Strukturzusammenhang also, Individualität gewährleistet. Erfahrung wird bei Freud zur Niederschrift, in das Register der Seele schreiben sich die intersubjektiven Erlebensweisen ein, die zudem das Register überhaupt ausbilden. Diese Einschreibungen werden angeeignet und produzieren die Individualität der persönlichen Entwürfe des Einzelnen.

In Abwandlung der Lacan'schen Definition des Realen kann Individualität formelhaft als die Fuge zwischen dem Imaginären und dem Symbolischen beschrieben werden, als das Zusammenspielen einer intersubjektiven geteilten, präexistenten symbolischen Ordnung und den eigenen Identitätsentwürfen in gegenseitiger Verweisung und Relativierung. Indem die Psychoanalyse Triebschicksale untersucht, bezieht sie sich immer auf die leibliche Individualität, also auf die Spuren der leiblichen Einschreibung intersubjektiver Erfahrungen.

Würde sie nur die Funktionsweise biologisch vorgegebener Triebe, die Triebmechanik gleichsam, untersuchen, bliebe sie eine Naturwissenschaft. Erfasst werden indes die Trieb-*Schicksale*. Der Trieb selbst ist psychischer Repräsentant einer innersomatischen Reizquelle, d.h., auch er gehört dem Seelenleben an und ist damit einem hermeneutischen Sinnverständnis prinzipiell zugänglich.

Leibliche Individualität im Schnittpunkt von Eigenheit und Entfremdung

Solipsistische Reduktion der Leiblichkeit durch Überbetonung der Eigenheit des Leibes

Hermann Schmitz: Phänomenologie des eigenleiblichen Spürens

Die Überschrift, unter der Hermann Schmitz' *System der Philosophie* erscheint, in dem der Leib einen breiten Raum einnimmt, mag überraschen, da sie sich mit den Intentionen von Schmitz nicht deckt. Seine materialreichen historischen und systematischen Beiträge zu einer Phänomenologie des Leibes sind auf mindestens drei grundlegende Ansprüche bezogen: 1. zur Überwindung des anthropologischen Dualismus, der Dichotomie von Körper und Seele zu gelangen (Schmitz 1965, S. 55ff.); 2. die Introjektionsmodelle zu widerlegen, die leibliche Regungen und Gefühle in eine unzugängliche und private Innenwelt verlegen wollen (Schmitz 1985, S. 76); 3. Leiblichkeit nicht auf einen solipsistischen Standpunkt zu reduzieren, sondern sie als leibliche Kommunikation zu verstehen (Schmitz 1978, S. 75–110). Gelänge ihm die Einlösung dieser Ansprüche, könnte seine Phänomenologie die Dialektik der leiblichen Individualität beschreiben. Die Behauptung, dass er vor allem am letzten Anspruch scheitert, bedarf einer ausführlichen Begründung.

Ausgangspunkt der Phänomenologie des Leibes ist eine Dimension des Leibes, die sich in der anthropologischen Medizin als Leib-Sein im Kontrast zu Körper-Haben durchgesetzt hat (Marcel 1978, S. 48). Der Körper wird mithilfe der Sinnesorgane, vor allem durch Auge, Ohr und Tastsinn, als Objekt der Wahrnehmung erfasst und durch das perzeptive Körperschema ortsräumlich gegliedert. Sich auf die Perspektive des Körpers einzuschränken, hieße dualistischen Ansätzen von vornherein Recht zu geben, denn diesem räumlich ausgedehnten müsste ein unausgedehntes seelisches Erleben gegenüberstehen, das die phänomenologisch erweisbare Unteilbarkeit der Empfindungen begründet. Die Unteilbarkeit der Empfindungen muss, soll auf die »Seele« verzichtet werden können, im Leib-Sein auffindbar sein; Schmitz untersucht daher das eigenleibliche Spüren, das ohne die objektivierende Außenwahrnehmung auskommt. Der Leib ist durch eine andere Örtlichkeit als der Körper charakterisiert; während das Raumbild des Körpers relational ist und eine relative Örtlichkeit hat, ist die Örtlichkeit des Leibes absolut. »Ein Ort ist absolut, wenn er schon unabhängig von räumlicher Orientierung bestimmt und identifizierbar ist« (Schmitz 1985, S. 78). Solche absoluten Orte sind ganzheitliche leibliche Regungen, zu denen die von Scheler so genannten »Lebensgefühle« gehören: Frische, Mattigkeit, kurz alles, das »mit einem Schlag den spürbaren Leib durchzieht« (ebd., S. 79).

Neben diesen ganzheitlichen gibt es teilheitliche leibliche Regungen, die dem eigenleiblichen Spüren als voneinander schlecht abgrenzbare »Leibesinseln« erscheinen. Auch sie stellen absolute, d. h. auch unteilbare Orte dar.

> »Unteilbare Ausdehnung wurde bisher nur am absoluten Ort des körperlichen Leibes im Ganzen abgelesen. Sie gehört aber auch *den* leiblichen Regungen zu, die sich auf einzelnen Leibesinseln abspielen. Der Durst wird z. B. im Schlund oder in der Kehle gespürt, der Hunger dort und in der Magengrube. Solche Regungen sind an ihren Plätzen räumlich ausgedehnt; der Hunger z. B. strahlt von einem vage umrissenen Zentrum der Magengegend aus, und dieses Ausstrahlen ist Ausdehnung. Gleichwohl wäre es unsinnig, den Hunger in mehrere Hünger und den Durst in mehrere Dürste dadurch zerlegen zu wollen, daß ihre Ausdehnung auf den betreffenden Leibesinseln ebenso aufgeteilt würde, wie die am selben relativen Ort mit diesen Leibesinseln befindlichen Körperteile – der Magen, die Kehle – mit dem Messer zerschnitten werden können. Nicht anders verhält es sich mit dem Schmerz. Er liefert sehr typische, verschwommene und wandelbare Inseln des körperlichen Leibes« (Schmitz 1965, S. 43).

Die Deskription eigenleiblichen Spürens hat zum Ziel, leibliches Befinden nach Art eines »Kategoriensystems« (Schmitz 1985, S. 82) darstellbar zu machen, in dem die einzelnen leiblichen Regungen »nachbuchstabiert« werden können. Die Grundkoordinaten des Systems sind – hier greift Schmitz auf die Tonos-Lehre der Stoa zurück (Schmitz 1965, S. 497–504) – die Pole leiblicher Engung und Weitung, die sich in wechselndem Ausmaß miteinander kombinieren können. Werden sie zusammengebunden, entsteht aus der Engung eine Spannung, aus der Weitung die Schwellung; werden sie voneinander gelöst, tritt das Phänomen der privativen Engung oder privativen Weitung auf, z. B. im Schreck oder in der Wollust.

Dieser innerleibliche Dialog zwischen Weitung und Engung, zwischen Spannung und Schwellung setzt sich fort, er drängt nach außen und sucht sich Partner, er tendiert also zur »Exteriorisierung« (Schmitz 1985, S. 87) und wird in der leiblichen Kommunikation fortgesetzt.

> »Was vom leiblichen Befinden her als Exteriorisierung des innerleiblichen Dialogs durch Rollenverteilung an gesonderte Partner erscheint, kann in der umgekehrten Betrachtungsweise, wenn man von gesonderten Partnern ausgeht, als deren Absorption in einer ad hoc sich bildenden leiblichen-dialogischen Einheit verstanden werden« (ebd., S. 86).

Diese Einheit wird als Einverleibung verstanden, die spürbaren eigenen Leiber gehen in übergreifende Ad-hoc-Leiber über, gedacht wird z. B. an Festatmosphären, die mitreißen und anstecken. Der Mechanismus der Einverleibung ist dabei so gedacht:

> »Einleibung geschieht durch Exteriorisierung des innerleiblichen Dialogs von Spannung und Schwellung nicht im Sinne einer Projektion oder gar Einfühlung, sondern des bloßen Geschehens der Einbettung« (ebd., S. 87).

Das Modell der Einleibung soll die an der Wahrnehmung orientierten transzendentalphilosophischen Modelle der Einfühlung in Fremdseelisches ersetzen, um nicht an dem Punkt zu scheitern, den schon Husserl nicht lösen konnte: wie nämlich Intersubjektivität über die Erfahrung des Fremdleibes zu konstruieren sei; Theunissen (1965, S. 58–68) und Habermas (1984, S. 35–59) haben die Aporien des Husserl'schen Denkweges aufgezeigt. Dieses Problem soll dadurch unterlaufen werden, dass ein prinzipieller Unterschied zwischen innerleiblichem und fremdleiblichem Dialog nicht anerkannt wird, daher spricht Schmitz schlicht von Einbettung; die Kategorien von Engung und Weitung treffen nun einfach in höherstufigen Kommunikationsmodellen, die ebenfalls »Leib« genannt werden, aufeinander.

Kommen wir nun auf die eingangs zitierten Ansprüche zurück:

1. Die Darstellung des eigenleiblichen Empfindens scheint mir ein gutes Argument gegen den cartesianischen Dualismus, insofern Leiberfahrung als zugleich ausgedehnt und unteilbar vorgestellt wird. Descartes denkt die Differenz von Leib und Seele gerade anhand der Kriterien der Aus-

dehnbarkeit und Unteilbarkeit. Wenn in der Leiberfahrung unteilbare Erlebniswelten vorkommen, wird es überflüssig, die Seele als einheitsstiftendes Moment hinter den körperlichen Erlebnissen zu postulieren, da die Einheitlichkeit trotz der Ausgedehntheit in der Leiberfahrung selbst liegt.

2. Die von Schmitz angeführte Theorie der Affekte und Gefühle lässt es allerdings fragwürdig erscheinen, ob sein eigener Ansatz ohne die Annahme innerseelischer Repräsentation dessen, was im Leib gespürt wird, auskommt. Schon in der Unterscheidung zwischen den Gefühlen und dem Fühlen des Gefühls wird eine solche Repräsentation notwendig. »Leiblich ist niemals das Gefühl selbst, sondern stets nur das affektive Betroffensein vom Gefühl« (Schmitz 1985, S. 98). Es muss dann eine Instanz, die den psychoanalytischen Abwehrmechanismen vergleichbar ist, geben, die die affektive, also die leibliche Gefühlsreaktion abhält, obgleich das Gefühl atmosphärisch ergreift. Dies wäre aber bereits eine seelische Instanz, die dem Leib gegenübertritt.
3. Intersubjektivität, d. h. leibliche Kommunikation, soll aus den leiblichen Grundtendenzen von Engung und Weitung entstehen. Ursprünglich ist es das eigenleibliche Spüren, das in einem zweiten Schritt exteriorisiert wird. Um es mit leiblicher Kommunikation wesenhaft zu verknüpfen, reicht das Modell der »Einbettung« nicht aus. Zwischen den in Einsamkeit gespürten Phänomenen und den Tendenzen von Ein- und Ausleibung bleibt eine Kluft. Engung und Weitung sind autochthone Phänomene eigenleiblichen Spürens, also nur aus Selbsterfahrung abgeleitet, ohne jeden intersubjektiven Bestimmungsgrund. Unklar bleibt ferner, wie eigenleibliches Spüren in sich dialogisch sein kann, wenn die Kategorie des Dialogs nicht bereits kommunikativ erlernt worden ist. Der bloße Antagonismus zweier Tendenzen im eigenleiblichen Spüren verdient nicht von vornherein die Bezeichnung »dialogisch«. So bleibt die leibliche Intersubjektivität abgeleitet und sekundär. Leibliche Kommunikation wird nach dem Modell leiblichen Befindens analysiert, nicht aber wird umgekehrt eigenleibliches Spüren auf Kommunikation zurückgeführt. So entgehen ihm intersubjektive Prägungen sowohl des »Innenleibs«, d. h. des eigenleiblichen Spürens, als auch des »Außenleibs« (Wulff 1958; Kiener 1973), also des Körperschemas. »We elaborate our body image according to the experience we obtain through the action of others«, betont Schilder (1950, S. 172), für den das Körperschema eine dynamische, in steter Wandlung begriffene, von sozialen Erfahrungen geprägte Einheit ist.

Das gilt ebenfalls für das eigenleibliche Spüren; zwar sind Informationen aus dem »inneren Milieu« nur der Introspektion zugänglich, gleichwohl lernt ein Kind, dass Bauchweh Hunger bedeutet, erst aus der Reaktion der Mutter (Paulus 1982, S.83). Der Mangel an Intersubjektivität erweist sich schließlich an den phänomenologischen Analysen von Krankheitsbildern; so wird z.B. in der Hypochondrie bloß noch eine Verfallsform leiblichen Befindens gesehen, ohne dass ihr irgendein kommunikativer Sinn zugestanden würde (Schmitz 1965, S. 262).

Friedrich Nietzsche: Die Vernunft des Leibes

Individualität, so hatten wir gesagt, bestimmt sich als der Schnittpunkt zwischen dem Imaginären und dem Symbolischen. Hermann Schmitz reduziert leibliche Individualität zur Seite des Imaginären hin. Nietzsches Vorstellungen vom Leib als großer Vernunft sind ebenso reduktiv. Dennoch finden sich bei Nietzsche vorauslaufende Gedanken zur Sprachlichkeit des Leibes, die die Möglichkeit eröffnen, leibliche Intersubjektivität neu zu denken, ungeachtet der Tatsache, dass Nietzsche diese Möglichkeit nicht weiter verfolgt, sodass seine Betrachtungen zum Verhältnis von Sprache und Leib unsystematisch bleiben.

Eine der Reden Zarathustras handelt von den »Verächtern« des Leibes: »Es ist mehr Vernunft in deinem Leibe, als in deiner besten Weisheit. Und wer weiß denn, wozu dein Leib gerade deine beste Wahrheit nötig hat« (Nietzsche 1982, Bd. I, S. 300). Mit Recht bestimmt Schipperges Nietzsches Wunsch nach einer Philosophie »am Leitfaden des Leibes« (ebd., S. 476) als ein neues Erlernen des »Alphabets«, der »Logik« und der »Grammatik des Leibes« (Schipperges 1981), einer Sprache also, die sich auch noch in der Krankheit ausspricht, sodass diese nicht pejorativ, sondern kommunikativ verstanden wird.

> »Die Krankheit gab mir insgleichen ein Recht zu einer vollkommenen Umkehr aller meiner Gewohnheiten; sie erlaubte, sie gebot mir Vergessen; sie beschenkte mich mit der *Nötigung* zum Stilliegen, zum Müßiggang, zum Warten und Geduldigsein [...] Aber das heißt ja denken! [...] Jenes unterste Selbst, gleichsam verschüttet, gleichsam still geworden unter einem beständigen Hören-*Müssen* auf andere Selbste [...] erwachte langsam, schüchtern, zweifelhaft – aber endlich *redete es wieder«* (Nietzsche 1982, Bd. II, S. 1121).

Wenn auch Nietzsches Kritik der subjektzentrierten Vernunft ihn als »Drehscheibe« (Habermas 1985, S. 108) im Verschiebebahnhof der Ideen hin zur

Postmoderne ausweist, und auch wenn seine »sprachphilosophische Uminterpretation des Transzendentalsubjektes« (Frank 1983, S. 268) neostrukturalistische Gedanken vorwegnimmt, so ist die Sprache des Leibes bei ihm zwar vernunftkritisch gedacht, aber doch wieder am Modell einer, wenn auch höheren oder tieferen, Subjektivität ausgerichtet, wenn nämlich der Leib zum »Selbst«, zum »unbekannten Wesen« (Nietzsche 1982, Bd. I, S. 300) rezentriert wird. Inwieweit die Sprache des Leibes für Nietzsche tatsächlich Sprache in seinem eigenen, von Manfred Frank explizierten Verständnis einer Vorrangigkeit sprachlicher Strukturen vor den Intentionen des Bewusstseins ist oder doch von einem metaphysischen Subjekt Leib gesprochen wird, bleibt unklar. So ordnet er z.B. in der gleichen Passage der *Fröhlichen Wissenschaft* (Nietzsche 1982, Bd. II, S. 220f.) leibliche Kommunikation durch Blick, Druck und Gebärde den Sprachzeichen bei, um sie am Ende des Abschnittes als »persönlich, einzig, unbegrenzt individuelle« den Fälschungen des Bewusstseins entgegenzustellen.

Es hat den Anschein, als fiele Nietzsche in der Darstellung der Leibsprache hinter seine subjektkritische Sprachtheorie zurück. Ebenso wenig wie es eine unvermittelt zu hörende Sprache des Unbewussten geben kann, kann es eine unverschüttete Sprache des Leibes geben. So besteht bei Nietzsche immer wieder die Gefahr eines Rückfalls in die Vorstellung einer autonomen Leibvernunft.

Die Überbetonung leiblicher Entfremdung durch die historischen und gesellschaftlichen Einflüsse

Bei Nietzsche zeigt sich ein grundlegendes Dilemma der nach Hegel kommenden philosophischen Moderne; die Kritik am Subjektbegriff und der Versuch der Dezentrierung der Vernunft läuft immer wieder Gefahr, die Privilegien des kritisierten Subjektes unter anderem Namen einem rezentrierten Subjektersatz zuzuschreiben, so dem Leib, der mit einer höheren Vernunft ausgestattet wird (Habermas 1985, S. 93ff., 104ff.). Der Körperkult kann als profane Entsprechung dieser Rezentrierung angesehen werden; der Verlust der Religion wird unter anderem durch die »Resakralisierung« (Baudrillard 1981, S. 105) der Sexualität kompensiert. Philosophisch reduktionistische Konzepte des solipsistischen Leibes haben ihre sozialen Entsprechungen in den Mythisierungen körperlicher Unmittelbarkeit.

Die Geschichte des Umgangs mit dem eigenen Leib und die ethnologische

Forschung zeigen die andere Seite, nämlich die Variabilität des Leibbewusstseins und -erlebens in Abhängigkeit von gesellschaftlichem Wandel, sodass der Leib als Ort sozialer Determination erscheint. Norbert Elias (1976) hat überzeugend dargestellt, wie die sich in der Renaissance ausbildende moderne Individualität über den Zugriff auf den Körper bestimmt wird, in der Wandlung zu den natürlichen Bedürfnissen, in der zunehmenden Selbstkontrolle der Affekte etc. Im 18. Jahrhundert wird die Entfremdung des Leibes zum Körper vervollkommnet, um ihn effektiver der Kontrolle gesellschaftlicher Anpassung zu unterwerfen (Böhme/Böhme 1983).

Die ethnologische Forschung bestätigt die soziale Determination der Leiblichkeit, nämlich

> »daß der menschliche Körper immer und in jedem Fall als Abbild der Gesellschaft aufgefaßt wird, daß es überhaupt keine ›natürliche‹, von der Dimension des Sozialen freie Wahrnehmung und Betrachtung des Körpers geben kann […]. Der menschliche Körper ist das mikrokosmische Abbild der Gesellschaft, ihrem Machtzentrum zugewandt und in direkter Proportion zum zu- bzw. abnehmenden gesellschaftlichen Druck ›sich zusammennehmend‹ bzw. ›gehenlassend‹« (Douglas 1981, S. 109).

Vom natürlichen Körper kann auch nicht in Abhebung vom sozial bestimmten Körper gesprochen werden, wenn gesellschaftlich bestimmt ist, was als natürlicher Körper zu gelten habe:

> »Wie groß diese Distanz zwischen dem physischen und dem sozialen Aspekt des Körpers ist, bestimmt sich nach dem Klassifikationsgitter der zugehörigen Gesellschaft und dem von ihr ausgeübten Druck« (ebd., S. 110).

Die Einschreibungen der symbolischen Ordnung in den Körper wurden von Paul Schilder detailliert untersucht. Er hat die neurophysiologischen Modelle des Körperschemas erweitert, indem er das Körperschema als ein dynamisches, ständig zu generierendes Körperselbstbild auffasste und es als libidinös organisiertes Bild beschrieb, in dem Bewusstsein, dass »libidinous tendencies are necessarily social phenomena« (Schilder 1950, S. 217). Wenn das Körperschema also »on principle social« (ebd., S. 241) ist, endet die Grenze des Körperselbsts nicht mit den anatomischen Körpergrenzen; soziale Attribute wie Kleidungsstücke können dem Körperschema integriert werden, umgekehrt können Körperteile aus dem Körperschema ausgegliedert werden.

In der Begegnung mit anderen variieren die Körpervorstellungen beständig. Die aus der sozialen Umwelt stammenden Informationen vermitteln als Selbsterfahrung den Ist-Zustand des körperlichen Befindens, zugleich aber auch einen komplementären Soll-Zustand (Paulus 1982, S. 85), sodass die soziokulturellen Einflüsse ein normatives Bezugssystem ausbilden, das ein Teil der Selbstkonzeption des Individuums wird. Paulus unterscheidet vier Informationswege: a) direkte Prädikatenzuschreibung; z.B. »du hast schöne Haare«; b) indirekte Prädikatenzuschreibung: »sie lädt mich nicht ein, ich bin nicht attraktiv«; c) komparative Prädikatenzuschreibung: »er ist größer als ich«; d) reflexive Prädikatenzuschreibung durch Selbstbeobachtung des eigenen Verhaltens: »ich habe den Kampf gewonnen, also bin ich stärker« (ebd.). Der intern normative Bezugsrahmen wird zu einem verhaltensregulierenden Referenzsystem, es wird weiterhin gespeist von geschlechtsrollentypischen Vorschriften und von schicht- und kulturspezifischen Anforderungen an den eigenen Körper. Beispiele sind der Einfluss der naturwissenschaftlichen Medizin, die in ihrem am Maschinenmodell orientierten Konzept der körperlichen Reparatur eine größere Unabhängigkeit von biologischen Funktionen einerseits ermöglicht, andererseits bloß suggeriert, oder Veränderungen industrieller Produktionsmethoden, die das Körperselbst dadurch verändern, dass z.B. Arbeitsprozesse von körperlicher Kraftanstrengung entlastet werden und zugleich höhere Anforderungen an Geduld und Konzentration stellen.

Die in der philosophischen Anthropologie gebräuchliche Differenzierung von Leib-Sein und Körper-Haben (Dürkheim 1982, S. 88–92) verdankt sich nicht einem spezifischen Humanum, sondern ordnet sich dem durch die kapitalistische Produktionsweise entstehenden Primat des Privateigentums, dem ubiquitär werdenden »Sinn des Habens« (Marx/Engels 1966, Bd. II, S. 102) unter. Die Entfremdung der Arbeit macht vor einer Entfremdung der Körper nicht halt. Marx und Engels haben es in den *Ökonomisch-philosophischen Manuskripten* beschrieben. Wenn der Mensch nicht mehr in die umgebende Natur als in den »unorganischen Leib« eingebunden ist, vielmehr der Stoffwechsel mit der Natur unterbrochen und durch egoistisch-instrumentelle Aneignung der Natur ersetzt wird, so wird auch das Verhältnis zur inneren Natur, zum eigenen Leib, zu einem Warenverhältnis, selbst da noch, wo außerhalb des Produktionsbereiches im Kontext privater Reproduktion die Wiederherstellung der körperlichen Gesundheit angezeigt ist. So klärt sich die warenförmige Organisation der sexuellen Beziehungen mit einem erhöhten Grad von Austauschbarkeit und Funktionalität (Ottomeyer/Anhalt 1985).

Wo bleibt dem Leib noch ein Spielraum für die Entfaltung von Individualität? Dem sprechenden Körper stellt sich der *beschriftete* Körper entgegen:

> »Den nackten Körper hat es nie gegeben. Immer diente er als Gedächtnisfolie für prähistorische, geschichtliche und biographische Einschreibungen [...]. So arbeitet die symbolische Ordnung: sie lädt das noch Unbeschriftete mit hergebrachten Bedeutungen auf und setzt eine Schrift des Körpers durch, die der Einzelne nicht mehr abschütteln kann« (Kamper/Wulf 1985, S. 5f.).

Dialektik der leiblichen Individualität als Vermittlung von leiblicher Intersubjektivität und subjektivem Ausdruck

Maurice Merleau-Ponty: Zwischenleiblichkeit und Leib der Welt

Wenn die gesellschaftlichen Verhältnisse sich in der dargestellten Weise in den Leib einschreiben, wie ist er dann als sprechender und kreativer überhaupt noch zu denken? Die bisher reflektierten Positionen schließen einander aus; die Betonung der Eigenheitssphäre des Leibes lässt den externen Einflüssen keinen Raum, während die Betonung äußerer Prägung leibliche Spontaneität infrage stellt. So gegensätzlich die Positionen sind, so haben sie doch gemeinsam, dass Leib und intersubjektiv geteilte Welt einander gegenüberstehen. Im Begriff des Leibes ist leibliche Intersubjektivität nicht enthalten; es ist gleichgültig, ob der Leib der Mitwelt vor- oder nachgeordnet wird, zwischen beiden wird eine Kluft gedacht, die dem dualistischen Ansatz entspringt.

Genau hier setzt Merleau-Pontys »Philosophie der Ambiguität« (Waldenfels 1983, S. 174–178) ein, die sich gegen dualistische Denkmodelle wendet, sei es die strikte Trennung von Innen und Außen, Leib und Seele, oder sei es die von Subjekt und Objekt. Schon in seiner Begrifflichkeit hebt Merleau-Ponty die Zwischenstellung oder Vermittlung zwischen Leib und Welt hervor, wenn er von der »intercorporéité« (Zwischenleiblichkeit) des präreflexiven In-der-Welt-Seins oder von »chair du monde« (Leib der Welt) spricht. Die Dualismen erscheinen nur so lange zwingend, wie allein die Perspektive des reflektierenden Bewusstseins eingenommen wird. Im Bereich präreflexiver Erfahrung stehen Leib und Welt einander nicht gegenüber; aus der grundsätzlichen Unbegrenztheit und Unabgeschlossenheit des Präreflexiven entsteht zugleich die Möglichkeit der Kreativität. Dies wird im Folgenden zu zeigen sein.

Präreflexiv bin ich mir immer schon gegeben, und zwar als inkarniertes Bewusstsein; ich kann weder denken noch wahrnehmen, ohne von vornherein in meinem Leib zu wohnen. Ich kann aber auch meinen Leib nicht als bloßes Ding missverstehen, als Körper oder »corps objéctif«. Das »Sonderrecht« des Leibes, des »corps phénomenal« oder »corps propre«, muss berücksichtigt werden. So sagte Descartes: »Ich nahm nicht grundlos an, daß der Körper, den ich nach einer Art Sonderrecht den meinen nannte, mir enger angehörte als irgendein anderer« (zit. n. Waldenfels 1985, S. 15). Durch den Leib bin ich in der Welt, er ist meine »Verankerung in der Welt« (Merleau-Ponty 1966, S. 174) und das »natürliche Ich«:

> »Der Leib ist im konkreten Ich integriert als eine präpersonale, anonyme, generelle, natürlich und kulturell erworbene Existenz, als das, was das Ich, im Verein mit den anderen, schon immer ist« (Waldenfels 1985, S. 161).

Bevor ich also auf meine Einbindung in der Welt reflektiere, finde ich mich dank meiner leiblichen Existenz in ihr schon immer vor. »Ich bin gegeben – das besagt, je schon finde ich mich situiert und engagiert in einer psychischen und sozialen Welt« (Merleau-Ponty 1966, S. 412), und zwar als Leib, der mir eine je bestimmte Perspektive des In-der-Welt-Seins aufnötigt. Durch diese Perspektivierung ist eine völlige Perspektivenübernahme unmöglich, die Einfühlung in den anderen bleibt beschränkt, der Solipsismus ist nicht gänzlich überwindbar (ebd., S. 408f.). Andererseits bleibt alle Abgrenzung in der »intermonde« (Zwischenwelt) befangen: »Noch die Verweigerung der Kommunikation ist eine Weise der Kommunikation« (ebd., S. 413).

Die Zwischenleiblichkeit ist die dritte Dimension zwischen Subjekt und Objekt, Selbst und Welt, Seele und Körper; sie gehört in den Bereich der präreflexiven Erfahrung, in dem weder das Ich noch das transzendentale Bewusstsein die Welt oder umgekehrt die Welt jene erzeugen, sondern sie gleichursprünglich sind. Der Tastsinn steht paradigmatisch für die Gleichursprünglichkeit: Im Tasten erfahre ich mich leiblich zugleich als Empfindender und als Empfundener im Widerstand des Objektes, das durch sein Entgegenstehen den Leib in seinen Grenzen spürbar macht.

Das inkarnierte Bewusstsein ist kein transzendentales Bewusstsein; bewusste Erkenntnis ist immer und notwendig von einer Zone der »opacité« (Undurchdringlichkeit) umgeben, die außerhalb des Bewusstseins bleibt, das den Leib nie vollständig vor sich zu bringen vermag. Karl-Otto Apels These vom Leibapriori der Erkenntnis (Apel 1975) will das Gleiche sagen; allerdings wird bei Apel die Fragestellung nur erkenntnistheoretisch abgehandelt, während Merleau-Ponty die Alltäglichkeit im Sinne jener berühmten Briefstelle bei Descartes untersucht.

> »Indem man nur vom Leben und der alltäglichen Rede Gebrauch macht und davon absieht, nachzudenken und die Dinge zu studieren, lernt man die Verbindung von Leib und Seele begreifen« (Descartes, zit. n. Waldenfels 1980, S. 30).

Die Existenzialphänomenologie der »intercorporéité« untersucht den Leibbezug des präreflexiven In-der-Welt-Seins; dadurch entsteht der missverständliche Eindruck, dass hier nur ein Vbw-Bereich der Erfahrung angesprochen ist. Der Einfluss des Strukturalismus von de Saussure und auch von Lacan zeigt sich im Spätwerk Merleau-Pontys gerade darin, dass der Leib konsequenter dem *Zwischenbereich,* also einer mit dem Bewusstsein gleichen Ebene, zugeschrieben wird. Anders gesagt, wird der Leib als das »Milieu, das Subjekt und Objekt aus sich gestaltet« (Merleau-Ponty 1964, S. 193), gesehen, also als strukturierendes Prinzip; er vermittelt nicht nur zwischen Selbst und Welt, sondern ist Gelenkstelle und Artikulationspunkt beider. Damit ist eine Gefahr abgewehrt, der Nietzsche erlegen war, nämlich dass die Bewusstseinsprivilegien dem Leib zugeschrieben werden, indem der Vorbereich als ursprünglich hypostasiert und ontologisiert wird (Waldenfels 1983, S. 177). So ist das »chair du monde« die strukturale Fortentwicklung oder Verdeutlichung der »intercorporéité«. Als Artikulationsprinzip, das doch sonst das Privileg der Sprache ist, nähert sich dieses Konzept des »chair du monde« der »prose du monde«. Leib und Sprache als Artikulationsstellen zwischen Selbst und Welt sind vergleichbar und miteinander verbunden:

a: Verständigung und Verstehen funktionieren nicht einfach nach den Modellen der Kodierung und Dekodierung einsam zu ver- oder entschlüsselnder Signale. Vielmehr bilden die Teilnehmer eines Gesprächs eine Einheit, das »Wir« (Waldenfels 1980, S. 215) oder das »System Ich-anderer«:

> »Sprechen und Verstehen sind Bestandteile eines einzigen Systems Ich-anderer, und der Träger dieses Systems ist kein reines ›ich‹ […]; es ist das mit einem Leib ausgestattete Ich, das beständig von diesem Leib überschritten wird, der es manchmal seiner Gedanken beraubt, um diese sich selbst zuzuteilen oder sie einem anderen zuzuschreiben. *Durch die Sprache und meinen Leib bin ich an andere gewöhnt*« (Merleau-Ponty 1984, S. 41; Hervorh. J. K.).

Bevor ich darauf reflektiere, was ich sage oder was ich gestisch mitteile, bevor ich den Sinn des Ausdrucks mental appräsentiere, stifte ich immer schon Sinn, gleichviel ob ich im Gespräch bin oder mich leiblich verhalte, der Sinn entsteht spontan im Miteinander-Sprechen oder -Sein. Nicht die Passivität des Leibes oder der Sprache, nicht also die Habitualitäten der aus Kommunikationszusammenhängen sedimentierten Vorräte gestischer oder verbaler Zeichen sind einander vergleichbar, sondern die Möglichkeiten des aktuellen Ausdrucks. »Tätiger Leib« und »konstituierende Sprache«, der »Leib der Rede«, konvergieren zueinander (ebd., S. 37). Die »sprechende Sprache« (Grams 1978, S. 55ff.) bezeichnet ein Sprechen, das den Sinn nicht äußert, sondern hervorbringt, im Sprechen entsteht der Gedanke, der als solcher erst nachträglich übernommen oder angeeignet wird. Dies macht die Spontaneität des Gesprächs und die »Offenheit sprachlicher Strukturen« (Waldenfels 1980, S. 145ff.) aus. Ebenso sind die Gebärden und Gesten nicht Folgen eines besonderen psychischen Zustandes, der sich in ihnen äußert, sondern Geste und Erleben bilden eine Einheit; indem ich mich gebärde, entwickelt sich mein Erleben (Grams 1978, S. 32).

b: Merleau-Ponty sieht im Leiblichen die existenzielle Ermöglichung dieser Weise der Sinnproduktion.

> »Der Gebrauch, den der Mensch von seinem Leib macht, transzendiert den Körper als bloß biologisch Seiendes […]. Die Sprache ist bloß ein *Sonderfall* der Entfaltung dieses [leiblichen] Vermögens« (Merleau-Ponty 1966, S. 224; Hervorh. u. Anm. J. K.).

Damit ist ein Fundierungsverhältnis zwischen Leib und Sprache angenommen, das die Sprache in der Leiblichkeit ruhen lässt.

> »Die Sprache ist gut fundiert […,] sie gründet im Spiegelphänomen ego–alter ego oder im Echo, d. h. in der leiblichen Generalität: Was mich erhitzt, erhitzt ihn; sie gründet in der magischen Wirkung von Gleichem auf Gleiches (die heiße Sonne macht mich heiß), in der Fusion inkarniertes Ich–Welt; diese Fundierung verhindert nicht, daß die Sprache sich dialektisch auf das zurückbezieht, was ihr vorausliegt und daß sie die rein leibliche und vitale Koexistenz mit der Welt und mit den Körpern umgestaltet in sprachliche Koexistenz« (Merleau-Ponty 1984, S. 43).

Diese Dialektik des Rückbezugs der Sprache auf die vitale Koexistenz wurde indes von Merleau-Ponty, soviel ich sehe, nicht systematisch geklärt. Sie verlangte eine Entwicklungspsychologie unter besonderer Berücksichtigung des Spracherwerbs. In seiner Schrift *Les relations avec l'autrui chez l'enfant* (Merleau-Ponty 1975) wird die Entwicklung der Eigenleiberfahrung im Rahmen der Subjekt-Objekt-Differenzierung, nicht aber die Dialektik von Spracherwerb und Zwischenleiblichkeit behandelt. Versuche, diese Lücke zu schließen, führten zu der Vorstellung von der »Hintergehbarkeit der Sprache« (Holenstein 1980), sodass berücksichtigt wurde, dass vorsprachliche Weltkonzepte die sprachliche Entwicklung vorprägen (Meyer-Drawe 1984, S. 196ff.). Damit ist die Dialektik indes noch nicht erschöpfend beschrieben; denn die Etablierung eines sprachlichen Universums verändert rückwirkend das leibliche Selbstverständnis. Diese Dialektik entwicklungspsychologisch erfasst zu haben, ist der Verdienst Jacques Lacans; er widerspricht Merleau-Ponty nicht, sondern setzt seine Gedanken fort.

George H. Mead: Die intersubjektive Konstitution leiblicher Ganzheitserfahrung

Die Phänomenologie der präreflexiven Leiblichkeit zeigt die grundlegende Intersubjektivität der Leiberfahrung. Für das Bewusstsein freilich ist die Annahme einer Zwischenleiblichkeit, die die klar markierten Körpergrenzen beständig überschreiten soll, kontraintuitiv. Für das Bewusstsein präsentiert sich der Leib als Körper mit klaren äußeren und verschwommeneren inneren Grenzen, ohne dass normalerweise infrage stünde, wo die körperlichen Ich-Grenzen verlaufen. Merleau-Ponty, darauf hat Hans Joas (1983) hingewiesen, setzt die bewusste Repräsentation körperlicher Ganzheit einfach voraus; die Frage, die schon Schilder beschäftigte, nämlich inwieweit auch dieses Körperschema intersubjektiv konstituiert ist, stellt sich ihm nicht. George H. Mead widmet sich dieser Frage; auch wenn er einer anderen Denktradition verpflichtet ist als Merleau-Ponty, sind die Analysen leiblicher Kommunikation einander verwandt (vgl. Meyer-Drawe 1984, S. 64–67; Coenen 1985b, S. 197–228; Waldenfels 1980, S. 189–264).

Diese Verwandtschaft erlaubt es, Mead als Ergänzung von Merleau-Ponty zu lesen. Er entwickelt den Pragmatismus zu einem Sozialbehaviourismus fort, der in anpassungsorientiertem Verhalten die Wurzeln sozialer Sinnstiftung sieht. Besondere Bedeutung kommt der »conversation of gestures«, der Gebärdensprache zu. In der unmittelbaren leiblichen Begegnung stimmen wir uns aufeinander ab, ohne dabei auch schon von vornherein eine bewusste Absicht zu verfolgen. Subjektiver Sinn wird auch hier als reflexives, sekundäres

Phänomen verstanden, als Abstraktion aus den vorausgehend vorhandenen Sozialerfahrungen. Die Herausbildung signifikanter Symbole ist in die spontane leibliche Kommunikation eingebettet, sodass Mead vom Sprechen als der »vocal gesture« redet. Damit berührt sich die Gebärdensprache mit dem Konzept der Zwischenleiblichkeit bei Merleau-Ponty. »Das bewußte Symbol [ist] eine Weiterbildung des ursprünglichen, im leiblichen Interaktionsprozeß gegebenen Sinns« (Coenen 1985b, S. 212).

Mead löst nun die Frage nach dem Verhältnis von Leibbewusstsein und dem leiblichen Eingebundensein in die Umwelt folgendermaßen: Leibliche Ganzheitserfahrung und leibliche Identität entstehen durch die Verinnerlichung des gesellschaftlichen Prozesses in das Individuum, als die er den Geist definiert (Mead 1973, S. 230), sodass auch leibliche Identität eine kognitive und bewusste Kategorie ist. Die Verinnerlichung geschieht durch die Herausbildung der Dualität von »me« and »I«, wobei »me« der Verinnerlichung der Rollenerwartungen der anderen, »I« der – prinzipiell unvorhersehbaren – Reaktion darauf entspricht. »Das ›Ich‹ (I) ist die Reaktion des Organismus auf die Haltungen anderer; das ›ICH‹ (me) ist die organisierte Gruppe von Haltungen anderer, die man selbst annimmt« (ebd., S. 218). Das also, was die anderen an mir wahrnehmen und woran sie ihre Erwartungen an mich als leiblich existierendem Menschen knüpfen, wird zum Kern meiner leiblichen Selbstwahrnehmung, die Bestandteil des »me« ist. Ich sehe mich mit den Augen meiner signifikanten Bezugspersonen, die ich verinnerliche; dadurch desozialisiere ich erst allmählich mein Körperbewusstsein (Kappmann 1985, S. 166).

Sind »me« und »I« nicht gute Kandidaten, um in ihrem Wechselspiel die Dialektik von Spontaneität und Fremdbestimmung zu beschreiben? Dieser Anschein indes trügt; die bislang offene Frage nach dem Verhältnis von Gebärdensprache und verbaler Sprache bzw. nach der Veränderung leiblicher Erfahrung nach dem Erlernen der Sprache wird auch von Mead nicht bearbeitet. Auch die Frage, ob sich nach Ausbildung der personalen Identität, also von »me« und »I« als psychischen Strukturen, leiblich-biologische Prozesse wandeln, bleibt offen. Das »I« ist nicht dem biologischen Individuum gleichzusetzen; denn von »I« zu sprechen, hat nur einen Sinn, wenn es als Gegenpart zum »me« auftritt; genetisch gesehen ist auch das »I« ein Sozialisationsprodukt. Die Differenz zwischen »I« und biologischem Individuum geht aber, wie Waldenfels (1980, S. 254) hervorhebt, in funktionaler Hinsicht verloren.

Die Vernachlässigung dieser Differenz hat gravierende Konsequenzen. Wenn Mead die »Ergänzende Abhandlung« in *Geist, Identität und Gesellschaft*, welche dem biologischen Individuum gewidmet ist, mit den Worten beschließt:

> »Ich nannte das ›biologisch‹, da dieser Ausdruck die lebendige Realität im Unterschied zur Reflexion betont. Eine spätere Reflexion wendet sich darauf zurück und versucht die vollständigen Zusammenhänge zwischen der Welt und dem Individuum mittels psychischer Reize und biologischer Mechanismen aufzuzeigen. Die tatsächliche Erfahrung hat aber nicht in dieser Form stattgefunden, vielmehr in der Form der unkomplizierten Realität« (Mead 1973, S. 403),

so suggeriert die Rede von der *tatsächlichen* Erfahrung und der *unkomplizierten* Realität eine Ungebrochenheit im Ausleben von sogenannten »primitiven Impulsen« (ebd., S. 399), als könne von der gesellschaftlichen Konstitution des Leibes plötzlich abgesehen werden und als gäbe es die unüberformte biologische Impulsivität. Wenn biologisches Individuum und »I« identisch sind, wird das »I« zum – undialektisch gedachten – Ort der Spontaneität. »Me« und »I« sind mit Über-Ich und Es verglichen worden (vgl. Waldenfels 1980, S. 254; Joas 1980); auch das Es wurde immer wieder zum Hort der »unkomplizierten Realität« gemacht und zu einer autonomen Instanz verdinglicht. Die unvermittelte Gegenüberstellung von Es und Über-Ich, von »me« und »I« lässt die Dialektik von Spontaneität und Fremdbestimmung außer Acht.

Jacques Lacan: Die sprachliche Struktur des Begehrens

George H. Meads Darstellung der intersubjektiven Konstitution des Körperschemas bleibt auf sozialkognitive Entwicklungsmomente beschränkt. Unberücksichtigt bleiben die Folgen für die affektiven Beziehungen zu anderen Menschen, die sich ergeben, wenn die anderen für die eigene Identität konstitutiv sind; entsteht nicht ein primordialer Neid oder Hass den anderen gegenüber, die als Maßstab der eigenen Wertordnung fungieren und somit überlegen sind? Inwieweit bleibt der Mensch zeitlebens auf die Bestätigung seiner leiblichen Identität in der Begegnung mit anderen angewiesen? Oder ermöglicht die Ausbildung des Körperschemas eine weitgehende Unabhängigkeit von dieser Bestätigung, wie es George H. Mead nahelegen würde?

Lacan hat im Modell des *Spiegelstadiums* eine Antwort auf diese Frage gesucht. Er geht von der biologischen Prämaturität des Säuglings aus; die Fötalisation des Neugeborenen bedingt eine im Tierreich sonst unbekannte Angewiesenheit auf die Mutter und die frühsten Bezugspersonen. Die experimentelle Beobachtung, dass Kinder um den sechsten Lebensmonat herum beim Blick in den Spiegel freudig jubeln, wird als eine antizipierende Ganzheitserfahrung interpretiert, die im visuell aufgenommenen Spiegelbild realisiert wird und nirgendwo sonst; das Kind identifiziert sich mit dem Spiegelbild, und zwar genau zu einem Zeitpunkt, zu dem es die eigene körperliche Integrität noch nicht spüren kann; die für den Lagesinn und die Propriozeption zuständigen Nervenbahnen sind zu diesem Zeitpunkt noch nicht ausreichend differenziert. Die Ganzheitlichkeit des Körpers entsteht als Vorstellung also nicht naturwüchsig, sondern als ein Bild oder eine Imagination. Dieses Bild ist ein Spiegelbild, Ganzheit wird also am Ort des anderen erlebt. Der Spiegel ist nur konkretes Beispiel für die viel weiter gespannte Spiegelerfahrung oder Identifizierung mit einem Spiegelbild; der oft beschriebene »Glanz im Auge der Mutter« ist ebenfalls ein Spiegel, auch die taktile und kinästhetische Erfahrung im Umgang mit der Mutter gehören hierher. Das »Spiegelstadium als Bildner der Ichfunktion« (Lacan 1975a, S. 61–70) ist also das Modell für die körperliche Selbstaneignung am Ort des anderen. Von Stadium zu sprechen ist freilich missverständlich; es bezeichnet nicht lediglich ein genetisches Stadium der Persönlichkeitsentwicklung. Vielmehr inauguriert das Spiegelstadium die Funktion des Imaginären, die als Erlebnisdimension fundamental bleibt. Für das Leibbewusstsein bedeutet dies, dass die dem Spiegelstadium vorausgehenden Phantasmen des »corps morcelé«, des zerstückelten Körpers als eines Körpers ohne integrierenden Zusammenhalt der Teile, dynamisch wirksam bleiben; sie werden durch die Einheitserfahrung im Spiegelstadium nicht einfach gelöscht, sondern nur negiert, nicht aufgehoben, sondern in Schach gehalten; körperliche Einheit bleibt vor dem Hintergrund des zerstückelten Körpers und als Funktion des Imaginären brüchig, sie muss durch die Begegnung mit anderen immer wieder bestätigt werden.

Die Phantasmen der Zerstückelung finden sich in symbolischer Darstellung im Mythos wieder, am eindrücklichsten wohl im Mythos von Dionysos (Warsitz 1983, S. 35) oder in den phantasmatischen Leibern der Malerei wie den Puppen von Hans Bellmer (Gorsen 1985, S. 93–132). Klinisch leben sie in bestimmten Formen der Psychose wieder auf (Pankow 1974). Durch die Bedeutung der Imagination wird im Spiegelstadium das Verhältnis von Repräsentation und Repräsentiertem auf den Kopf gestellt; das Repräsentierte ist Effekt der Repräsentation, das Bild entsteht vor dem Original – diese Funktion des Imaginären wird die Subjektivität lebenslang als einen Ort notwendiger Verkennung prägen.

Das Spiegelstadium tritt in ein bestimmtes Verhältnis zur Triebentwicklung; es markiert das Auftreten eines ursprünglichen Narzissmus und zugleich einer tödlichen Aggressivität. Freud hatte jede Wahrnehmung ursprünglich vom Modus der Einverleibung ausgehen lassen, Identifizierungsmechanismen werden als Introjektion oder Inkorporation beschrieben. Die Terminologie deutet auf den ursprünglich aggressiven Charakter der Identifizierung hin – der andere ist etwas, das ich auch gern sein will; nur wenn ich auch so bin, mich also seiner bemächtige und ihn verschlinge, kann ich ebenfalls so sein. Freuds Metaphorik hinkt für die Beschreibung sehr früher Entwicklungsstufen, denn wohinein kann etwas verinnerlicht werden, wenn eine klare Abgrenzung zwischen innen und außen erst geschaffen werden muss? Lacans Formulierung der Spiegelbeziehung ist nicht widersprüchlich und trifft doch das Gleiche: Wer in meinen Augen die Vollkommenheit besitzt, von deren Spiegelung die meine abhängt, wird von mir als anderer bekämpft, dann will ich an seiner imaginierten Vollkommenheit partizipieren, nicht als Du ist er mir willkommen, sondern als Alter Ego. Lacan begreift die imaginäre Beziehung deshalb als tödlich, in Anlehnung an Hegels Darstellung des Verhältnisses zwischen Herrn und Knecht. Diese Gefahr, die in der narzisstischen Objektbeziehung gegeben ist, kann nur durch eine gegenläufige Erfahrung ausgeglichen werden, die mit der Anerkennung der Andersheit des Anderen und des eigenen Mangels, also mit dem Verzicht auf die eigene Omnipotenz in der Phantasie, beschrieben werden kann. In Lacans Worten: Aus dem Anspruch wird das *Begehren,* das die Erfahrung des Mangels voraussetzt, die in der Metapher der Kastration psychoanalytisch begriffen wird. Dies soll kurz verdeutlicht werden.

Die psychoanalytische Entwicklungspsychologie geht von einer Stufenfolge der unter dem Primat bestimmter Körperregionen das Interaktionsverhalten beherrschenden Partialtrieben aus; sie signalisieren leibliche Bedürfnisse, die aber nicht auf der Ebene von Bedürfnissen bleiben. Indem sie sich an den anderen wenden, werden sie zum Anspruch. In ihm bleibt die Vorstellung des Kindes, dass der andere das hat, was ihm fehlt, oder das ist, was es sein möchte, erhalten. Entwicklung entsteht daher allererst aus der Erfahrung des Mangels: aus der leiblichen Erfahrung, dass die Brust nicht ewig für den Mund des Säuglings zur Verfügung steht, sondern der Mutter gehört, die selbst über die Brust verfügt und sie nicht immer geben möchte; dass der Kot, einmal aus dem Körper entlassen, aufgehört hat, ein Körperteil zu sein und damit verloren ist; und aus der Erkenntnis, dass der andere eben nicht über all jenes verfügt, was das Kind haben oder sein will. Die Mutter hat den Phallus, den das Kind – gemäß Freuds These, dass das Kleinkind nur von einem Geschlecht weiß – bei ihr vermutet, nicht, auch die Mutter ist nicht vollkommen, sie wendet sich mit ihren Wünschen an den Vater. So bildet sich der Kastrationskomplex heraus, ausgehend von der Einschätzung der Mutter als kastriertem Menschen.

Die narzisstische Suche nach dem vollkommenen Objekt scheitert notwendig, da jedes Objekt seinerseits anderen verpflichtet ist und den Anspruch nie zu erfüllen vermag, den das Subjekt an es richtet. Dadurch aber entsteht erst die Triebhaftigkeit des Triebes als Begehren; das Objekt ist, wie Freud (1915c) sagt, das variabelste am Trieb, gerade deshalb, weil im Begehren, das von den erogenen Körperzonen und -öffnungen ausgeht, kein Objekt diese Öffnungen je wird auffüllen können. Der Trieb wird zur Erfahrung der Differenz, nicht der Erfüllung, in der Triebbefriedigung wird nie der Ausgleich der Spannungsdifferenzen, sondern nur ein Mehr oder Weniger an Spannung erreichbar sein.

> »In aller Erfahrung von Lust, wie sie die erogene Zone vermittelt, tut sich immer nur eine neue Differenz auf, die es erneut zu beseitigen gilt, erhebt sich erneut die Begierde, die auf andere erogene Zonen verweist. Präziser: Ist Lust als Abstand zwischen einem Mehr oder Weniger an Spannung gesehen und die erogene Zone als Sitz solcher Lusterfahrungen bestimmt, dann definiert die Differenz als solches die erogene Zone, ist sie nur, insofern sich in ihrem Inneren die Leerstelle eines Intervalls, ein Ort unwiederbringlichen Verlusts auftut« (Lang 1973, S. 292).

In Lacans Verständnis der Psychoanalyse kommt dem Phallus gerade deshalb so große Bedeutung zu, da der Phallus – verstanden als imaginierter Phallus der Mutter – die Leerstelle am Körper des anderen markiert, den Mangel also, der die Illusion vollkommener Spiegelung zerstört und insofern Symbol der Negativierung, der Kastration werden kann. Der Phallus (der Mutter) kann Signifikant des Mangels gerade deshalb werden, da er – anders noch als Brust oder Kot – nicht in irgendeiner Weise auf eine Positivität oder verlorene Wirklichkeit verweist, ihm entspricht keine leibliche Präsenz, sondern nur die Phantasie des Kindes.

Klinische Pathologie verweist auf das Bemühen, die Illusion mütterlicher Vollkommenheit zu erhalten, so wenn Freud in seiner kleinen Arbeit über den Fetischismus den Fetisch als kindlichen Versuch einer Restauration des mütterlichen Penis versteht (Freud 1927e). Auf der Seite der Mutter kann diesem kindlichen Wunsch das mütterliche Begehren antworten, im Kind selbst einen Ersatz, eine Befriedigung des sogenannten Penisneids, zu suchen. Vermieden wird jeweils die Anerkennung des Mangels. Einem feministischen Missverständnis käme es gleich, in diesen psychoanalytischen Konzepten eine Stilisierung des Vaters zum Ort der Vollkommenheit zu sehen. Dagegen spricht schon die so augenscheinliche Abhängigkeit phallischer Erregung vom Erblicken der Frau bzw. vom Erblicktwerden (Benz 1984, S. 307–328).

Es geht vielmehr um den Verweisungszusammenhang von Mangelerfahrung und Referenz auf den Dritten, den Freud im Ödipuskomplex erfasste. Lacan spricht, um hier Missverständnissen entgegenzuwirken, vom Namen-des-Vaters als der Institution des Dritten, also nicht vom wirklichen, sondern vom symbolischen Vater, der den Narzissmus der imaginären Beziehung dadurch relativiert, dass Erfüllung nicht in der Dyade verbürgt sein kann, sondern aufgeschoben, verschoben ist auf den Dritten, der wiederum – die Studien zu »Autorität und Familie« (vgl. Horkheimer 1970, S. 162–230) haben dies in Bezug auf die gesellschaftliche Wirklichkeit des realen Vaters eindrücklich gezeigt – anderen Ordnungen verpflichtet und unterworfen ist.

Der Phallus symbolisiert dreierlei: den Mangel (des mütterlichen Penis), Intersubjektivität (durch die Triangulierung) und das Begehren. Als Symbol ist der Phallus nicht dem Glied gleichzusetzen; nicht erst die Psychoanalyse hat hier unterschieden, schon im Altgriechischen ist Phallus das religiöse Symbol im Kontrast zu »peos«, dem männlichen Glied (Vanggaard 1979, S. 60). Der Phallus steht zugleich für die leibliche Erfahrung (der Differenz der Geschlechter) *und* für die Symbolbildung. Diese Gleichzeitigkeit ist für die »Ent-stellung der Psychoanalyse« (Weber 1978) durch Lacan zentral. Sie führt genau auf die immer noch offene Frage nach dem Verhältnis von Sprache und Leib zurück. Die leibliche Erfahrung der Kastration ist der Erfahrung homolog, die das Infans im Erlernen der Sprache macht. An die Stelle des Erlebens einer erfüllten Gegenwart tritt durch die Einführung der Sprachordnung die symbolische Vermittlung. Die symbolische Ordnung stellt das Gegengewicht zur narzisstischen Funktion des Imaginären dar, sie ist das dritte und väterliche Prinzip, das zugleich Freiheit von symbiotischen Abhängigkeiten und Verlust des unmittelbaren Weltbezugs bedeutet. Einführung in bzw. Subversion unter die Sprachordnung und Kastration gehören im Sinne einer »Koaleszenz von realer Leiblichkeit und symbolischer Ordnung« zusammen (Lang 1973, S. 283).

> »Lusterfüllung ist dem, der spricht, als solchem schon untersagt; oder: sie kann für jeden, der als Subjekt dem Gesetz [d.h. der symbolischen Ordnung; Anm. J.K.] unterworfen ist, nur zwischen den Zeilen ausgedrückt werden, weil das Gesetz sich auf eben jener Unterdrückung gründet« (Lacan 1975c, S. 198).

Das Kind kann, sobald es sprechen kann, die Abwesenheit der Mutter symbolisch darstellen; wie im Kinderspiel des »Fort-Da« (Freud 1920g) oder des »Guck-Guck« wird es durch die Symbolisierung dem Kind leichter, mit dem Mangel fertig zu werden. Andererseits wird der Mangel durch die sprachliche

Vermittlung verewigt: »Das Symbol stellt sich […] als Mord der Sache dar, und dieser Tod konstituiert im Subjekt die Verewigung seines Begehrens« (Lacan 1975b, S. 166). »Leibliche Anwesenheit« ist also nicht dadurch gewährleistet, »daß das Bewußtsein in den Leib herabsteigt« (G. Böhme 1985, S. 136), sie kann ohne die sprachliche Vermittlung nicht gedacht werden. Gleichwohl ist sie als Mythologie nach rückwärts und als nachträglich geschaffene Illusion durchaus verbreitet, so auch in den psychoanalytischen Vorstellungen von irgendwelchen pränatalen Glückszuständen (Grunberger 1976).

> »Da die Mutter einer anderen als bloß naturhaften Ordnung verpflichtet ist, einer symbolischen oder Sprachordnung nämlich, wird ihre Liebkosung, die Marke ihrer erogenen Zone, dem Kind etwas fundamental anderes auf den Leib schreiben als lediglich die Sättigung eines vitalen Bedürfnisses. Ihre Liebkosung wird vielmehr ein Gespräch von Leib zu Leib inaugurieren […]. Die Psychoanalyse hat die Auszeichnung, in aller Sprachlichkeit einen Rückbezug auf Leiblichkeit aufspüren zu können, und umgekehrt in aller Erfahrung von Leiblichkeit Gelebtes begegnen zu lassen, das bereits das Stigma symbolischer Strukturiertheit trägt« (Lang 1973, S. 292f.).

Zusammenfassung

Revision der behandelten Theorien

Das Unbewusste ist, so Lacan, wie eine Sprache organisiert. Das leibliche Begehren, das sich unbewusst ausspricht, wird durch die symbolische Ordnung im doppelten Sinne artikuliert, es äußert sich nicht biologisch-ursprünglich. Damit ist es, ebenso wie die Ganzheitserfahrung des Leibes im Spiegelbild, intersubjektiv konstituiert. Wenden wir uns noch einmal den bisher offengebliebenen Fragen zu, um sie im Lichte der Theorie Lacans zu beantworten:

➢ Die andere Seite der Dialektik von vorprädikativer leiblicher Verständigung und sprachlich-symbolischer Kommunikation wird nun deutlich, die bei Maurice Merleau-Ponty und George H. Mead unberücksichtigt geblieben war. Beide hatten die »intercorporéité« bzw. die »conversation of gestures« als grundlegende und primäre Kommunikationsebenen gedacht und die Einführung von Sprache als sekundär. Lacan weist auf die Umkehrung hin; die Ebene leiblicher Verständigung wird nach der Einführung der Sprache neu und retroaktiv geschaffen. Leibliches Erleben ist unhintergehbar durch die symbolische Ordnung vermittelt, es sei denn, dass um den Preis einer psychosomatischen Erkrankung der Körper keinen Anschluss an die symbolische Ordnung findet (McDougall 1985, S. 403–432).

- Schon sprachlich liegt es nahe, George H. Meads Konzeption von »me« und »I« mit der Lacan'schen Dichotomie von »moi« und »je« zu vergleichen. Sie sind auch inhaltlich vergleichbar; beide betonen, dass Subjektivität nur in der gegenseitigen Verweisung beider Bestimmungsgrößen auffindbar ist, und dass »me« und »moi« durch Verinnerlichung intersubjektiver Beziehungen, also am Ort des anderen, entstehen. Nun aber ist das »moi« keine stabile Konfiguration übernommener Rollen, sondern dynamischer Ort einer immer neu wirksamen Verkennung, die dem narzisstischen Bedürfnis des Menschen entspringt. Das »je« kann, anders als das »I«, nicht mit dem biologischen Individuum verwechselt werden, da es das Subjekt des Sprechens im Unbewussten ist, d.h., es spricht sich in ihm nicht die Spontaneität des Organismus aus, sondern eine sprachlich gebrochene bzw. allererst durch Sprache geschaffene Triebhaftigkeit, das Begehren.
- Die von Hermann Schmitz als Grundkategorien des leiblichen Empfindens angegebenen Dimensionen von Engung und Weitung lassen sich struktural als Artikulation und Spiel von Differenzen beschreiben. Engung und Weitung, Spannung und Schwellung können auf die Bewegung des Begehrens rückbezogen werden. Hermann Schmitz würde hier nur insoweit zustimmen, als er die Kategorien am sexuellen Lusterleben als an einem prägnanten Beispiel erläutert, aber er würde ein Fundierungsverhältnis zurückweisen. Wir haben gesehen, dass das Begehren durch die Vorgängigkeit der symbolischen Ordnung seine differenzielle Gliederung erhält; gerade die von Schmitz beschriebenen Grundkoordinaten eigenleiblichen Spürens haben mit der Intersubjektivität des Begehrens zu tun. Auf diese Weise kann der Solipsismus in der Konzeption des eigenleiblichen Spürens überwunden werden.
- Die Sprache des Leibes ist eine Sprache, aber nicht wie bei Nietzsche eine Meta-Sprache des weiseren Subjektes Leib. Vielmehr weist das leibliche Begehren die Struktur der Sprachlichkeit auf.

Leibliche Individualität und Körpersprache

Welche Konsequenzen ergeben sich aus der Einsicht in die »Koaleszenz von realer Leiblichkeit und symbolischer Ordnung« für die Frage nach leiblicher

Individualität? Betrachtet man das Ausdrucksvermögen, so sind die Chancen für eine individuelle Gebärde oder Sprache vergleichbar. Merleau-Ponty hat die Möglichkeiten für individuellen, spontanen und schöpferischen Ausdruck auf die Zwischenleiblichkeit zurückgeführt. Grundsätzlich sind die leiblichen und im Gespräch vollzogenen Begegnungen nicht durch das Bewusstsein vorwegnehmbar. Neue Erfahrung und individueller Ausdruck entstehen durch die »Eloquenz der Anordnung« der intersubjektiv geteilten Symbole:

> »Jede Wahrnehmung und jedes Handeln, das jene voraussetzt, kurz, jede Ausübung unseres Leibes ist schon *ursprünglicher Ausdruck,* das heißt, nicht die sekundäre und abgeleitete Arbeit, die das zum Ausdruck Gebrachte durch fertige Zeichen ersetzt, deren Sinn und Anwendungsregeln anderswoher stammen, sondern erst die Operation, die die Zeichen überhaupt zu Zeichen macht, läßt das Ausgedrückte in ihnen wohnen; und zwar nicht unter der Bedingung irgendeiner vorgängigen Konvention, sondern durch die Eloquenz ihrer eigenen Anordnung und durch ihre Konfiguration pflanzt sie einen Sinn dort ein, wo vorher noch keiner war; und weit davon entfernt, sich im Augenblick zu erschöpfen, eröffnet sie ein Feld, inauguriert sie eine Ordnung« (Merleau-Ponty 1984a, S. 98).

Dass die »Ausübung des Leibes« kreativ sein kann, verdankt sich der Unbestimmtheit und Unbegrenztheit der zwischenleiblichen Kommunikation. Auch wenn Lacan die Fundierung in der »intercorporéité« zurückweisen und der symbolischen Ordnung größere Bedeutung geben würde, ist doch die Öffnung leiblicher und sprachlicher Kommunikation im Ausdrucksgeschehen homolog. Die Möglichkeit zur »semantischen Innovation« (Frank 1984) im »vollen Sprechen« (Lacan 1975b, S. 84ff.) oder in der »sprechenden Sprache« Merleau-Pontys (Grams 1978) ist dadurch garantiert, dass keine lineare Korrelation zwischen Signifikant und Wirklichkeit existiert. Nach Lacan verweisen die Sprachzeichen in vielfacher Verästelung aufeinander und ihr Netz konstituiert die Wirklichkeit, ohne dass eine prästabilisierte Harmonie zwischen Signifikant und Signifikat existierte. Dadurch kann die Sprache sich im Sprechen immer wieder auf einen neuen Sinn hin überschreiten. »Gerade weil die Bedeutung nur zwischen den Zeilen hervortritt, bin ich nie definitiv über die Sprache hinaus, aber auch nie definitiv in sie eingeschlossen« (Waldenfels 1980, S. 158). Vergleichbar sind die Ausdrucksmöglichkeiten gerade deshalb, weil Kreativität, also die »dem Sichtbaren auferlegte kohärente Verformung« (Merleau-Ponty 1984, S. 110), aus den dem Bewusstsein vorgeschalteten präreflexiven oder unbewussten Kommunikationsformen entspringt.

Die Sprache des Leibes bzw. des unbewussten Begehrens ist keine Sprache des Bewusstseins, die den für die alltägliche Kommunikation gebräuchlichen semantischen und syntaktischen Regeln folgt. Aber eine Sprache ist sie, da sie sich mit einer Aussage, einem Appell oder Ähnlichem an den anderen wendet. Ein enger gefasster Begriff der Sprache hat dazu geführt, dass Verdrängung, d.h. das Unbewusstwerden kommunikativer Prozesse, geradezu als Desymbolisierung und Ausschluss aus der Sprachwelt verstanden wurde (Lorenzer 1970). Habermas (1973) hatte lediglich von Paläosymbolen des Unbewussten gesprochen, die den normalen Gebrauch der Sprechaktvorschriften stören. Dennoch: Wenn Verdrängung Ausschluss aus oder Verzerrung der Kommunikation bedeutet, muss das Ziel einer Psychoanalyse darin bestehen, diese Kommunikationsdefizite zu beseitigen und schließlich bei einer vollends bewusst beherrschten Sprache anzukommen. Dieses Ziel einer Auflösung unbewusster Strukturen entspricht Freuds Anspruch: »Wo Es war, soll Ich werden« (Freud 1927c, S. 86). Lacan verändert die Formel: »Wo Es war, soll Ich hinkommen« (zit.n. Lang 1973, S. 93). Der Bereich des Unbewussten wird damit nicht mehr lediglich als Defizienzmodus von Erfahrung verstanden, vielmehr wird anerkannt, dass gerade die Bewegung des unbewussten Begehrens Kreativität ermöglicht.

Die Identität der bewussten Persönlichkeit wird durch das Begehren immer wieder durchkreuzt. Nur nachträglich kann Ich im Rückblick aufklären, wo Es gewesen ist. Unbewusste Prozesse sind nie gänzlich zu fassen, sie sind nur zu rekonstruieren. Diese Rekonstruktionsarbeit führt zur bewussten Identität: Das, was ich im Nachhinein als meine Intention erkenne, eigne ich mir an als eine Eigenschaft, die indes schon wieder vom Begehren überholt sein kann. Das Individualität konstituierende Spiel, die Fuge zwischen Imaginären und Symbolischem, geht weiter, die Identifikation mit einem bewussten Sinn wird durch das Begehren wieder relativiert. So hat das unbewusste Begehren die Qualität des Leiblichen: Es kann nicht ganz vor das Bewusstsein gebracht werden und erzeugt dennoch seine Sinneffekte, denen das Bewusstsein folgt.

Die Koaleszenz von Leiblichkeit und Sprache ist auch daran zu erkennen, dass im Sprechen das leibliche Begehren interveniert. Von dieser Erkenntnis lebt die Psychoanalyse; in der freien Assoziation der Einfälle zeichnet sich zwischen den Zeilen die Struktur des Begehrens ab. Gleichwohl ist der affektive zwischenleibliche Kontakt in der analytischen Situation nicht ausgeschaltet, sondern die andere Informationsquelle, die in den Prozessen von Übertragung und Gegenübertragung die Emotionen im Hier und Jetzt lebendig werden lassen. Die analytische Situation entspricht einer gezielten Einschränkung vor allem des optischen Wahrnehmungsfeldes, um die erscheinende Zwischenleiblichkeit diskursiv aufarbeitbar zu machen, die sonst zu unüberschaubar bliebe. In diesem Rahmen können sich körperliche Gesten oder Reaktionen als paraverbale Ausdrucksformen respektive als Sprache des Körpers mitteilen; der Körper kann in diesem zwischenleiblichen Begegnungsfeld zum Signifikanten werden.

Nun kann der Körper aber nicht nur durch eine ephemere Geste oder Ausdrucksgebärde zum Signifikanten werden; auch überdauernde Konflikte können sich im Körper anzeigen, die Darstellung eines Konfliktes z.B. in einer hysterischen Lähmung kann unter Umständen hohen Krankheitswert haben. Die Sprachlichkeit des Körpers ist der Geste und dem klinischen Symptom gemeinsam. Die Differenz liegt darin, dass die Geste sich in ihrem Gegenwartsbezug erschöpft und über ihn nicht hinausweist. Das Symptom indes tritt zwar in der Gegenwart auf, erzählt aber die Geschichte vergangener und traumatisch wirksamer Situationen mit, die in irgendeiner Weise mit der aktuellen Situation in Verbindung stehen.

> »Aber als Sprache, die das Begehren an eben dem Punkt ergreift, wo dieses sich vermenschlicht, ist sie zugleich das absolut Besondere des Subjektes« (Lacan 1975b, S. 137).

Die Psychoanalyse widmet sich gerade diesem absolut Besonderen als dem Individuellen. Es gibt keinen katalogartig zu entziffernden Symbolismus des Leibes; der Versuch, derartige Symbolregister zu erstellen, wird durch die psychoanalytische Kur widerlegt, die immer wieder auf die Anarchie des Individuums stößt. Die Individualität entsteht in der

> »Dialektik, die zwischen dem Sagbaren und dem Unsagbaren vermittelt, zwischen der Ordnung der Zeichen eben und der Anarchie des Individuums, das sich ihrer bedient, um – wer weiß? – etwas anderes als das damit auszudrücken, was die Regeln, die Konventionen, die Normen vorschreiben. Die Abweichung mag minimal sein, es genügt, daß sie nicht gleich null ist« (Frank 1980, S. 11).

Um die Individualität der Leibsprache in der Krankheit, genauer: bei den Krankheiten zu zeigen, in deren Verlauf eine veränderte Leiblichkeit zum bevorzugten Kommunikationsmodus wird, sollen die individuellen Krankheitsschicksale von drei Patienten als Erläuterung dienen. Die idiografische

Darstellung wird der Dialektik der Individualität eher gerecht als theoretische Explikationen, die in Gefahr sind, zu allgemein zu bleiben.

Leibliche Intersubjektivität und Krankheit: Die signifikante Funktion des Körpers in der Krankheit

Ich gehe von drei Patienten aus, die über ihren Körper in je anderer Weise Individualität retten wollen.

Anorexia nervosa: Der bedürfnislose Körper

Die 23 Jahre alte Patientin verlor nach dem Auszug von zu Hause an Gewicht, bis sie lebensbedrohlich abgemagert war und in Psychotherapie kam. Je weniger sie wog, umso mehr fühlte sie sich in ihrer Autonomie bestärkt, jedes Pfund der Gewichtszunahme wurde als Schwächung verstanden, da sie mit steigendem Gewicht wieder differenzierter eigene Gefühle und nicht nur Hunger wahrnehmen musste, die ihr wiederum die maßlose Abhängigkeit von anderen, die aus der Familienstruktur der Patientin verständlich wurde, jäh ins Bewusstsein riefen und somit ihr Ideal bedürfnisloser Selbstständigkeit durchstießen. In der Therapie schildert sie die Panik beim Essen; Nahrungsmittel bedeuten ihr nicht eigene Stärkung oder Regeneration des Körpers, sondern – gemäß der elterlichen Überredungskünste beim Essen: »Ein Löffel für die Mama, ein Löffel für den Papa« – Erfüllung der Ansprüche der anderen. Nahrung bleibt ihr fremd, sie empfindet sie nach dem Schlucken als einen Fremdkörper im Magen, als einen Eindringling, der die Grenze der inneren Körperoberfläche zu passieren und damit die Schranken des Selbst einzureißen droht – daher muss sie wieder eliminiert, erbrochen werden. Der hungernde Körper – und sein Verhältnis zur Nahrung – wird zu einem Symbol des Austauschs und seiner Gefahren, die im Verlust der Selbstverfügbarkeit liegen. Austausch wird daher auf ein Minimum reduziert, auch im Gespräch, in dem der Therapeut eine »anorektische Kommunikation« erlebt; sein Verstehen und seine Deutungen werden wie die Nahrung behandelt, als Bedrohung der Ich-Identität verstanden und nicht einverleibt, also nicht angenommen. Gerade gelingende Deutungen provozierten kurze Momente der psychotischen Regression als einen letzten Versuch, die Grenzüberschreitung in psychotischer Rekonstruktion durch eine neue, wahnhaft bestimmte Grenzziehung rückgängig zu machen.

Bodybuilding: Der Körper als Statue

Der 21 Jahre alte junge Mann sucht wegen einer Herzphobie und anderer hypochondrischer Ängste die Klinik auf; sie waren zum ersten Mal aufgetreten, als er zusammen mit der Freundin erstmalig zum Essen bei den Eltern eingeladen war, in einer Situation also, die seine Anerkennung als erwachsenen Mann vonseiten der eigenen Eltern beweisen sollte. Während der Therapie stellte sich gerade seine Männlichkeit als zerbrechlich und unsicher heraus. Jahrelang vor dem Ausbruch der Symptomatik hatte er diese Selbstwertzweifel in seiner Geschlechtsrolle durch intensives Bodybuilding-Training und durch Teilnahme an Bodybuilding-Wettkämpfen ausgleichen können, die ihm zum Lebensinhalt wurden.

Durch stundenlanges Üben, unterstützt von Eiweißdiäten, Hormonbehandlung und durch Entwässerung des Körpers, arbeitete er an seinem Körper wie der Bildhauer an einer Statue, um den perfekten männlichen Körper aus sich heraus zu modellieren. Ein nicht zu überbietendes Hochgefühl bereitete ihm die Präsentation in den Schauwettkämpfen, die in einer Vorführung der Muskulatur in planvoll ausgedachten Körperhaltungen bestanden und ihm die Befriedigung ermöglichten, die Blicke zahlloser anonymer Zuschauer auf sich zu ziehen und sie zu bannen. Nur von dem Muskelpanzer umgeben fühlte er sich vollwertig; ohne die Möglichkeit der Spiegelung in den überraschten Blicken traute er sich nicht auf die Straße, also immer dann nicht, wenn er nicht trainieren konnte. Der Körper wurde ihm zum narzisstischen Phallus (Grunberger 1976), die Erektion des Körperphallus in der Darbietung ein exhibitionistischer Akt. So soll ihn auch der Therapeut bewundern, in der exhibitionistischen Präsentation des Körpers liegt die wunscherfüllende Phantasie, männlich und anerkannt zu sein, der Körper ist der Signifikant des narzisstisch geprägten Begehrens: Die Unfähigkeit, ohne Muskelpanzer zu leben, und die Unaufhörlichkeit des Trainings vermitteln die Notwendigkeit des Symptoms vor dem Hintergrund erlebter, nicht bewältigter narzisstischer Defizite, die jedoch erst im Verlaufe der Therapie bewusst reflektierter Gesprächsgegenstand werden (vgl. ausführlich Kapitel 11).

Hypochondrie: Der Körper als Partner

Der 24 Jahre alte Patient leidet an der Überzeugung, seine Kopfschmerzen resultierten aus einer unheilbaren Hirnkrankheit, sodass er ein ähnliches

Schicksal wie sein Vater erleide, der an einer präsenilen Demenz erkrankt ist. Der Patient ist grüblerisch mit seinem Gesundheitszustand beschäftigt, keine neurologische Diagnostik kann ihn überzeugen oder beruhigen, das Gespräch mit ihm kreist um Kopfweh und Hirnerkrankung, sodass gerade beim Aufkommen persönlich berührender Themen das Gespräch in den hypochondrischen Sorgen erstickt wird. Er beklagt keine psychischen Konflikte, wenn der Kopf nicht krank wäre, fehlte ihm nichts. Da alle Aufmerksamkeit und Zuwendung dem eigenen Körper gilt, fühlt sich der Gesprächspartner entwertet und vernichtet, in seiner Rolle als Arzt unfähig. So zeigt sich im Umgang des Patienten mit dem eigenen Körper ein Doppeltes: die unerfüllbaren Wünsche nach ausschließlicher Liebe, nämlich dass der andere so viel Aufmerksamkeit aufbringe wie der Patient für seinen Körper, und zugleich, im Rückzug auf den Körper, die Ablehnung und Vernichtung des anderen, der diese Zuwendung nicht zu geben vermag.

Erst nach geduldigem Kontaktangebot wird es möglich, die subjektive Krankheitstheorie mit dem Patienten zu besprechen: Er meint, er habe durch fortgesetzte Onanie seine Lebenskraft buchstäblich verschwendet, der Substanzmangel habe seinem Gehirn allmählich die lebenswichtigen Substanzen entzogen. Daher kämpft er einen Abwehrkampf gegen alle sexuellen Empfindungen; nach Onanie verstärken sich die Kopfschmerzen für einige Tage. So vertritt das Bild des ausgezehrten Gehirns die Vorstellung von genitaler Liebe als Selbstverlust (vgl. auch Kapitel 9).

Die Darstellungen sind, gerade im Kontext der vorliegenden Arbeit, durch Auslassung der in der Lebensgeschichte erscheinenden Interaktionsfiguren des Patienten natürlich unzureichend. Es soll indes nur gezeigt werden, wie im Leben der drei Patienten in je eigener Weise die Eigenleiberfahrung die mitweltliche Begegnung gestaltet und ihr einen, wenn auch im Rahmen einer Psychotherapie erst zu erschließenden, Sinn verleiht.

Auswertung

Zunächst sollen die Patienten unter dem Gesichtspunkt des Körper-Seele-Verhältnisses verglichen werden. Merleau-Ponty geht davon aus, dass dieser Dualismus nur beim »pathologischen Menschen« anzutreffen ist, da die Einheit des Leibes zerbricht und dadurch Körper und Seele auseinander treten (Frostholm 1978, S. 36f.). Bei allen drei Patienten ist das der Fall; ob in der Magersucht der Körper ausgehungert und durch den Geist vernichtet werden soll, ob im Bodybuilding der Körper kultiviert oder in der Hypochondrie ein Körperteil zum Partnerersatz wird, gleichviel: Die Beziehung zum eigenen Körper folgt dem Modell des cartesianischen Dualismus. Dass die Möglichkeit dieses Auseinandertretens gegeben ist, wird von den Patienten zur Ausarbeitung und Vermittlung einer mit dem Körper beschriebenen persönlichen Krisenlage genutzt, wenn auch die Symptomatik sich nicht einem Willensentschluss, sondern einem unbewussten Sprechen verdankt. In schematischer Verkürzung lässt sich das Verhältnis von Körper, Seele und Umwelt für die Patienten so kennzeichnen:

- für die Anorexie-Patientin: Es soll meinen Körper nicht geben, nur noch meine Seele und die Außenwelt;
- für den Hypochonder: Es soll keine Außenwelt mehr geben, nur noch meinen Körper und meine Seele;
- für den Bodybuilder: Es soll nur noch meinen Körper und die Außenwelt geben, nicht aber meine Seele.

In jedem Fall also wird das Aufklaffen der drei Dimensionen zugleich dazu führen, dass eine Dimension ausgeschaltet wird, um zugleich mit dieser Ausschaltung die persönlichen Konflikte zu bannen. Anders als Merleau-Ponty dies denkt, erscheint nicht einfach die Aufspaltung der Erfahrungswelten als krankhaft, sondern die Elimination einer dieser Welten und die Starrheit des Bezugs der anderen Bereiche aufeinander. Das Vermittlungsverhältnis der drei Dimensionen zueinander und das Gleiten zwischen ihnen sind dann nicht mehr erlebbar.

Gesundheit würde bedeuten, die starre Polarisierung aufheben zu können in einer Bewegung der Oszillation, der es möglich ist, Entfernung und Nähe zwischen den Polen von Körper, Seele und Außenwelt wechseln zu lassen. Die Darstellung Sartres, dass der Leib natürlich gegeben ist im Modus des »passer sous silence«, der unaufdringlichen Präsenz des Leibs, die für Erfahrungen der Außenwelt freigibt, kann als eine analoge Fixierung missverstanden werden, nämlich dass alle auf den Körper rückbezügliche Wahrnehmung implizit pathologisch sei. Klarer ist es, von der Möglichkeit der Verschiebung zu sprechen; der Leib kann sich zum Körper verdinglichen und entsprechend in der Dichotomie von Körper und Seele erscheinen, so lange es nur möglich ist, dass er in die Unbemerktheit zurückgleiten kann, vergleichbar einem Gespräch, das nicht nur dann läuft, wenn es Verständigung über ein Drittes, ein Thema, ist, sondern auch wenn es der Selbstverständigung dient, vorausgesetzt nur, es ist möglich, sich über die gewählte Thematik je nach Maßgabe der Interessen frei zu einigen.

Das vereinseitigende Auseinandertreten der Erfahrungsdimensionen wird, so wurde oben gesagt, von den Patienten genutzt, als prinzipielle Möglichkeit also ist es vorgegeben; wenn Merleau-Ponty sagt, »die Sprache muß in ihrem normalen Gebrauch doch von einer solchen Natur sein, daß unsere krankhaften Abweichungen in ihr jederzeit möglich sind und bleiben« (Merleau-Ponty 1984a, S. 40f.), so gilt dies ebenso für die Sprache des Leibes. Der »Irrtum« unserer Patienten ließe sich mit Vereinseitigungen theoretischer Positionen vergleichen, so die Anorexie mit Konzepten einer Bewusstseinsphilosophie, die das Leibapriori der Erkenntnis nicht reflektiert, die Hypochondrie mit den skizzierten Ansätzen Hermann Schmitz', da gerade in der Hypochondrie das eigenleibliche Spüren grundlegender Erfahrungsmodus wird, das Bodybuilding schließlich mit jenen Theorien des »sprechenden Körpers« (Kamper/Wulf 1984, S. 4), die Wahrheit und Subjektivität allein und ausschließlich in körperlicher Spontaneität ansiedeln.

Kommen wir auf die Patienten zurück. Anders als über den Körper können sie ihr Begehren und ihre Angst nicht mehr ausdrücken. Die Sprache, die im Körper gebunden ist, zu entziffern und die körperliche Metaphorik, das »Gespräch von Leib zu Leib«, auch buchstäblich zur Sprache bringen, ist die Aufgabe, der die psychoanalytische Therapie sich stellt. Das Körpersymptom, so nimmt der Therapeut an, wendet sich entsprechend an den anderen, an ihn, ohne dass das Ich des Patienten notwendig davon weiß. Die Bedeutung dieser Sprache erhellt sich nur aus der affektiven Begegnung mit dem Patienten, die dem Therapeuten zu erfassen erlaubt, welche spezifische Szene der Patient in der Situation des psychoanalytischen Gesprächs entwirft und welchen Stellenwert das Körpersymptom im Rahmen dieser Szene erhält: Wozu fordert es das Begehren des Therapeuten heraus, das dieser in seiner gleichschwebenden Aufmerksamkeit an sich selbst wahrnimmt? Wo dient der kranke Körper als Kontaktschranke, wo als Kontaktbrücke? Welche Wünsche oder Forderungen an die Mitwelt führt der Patient dem Therapeuten vor, indem er scheinbar eigenweltlich mit seinem Körper so umgeht wie mit einem anderen Menschen? So bedeutet das Symptom für die Gegenwart, für die Beziehung zum Therapeuten, etwas. Gleichzeitig wendet sich die Sprache des Körpers nicht nur an ihn, sondern gleichsam durch ihn hindurch an die lebensgeschichtlich bedeutsamen Anderen, denen das leibliche Begehren primär galt. Im psychoanalytischen Begriff der Übertragung ist die Verschränkung der Gegenwart und der Vergangenheit benannt. Das »Gespräch von Leib zu Leib« enthüllt sich als ein früh begonnener, nie zu Ende gesprochener Dialog mit den ersten Bezugspersonen.

In der Übertragung vermittelt der hypochondrisch Kranke: »Ich suche deine Hilfe auf, weil ich dich brauche und weil ich leide; aber wenn ich bei dir bin, spreche ich nur zu meinem Körper und nicht zu dir und zeige dir meine Ablehnung.« So wie er die Begegnung gestaltet, spricht er im Symptom zu seinem Vater. Der Patient lebt zusammen mit der Mutter, da der hirnkranke Vater seit Langem in einem Altenheim gepflegt wird. Die Mutter bindet ihn überaus eng und wie ein Kind an sich, er jedoch macht keinen Versuch, sich zu lösen. In der Angst, hirnkrank zu werden wie der Vater, artikuliert sich die Suche nach und die ambivalente Identifizierung mit dem Vater. »Ich möchte so sein wie der Vater, aber wenn ich so bin, bin ich selbst todkrank.« Er sucht das väterliche Vorbild und muss es zugleich, aus einer fundamentalen Enttäuschung am abwesenden Vater heraus, wieder entwerten.

Zugleich aber gilt seine ganze Aufmerksamkeit und Fürsorge dem eigenen Körper. Anna Freud hat bemerkt, dass der Hypochonder Mutter-und-Kind mit dem eigenen Körper spiele, dass er also den eigenen Körper so behandele, wie er von der Mutter habe behandelt werden wollen, sodass der Wunsch nach ausschließlicher und vollkommener Liebe der Mutter im Umgang mit dem Körper sich artikuliere (A. Freud 1952). Dann ist das Gespräch mit dem eigenen Körper eine Verinnerlichung des (wunschbestimmten) Gesprächs zwischen der Mutter und dem Kind, also Ausdruck einer verinnerlichten Objektbeziehung oder intersubjektiven Begegnung. Auch dieser Aspekt vermittelt sich dem Therapeuten. Er fühlt sich durch den hypochondrischen Patienten gerade als Arzt immer wieder entwertet, der Hypochonder übertreibt den ärztlichen Blick in dem Blick, den er auf sich selbst richtet. Der Ärger und der »Haß in der Gegenübertragung« (Winnicott 1947/1983), also der Hass aufseiten des Therapeuten, der seine kommunikativen Angebote immer wieder zurückgewiesen sieht, ist eine Antwort auf die riesigen Erwartungen des Patienten an den Arzt, eben in jedem Fall besser sein zu müssen als die reale Mutter (vgl. ausführlich Kapitel 8 und 9).

Der Bodybuilder vermittelt dem Therapeuten: »Du musst meinen Körper bewundern, denn dann weiß ich, dass ich der große, starke Mann bin und mich nicht mit dir auseinanderzusetzen brauche.« Er sucht die narzisstische Spiegelung im anderen, die seine Männlichkeit aus der Distanz des bewundernden Blicks bestätigen soll. Wird sie in einer unmittelbaren Auseinandersetzung auf die Probe gestellt, spürt er seine Unsicherheit und die begleitende Angst. Eine Kindheitserinnerung steht für eine bedeutsame Konstellation: Er beobachtet als Kind hilflos, wie der als unerschütterlich und stark erlebte Vater die Mutter schlägt und schwört sich, die Mutter einmal zu beschützen, wenn er groß und kräftig sei. Im Muskelkörper sind dieser Wunsch und zugleich die Angst vor dem Vater (und die ihn vertretenden Männer) verdichtet: »Ich siege über die Muskelmänner im Wettkampf, also bin ich der Stärkste und brauche mich mit dem realen Vater nicht auseinanderzusetzen.« Im Verlaufe der Therapie erlebt der Patient, dass der Therapeut ihm nicht alle Wünsche nach einer imaginären Spiegelung seines – körperlich repräsentierten – Größenselbsts erfüllt, z.B. schon dadurch, dass der Therapeut andere Patienten neben ihm behandelt.

Die narzisstische Wut, die Enttäuschung am Therapeuten gestaltet sich zunächst in einem Bild, das er malt: Im Mittelpunkt des Bildes rotiert ein Fließband, auf dem Leichen in einen Container hinein abgeworfen werden; außen herum stehen Panzer zur Überwachung. Im Hintergrund des Bildes wechseln Häuserruinen und aufgetürmte Leichenberge einander ab. Im Vordergrund steht ein Kind mit seiner Mutter, beide betrachten das Geschehen. Das Kind ist er selbst, nur seine Mutter oder die mütterlichen omnipräsenten Anteile des Therapeuten sollen überleben, während die Umwelt im Traum vernichtet wird, die eine Störung der dualen Spiegelbeziehung darstellen würden. Die narzisstische Wut wird von starken Ängsten begleitet, ohne die Spiegelung im anderen nichts wert zu sein und zu zerfließen, sie werden in einem gleichzeitig berichteten Traum deutlich: Zwei Soldaten stehen in der Luke eines Panzers und feuern mit Maschinengewehren, sie sitzen übereinander und werden von irgendwoher angegriffen. Herr A steht am Straßenrand und schaut zu, wie der tiefer sitzende Soldat nach und nach zerstückelt wird, wohl durch die Geschosse der Feinde. Der Patient ist mit dem tödlich getroffenen Soldaten identifiziert; wenn er seinen Muskelkörper und seine narzisstische Hülle verliert, droht die körperliche Einheit den Phantasmen des zerstückelten Körpers nachzugeben und die Identität der Leiberfahrung verloren zu gehen. Durch die Therapie wird der Patient mit der unausweichlichen Erfahrung des Mangels konfrontiert, die dann durchlebt werden und ausgehalten werden und nicht durch ein ständiges Ringen um Muskelmassen ohne Hoffnung auf ein Ende ausgefüllt werden muss.

Die magersüchtige Patientin vernichtet ihren Körper, um ihrem eigenen und dem fremden Begehren zu entgehen; die Erfahrung des Mangels soll vermieden werden, stattdessen wird das asketische Ideal der Bedürfnislosigkeit angestrebt. Der Körper ist so die letzte Bastion und Grenze, die die Individualität vor dem Eindringen des anderen schützen soll. Wir hatten auf die eindrucksvolle Äquivalenz von Wort und Nahrung im Erleben der

Patientin bereits hingewiesen. Der mit Worten nährende Therapeut wird von der Patientin wie die Mutter erlebt, eine in den Augen der Patientin schwache, überfürsorgliche Frau, die ihren Lebenssinn in der möglichst guten Ernährung der Familie sieht, die Tochter deshalb immer wieder vollstopfen will, ihr aber keinen Schritt allein zutraut und sie nicht gehen lassen kann. Ablehnung der Nahrung wird für die Patientin zum Schutz vor der Invasion der alles durchdringenden Mutter.

Im selben Moment gleicht ihr ausgezehrter, verhungerter Körper einem erschütternden Hilferuf, sie – entgegen ihren Autonomiewünschen – nicht verhungern zu lassen. Dennoch spielt der Therapeut, der diesen Hilferuf empfindet, nicht die von der Patientin ihm zugewiesene Rolle der eindringenden Mutter. Auch hier würde wieder die Übernahme dieser Rolle die tödliche Funktion der imaginären Beziehung erweisen, die Patientin würde sich nun den an den Therapeuten delegierten Wünschen, dass sie essen und zunehmen möge, ebenso wie der Mutter verweigern und eventuell tatsächlich verhungern. Vielmehr geht es dem Therapeuten darum, der Patientin das anzubieten, was ihr fehlt: einen »Übergangsraum« (Winnicott 1983), also eine Distanz zwischen dem Ich der Patientin und dem Du des Therapeuten; einen Raum, der die erdrückende Nähe des anderen relativiert und somit den Körper aus seiner Funktion der Grenzziehung vor der Invasion des anderen entlastet. Der Therapeut bietet der Patientin eine Erweiterung ihrer symbolischen Ordnung an, indem er seine Auffassung der – am Anfang der Therapie vor allem körperlich vermittelten – Wünsche der Patientin versprachlicht, ohne zu werten oder zu fordern. Er bietet also eine Erweiterung des Sprachraums an, die aus der strikten Alternative »verhungern oder gefressen werden« herausführt und die es der Patientin ermöglicht, ihren eigenen Hunger und ihre eigene Gefräßigkeit fühlen zu lernen, zwischen der Mutter und den anderen zu unterscheiden, mit den Worten anzugreifen und damit Distanz schaffen zu können.

Die drei kurzen Falldarstellungen sollten nur darauf hinweisen, wie dem Körper eine signifikante Funktion zukommt, deren Bedeutung aus den lebensgeschichtlich spezifisch geprägten zwischenmenschlichen Erfahrungen resultiert.

> »Das Symptom ist hier Signifikant eines aus dem Bewußtsein des Subjektes verdrängten Signifikats. In den Sand des Fleisches und auf den Schleier der Maja geschrieben, hat es als Symbol teil an der Sprache […,] es ist Sprechen im vollen Sinne, denn es umfaßt im Geheimnis seiner Chiffrierung den Diskurs des anderen« (Lacan 1975b, S. 122).

Nicht nur aber löst sich die Individualität des Leidens in der Subsumption unter allgemeine Krankheitskategorien auf; die kurzen Verweise auf die Biografie der Patienten deuten an, dass die je besondere »Symptomwahl« in der je eigenen Geschichte der Patienten gründet. So ist eben die innerhalb der Möglichkeiten des hypochondrischen Spektrums ausgewählte Symptomatik der Hirnkrankheit nur aus der ambivalenten Suche nach dem tatsächlich hirnkranken Vater verständlich zu machen. Nur eine immer weiter vertiefte lebensgeschichtliche Analyse könnte diesen Prozess der individuellen Aneignung und Verarbeitung des Erlebten und Erlittenen erfassen; sie wäre dennoch prinzipiell unabschließbar, da der Reflexion eine notwendige Nachträglichkeit anhaftet, der die Aktivität auch des leiblichen Gesprächs immer schon vorauseilt.

Freilich darf nicht vergessen werden, dass es sich hier um Krankheiten handelt; *Individualität* wird bei den drei Patienten im Rückzug auf den Körper in der Metaphorisierung der Konflikte in der Sprache des Körpers gerettet, freilich um den Preis einer Fixierung und Arretierung der Entwicklung. Die Fixierung im Symptom verweist so auf die Individualität, führt zugleich aber zu einem erstarrenden Beharren auf *diesem* Ausdruck der Individualität. Ziel der psychoanalytischen Therapie muss die Selbstverständigung des Patienten über die selbst unbewussten und damit verfügbaren Ausdrucksfunktionen der Körpersprache sein.

> »Wenn Freud in der Psychopathologie der Psychoanalyse für ein neurotisches oder nicht-neurotisches Symptom das Minimum an Überbestimmtheit fordert, das einen Doppelsinn dergestalt konstituiert, daß das Symptom zugleich Symbol eines abgestorbenen Konfliktes ist und darüberhinaus eine Funktion in einem gegenwärtigen, nicht minder symbolischen Konflikt besitzt, wenn er uns ferner lehrt, im Text der freien Assoziationen der wachsenden Verästelung einer Linie von Symbolen zu folgen, um an den Punkten, an denen die sprachlichen Formen sich überschneiden, die Knoten ihrer Struktur zu ermitteln –, dann ist bereits vollkommen einleuchtend, daß das Symptom sich ganz in einer Sprachanalyse auflöst, weil es selbst wie eine Sprache strukturiert ist, und daß es eine Sprache ist, deren Sprechen befreit werden muß« (ebd., S. 108f.).

Ziel der Therapie ist also die Befreiung des Sprechens, die dem unbewussten Sprechen die eigene Beweglichkeit zurückgibt. Durch die Einschränkung auf *einen* festgelegten Ausdruck wird die Weiterführung des unbewussten Gespräches des Leibes aber angehalten; es kann dann Innovation, die immer nur eine augenblickliche ist, nicht mehr neu entworfen werden.

> »Darum hatten wir Anlaß, zu unterscheiden zwischen sekundärer Sprache, die einen schon erworbenen Gedanken ausspricht, und dem ursprünglichen Wort, das einen Gedanken allererst für uns selbst und für andere existieren läßt. Doch alle Worte, die zu bloßen Indizien eines eindeutigen Gedankens geworden sind, vermochten nur dadurch dazu zu werden, daß sie einmal als ursprünglicher Ausspruch fungierten, und noch vermögen wir uns des kostbaren Anblicks zu erinnern, den sie einstmals, wie eine unbekannte Landschaft, uns boten, als wir erst im Begriffe waren, sie zu ›erwerben‹, und sie noch die primordiale Funktion des Ausdrucks erfüllten. So definiert das Denken nicht der Selbstbesitz, die Koinzidenz mit sich selbst: dieses vielmehr ist das Ergebnis des Ausdrucks und bleibt insofern stets Illusion, als alle Klarheit eines Erwerbs auf der wesentlich dunklen Leistung ruht, durch die wir ein Moment des flüchtigen Lebens in uns verewigt haben. So sind wir aufgefordert, diesseits des Denkens, das im Genusse seiner Erwerbe steht und nur ein Innehalten im unendlichen Prozeß des Ausdrucks ist, das Denken wieder zu finden, wie es sich selbst erst zu gründen sucht und dazu allein gelangt, indem es die verfügbaren Mittel der konstituierten Sprache einem noch un-erhörten Gebrauche dienstbar macht« (Merleau-Ponty 1966, S. 443f.).

In Übertragung auf die linguistische Umformulierung unbewusster Prozesse bei Lacan bedeutet dies: In der Metapher des Symptoms wird die Bewegung der Metonymien arretiert, die die Bewegung des unbewussten Begehrens darstellt und den »un-erhörten«, nicht willkürlich einholbaren und voraus-stimmbaren Gebrauch der Sprache im Ausdruck auszeichnet. In der Metaphorik der Symptomatik ist also *Identität* immer wieder angestrebt, sie bleibt jedoch illusionär. Im Festgelegtsein auf *diese* Möglichkeit individuellen Ausdrucks jedoch werden von den Patienten andere und neue Begegnungsmöglichkeiten bewusst nicht zugelassen. So ist der Körper der Anorexie-Patientin ganz der Metaphorik der Bedürfnislosigkeit und der Abgrenzung verpflichtet, sodass er nicht als weiblicher sexueller Körper gelebt werden kann. Es fehlt so die Freiheit einer Oszillation des Begehrens, das sich in immer neuen Ausdrucksformen verliert, ohne in ihnen gefangen zu bleiben. Nur in der Anerkennung dieser unendlichen Bewegung entsteht ein Moment individueller Freiheit:

> »Damit aber, daß die Sprache es nicht vermag, in ihrem Nennen auch das Subjekt zu bestimmen, es auf den Begriff zu bringen, ist der Moment von Freiheit gegeben – eine Offenheit, die die Voraussetzung dafür bildet, sich in immer neue Identifikationen verlieren, in immer neue Rollen schlüpfen, ein vermeintlich identisches Ego aufbauen zu können – eine Freiheit, die zugleich aber Möglichkeiten bietet, dieses imaginäre Konstrukt in Frage zu stellen« (Lang 1980b, S. 201).

Die *Identität* des Egos löst sich ja deshalb wieder auf, da in ihr nicht die ganze Wahrheit der Individualität steckt. Die imaginäre Konstruktion des Ich verweist aber auf diese Wahrheit; in ihr ist das unbewusste Begehren verdichtet zum Ausdruck gekommen, freilich um den Preis seiner Beweglichkeit. Einer solchen imaginären Konstruktion entspricht die Körpermetaphorik der geschilderten Symptome. Eine psychoanalytische Therapie, die die Körpermetaphorik zur Rede bringt, enthüllt ihre *Individualität,* indem sie diese Metaphorik auf die zugrunde liegenden Begierden zurückführt und so dem Wechselspiel von Identifikation und Lösung der Identifizierung zum Teil nachgeht, zum Teil neuen Raum schafft.

3 Körper und Sprache

Zur kommunikativen Funktion somatoformer und psychosomatischer Störungen

Phänomenologische und psychoanalytische Ansätze zur Bedeutung von Körper und Leib

Die Psychoanalyse lässt das Verhältnis von Körper und Sprache, von Natur und Kultur als eine dialektische Einheit begreifen: In einem ihrer zentralen Begriffe, dem Begriff des Triebes, besteht die Psychoanalyse auf der unaufhebbaren Leiblichkeit des Existenzvollzugs des Menschen; Sprache wird so auf Körperlichkeit rückführbar. Zugleich aber ist diese Leiblichkeit nicht einfach biologisch bestimmt. Der Trieb ist für Freud die intrapsychische Repräsentanz einer somatischen Reizquelle; die Bildung von Repräsentanzen aber setzt ein seelisches Vermögen der Symbolbildung und damit Sprachlichkeit voraus. Die Entwicklung der Partialtriebe, der Triebschicksale, ist nicht allein als biologisch determinierter Reifungsschritt beschreibbar; vielmehr sind die individuellen Triebschicksale ganz an intersubjektive Begegnungen gebunden, die von Anfang an die Triebhaftigkeit nicht nur beeinflussen, sondern sogar begründen. Insofern ist umgekehrt Körperlichkeit auf Sprache zurückzuführen. Dieses notwendige Ineinander von biologischem Körper auf der einen und sprachlich gebildeter Intersubjektivität auf der anderen Seite erlaubt es erst, die Frage nach der intersubjektiven Bedeutung körperlicher Phänomene überhaupt zu stellen.

Freud unterscheidet zwei grundsätzlich unterschiedliche Modelle von körperlichen Besetzungsvorgängen: die Aktualneurose und die Hysterie. Nur der hysterischen Besetzung des Körpers wird eine zwischenmenschliche Verständigungsfunktion zugeschrieben, der Aktualneurose aber nicht. So ist das Konzept der Aktualneurose zu Recht als biologistisch und als ausschließlich der Mechanik der Libidoverteilung unterworfen kritisiert und infrage gestellt worden (von Kries 1957). Es ist nur dann zu retten und sinnvoll zu nutzen, wenn gerade auch dem Geschehen der Libidoabfuhr in den Körper eine kommunikative Bedeutung zugeschrieben wird. Denn diese Abfuhr in den Körper bedeutet zugleich einen Besetzungsentzug von der Umwelt zugunsten einer Besetzung des Körpers, sodass auch dann, wenn die Verschiebung des seelischen Konfliktes in den Körper keine symbolische Ausdrucksfunktion wie in der Hysterie hervorruft, der Körper zumindest ex negativo intersubjektiv bedeutsam bleibt.

Die psychoanalytische Objektbeziehungstheorie eröffnet einen dritten Weg, nämlich den Umgang mit dem Körper als Umgang mit den verinnerlichten, mit Körperteilen identifizierten oder auf den Körper projizierten Objektbeziehungen zu begreifen; hierfür ist die Hypochondrie die modellhafte Erkrankung (H. Rosenfeld 1964). Der Vorteil dieser Betrachtungsweise liegt auf der Hand; die Intersubjektivität ist für das Verständnis des Symptoms erhalten, allerdings um den Preis einer Vereinseitigung: Der Umgang mit dem Körper wird durch und durch symbolisch, der Körper ganz auf Sprache reduziert, sodass in Vergessenheit zu geraten droht, wieso gerade der Körper als Projektionsort der Objektvorstellungen gewählt wird.

Den drei psychoanalytischen Modellen (Aktualneurose, Hysterie, Hypochondrie) ist eine Eigenschaft gemeinsam, die freilich nicht mehr psychoanalytisch reflektiert wird, da die Psychoanalyse die phänomenologischen Analysen zu einer natürlichen Selbstgegebenheit des Körpers zu wenig berücksichtigt hat. In allen drei Modellen wird eine Einstellung zum eigenen Körper als eine Einstellung zu einem Objekt vorgestellt und vorausgesetzt. Dass der Körper zum Objekt wird, ist jedoch bereits die Folge eines Abstraktionsvorganges. Hier kann die Psychoanalyse von Erkenntnissen der phänomenologischen Forschung profitieren. Es ist erstaunlich, wie wenig die Entwicklung der psychoanalytischen Metapsychologie und der philosophischen Phänomenologie in Deutschland aufeinander Einfluss genommen haben, anders als z.B. in Frankreich, anders auch als in anderen Wissenschaftsdisziplinen; gerade in Bezug auf die Leiblichkeit haben Pädagogik und Soziologie entscheidende Anregungen aus der Phänomenologie, vor allem aus der Beschäftigung mit dem Werk Merleau-Pontys erhalten (vgl. Meyer-Drawe 1984, 1990; Coenen 1985; Metraux/Waldenfels 1986):

a) Die deutsche Sprache kann zwischen Leib und Körper unterscheiden; das natürliche Verhältnis zum Leib wird als ein Leib-Sein bestimmt, dem das Haben des Körpers entgegensteht. Als Leib bin ich mir Subjekt, ich lebe als mein Leib, als Körper vergegenständlicht sich mir der Leib zum

Objekt, das ich habe. In der anthropologischen und phänomenologischen Tradition wird, gewissermaßen gegenläufig zur psychoanalytischen Theorie, die Leiblichkeit in der menschlichen Begegnung betont, also die Subjekthaftigkeit der Leiberfahrung.

b) Dieses Leib-Sein aber kann nicht solipsistisch gedacht werden. Indem ich leiblich bin, nehme ich auch immer schon teil an meiner Umwelt: Leibliche Kommunikation ist dadurch ausgezeichnet, dass vor aller Reflexion, im Bereich vorbewussten oder unbewussten Erlebens, die Interaktionspartner sich in der leiblichen Begegnung, in Gesten, Mienenspiel und Ausdrucksverhalten bis hin zu den feinsten vegetativen Reaktionen, aufeinander einstellen und sich spontan und schlagartig aufeinander abstimmen. Merleau-Ponty hat für diese vorgängige Intersubjektivität des Leibes den ebenso komprimierten wie anschaulichen Begriff der »intercorporéité« geprägt (Merleau-Ponty 1966, 1984a). Leiblich bin ich, wie Merleau-Ponty sagt, gegeben, ich finde mich leiblich vor. »Durch meine Sprache und meinen Leib bin ich an Andere gewöhnt« (Merleau-Ponty 1984a, S. 41). Das Bewusstsein kann sich erst nachträglich auf die Spontaneität leiblicher Kommunikation zurückwenden, ohne sie aber vollständig vor sich bringen zu können. Das leibliche »Zur-Welt-Sein« ist für das Bewusstsein undurchdringlich. Hieran kann die Psychoanalyse in ihren Kommunikationsmodellen von Übertragung und Gegenübertragung anknüpfen; denn sie bilden sich in Form von leiblichen affektiven Prozessen, die sich zunächst spontan und außerbewusst zwischen den Gesprächspartnern ereignen. Erst die Reflexion auf die Affekte erlaubt ihre nachträgliche Aneignung und therapeutische Nutzung. Übertragungs- und Gegenübertragungsanalysen sind also Analysen der Zwischenleiblichkeit in der Beziehung zwischen Analytiker und Analysand.

c) Die anthropologisch-phänomenologische Tradition bestimmt bevorzugt die Natürlichkeit des Leibes als ein »passer sous silence« (Sartre 1943, S. 429). Der Leib gibt frei für die Erfahrung der Außenwelt, indem er schweigt. Dies scheint schon phänomenologisch eine Verkürzung zu sein. Präziser ist Blankenburg, wenn er die Gestalt, in der uns der eigene Leib präsent ist, mit der Form eines elastischen Widerstandes vergleicht, den wir ständig spüren (Blankenburg 1982, S. 21). Im Begriff der Elastizität klingt der Modus der Beweglichkeit an. Deutlicher erscheint mir das Bild der Oszillation: Zwischen Leib und Körper muss eine freie Erfahrungsoszillation möglich sein, die das Normalitätskriterium der

> Eigenleiberfahrung wäre. Immerfort vergegenständlicht sich unser Leib zum Körper, aber er kann normalerweise auch in die Unaufdringlichkeit zurückgleiten. Sowohl die strikte Verkörperung wie auch die Unmöglichkeit, den Leib objektivierend, also als Körper, überhaupt vor sich zu bringen, sind pathologisch; zu denken ist einerseits an die Hypochondrie, andererseits an Depersonalisationszustände und nihilistischen Wahn.

Es sind also im Verhältnis von Körper und Intersubjektivität mehrere Dimensionen zu unterscheiden:

- die spontane Zwischenleiblichkeit (Dimension der präreflexiven, vor- bzw. unbewussten leiblichen und affektiven Kommunikationsweisen), sozusagen das spontane Gespräch der Leiber;
- die Objektivation des Leibes zum Körper, der dann
- eine symbolische Funktion innerhalb einer Beziehung übernehmen kann,
- der desymbolisiert werden und nur als biologischer Körper, ohne jede Intersubjektivität oder psychische Besetzung, existieren kann,
- der schließlich zum Ausweichen vor Kommunikationserfahrungen, also als Ersatzpartner benutzt werden kann,
- schließlich die Dimension des Verhältnisses von Leib-Sein und Körper-Haben, das oszillieren oder erstarren kann.

Zwischenleiblichkeit und ihre Restriktionen in der Arzt-Patient-Beziehung

In der Beziehung zwischen Arzt und Patient spielt der Körper eine ausgezeichnete Rolle, er stiftet in der Regel die Kommunikation zwischen beiden. Somit kann er schnell zum Objekt werden, auf das sich Arzt und Patient gemeinsam beziehen. Die Gefahr der Entfremdung des Körpers von der Subjektivität des Patienten ist prinzipiell groß. Der Arzt als Diagnostiker verdinglicht seine leibliche Anwesenheit unter Umständen zum Auge, das mit dem ärztlichen Blick ausgestattet den Patienten durch-hört oder durchleuchtet, ohne ihn als Person überhaupt noch zu sehen (Foucault 1973). Der leibliche Bezug des Arztes zum Patienten verschwindet oft hinter den weißen Kitteln und anderen körperlosen Insignien ärztlichen Handelns. In der diagnostischen Einschätzung des Patienten können Irrtümer durch eine Umkehrung von Ursache und Wirkung entstehen; die aus der Rolle des

Arztes sich ergebende charakteristische Entleiblichung der Arzt-Patient-Beziehung kann schnell der Leib-Ferne oder Leib-Entfremdung des Patienten zugeschrieben werden. (Welche Bedeutung diese Frage in der klinischen Diskussion hat, zeigt die Kontroverse um die Alexithymie, das sogenannte psychosomatische Phänomen, das Konzept also, das von seinen Kritikern nicht als originäres Krankheitsbild, sondern als Artefakt der Erstgesprächssituation angesehen worden ist.)

Der Patient hat eine komplementäre Erwartung an den Arzt, nämlich seinen Körper bei ihm abzugeben. Die zwischenleibliche Beziehung wird ausgeblendet. Dabei spielen neben der scheinbar körperorientierten Sachlichkeit der medizinischen Untersuchung Eindrücke, Gefühle, Sym- und Antipathien eine große Rolle. So stellt sich ein Wechselspiel leiblicher Kommunikation auch zwischen Arzt und Patient her, das auch den objektivierenden Befund ständig beeinflussen kann. Wie gesagt, kommt der Patient zum Arzt mit dem Anspruch, dass gemeinsam die körperliche Erkrankung als Feind bekämpft wird – die Krankheit soll beiden nichts zu sagen haben –, so können körperliche Symptome zu einer Falle für die Verständigung zwischen Arzt und Patient werden. Einerseits werden zwar durch die Unterwerfung unter die Autorität des Arztes frühkindliche Wünsche nach Passivität und Hingabe befriedigt; andererseits aber kann diese Befriedigung nicht darüber hinwegtäuschen, dass – gerade bei psychogenen Körperstörungen – das Anliegen oder die Botschaft des Körpers gar nicht zum Ausdruck kommt.

Die vorschnelle Einigung auf das Körpersymptom und die Ausklammerung der zwischenleiblichen Bezüge hat Konsequenzen: Der Patient »rächt« sich, indem er der ärztlichen Fürsorge, die er doch sucht, zugleich widersteht und nicht gesund wird. Der Arzt erlebt die Persistenz der Beschwerden wie einen Angriff, den er mit vermehrten medizinischen Gegenmaßnahmen beantwortet. So kann sich das beidseitige Beharren auf der Behandlung des Körpers und der Ausschaltung des Leibes zu einer imaginären Verstrickung von Arzt und Patient ausweiten, nämlich zu einem Wechselspiel von wechselseitiger Rollenbestätigung und Kampf. Nur wenn der Arzt sich aus dieser Verstrickung lösen kann, wird es ihm gelingen, sich und dem Patienten die Frage zu stellen, in welcher Beziehung der Körper des Patienten zur Lebenswelt und zur Zwischenleiblichkeit steht, sodass im Körpersymptom das grundlegende Anliegen des Patienten erscheinen kann.

Dies soll nun konkret bei einigen somatoformen bzw. psychosomatischen Krankheitsbildern betrachtet werden. In ihrer Beschreibung wird es darauf ankommen, die beiden Ebenen der Arzt-Patient-Beziehung zu erfassen, nämlich die leibliche und die körperliche Begegnung: Auf der Ebene der Verkörperung wird ein Konflikt in der Begegnung zugleich vermieden (indem er verkörpert, d. h. auf den Körper verschoben wird) und auch angezeigt (indem der Körper unter Umständen metaphorisch wird); der Sinn dieser Metaphorik enthüllt sich aber nur auf der zweiten Ebene, nämlich der Ebene der Zwischenleiblichkeit, die in der Psychoanalyse durch die Modelle von Übertragung und Gegenübertragung konkretisiert ist.

Zur Klinik körperbezogener psychischer Konflikte

Die Ersetzung des symbolischen Körpers durch den physiologischen Körper: Psychosomatische Reaktionsformen

Leib und Sprache stehen einander nicht gegenüber; im Gespräch spreche ich mit Worten, Händen und Mimik, ich mache mich sowohl verbal wie auch gestisch verständlich, ohne dass zwischen den Ausdrucksebenen ein Bruch entsteht. Gesten sind also bedeutungshaftig, sie verweisen auf meine Worte, kommentieren oder widerlegen sie. Dabei liegt die Stärke des Affektes häufig mehr in den paraverbalen Ausdrucksformen. Der Körper ist ein Teil der symbolischen Ordnung; dies meint die Rede von der Ausdrucksfunktion des Körpers, die der Sprache nicht entgegenstellt ist, sondern zu ihr passt. Dabei ist, wie beim Sprechen, der Ausdruck, wie bewusst,vor- oder unbewusst intendiert oder überraschend er auch sein mag, in jedem Fall bedeutsam. Diese so selbstverständlich klingende Beschreibung ist selbst voraussetzungsreich; sie impliziert, dass in der lebensgeschichtlichen Entwicklung eine innere Welt der Phantasien und der inneren Objektbilder entstehen konnte, die mit den Gefühlen, d. h. mit den triebhaften Besetzungen der Objekte verbunden ist. Affektivität, Körpergeschehen und Denkprozesse fallen nicht mehr auseinander.

Nun kann in der frühkindlichen Entwicklung die Ausbildung symbolischer Funktionen gestört sein. Die Entstehung einer Welt der Symbole führt zu einer psychischen Ordnung; das Kleinkind ist dann seinen Affekten nicht mehr ausgeliefert, wie zu der Zeit, als es über keine psychische Repräsentation verfügt. Zugleich verliert es mit der Ausbildung von Symbolen die Unmittelbarkeit des Realitätsbezuges. Im Symbol steht das eine für das andere, der Begriff für die Realität, die Vorstellung für die Welt. Damit freilich ist auch die Abhängigkeit von der Realpräsenz äußerer Objekte geringer. Gelingt in der

Kindheit die Ausbildung einer symbolischen Innenwelt nicht – die Ursachen werden immer anders beschrieben, sie können mit übermäßiger oder zu geringer Frustration in den ersten Lebensjahren zusammenhängen, denn nur eine »optimale Frustration« erlaubt Verinnerlichung –, so bleibt a) eine quälende Abhängigkeit von anderen Menschen bestehen, b) ist die Phantasietätigkeit, das kreative Spiel mit Symbolen, behindert und c) die Affektivität blockiert und kann sich durchbruchartig, ohne Verbindung mit konkreten Vorstellungen, im Verlust der Impulskontrolle Raum schaffen.

Der psychosomatische Patient[1], dem diese Bedingungskonstellation unterstellt wird (vgl. Stüttgen 1985; McDougall 1985), reagiert auf die daraus entstehenden Konflikte mit spezifischen Abwehrformationen; er lebt in einem »leeren oder sterilen Raum« (McDougall 1985, S.421). Dieser wird zum Ersatz für einen symbolischen Raum. Er hat den Vorteil, einen Abstand zu schaffen, da sonst die Erfahrungen im »gelebten Raum« (Waldenfels 1985, S. 184) überwältigend werden könnten. So soll das Gespräch emotional verarmen, d.h. alexithym werden, das Denken sich mechanisieren und an der Konkretheit des Gegenständlichen festhalten (»pensée operatoire«). Ebenso wird der körperliche Ausdruck affektleer. Nun ist der Affekt aber nicht verdrängt, er ist vielmehr von den vor- oder unbewussten Ausdrucksformen der symbolischen Ordnung abgekoppelt. Er wird, wie in der Aktualneurose, in den Körper abgeführt, anders gesagt, die Energie des Affektes strömt in der Logik der Pathophysiologie des Körpers ab, die eben nicht mehr der Ordnung des Leiblichen, sondern nur noch der Ordnung der Biologie gehorcht.

Das hat erhebliche Konsequenzen für das Verständnis der Symptomatik: Der Körper symbolisiert in manchen psychosomatischen Erkrankungen die Konflikte nicht, er ist lediglich Zeichen, indem er auf die verworfenen Konflikte verweist, ohne sie jedoch darzustellen. Der Körper hat also keine Symbolfunktion mehr. Daraus ergeben sich wichtige Konsequenzen für den Umgang mit manchen psychosomatisch reagierenden Patienten. Kann der Therapeut den Patienten, der keinen emotionalen Appell an ihn richtet, der nichts von ihm will, da ihm nichts fehlt, erst einmal lassen? Jede symbolische Interpretation der Symptomatik jedenfalls wäre unzutreffend, ja könnte einer Invasion des sterilen Raumes gleichkommen. Vielleicht kann der Therapeut im Laufe der Zeit diesem sterilen Raum einen therapeutischen Raum substituieren, d.h.,

---

1 An dieser Stelle soll betont werden, dass Spezifitätsannahmen überholt sind; es gibt nicht »den« psychosomatischen Patienten; das entwertet freilich nicht das beschriebene Reaktionsmuster, das klinisch bedeutsam bleibt.

dem Patienten Spielraum lassen, der von Nähe-Distanz-Konflikten entlastet ist, und in dem sich der Patient nicht gegen die Ansprüche des Therapeuten zur Wehr setzen muss, einen intermediären Raum also (Winnicott 1951, S. 300), in dem Symbole allererst entstehen können.

Die Symbolisierung der Zwischenleiblichkeit als Ausgleich für den Verlust der Zwischenleiblichkeit: Die schizophrenen Beeinflussungserlebnisse

Formelhaft ließe sich zusammenfassen, dass mancher psychosomatische Patient von seinen Affekten und seiner Abhängigkeit nichts *weiß:* Die Affekte sind im Körper, die Abhängigkeit ist real. Mancher schizophren erlebende Mensch hingegen weiß sowohl von seinen Affekten als auch von seiner Abhängigkeit, er stellt sie auch dar, ohne sich freilich befreien zu können. Er empfindet den archaischen, sonst unbewusst bleibenden Bezug der Körper zueinander, die Zwischenleiblichkeit, wenn auch verzerrt in spezifischer Weise: Der eigene Körper wird von »Beeinflussungsapparaten« (Tausk 1919, S. 245) gesteuert, Strahlen senken sich in den Körper und beherrschen ihn:

> »Der Gebrauch der Nervensprache hängt unter normalen (weltordnungsgemäßen) Verhältnissen natürlich von dem Willen desjenigen Menschen ab, um dessen Nerven es sich handelt; kein Mensch kann an und für sich einen anderen Menschen zwingen, sich dieser Nervensprache zu bedienen. [...] [B]ei mir ist nun aber der Fall eingetreten, daß meine Nerven von außen her und zwar unaufhörlich ohne jeden Unterlaß in Bewegung gesetzt werden« (Schreber 1973, S. 103).

Schreber sagt uns auch, wer seine Nerven in Bewegung setzt, nämlich sein Psychiater Flechsig, der an ihm »Seelenmord« begeht und über die Nervensprache die Wunder hervorruft, z.B. das Brüllwunder, wenn Schreber immer wieder tierisch zu schreien beginnt. Die »natürliche Selbstverständlichkeit« (Blankenburg 1971), die auch immer die Undurchdringlichkeit der Zwischenleiblichkeit meint, der sich anzuvertrauen notwendig ist, ist verloren gegangen; stattdessen versucht Schrebers Nervensprache, diese undurchdringlichen, imaginären Körperströme in Worten zu bannen, das nicht mehr Weltordnungsgemäße, das außerhalb der symbolischen Ordnung Liegende zu repräsentieren. Schreber verfügt, so bestätigt ihm Freud (1911c, S. 313), über eine besonders gute endopsychische Wahrnehmung, die freilich in einer Weise eingeengt ist, so als gäbe es kein leibliches Ausdrucks-, sondern nur körperliches Beeinflussungs- und Beeindruckungsvermögen. So erlebt sich der Kranke nur noch als Opfer.

Vielleicht ist die Grundangst vieler schizophrener Patienten der des psychosomatisch Erkrankenden ähnlich, nämlich sich im Ausleben leiblicher Kommunikation zu entgrenzen. Schrebers Darstellung der Nervensprache ist, wie jeder Wahn, ein Rekonstruktions- und Selbstheilungsversuch nach dem Erlebnis der Entgrenzung. Dieser Versuch kann, wie Freud beschrieben hat, in der Überbesetzung der Wortvorstellungen liegen, während im Kontrast zu ihnen die Sachvorstellungen nicht mehr besetzt werden (Freud 1915e, S. 295). Diese meines Erachtens grundlegende Erkenntnis ließe sich in unserem Zusammenhang so umformulieren: Die Symbolisierung wird zum Ersatz von und zum Schutz vor leiblicher Verständigung; Henri Ey hat dies ebenso kurz wie treffend gesagt: Der Schizophrene schlafe mit den Worten. Diese Flucht vor der Sprache der Körper in den Körper der Sprache hat zwei Seiten; einerseits ist sie ein Versuch, den Bezug zum anderen wieder herzustellen, andererseits ist das Sprechen über den Körper Beschwörung: Die Unmittelbarkeit der erlebten Beeinflussung soll durch die Darstellung von Strömen und Maschinen beherrschbar werden.

Wie schwer es für den Psychiater ist, sich durch die Worte nicht trotzdem real angreifen zu lassen, ist bekannt; für den Patienten ist derjenige der Feind, der die Hebel der Beeinflussungsmaschine bedient, sodass der Psychiater größte Mühe haben wird, nicht tatsächlich der Feind zu werden, der den Phantasmen von den Körperströmen dadurch antwortet, dass er den Patienten in der einen oder anderen Weise selbst unter Strom setzt; um den paranoiden Angriff als Selbstheilungsversuch verstehen zu können, muss der Psychiater bei sich eine therapeutische Ich-Spaltung vornehmen. Nach Lacan erscheint Flechsig dem psychotischen Schreber in der Rolle des Ich-Ideals, das allerdings am falschen Ort erscheint, nämlich dort, wo eigentlich der »große Andere«, die symbolische Ordnung, ihren Platz haben müsste (Lacan 1975d, S. 61ff.); in Schrebers Worten lässt sich dies viel einfacher sagen: Schreber verwechselt Flechsig mit Gott und Flechsigs Gedanken mit dem Weltordnungsgemäßen, sodass Flechsig omnipotent und omnipräsent wird. Lediglich indem Flechsig in den *Denkwürdigkeiten* angeklagt wird, versucht Schreber seine Position zu relativieren, zu einem Zeitpunkt, zu dem es ihm relativ gut geht. Worin hätte Flechsigs therapeutische Chance gelegen? Wahrscheinlich wäre sie klein gewesen, aber er hätte wohl nur die Möglichkeit gehabt, die Position zu benennen, die Schreber ihm zuschreibt, um immer wieder auf die Differenz zwischen sich und Gott zu verweisen und damit auf die multiplen Vorstellungen von dem, was weltordnungsgemäß sein könne (zu Schreber vgl. Nitzschke 1985, S. 25ff.; Kittler 1984, S. 56ff.).

Der Kampf um die konsensuelle Körperwahrnehmung als Ersatz für die verlorene Zwischenleiblichkeit: Die Dysmorphophobie

Nicht ohne Grund soll die Dysmorphophobie zwischen Schizophrenie und Hypochondrie erörtert werden. Der Konflikt des Menschen, der an einer Missgestaltsfurcht oder -überzeugung leidet, kann sich im klinischen Verlauf schizophren oder hypochondrisch umgestalten. In der Dysmorphophobie wird der eigene Körper als in sich verändert wahrgenommen. Er ist *nicht* durch Beeinflussung verwandelt worden; das Problem mit der Umwelt ist nur, dass diese die am eigenen Körper erlebte Veränderung nicht annehmen will. Die anderen negieren also, dass die Nase verformt, die Lippen geschwollen, die Brüste entstellt seien, obgleich doch selbst der Blick in den Spiegel davon überzeugt.

Diese Diskrepanz zwischen Selbst- und Fremdbild ist schwer zu ertragen; die Patienten unterstellen dem Anderen, dass er lügt oder bagatellisiert, sie können ihm gegenüber schließlich wahnhaft misstrauisch werden. Der Wahn kann also eine Lösung darstellen, andererseits aber auch das Aufgeben des Interesses an der Meinung des Anderen – der Blick des Anderen wird dann durch die hypochondrische Selbstversenkung ersetzt (Küchenhoff 1984). Zunächst aber besteht das Problem gerade in der Diskrepanz der Wahrnehmungen, in diesem Konflikt besteht die Krankheit, sodass mit Recht wie bei Erythrophobie oder Eigengeruchshalluzinosen von sozialen Neurosen gesprochen worden ist. Anders als in der Hysterie wird nicht der Körper selbst zum Symbol, vielmehr wird wie in der Psychose über den Körper gesprochen. Ähnlich der Hysterie aber wird dagegen der Gesprächspartner gefordert und bedrängt; er soll unter allen Umständen die Realität des Patienten akzeptieren und für sich übernehmen. Aber tut er es, wie der plastische Chirurg, der die nicht deformierten Lippen gleichwohl operiert, so bleibt die massive Enttäuschung nicht aus, denn dann hat der Chirurg seine Arbeit schlecht gemacht, dann muss er noch einmal operieren und ein drittes Mal. Dabei hat der Chirurg nur eines nicht gesehen: dass der in der Sprache beschworene Mangel des eigenen Körpers ein symbolischer Mangel ist, der nicht in den Körper selbst, sondern ins Sprechen über den Körper verschoben ist. Der zugrunde liegende Wunsch des Patienten ist es, durch diese Verschiebung, also durch die Wiederherstellung des Körpers, vollkommen zu werden.

Diesen imaginären Wunsch würde der Chirurg erfüllen und zugleich den symbolisierten Mangel übersehen. Denn hinter dieser imaginären Wunschvorstellung erscheint ein anderes Anliegen; durch die Symptomatik, also in der dysmorphophoben Metaphorik, sagt der Patient zweierlei: »Eigentlich bin ich schlechter und zerstörter, als ihr es von mir denkt, d. h., ich möchte auch schlechter sein dürfen, als ihr es von mir verlangt«, und zum anderen führt er eine resignierte Anklage: »Ihr nehmt diese meine Realität und meinen Mangel nicht an.« Wie jeder andere wird auch der Arzt vom dysmorphophoben Patienten in seiner eigenen Realitätswahrnehmung angegriffen. Er wird also leiblich in seiner Wahrnehmungsfunktion infrage gestellt. Er kann bei sich die Verletztheit spüren, die dieser Angriff erzeugt, eine Verletztheit, die der Patient selbst nicht erleben möchte und bei ihm ablädt. Statt nun im Kampf um die Wahrnehmung des Körpers mitzuspielen oder sich diesem Kampf zu verweigern, geht es also darum, dass der Mangel, der verleugnet wird und in der Vorstellung körperlicher Missgestalt entfremdet erscheint, leiblich integriert und zur Sprache gebracht werden kann.

Die Sequestration des psychischen Konfliktes in den Körper: Die Hypochondrie

Ähnlich wie sich der dysmorphophobe Grundkonflikt ganz unterschiedlich lösen kann, sodass er in verschiedenen nosologischen Kontexten erscheint, so ist die Hypochondrie keine Krankheitseinheit, sondern ein Syndrom (Küchenhoff 1985), das verschiedene klinische Phänomene umfasst; am einen Ende steht die mitweltliche engagierte hysterische Hypochondrie, am anderen Ende die narzisstisch abgekapselte Hypochondrie der chronischen Psychosen. So zeigt sich erneut, dass die nosologischen Einteilungen nicht strikt sind, es gibt Überschneidungen mit der Schizophrenie, der Hysterie etc.

Das Besondere an hypochondrischen Syndromen ist die interaktionale Verwendung des Symptoms, also der Vorstellung, krank zu sein, wobei anders als in der Dysmorphophobie nicht der »erscheinende Leib«, sondern der »Innenleib« (Wulff 1958, S. 60ff.) betroffen ist. Jeder, der mit hypochondrischen Patienten therapeutisch gearbeitet hat, kennt den »Haß in der Gegenübertragung« (Winnicott 1947), der oft unerträglich werden kann. Der Patient hat seine Macht darin, dass er den Arzt mit seinen eigenen Waffen schlägt: Nicht der Arzt verfügt über den sichersten ärztlichen Blick, sondern der Patient selbst. Offensichtlich geht es in der Begegnung darum, dass sich daraus kein Machtkampf entwickelt.

Das meint nun nicht, dass der Arzt sich vom Hypochonder in seiner Kompetenz entwerten lassen soll, sondern etwas ganz anderes. Es meint die Erkenntnis, dass der Hypochonder den Arzt entmachten muss, um den paranoiden Phantasmen des kontrollierten und beeinflussenden Körpers zu entgehen. Der Hypochonder instrumentalisiert seinen Körper nicht, es sei denn, dass der hysterische Anteil überwiege. Die von Blankenburg (1983, S. 208) beschriebene Überthematisierung des Körpers dient nicht oder nicht in erster Linie dazu, den Körper sprechen zu lassen, sondern sie dient, vor allem bei schweren chronischen Hypochondrien, dazu, die jederzeit bereitstehende Möglichkeit der Dichotomisierung von Körper und Seele zum Aufbau einer *Kontaktschranke* zu verwenden. So hält der Kranke in seiner überreflexiven Selbstversenkung Zwiesprache mit dem eigenen Körper, d.h., der Körper wird zu einem Ersatzsprachraum. Zwischen den Patienten und den anderen schiebt sich der Körper, der eine Distanz zwischen beiden schafft und somit die duale Beziehung trianguliert, die sonst zu dicht und bedrängend werden könnte.

Damit ist noch nichts darüber gesagt, welche Konflikte symbolisiert werden; Anna Freud ging davon aus, dass der Hypochonder Mutter-und-Kind mit seinem Körper spiele (A. Freud 1952). Die Schule von Melanie Klein zeigte andererseits, dass die hypochondrischen Organe wie gefürchtete und böse Objekte behandelt würden, die durch Projektion auf den eigenen Körper unter Kontrolle gehalten werden sollen (H. Rosenfeld 1981). Die verschiedenen Ansätze haben die gleiche Basis: In der Hypochondrie werde der Körper als Objekt behandelt und er erhalte eine symbolische Bedeutung, damit der Patient sich eine symbolische Welt konkretistisch-körperlich bewahre. Insofern liegt gerade im Autismus des Hypochonders, indem er den Körper zum Partner macht, die Rettung von Intersubjektivität. Einer psychoanalytischen Therapie ist es dann aufgegeben, zu untersuchen, woher dieses tiefe Misstrauen gegenüber anderen rührt, sodass die Partnerschaft des Körpers der leiblichen Anwesenheit anderer Menschen vorgezogen wird.

Der Körper als Sprache: Die Hysterie

In der Hysterie schließlich ist der Körper signifikant (Warsitz 1983); der Körper wird instrumentalisiert (Blankenburg 1983, S. 208) zur Selbstdarstellung in der Sprache des Leibes. In welcher Verkleidung auch immer, die hysterischen Symptome bleiben der symbolischen Ordnung verpflichtet. »Diese [hysterischen] Anfälle [sind] nichts anderes […] als ins Motorische übersetzte, auf die Motilität projizierte, pantomimisch dargestellte Phantasien« (Freud 1909a, S. 235). Die Frage, die Israel stellt, ob Hysterie eine Krankheit sei, ist tatsächlich offen zu halten, und zwar genau in dem Sinne, dass es keine prinzipielle Kluft zwischen Normalität und Neurose, auch nicht in der Dimension der Leibsprache gibt (Israel 1983, S. 270). Nietzsche hatte bereits eine Philosophie »am Leitfaden des Leibes« gefordert (Nietzsche 1982, Bd. II, S. 476): »Es ist mehr Vernunft in deinem Leibe als in deiner besten Weisheit«, spricht Zarathustra zu den »Verächtern des Leibes« (Nietzsche 1982, Bd. I, S. 300). Es kommt nur darauf an, wieweit die Gesprächsteilnehmer sich der Sprache des Leibes öffnen können. Der hysterische Patient – und vielleicht ist das die Differenz zur »normalen« Leibsprache – kann das nicht mehr allein; der primäre Gewinn des Symptoms liegt gerade darin, dass die Konflikte durch die hysterische Körperläsion in der Realität der Beziehung erscheinen, z.B. in der Beziehung zum Arzt, nicht aber im eigenen Bewusstsein (Mentzos 1980, S. 780). Damit aber ist der Andere aufgerufen, die Sprache zu übersetzen. Die Gefahren in der Gegenübertragung liegen darin, entweder die hysterische Symptomatik bloß entlarven zu wollen, ohne ihren Wunsch zu hören, oder der Verführung der hysterischen Patienten zu erliegen. Es soll sich eine kurze Kasuistik anschließen, denn nur im konkreten Fall ist dieser individuelle »Dialekt« zu verstehen.

> Eine 25-jährige Patientin kommt mit einer phobischen Symptomatik in die Klinik; sie befürchtet, an Krebs sterben zu können, kann aber zu keinem Arzt gehen, da sie unüberwindliche Furcht vor Ärzten hat. Das eigentlich leidvolle Symptom ist eine Frigidität, die Patientin empfindet nichts beim Verkehr mit ihrem Mann, den sie schon lange nicht mehr zulässt. Wie bestimmt die zunächst zurückhaltend und unsicher wirkende Patientin sich gegen den Mann durchsetzt, mag überraschen und die Aggressivität im Symptom zeigen, aber das besagt noch nicht viel. Weshalb muss sie den Mann, den sie sonst überhöhend bewundert, gerade hier zurückweisen? Erst die Analyse der Übertragungsbeziehung vermag hier Aufklärung zu geben. Der Therapeut wird in ähnlicher Weise wie der Mann idealisiert. In der 40. Behandlungsstunde, zu einer Zeit, in der das Arbeitsbündnis stabil und die Patientin offener wird, sagt der Therapeut an einer Stelle spontan, dass er sich über ein Verhalten der Patientin gefreut habe. Sie ist fassungslos, nicht einfach deshalb, weil sie die ungewohnt persönliche Bemerkung als latente Verführung auffasst, sondern weil der Therapeut ein eigenes Begehren gezeigt hat, wo sie ihn sonst als interesselosen »Behälter« haben möchte. Nun spricht die Patientin über ihre Phantasie, in

den Therapeuten hineinkriechen zu wollen, außerdem über ihr Gefühl, dass wenn sie ihm etwas sage, dies ebenso gut sei, als habe sie in ein nicht auslöschbares Tagebuch einen Eintrag gemacht. Aber um sich beschreiben zu lassen oder zum Mutterleib werden zu können, muss der Therapeut interesselos engagiert wie eine gute Mutter sein. Das ist die Sprache der hysterischen Frigidität: Der Ehemann wird ebenso in seiner Funktion als Mutter aufgesucht, sein sexuelles Begehren zerstört das Phantasma, das die Symptomatik erhalten will oder dokumentiert. Die Mutter der Patientin erkrankte bald nach deren Geburt an Brustkrebs, die Patientin wurde zu den Großeltern weggegeben, die Mutter starb drei Jahre später. Die Carcinophobie der Patientin, die zugleich mit der Frigidität auftritt, gehört zur Kehrseite der gleichen Konflikte: Mit ihrem Mann zu schlafen, ihm Frau zu sein, könnte bedeuten, schwanger zu werden wie die Mutter und an der Schwangerschaft zu sterben wie sie. Die Carcinophobie signalisiert diese Angst und appelliert gleichzeitig an die mütterlichen, beschützenden Seiten von Therapeut oder Ehemann.

Zusammenfassung

Sich durch einen dick verwachsenen Wald und durch Gebüsch zu schlagen, ist etwas anderes, als die gleiche Gegend aus der Vogelperspektive eines Flugzeuges zu betrachten. Die Differenz liegt in der Distanz zum Objekt.

Die Vogelperspektive, das ist die in der Geistesgeschichte der Neuzeit vorherrschende okulare Metaphorik. Merleau-Pontys *Phänomenologie der Wahrnehmung* wendet sich gegen diese Prädominanz des Auges, er reduziert nicht wie Sartre die Analyse der Leiblichkeit auf eine Analyse des Blickes. Ebenso wendet sich Freud gegen sie, indem er das Auge zugunsten des Ohres dezentriert. Die Übersicht dieses Kapitels soll also keine eigentliche Übersicht sein, da es in der komplexen Frage nach dem Verhältnis von Leib, Sprache und Affekt in der Begegnung keine Übersichtlichkeit gibt. Vielleicht aber konnte gezeigt werden, dass es gerade therapeutisch lohnend sein kann, statt aus der Vogelperspektive zu schauen, sich in das Gestrüpp zu wagen, auch wenn dann die Dornen stechen. Die Einteilungsversuche sollen lediglich den Weg etwas freilegen. Es gibt keine klaren Grenzen zwischen den klinischen Kategorien bzw. den grundsätzlichen Möglichkeiten der Beeinträchtigung der Zwischenleiblichkeit.

Dennoch sind die Kategorien hilfreich, gerade um spannende Fragen der

Übergänge stellen zu können: Ist die psychosomatische Krankheit wirklich ein Schutz vor psychotischer Desintegration? Kann nicht umgekehrt eine psychotische Episode bei psychosomatischen Patienten eine progressive Funktion haben, als erster Versuch einer Symbolisierung, also als Überwindung der bloßen Zeichenhaftigkeit des Körpers? Umgekehrt kann die psychosomatische Erkrankung des Psychotikers erstmals, über den Weg des Schmerzes und des körperlichen Leidens, die Erfahrung der Ich-Grenzbesetzung (Federn 1956), also ein Ich-Gefühl vermitteln. Welche Verbindungen bestehen zwischen Hysterie und Psychose, die uns heute so weit auseinanderzuliegen scheinen, dass wir den Begriff der hysterischen Psychose kaum noch kennen (Mentzos 1973)?

Die Reihe der Fragen ließe sich fortsetzen. Es scheint, als ließen sich drei grundsätzliche Positionen im Verhältnis von Sprache und Körper unterscheiden:

1. der Körper ist symbolisch (Hysterie);
2. das ständige Thematisieren des Körpers versucht die symbolische Funktion zu ersetzen, die verloren gegangen ist (Hypochondrie, Dysmorphophobie, Psychose);
3. Körper und symbolische Ordnung sind voneinander entfremdet, der Körper ist in jeder Hinsicht unbewohnt, wie Joyce McDougall sagt (psychosomatische Erkrankung).

Die Sprache des hysterischen Körpers ist am leichtesten zu hören; dabei ist die Gefahr groß, den Körper auch dort zu hysterisieren, wo er eine Symbolfunktion gar nicht übernommen hat. Die Umkehrung gilt ebenfalls, also die Gefahr, dem Körper auch da keine Symbolfunktion zuzuerkennen, wo er sie bereits erworben hat. Die psychosomatische Reaktion beruht eben nicht auf einem Defekt, die Sache des Therapeuten ist es, zu spüren, wann im Verlauf der Therapie das psychosomatische Phänomen schließlich hysterisch wird. Um diesen Punkt zu erläutern, schließe ich mit einem Traum eines Colitis-ulcerosa-Patienten nach knapp eineinhalbjähriger Therapie:

> Ich laufe aus dem Kinderzimmer und möchte in das Wohnzimmer, in dem die Eltern sitzen. Im Flur aber lauert eine Hexe, ich will ins Wohnzimmer, ich bin auch schon auf der Schwelle zum Wohnzimmer, aber ich komme nicht hinein. Je schneller ich renne, desto schneller läuft die Hexe mit und hält mich davor zurück, über die Schwelle zu treten … Dann bin ich im Treppenhaus des elterlichen Hauses, die Treppe ist aber nicht mehr da, sondern durch eine Leiter ersetzt, ich will in den dritten Stock hinaufklettern, kurz bevor ich oben bin, falle ich von der Leiter.

Es geht um die Zahl »drei«: den dritten Stock und den Wunsch, zu dritt mit den Eltern zu sein. Sehr eindrucksvoll ist im Traumbild die Triangulierung angesprochen, der Wunsch nach der Überwindung der frühen Schreckensbilder, z.B. der frühen bösen Mutter, durch das Zusammensein mit beiden Eltern. Aber es ist auch nicht zu vergessen, dass der Patient den Traum in der Gegenwart der therapeutischen Beziehung träumt und erzählt. Er appelliert so an den Therapeuten, der ihn bisher gestützt und dem früher emotional sehr wortkargen Patienten die Affekte stellvertretend verbalisiert hatte, nicht selbst zur Hexe zu werden, nicht selbst also den Patienten in einer therapeutischen Kleinkindphase auch dann noch zu halten, wo er durchaus ins Wohnzimmer möchte und auch hineingehen kann.

4 Zur Dialektik von Trieb und Narzissmus im Körperbild

Einleitung

Normalerweise – so haben die phänomenologische und anthropologische Forschung zum Leibbewusstsein gezeigt (vgl. Blankenburg 1982, 1983) – drängt sich der Körper den Gedanken nicht auf; Jean-Paul Sartre sprach vom »passer sous silence« (Sartre 1943, S. 429) des Körpers, von seiner schweigsamen Unaufdringlichkeit; der Körper gibt das Bewusstsein frei für die Erfahrung der Außenwelt, indem er schweigt. Der »Normalzustand« kann freilich nicht darin gesehen werden, dass man nichts von sich körperlich spürt; es muss möglich sein, will man nicht in eine Hypochondrie verfallen, den Körper als Wahrnehmungsobjekt immer wieder vernachlässigen zu können. Besser ließe sich deshalb vom Körper als einem »elastischen Widerstand« (Blankenburg 1982, S. 21) oder von einer »Oszillation zwischen Leib und Körper« (Küchenhoff 1987, S. 290) sprechen.

Offenbar gibt es ein vor dem reflexiven Selbstbezug stehendes Einheitserleben als natürliche Einstellung, das also präreflexiv ist (Merleau-Ponty 1966, 1986). In der subjektiven Erfahrung der präreflexiven Welt fallen Seele und Körper nicht auseinander, sondern bilden eine Einheit des Erlebens und Handelns. In der deutschsprachigen Tradition wurde diese personale Einheit von Körper und Seele als Leib bezeichnet (Dürkheim 1982). Von Körper zu sprechen, setzt bereits eine Selbstreflexion und damit eine Distanz zum Erleben voraus; wenn ich mich selbst zum Objekt mache, und zwar in den biologischen Bedingungen meiner Existenz, so spreche ich vom Körper. Wenn ich handle, mache ich nicht erst intrapsychische Entwürfe, zu deren Realisierung ich mich dann der Vermittlung des Körpers bediene, sondern ich handle leiblich.

Schon bei instrumentell-technischem Handeln lässt sich dies beobachten; die

Tätigkeit z. B. eines Automechanikers besteht nicht einfach aus dem Plan und seiner nachfolgenden Durchführung, sondern der technische Spürsinn und die technische Intelligenz liegen in den Fingerspitzen. Dies trifft umso mehr für emotional ergreifende Handlungen und affektiv bedeutsame Begegnungen zu, bei denen eine Spaltung von Körper und Seele anzunehmen immer auch auf Pathologie verweist. Der Bereich der Sexualität ist hier ein besonders deutliches Beispiel; in sexuellen Begegnungen sich den eigenen Körper als Objekt zu vergegenständlichen, bedeutet einen schmerzlichen Verlust von Unmittelbarkeit. Es ist notwendig, vor einer analytischen Differenzierung des Körpererlebens einmal auf die präreflexive Ungeschiedenheit der Dimensionen des Leibs im Erleben hinzuweisen. Es sind klinische Phänomene, also Störungen des Erlebens, die auf die verschiedenen Dimensionen leiblichen Erlebens verweisen, die der natürlichen Erfahrung nicht ohne Weiteres zugänglich sind, die aber in der Krankheit auseinanderfallen können.

Körperschema und Körperbild

In der psychoanalytischen Diskussion um die psychische Repräsentanz des Körpers werden die Begriffe des Körperschemas und des Körperbildes voneinander abgegrenzt (Schilder 1950; Kolb 1959; Reiff 1988). Im Folgenden will ich einen vielleicht weniger bekannten psychoanalytischen Ansatz zum Ausgangspunkt nehmen; es handelt sich um die Theorie Françoise Doltos, einer 1989 verstorbenen Kinderpsychoanalytikerin und Lacan-Schülerin. Ich werde also meine Überlegungen mit der auf Dolto basierenden Unterscheidung von Körperschema, unbewusstem und imaginärem Körperbild aufbauen (vgl. Dolto 1985; Dolto/Nasio 1987; Guillerault 1989).

1. Das *Körperschema* nicht mit dem Körperbild gleichzusetzen. Das Körperschema ist nicht eine psychische Repräsentanz, eine neurophysiologisch bestimmte Abbildung des organischen Körpers, eine Abbildung, die noch keine individuellen Ausformungen enthalten muss. Dysmelie-Kinder ohne Arme sind offensichtlich im Körperschema geschädigt und können dennoch intakte Körperbilder haben, wenn die Eltern es ihnen ermöglichen, z. B. die Wünsche nach Anfassen und Berühren anders als über den unmittelbaren Gebrauch der Hände in der Kommunikation zu erwerben, wenn also Anatomie nicht die Entstehung von Körperbildern verhindert, sondern vielmehr die Begegnung von Kind und Eltern sich der vorhandenen Anatomie und

ihrer Funktionen bedient und wenn diese Begegnung sich in den Körper dennoch einschreiben kann. Umgekehrt kann natürlich auch bei intaktem Körperschema eine völlige Verzerrung des Körperbildes entstehen, wenn Kinder zwar gesund sind, aber die vorhandenen Körperschemata nicht libidinös besetzt werden.

2. Bedeutsam ist die Unterscheidung von unbewussten und narzisstischen Körperbildern. Ich beginne mit dem Begriff des *unbewussten Körperbildes.* Zum Verständnis möchte ich entwicklungspsychologisch ansetzen, zugleich aber die Beziehung des Körperbildes zur Sprache thematisieren. Es gibt zwar eine vorsprachliche, aber keine vorsymbolische Zeit in der Kindheitsentwicklung; Jacques Lacan hat betont, dass das Infans sich von der Zeugung an in symbolische Zusammenhänge eingeordnet vorfindet (vgl. Lang 1973). Dies wird an der Namensgebung sinnfällig. Die Eltern suchen für das Kind einen Namen aus, der die erste Delegation, die erste symbolische Einschreibung enthält, die das Kind ein Leben lang begleitet. Von Anfang an finden die biologischen Reifungsprozesse des Körpers in einem sozialen Raum statt, in einer kommunikativen Welt. Der Körper existiert ja anfangs als erlebter *eigener* Körper noch gar nicht, sondern er entwickelt sich aus den Interaktionen, die ihm zugleich seine besondere unverwechselbare Bedeutung geben, aus denen dann das Körperbild entsteht. Dabei sind es vor allem die Begrenzungen der körperlichen Bedürfnisse, die zu einer Ausgestaltung des Körperbildes führen. Dolto hat hierfür einen einprägsamen Begriff gewählt. Sie spricht von *»castration symboligene«*, also von »symboligener Kastration«, von Kastrationserfahrungen, aus denen Symbolisierungen hervorgehen. Was heißt das? Schon Sigmund Freud hat von Vorformen der Kastration, von prägenitalen Kastrationen gesprochen, die in all den Ereignissen bestehen, die Grenzen spürbar werden lassen: die Geburt, das Abstillen, das Stuhltraining (Freud 1926d, S. 160). Hier schreiben sich der Entzug, das Verbot, die Begrenzung der Bedürfnisse in das Körperbild ein.

Es sind die Regeln der Eltern, die diese Einschränkungen hervorrufen und die vom Kind dann zu verinnerlichen sind. Aber diese Kastrationserfahrungen sind keine Traumata, weswegen ich es für problematisch halte, z.B. von Geburtstrauma zu sprechen. Ein Trauma ist ja gerade ein Ereignis, das nicht psychisch repräsentiert wird. Die Kastrationserfahrung ist umgekehrt gerade dadurch bestimmt, dass sie zu einer Bildung von Repräsentanzen führt. Wenn die Grenzerfahrungen in den verschiedenen Entwicklungsphasen, die wir nach den vorherrschenden Partialtrieben benennen, im Sinne von Donald W.

Winnicott »gut genug« für das Kind verlaufen, dann wird das Bedürfnis des Kindes in einen Anspruch und in einen Wunsch umgewandelt und anerkannt werden können.

Die Erfahrung von Grenzen führt nicht zur Vernichtung, sondern zur Verankerung des Wunsches. Das Kind, das abgestillt wird und sich zugleich dabei von der Mutter nicht abgelehnt, sondern gehalten fühlt, muss nicht den oralen Partialtrieb abspalten, sondern erlebt ihn durch diese Grenzerfahrung als eigenen und wird Substitutionen aufsuchen: ein Weg, den Françoise Dolto als den Weg vom *Substanziellen* (das wäre in unserem Fall die Muttermilch) hin zum *Subtilen* (das wäre die Erfahrung des Gefüttertwerdens als Verschmelzungserlebnis, Schmusen, Getragenwerden usw.) darstellt. Die Anleitungen und Verbote werden von den Eltern sprachlich geäußert. Das Kind ist immer von Sprache oder von symbolischen Gesten oder Handlungen der Eltern umgeben, die aus ihren sozialen Sinnbezügen stammen; sie schreiben sich in das Körperbild des Kindes ein, und von Einschreibung kann deshalb gesprochen werden, weil die Körperbilder die in diesem Zusammenhang entstehen, ganz von der kommunikativen Erfahrung mit den Objekten getränkt sind. Es gibt ja noch keine stabile Repräsentanz von innen und außen, Subjekt und Objekt, sodass die Interaktionserfahrungen (Alfred Lorenzer würde hier von konkreten Interaktionsformen sprechen) als Körperbilder verinnerlicht werden.

3. In der kindlichen Entwicklung gibt es nun besondere Erfahrungen von Grenzen, die zu grundlegenden Veränderungen der Organisation des Körperbildes führen. Damit bin ich beim Begriff des *Spiegelbilds des Körpers* (*»image scopique du corps«* bei Françoise Dolto) angelangt. Das Spiegelbild ist die erste Einheitserfahrung des Körpers nach diesen vorauslaufenden Differenzierungen von innen und außen, Subjekt und Objekt. Es führt zur Abgrenzung eines eigenen Körpers und zugleich des Ichs. Die Ich-Bildung ist zunächst und vor allem körperlich:

> »Das Ich ist vor allem ein körperliches, es ist nicht nur ein Oberflächenwesen, sondern selbst die Projektion einer Oberfläche« (Freud 1923b, S. 153).

Die Erfahrung des abgegrenzten, eigenen Körpers und die Bildung des psychischen Ichs gehören zusammen. Das Erlebnis der eigenen Oberfläche, die Besetzung der Körperoberfläche als eigen geht mit der Vorstellung eines abgegrenzten Ichs einher.

Diese Trennung verändert das Leben des Kindes grundlegend. Lacan hat die Phase dieses Einschnitts, der Selbstwerdung als Spiegelstadium bezeichnet. Die experimentelle Beobachtung, dass Kinder am Ende des ersten Lebensjahres beim Blick in den Spiegel jubeln, wird von Lacan als eine antizipierende Ganzheitserfahrung interpretiert, die im visuell aufgenommenen Spiegelbild und nirgendwo sonst realisiert wird. Das Kind identifiziert sich mit seinem Spiegelbild, und zwar genau zu dem Zeitpunkt, zu dem es die eigene körperliche Integrität noch gar nicht spüren kann, da die für den Lagesinn und die Propriozeption zuständigen Nervenbahnen noch gar nicht ausdifferenziert sind. So entsteht eine Ganzheitlichkeit des Körpers als Vorstellung nicht naturwüchsig, sondern nur als Bild oder Imagination. Dieses Bild ist ein Spiegelbild, Ganzheit wird am Ort des anderen erlebt.

Der Spiegel ist nur ein konkretes Beispiel für die viel weiter gespannte Spiegelerfahrung oder Identifikation mit einem Spiegelbild, das ein anderer Mensch sein kann. »Das Spiegelstadium als Bildner der Ichfunktion« (Lacan 1975a) ist das Modell für die körperliche Selbstaneignung am Ort des anderen. Wichtig ist dabei, dass das Verhältnis von Repräsentation und Repräsentiertem auf den Kopf gestellt wird. Das Repräsentierte, der ganzheitliche Körper, ist Effekt, nicht Ursache der Repräsentation.

Françoise Dolto lokalisiert die Spiegelerfahrung sehr viel später, nämlich im dritten Lebensjahr. Sie beschreibt genauer, was sich durch die Spiegelerfahrung verändert. Das Kind, das in den Spiegel schaut, sieht zunächst ein anderes Kind, es sieht sein Spiegelbild so, wie ihm auch sonst andere Kinder erscheinen; aber im Spiegel ist es das Trugbild eines anderen, da ihm gegenüber kein Wesen erscheint, das einen warmen berührbaren Körper hat, sondern vielmehr eine kalte Oberfläche. Schließlich entdeckt das Kind, dass hinter der Form des »Spiegelkindes« der eigene Körper steht, so wie ihn andere sehen. Vorher hatte es den eigenen Körper nur teilweise und das Gesicht gar nicht gesehen; es konnte den Körper ertasten oder im Kontakt oder durch Lust und Schmerz spüren. Jetzt weiß es, dass es einen Körper hat, der anderen vergleichbar, aber auch von ihnen abgetrennt ist.

Durch die Spiegelung kann sich die Erscheinung vom Sein trennen. Es kann ein Spiel mit der eigenen Erscheinung treiben. Die Erfahrung ist doppeldeutig: Einerseits ist der Blick, den das Kind auf sich spürt, eine Entmächtigung, da der andere das Kind sieht, während es sich selber nicht sieht, vor allem das Gesicht, zugleich aber versteht es den Blick der anderen auch zu faszinieren (Jean-Paul Sartre hat in *Das Sein und das Nichts* [1943] eine faszinierende Analyse des Blickes als einer Macht-Ohnmacht-Dialektik gegeben). Wichtig ist, dass das Einheitsbild des Körpers, die einheitliche Vorstellung des eigenen

Körpers, die vorher bestehenden Körperbilder verdrängt, unbewusst macht. Unbewusstheit ist dann nicht im Sinne von desymbolisierten biologischen Antrieben zu verstehen, sondern im Sinne von unbewusst gewordenen Körperbildern, die als partielle Körperbilder von der körperlichen narzisstischen Identitätsvorstellung verdrängt werden. In diesen Körperbildern sind die symbolischen Erfahrungen aufbewahrt, sodass das Unbewusste nicht als symbolfrei gedacht werden muss.

Für Dolto ist die Spiegelerfahrung der unmittelbare Vorläufer der ödipalen Phase; dies ermöglicht ihr, die Bildung des visuellen Körperbildes sehr stark mit der Sprachentwicklung, mit den analen Erfahrungen der Abgrenzung und mit der Entdeckung des Geschlechtsunterschiedes zu verknüpfen. Denn auf die Spiegelerfahrung folgt notwendigerweise, durch die Möglichkeit zu vergleichen, die Entdeckung des Geschlechtsunterschiedes, es folgt also der eigentliche Kastrationskomplex. Mit ihm – das ist klar – erlebt das Kind, dass die Mutter, die nach Freuds Vorstellungen mit einem Phallus ausgestattet war, weil es in der kindlichen Phantasie nur ein Geschlecht gibt, den Phallus nicht hat; die Mutter ist nicht vollkommen, sondern wendet sich an den Vater als ihren Mann, den sie begehrt. Das Entscheidende dabei ist, dass das Kind die Erfahrung machen kann, dass die Eltern in Verweisungszusammenhängen und Abhängigkeitszusammenhängen stehen. Sie sind nicht vollkommen, sie sind nicht selbstgenügsam und auch nicht ihrerseits nur da, um dem Kind eine perfekte Dualunion anzubieten (und wenn die Kinder zu einer solchen Illusion verführt werden, entsteht daraus, wie wir wissen, eine schwere Pathologie; vgl. Chasseguet-Smirgel 1981). Damit ist aber die Möglichkeit zu einer vollkommenen Spiegelung im Erleben des Kindes zerstört; diese Begrenzung schafft die Bewegung des Begehrens, das sich zwar immer neu durch Spiegelungen identifizieren möchte, wobei diese Spiegelungen aber immer misslingen.

Die Konsequenzen dieser Auffassung will ich nochmals betonen:

1. Das Spiegelbild ist ein narzisstisches Bild des Körpers.
2. Die Erfahrung eines einheitlichen Körpers entsteht über die Verinnerlichung von Spiegelbildern; sie ist nicht triebhaft erlebbar oder biologisch abgesichert, sondern imaginär.
3. Als Spiegelphänomen ist die Bewahrung der körperlichen Integrität an Begegnungen gebunden; das imaginäre Bild des Körpers ist dadurch sozial determiniert und unterliegt sozialen Einflüssen.
4. Das Spiegelstadium ist nicht rückgängig zu machen, es trennt Körpererfahrung in ein Vorher und Nachher. Beide Bereiche sind jedoch nicht voneinander abgeschottet, sondern sie greifen ineinander. Die früheren

> Körperbilder, die jetzt als unbewusste Körperbilder bezeichnet werden können, realisieren sich nicht unmittelbar, ohne dass sie entstellend oder verstellend ins narzisstische Körperbild integriert würden.

»Das Ich ist nicht Herr im eigenen Hause.« Das gilt eben auch für das Körper-Ich. Die unbewussten Körperbilder durchkreuzen die Selbstvorstellung des Körpers immer wieder, ebenso wie das Unbewusste die Sprache z.B. in den Fehlleistungen immer neu durcheinanderbringt. Es gibt keine körperliche Begegnung, die nicht durch die Körper-Ich-Vorstellung, durch die Spiegelerfahrung, durch den Narzissmus (wie immer man sagen will) gebrochen wäre, ebenso wenig wie es ein Gespräch von Unbewusstem zu Unbewusstem gibt.

Wie nun hängen die drei Dimensionen des Körperbildes zusammen? Wir können von einem Dreiecksverhältnis zwischen Spiegelbild und unbewusstem Körperbild und Körperschema sprechen; keine der drei Bestimmungsgrößen kann ohne die beiden anderen gedacht werden, alle drei Erfahrungsdimensionen verweisen aufeinander. In Fällen psychischer Krankheit können die Erfahrungsdimensionen allerdings auseinandertreten und zueinander in Widerspruch geraten. Das will ich kurz andeuten.

Schon frühzeitig wurde in der psychiatrischen Forschung das »signe du miroir«, das Spiegelzeichen, als pathognostisch für die *schizophrenen Störungen* angesehen. Die Ich-Diffusion des Schizophrenen ist auch eine, die das Körper-Ich erfasst; der Kranke erkennt sich im Spiegel kaum wieder, der Anblick des eigenen Körpers im Spiegelbild wird deshalb immer neu gesucht. Der Kranke hat kein stabiles imaginäres Körperbild, er braucht den Spiegel, um sich immer wieder einer Ganzheitlichkeit seines Körpers zu vergewissern. Wenn das verinnerlichte Spiegelbild aber fehlt, ist dieser schizophren reagierende Patient in der Begegnung mit anderen der Inszenierung von unbewussten Körperbildern ausgeliefert, die sich in der Begegnung immer neu aktualisieren und nicht durch ein einheitliches Körperbild entaktualisiert werden können.

In zwanghaften Formen des *Bodybuildings* erscheint das komplementäre Extrem. Es stellt den Versuch dar, über eine Modellierung des eigenen Körpers ein ideales Selbst zu schaffen; hier wird die Spiegelerfahrung gleichsam übertrieben und als einzig mögliche Körpererfahrung gesetzt (vgl. Küchenhoff 1983; Kirchhoff 1980). Die unbewussten Körperbilder werden hier verdrängt und das Spiegelbild des Körpers überbesetzt. Das Bodybuilding als Sportart ist an eine besondere Wettkampfsituation gebunden; der Wettkampf ist kein Kräftemessen mit einem anderen, vielmehr wird der vorher durch Training und

Diät konstruierte Körper den Blicken des Publikums und denen der Richter zur Schau gestellt. Die Identität wird hier ganz ursprünglich aus der Spiegelung der Blicke zu sichern gesucht. Der Bodybuilder macht sich gewissermaßen nichts vor und inszeniert das spekuläre Spektakel offen, das andere eher verdecken. Ehrlich aber auch deshalb, weil das Bodybuilding den gesellschaftlichen Narzissmus auf die Spitze treibt und dadurch entlarvt. Im Bodybuilding hält sich die narzisstische Gesellschaft den Spiegel selbst vor.

Ein Aspekt *hypochondrischer Störungen* scheint mir zu sein, dass bei den Patienten die unbewussten Körperbilder und das Körperschema gleichsam miteinander vertauscht werden, und zwar im Dienste der Abwehr der triebhaften Körperbilder. Hypochondrische Patienten schreiben die narzisstische Beeinträchtigung, die sie erleben, einem verletzten Körperschema zu, eine Beeinträchtigung, die meiner klinischen Erfahrung nach aus extrem negativen kommunikativen Körpererlebnissen in frühster Kindheit, also durch Ausbildung sehr negativer unbewusster Körperbilder zustande kam. Hypochondrisch kranke Menschen versuchen nun, in der Person des Arztes einen Spiegel zu haben; der Arzt soll ihnen die Gesundheit zurückspiegeln und dadurch der Garant eines heilen Körperbildes werden. Dieser Versuch muss natürlich misslingen, gerade wegen dieser Verwechselung unbewusster Körperbilder und des Körperschemas, da der Arzt nur für das Körperschema, nicht aber für die Körperbilder zuständig ist.

Bei bestimmten *psychosomatisch-alexithymen* Patienten erscheint die ganze Bewegung von unbewusstem Körperbild, Körperschema und Spiegelerfahrung stillgestellt zu sein. Manche psychosomatische Patienten scheinen alle drei Dimensionen miteinander zu identifizieren, dabei werden alle drei Dimensionen nach dem Modell des Körperschemas behandelt, die unbewussten Körperbilder gehen dann über den physiologisch erlebten Körper nicht hinaus, die Spiegelerfahrungen bleiben ebenfalls auf einer Ebene des Körperschemas stehen, da alle Menschen als völlig gleich angesehen werden, also immer nur das gleiche Schema auch des eigenen Körpers zurückspiegeln. Durch diese Überbetonung des Körperschemas entsteht der sprachlose Körper von psychosomatisch reagierenden Patienten; das Körperschema ist die einzige Dimension, die ohne kommunikative Erfahrung auskommt, die Überbetonung des Körperschemas führt dazu, dass der Körper aus den intersubjektiven Dimensionen isoliert wird.

Entsprechend den verschiedenen Relationen von Körperschema, unbewusstem Körper- und Spiegelbild hat die Therapie der verschiedenen Störungen eine jeweils andere Zielsetzung. In der Therapie vieler schizophrener Patienten muss die Einheit eines narzisstisch besetzten Körperbilds erst geschaffen werden; die therapeutische Arbeit daran zielt also darauf ab, dass der Patient stabile Repräsentanzen seiner körperlichen Einheit entwickeln kann, sodass er erleben kann, dass er dem anderen als zeitlichräumlich beständiger Körper entgegentritt, der nicht nur immer in die Fragmente eines »zerstückelten Körpers« (Lacan 1975a; Pankow 1974) zerfällt.

Bei der Therapie des (klinisch auffallenden, exzessiven) Bodybuildings ebenso wie bei anderen narzisstischen Überbesetzungen des Körpers lässt sich das therapeutische Ziel genau komplementär beschreiben: nämlich die unbewussten Körperbilder lebendig werden zu lassen, die zwar zunächst den idealen Entwurf des Spiegelbildes infrage stellen oder zerstören, deren Integration aber schließlich zu einer Festigung des Identitätsgefühls beiträgt.

Die therapeutische Strategie bei den hier beschriebenen Formen psychosomatischen Leidens muss auf beide (unbewusste und narzisstische) Körperbilder gerichtet sein, die als solche erst von der Repräsentanz des Körperschemas differenziert werden müssen. Es ist dann wichtig, zugleich die narzisstische Besetzung des eigenen, unvergleichbaren Körperbilds zu stärken und die unbewussten Körperbilder herauszuarbeiten.

Mithilfe der Unterscheidung von unbewusstem Körperbild und Spiegelbild des Körpers lässt sich auch ein Kriterium für Therapieindikationen formulieren. Je nachdem, ob die narzisstische Dimension therapeutisch verstärkt werden soll oder nicht, wird der optische Sinnesbereich, zugleich aber auch überhaupt die physische Präsenz des Therapeuten, mehr oder weniger wichtig sein, an der sich die narzisstischen Körperbilder erst strukturieren können. Das psychoanalytische Setting dient dazu, das Hören gegenüber dem Sehen zu stärken; auch das Ohr dient der Widerspiegelung der Welt, aber in einer weniger eindringlichen und weniger identifizierenden Weise.

Ich erinnere an Ovids Narziss-Mythos, dem die Psychoanalyse doch sehr viel verdankt. In ihm wird dargestellt, dass Narziss sich in sein Spiegelbild verliebt und sich an dieser Spiegelung verzehrt, einfach deshalb, weil er sich von dieser Faszination durch das eigene Spiegelbild nicht mehr lösen kann. Weniger in Erinnerung ist uns vielleicht die Vorgeschichte des Mythos. Narziss wird von Echo, einer Nymphe, geliebt. Aber er weist diese Liebe zurück. Die Selbstvergewisserung im Medium des Akustischen trägt in sich den Makel der Unvollständigkeit, das Echo kann nicht vorgeben, alles zurückzuspiegeln, da es nur einen Teil der Worte wiederholen kann. Gerade wegen der Unvollständigkeit des Echos weist Narziss sie zurück. Echo überlebt Narziss, sie betrauert seinen Tod und bewahrt die Erinnerung an ihn auf, während die visuelle Spiegelung Narziss getötet hat, so wie jede narzisstische Spiegelung eine tödliche Erfahrungsdimension in sich trägt. Das Echo ist somit dasjenige Element, das die Erinnerung an Narziss aufbewahrt; auch der Dichter Ovid ist insofern Echo. Der Analytiker tut gut daran, eher Echo als Spiegel zu sein, der Mythos erweist es.

Otto Fenichel hat zu diesem Thema einen sehr eindrucksvollen Aufsatz geschrieben, der den Titel »Schautrieb und Identifizierung« trägt (Fenichel 1935). Er stellt den Schautrieb als Analogon der oralen Einverleibungstendenzen dar, ausgehend von Redewendungen wie »mit den Augen verschlingen«. Wesentlich ist dabei, dass der Schautrieb dazu dient, sich sehr schnell mit dem gesehenen Objekt zu identifizieren und es zu verinnerlichen. Dies ist auch der Vorgang bei der Spiegelerfahrung, in der eine Identifikation und eine Verinnerlichung mit dem eigenen Spiegelbild stattfinden. Das visuelle Körperbild ist ein Körperbild, das aus der Identifikation mit dem Spiegelbild resultiert, das heißt aus der Identifikation mit der anderen Person im Spiegel.

Ich komme wieder auf den Analytiker zurück; er kann nicht gesehen werden, er kann nicht so schnell zum optisch aufdringlichen Identifikationspunkt werden, der zu einer nur narzisstischen Abstützung des Analysanden verinnerlicht wird. Dies aber scheint mir die Gefahr bei Körpertherapien zu sein, auf die ich nun zurückkommen möchte. Es ist auffallend, dass es gerade im Bereich der Körpertherapien viele Meister und Gurus gibt, die zur Identifikation geradezu einladen. Der Körpertherapeut gerät leicht in die Position eines omnipotenten Gegenübers und übt so durch seine körperliche Präsenz einen Identifizierungs- und Spiegelungsdruck aus. Mit der Unterscheidung von unbewussten Körperbildern und visuellem Körperbild lässt sich die Gefahr gut verdeutlichen, die mit Körpertherapien in diesem Sinne zusammenhängen. Durch die sie kann es eine narzisstische Stabilisierung des Körperbildes geben, ohne dass die unbewussten Körperbilder bearbeitet wurden. Wenn es jedoch therapeutisch angestrebt wird, das narzisstische Körperbild zu stabilisieren, ist umgekehrt die Analyse eine Gefahr, weil sie die unbewussten Körperbilder provoziert, die dann aus der Einheitserfahrung des narzisstischen Körperbildes zu entgleiten drohen, indem sie sich verselbstständigen.

Exkurs: Blick, Körper, Identität

Der Blick und das Sehen, also der optische Sinnesbereich, spielen für die Einheitserfahrung des Körperbildes tatsächlich eine ausgezeichnete Rolle. Die verschiedenen Sinnesqualitäten sind nicht gleichrangig, die des Riechens,

Spürens, Hörens sind dem affektiv leiblichen Geschehen der unbewussten Körperbilder offensichtlich näher, während der Blick sehr stark mit Narzissmus und Identität zu tun hat. Die Sprachmetaphorik weist hier einen Weg: Ich mache mir ein Bild von einer Sache (und nicht einen Ton), ich bin im Bilde, ich sehe vor meinem geistigen Auge etwas etc. Dass die visuelle Sphäre viel mit Identität zu tun hat, weist auch die Geistesgeschichte der Neuzeit aus; die philosophischen Paradigmen der Erkenntnistheorie oder Phänomenologie basieren vorwiegend auf optischen Metaphern, die zur Beschreibung des erkennenden Ichs oder der Perspektivität herangezogen werden; auf diese Prädominanz des Okularen hat Ulrich Sonnemann (1987, 1991) immer wieder kritisch aufmerksam gemacht. Bei Freud findet sich die optische Metaphorik ebenfalls. Er spricht von Erinnerungs- oder von Vorstellungsbildern (nicht von Erinnerungstönen bspw.). Er vergleicht den psychischen Apparat mit einem Mikroskop – ebenfalls eine visuelle Metapher.

Nun lassen sich, wenn man auf diesen Zusammenhang aufmerksam geworden ist, spannende Entdeckungen machen. Sehr interessant in diesem Zusammenhang ist das Buch *Der Spiegel* von Jurgis Baltrusaitis (1986), eine Geschichte des Spiegels – eine historische Untersuchung von technischen Entwicklungen von Spiegeln und zugleich eine historische Untersuchung der Theorien über den Spiegel. Ein Ergebnis der Studie ist, dass die Vorstellungen von personaler Identität, Persönlichkeitskonzepten und Individualitätsannahmen sich zumindest zeitlich parallelisieren lassen zur technischen Entwicklung und dem Gebrauch von Spiegeln.

Sabina Spielrein (1931) hat eine empirische Untersuchung zur Körpervorstellung von Kindern der verschiedensten Altersgruppen durchgeführt. Sie hat den Kindern aufgetragen, ihren Körper mit offenen und geschlossenen Augen zu malen. Sie findet zum Teil große Übereinstimmungen zwischen den Bildern, die mit und ohne Augenkontrolle gemalt worden sind. Aber es gibt eine bedeutsame Differenz: Die mit geschlossenen Augen gemalten Körper sind nicht ganzheitlich, die Glieder hängen miteinander und mit dem Rumpf nicht zusammen. Jean Piaget, der bekanntlich bei Spielrein eine Analyse gemacht hat, hat dieses Phänomen eingehend untersucht und als Juxtaposition bezeichnet (Piaget 1974). Je jünger die Kinder sind, umso juxtaponierter sind die Körperzeichnungen, auch die, die mit geöffneten Augen entstanden sind, sodass die Körperbilder ganz kleiner Kinder denen gleichen, die ältere Kinder mit geschlossenen Augen gemalt haben. Diese Untersuchung liest sich wie ein empirischer Beleg für den Zusammenhang von Blick und körperlicher Ganzheits- bzw. Identitätsvorstellung.

Der Zusammenhang zwischen Spiegelbild des Körpers und gesellschaftlichen Einschreibungen lässt sich auch und gerade in den letzten 150 Jahren feststellen. Ich habe soeben auf den Vorgang der Identifikation mit Bildern hingewiesen, die verinnerlicht und Teil der psychischen Struktur werden. Gerade die Analyse der Sehwelt eignet sich beispielhaft dazu, den Einfluss gesellschaftlicher Prozesse auf das Schauen und den Blick zu artikulieren. Durch die Entwicklung optischer Medien, von der Fotografie und dem Film bis hin zu Computerspielen, sind in den letzten 150 Jahren Bilder demokratisiert und universalisiert worden, sie wurden aber zugleich manipulierbar und eigenständig in dem Sinne, dass sie sich von den Objekten, von den Umweltreferenten emanzipiert haben. Durch die technische Entwicklung sind die imaginären Welten autonom geworden; wir können uns von der Bilderflut, die uns umgibt, nicht mehr loslösen (vgl. Kleinspehn 1988; Hauschild 1982). Die medial vermittelten Bilder stehen neben oder sogar anstelle der Objekte, Spiegelerfahrungen beziehen sich nicht nur auf die Objekte, sondern auch auf diese Bilder, die für Introjektionsvorgänge zur Verfügung stehen (vgl. Küchenhoff 1990).

Hilfreich könnte hier sein, auf das Konzept von Paul Parin (1978) über Anpassungsmechanismen zurückzugreifen und es weiterzudenken. Parin hatte verschiedene unbewusste Anpassungsvorgänge an die Gesellschaft beschrieben, von denen ich nur die Identifikation mit der Rolle herausgreifen möchte. Möglicherweise ist dieser Prozess weiter fortgeschritten. Ich vermute, dass es nicht mehr nur um Identifikation mit Rollen geht, als deren Träger ja immer noch Personen fungierten, sondern dass es auch um Identifikationen mit von vornherein imaginären Erfahrungswelten geht, die vor allem das Bild der körperlichen Identität beeinflussen und bestimmen. Als ein Beispiel wäre der Einfluss der Pornografie auf sexuelle Phantasien und auf die Selbstbilder des nackten Körpers zu diskutieren. Es könnte sein, dass in der Psychoanalyse zu schnell das unbewusste Körperbild analysiert wird, jedoch die Unterwerfung unter solche medial verbreiteten optischen Ich-Ideale vernachlässigt wird.

Ich gehe ganz kurz auf ein klinisches Beispiel ein: Vor einiger Zeit ist zu mir eine Patientin mit einem Analysewunsch gekommen. Diese Analyse ist jedoch langfristig nicht zustande gekommen und ich habe mich nachträglich gefragt, warum die Patientin von ihrem Wunsch Abstand nahm. Sie hatte sich über zu starke Körperbehaarung beklagt, deretwegen sie sich schäme und die zu einer phobischen Vermeidung sexueller Kontakte, aber auch von Schwimmbadbesuchen führte, also zur Vermeidung jeder Situation, die mit der Exposition ihres Körpers verbunden war. Ich hatte ihr Problem als Triebabwehrkonflikt verstanden, vor allem als Verleugnung starker Exhibitionswünsche, die aus der Biografie der Patientin verständlich würden. Möglicherweise habe ich eine entscheidende Dimension übersehen, nämlich wie sehr die Patientin sich einem gesellschaftlich oktroyierten optischen Ich-Ideal unterworfen hatte; vielleicht hätte ich besser die Introjektion dieses Ich-Ideals zu Beginn bearbeitet, sodass es der Patientin selbst langsam möglich geworden wäre, zu den eigenen unbewussten Körperbildern vorzudringen, vielleicht hätte sie dann die Therapie besser wagen können.

In diesem Zusammenhang sei an ein Märchen erinnert; es handelt sich um Hans Christian Andersens Märchen *Des Kaisers neue Kleider*. Der Kaiser und mit ihm ein ganzes Volk fallen zwei Betrügern zum Opfer, die viel Geld damit verdienen, imaginäre Kleider zu weben und dem Kaiser zu verkaufen. Aus Angst und um sich nicht zu blamieren, werden die nichtexistenten Kleider, die der Kaiser anprobiert, von allen Untergebenen, auch vom Kaiser selbst, gelobt, der sich ebenfalls nicht blamieren möchte. Niemand traut sich, die Nacktheit des Kaisers anzusprechen, sodass die groteske Situation entsteht, dass der Kaiser ebenso feierlich wie nackt durch die Straßen läuft und seine Lakaien ihm eine imaginäre Schleppe tragen. Endlich spricht ein kleines Kind den erlösenden Satz aus: »Aber er hat ja nichts an.« Das Märchen berührt, weil es eine Utopie, möglicherweise eine Utopie nach rückwärts darstellt: Die gesellschaftliche Furcht verschließt allen den Mund, obwohl – hier liegt die Utopie – die Augen richtig wahrnehmen. Der Prozess des gesellschaftlichen Einflusses erscheint im Vergleich zum Märchen fortgeschritten zu sein. Die Vergesellschaftung ist nicht mehr nur vorstellbar als eine, die den Mund verschließt und die Wahrnehmung unangetastet lässt. Man möchte das Märchen umschreiben (dann wäre es allerdings kein Märchen mehr), nämlich so, dass die Wahrnehmung selbst von den gesellschaftlichen Bedingungen affiziert wird. Dieses neue Märchen wäre dann z.B. ein Märchen von »des Bürgers neuer Nacktheit«. Es würde nicht von der Illusion der Kleidung handeln, sondern von der Illusion der Nacktheit: Der andere wird als nackt da wahrgenommen, wo sich pornografische Bilder, Kosmetika, Gerüche etc. als zweite, dritte, vierte Haut oder Kleidungsschicht um ihn gelegt haben. Aufgabe der Psychoanalyse wäre dann die Entkleidung des nackten Körpers, bevor seine Begehrensstrukturen überhaupt untersucht werden können.

Zum Schluss gebe ich einen Einblick in die praktische Arbeit am Körperbild innerhalb von Psychoanalysen bzw. Psychotherapien. Dabei muss einschränkend vorausgeschickt werden, dass sich in den folgenden Beispielen die Körperbilder nur im Geschehen von Übertragung und Gegenübertragung darstellen. Es gibt andere Zugangswege zum Körperbild; eine Chance von künstlerischer oder handwerklicher Tätigkeit ist es, an den Projektionen von Körperbildern auch da arbeiten zu können, wo der Sprachbereich dafür nicht ausreicht oder die unmittelbare Begegnung zu gefährlich wird. Daher haben vor allem Kinderanalytiker und Psychosentherapeuten Medien benutzt, die von Patienten als Projektionsschirme ihrer Körperbilder benutzt werden. Beide nun vorzustellende Patienten leiden an psychosomatischen Symptomen, die aber in sehr unterschiedlicher Weise in die Körperbilder integriert sind. Während im ersten Beispiel wechselnd am narzisstischen und am unbewussten Körperbild gearbeitet werden kann, ist dies im zweiten Fall nicht möglich.

Patient 1

Herr A litt drei Jahre lang, bevor er in Analyse zu mir gekommen ist, unter massiven atypischen Gesichtsschmerzen der linken Gesichts- und Kopfhälfte bis zum Ohr. Neurologische und zahnmedizinische Maßnahmen waren ohne Auswirkung geblieben. Die Gesichtsschmerzen waren erstmals aufgetreten, als Herr A sich erstmals fest an eine Frau band und mit ihr auch zum ersten Mal Verkehr hatte.

Ich fand in unserem ersten diagnostischen Gespräch den Patienten sehr gewinnend, vielseitig in seinem Nachdenken und seiner klug reflektierenden Art, zugleich aber war eine narzisstische Seite an ihm zu bemerken, wo er sich im Gespräch stark ausbreitete und einen durch die Fülle des Materials manchmal auch erstickte.

Ich will in aller kürzester Form die Lebensgeschichte streifen. Er stammt väterlicherseits aus sehr wohlhabenden Verhältnissen. Der Vater musste nie für seinen Lebensunterhalt arbeiten, da eine übermächtige Mutter, die Großmutter des Patienten, alles bestimmte und den Reichtum der Familie verwaltete. Die Eltern des Patienten haben sich nicht verstanden und sich getrennt, als der Patient fünf Jahre alt gewesen ist. Die Mutter wird vom Patienten als eine Frau geschildert, die eine schwarze Pädagogik ausübt, die einen ungeduldigen und strengen Erziehungsstil hat; die Überforderung dieser Mutter durch die Trennung vom Mann wird deutlich: Sie geht nie wieder eine Partnerschaft ein. Der Patient ist das mittlere von drei Kindern. Er hat zwei Schwestern, von denen er fasziniert ist, denen er sich eng und inzestuös verbunden gefühlt hat, die ihm aber zugleich Angst machen wegen ihrer Verführungskräfte. Beide Schwestern verlieben sich erfolgreich in ihre Lehrer.

Der Gesichtsschmerz ist dem Patienten unerklärlich, er fasst ihn als Geschick auf, als eine Bürde, die er im Leben zu tragen hat. Schnell aber, als er auf die Suche nach seinen Vorstellungen vom Gesichtsschmerz geht, berichtet er Folgendes: Er sei als Zangengeburt auf die Welt gekommen, die eine linke Gesichtshälfte sei ihm durch die Zange zerdrückt worden, sodass einige Wochen nach der Geburt das Gesicht hätte operiert werden müssen. Es war also hier zunächst an eine geburtstraumatische Schädigung des Körperschemas zu denken gewesen. Interessanterweise stellte sich im Verlauf der Analyse heraus, dass diese Geburtskomplikation eine Phantasie des Patienten war, eine imaginäre Körperphantasie, ein spekuläres Körperbild, das darin bestand, schon von Geburt an geschädigt und von der Mutter verletzt worden zu sein. Die Operation war eine verfälschende Rückprojektion gewesen, wie der Patient durch Nachforschen herausfand. Er hatte eine Polypenoperation im Alter von dreieinhalb Jahren durchgemacht, bei der das Gesicht aber gar nicht verletzt worden war.

Ich berichte nun einen Traum, den dieser Patient zu einem späteren Zeitpunkt der Analyse hatte. Der Hintergrund dieses Traumes kann nur umrissen werden, es ist ein Traum nach einer Urlaubsunterbrechung der Therapie, zu diesem Zeitpunkt plant der Patient außerdem eine kurze Reise gemeinsam mit seiner Mutter, wobei er betont, dass es ihm egal sei, ob seine Freundin mitfahre oder nicht. »Es ist ein Familientreffen, ich bin in einem großen Saal, in einer Art Umkleidezimmer. Ich schaue in einen Kleiderschrank, ich weiß nicht, was ich anziehen soll, ich entscheide mich schließlich, nicht zum Familienessen zu gehen. Ich ziehe eine orange karierte Hose an, dann gehe ich in die Stadt, es ist Heidelberg, ich laufe durch die Hauptstraße. Als ich von meinem Spaziergang zurückkehre, kommt die Feiergesellschaft auf mich zu, die einen Verdauungsspaziergang macht. Ich sehe meine Mutter, die Mutter haut mir plötzlich mit einem Schirm oder einem Stock, der eigentlich meinem Vater gehört, auf den Kopf oben drauf. Ich wusste nicht, wie mir geschah. Sie meinte dann: ›Halt's Maul, so kannst du nicht mit mir reden.‹ Dann trennten wir uns. Plötzlich stehen in der Hauptstraße zwei riesige eiserne Tore, die schnell zugehen. Ich kann noch ganz schnell herausrennen, bis die Tore endgültig zufallen. Alle anderen sind dann auf der anderen Seite.«

Ich zitiere diesen Traum, weil er gleichsam zusammenfassend die unbewussten Körperphantasien darstellt, die sich in das Körpersymptom des Gesichtsschmerzes hinein verdichtet haben. Der Gesichtsschmerz ist eine Strafe, dargestellt durch den Schlag auf den Kopf. Zunächst erscheint hier erneut das imaginäre Körperbild, das sich so äußert: Die Mutter ist daran schuld, dass ich an meinem Kopf verletzt bin. Zugleich scheint auch die Geburtsphantasie im Traum wieder aufzuleben, wenn wir an die sich schließenden Tore denken, denen der Patient gerade noch ausweichen kann. Sie scheinen die Bilder einer Geburt zu repräsentieren, bei der sich der Patient kaum noch aus dem Geburtskanal befreien kann. Neben diesen Bildern aber ist im Traum zugleich die triebhafte Körperlichkeit des Patienten vertreten, nämlich sein Wunsch nach Autonomie und Durchsetzung dieser Autonomie (im Traum die orange karierte Hose als Provokation). Die Mutter ist beim Fest des Vaters eingeladen und sie hat den Stock des Vaters in der Hand. Die Mutter ist im Traum – wie übrigens auch im Leben, die Eltern haben sich zwar scheiden lassen, haben sich aber innerlich wohl nie voneinander gelöst – der Statthalter des ödipalen Vaters, sie vertreibt den Sohn aus dem ödipalen Paradies, die zuschlagenden Torflügel repräsentieren auch Strafandrohungen für die ödipalen Phantasien. Die verschiedenen Bedeutungsdimensionen, die im Traum aufscheinen, sind Bestandteil der Arbeit in der Analyse gewesen. Im Traum sind diese verdichteten Bedeutungen zusammengedrängt. Das Körpersymptom des Gesichtsschmerzes spricht eine Sprache, die zugleich eine Sprache der narzisstischen und der unbewussten Körperbilder ist.

Patient 2

Herr B leidet seit zehn Jahren an schmerzhaften Diarrhoen im Rahmen eines Morbus Crohn. Er kommt seit eineinhalb Jahren zur Psychotherapie, um mit der Krankheit besser umgehen bzw. neue Schübe vermeiden zu können. Der Patient ist in einer undurchdringlichen Weise perfekt gekleidet, es stimmt immer alles äußerlich an ihm. In meiner Gegenübertragung erlebe ich mich selbst als unsauber, mir fallen vorher völlig unbemerkte Flecken auf meinem Hemd auf. Mimik und Gestik sind immer gleichbleibend freundlich, aber ohne Modulation, egal worüber er spricht. Und er spricht in einem fort, wenn ich nicht unterbreche, läuft sein Sprechen im Kreis, er wiederholt sich, mir drängt sich das Bild einer Schallplatte auf, die einen Kratzer hat und deshalb in der Rille zurückspringt.

Meist kreisen die Berichte um die beiden Grundbefürchtungen des Patienten:

1. Er vermutet bei der Freundin, mit der er jetzt ein Jahr zusammen ist, überall Zeichen nachlassender Liebe; wo immer sie Schritte in eine eigene Selbstständigkeit unternimmt, befürchtet er, hart und plötzlich fallengelassen zu werden. Er muss sich ihrer ständig vergewissern, weshalb er

drei bis vier Mal in der Woche mit ihr schläft – die Zahl ist ihm wichtig, die Häufigkeit des Verkehrs ist ein Garantieschein für den Besitz der Freundin. Er selbst ist beim Verkehr nur mit der eigenen Funktionstüchtigkeit befasst; er möchte von mir Richtwerte wissen, Zahlenangaben, was normal ist, ich müsste doch Sexualstatistiken kennen.

2. Die andere Grundbefürchtung richtet sich auf den Arbeitsplatz, wo er sich ständig übervorteilt fühlt. Im Betrieb, so beschreibt er seinen Arbeitsplatz, herrschen inkompetente Angestellte, die das Arbeiten nur vortäuschen, die ansonsten aber Intrigen spinnen, bei denen regelmäßig Kollegen und besonders die Frauen unter ihnen bevorzugt werden.

Ich erfahre keine Träume und habe kaum irgendeine Information aus seiner Lebensgeschichte. Eigentlich gibt es keine historische Eigenzeit oder eine erlebte Biografie. Zu Hause ist schon immer alles so gewesen wie jetzt auch. Er lebt immer noch als Einzelkind bei den Eltern, die konfliktfrei und harmonisch miteinander leben und zweimal in der Woche Verkehr haben, auch hier zählt er mit.

Als er acht Jahre alt war, so hat sich im Verlauf der Behandlung ergeben, hat die Mutter einen zweiten Sohn zur Welt gebracht, der allerdings kurz nach der Geburt starb. Die Mutter habe man daraufhin schonen müssen. Mehr kommt dazu nicht. Der Vater sei vor Jahren auf einer Kur gewesen und habe eine Frau kennengelernt, allerdings ohne mit ihr zu schlafen. Nach seiner Rückkehr hätten Mutter und Sohn ihn gemeinsam zur Rede gestellt und ihm das Ausscheren unmissverständlich verboten; seither sei wieder alles ruhig zu Hause.

Sein Leben ist darauf ausgerichtet, Überraschungen zu vermeiden. Er sichert sich durch eine strikt durchgehaltene Routine ab. Ich werde in der Übertragung auf eine Funktion hin festgeschrieben; ich muss seine Befürchtungen hören, annehmen und irgendwie entschärfen. Einen anderen Einfluss gewährt mir der Patient nicht.

Wo liegt die Körpererfahrung des Patienten? Sie ist repräsentiert in der fortlaufenden, nicht endenden Sprache im schallplattenartig vorgetragenen Text der Stunden, sie ist ebenso in der perfekten Kleidung repräsentiert, die keine Variation und Nachlässigkeit kennt: Das Körperbild des Patienten ist das eines maschinellen Körpers, eines Körpers, der mechanisch funktioniert, selbst im sexuellen Erleben, bei dem es nur um Funktionstüchtigkeit geht.

Autos spielen für den Patienten eine große Rolle, er betont an seinem Wagen die Leistungsstärke, aber Autos funktionieren im Prinzip ja auch alle gleich und unterscheiden sich nur durch die PS-Stärken. Das Auto wird Repräsentant dieses mechanischen Körperbildes. So werden die unbewussten und spekulären Körperbilder des Patienten abgespalten, er reduziert seinen Körper auf diesen maschinellen Körper, auf ein mehr oder weniger gut funktionierendes Körperschema. Dadurch kann er sich leicht mit anderen vergleichen. Das Körperschema ist bei allen Menschen prinzipiell gleich. Ähnlich wie bei den PS-Zahlen muss man dann nur noch die Leistungsstärke der Körper miteinander vergleichen, die Verbindung mit anderen Menschen ist dann eine mechanische Verbindung.

Am Anfang der Therapie wurde das Darmsymptom ganz analog dem übrigen Körper behandelt, es wurde zwar ängstlich registriert, aber als ein Versagen im Getriebe, ein mechanisches Problem gesehen. Mittlerweile betont der Patient, dass sein Darm zu ihm spreche. Wenn es Probleme mit der Freundin gibt, dann spürt er seinen Darm – oder eigentlich umgekehrt: Er spürt seinen Darm und überlegt dann, dass es Probleme in der Beziehung geben könnte, oder er hat häufigeren Durchfall und überlegt sich, ob er sich im Geschäft besser durchsetzen muss, er wird dann aktiv, reicht Anträge auf finanzielle Höhergruppierung ein usw. Es ist interessant zu sehen, dass die Symptomatik auf diese Weise eine psychische Bedeutung erhält, während der übrige Körper noch als ausdruckslos und mechanisch erlebt wird.

In dieser sekundären Sinngebung von Körpersymptomen liegt die Chance für die Progression des Patienten. Im Übrigen ist der auf das Körperschema reduzierte Körper ein Körperbild, das von den unbewussten Körperbildern, den spekulären Körperbildern abgespalten ist. Hier wird der Körper auf eine Sprachlosigkeit reduziert; in dieser alexithymen Weise des Umgangs mit sich selbst liegt ein Abwehrsinn: Wenn alle Körper nur Körperschemata sind und sich alle Körper gleich sind, dann gibt es nur eine Realität, dann kann sich der Patient – ganz anders als der andere Patient – vor dem Einbruch von Phantasien schützen, indem die narzisstischen oder unbewussten Körperbilder verworfen werden. So ist der sprachlose Körper ein Kunstprodukt, ein Produkt der Abwehr.

5 Sehen und Gesehenwerden – Identität und Beziehung im Blick

Einleitung

Ein Bild des aus Basel stammenden Malers Hans Holbein d.J. ermöglicht es, schnell einen Weg in die Thematik zu finden. Es handelt sich um das Bild *Die Gesandten*, und meine Überlegungen verdanken sich zwei Quellen, dem auch in der deutschen Übersetzung sehr gut herausgegebenen großen Werk von Jurgis Baltrusaitis (1986) zur Kulturgeschichte des Spiegels und zugleich der Analyse des Schautriebs, wie sie Jacques Lacan (1964) vorgelegt und vor allem in seinem elften Seminar beschrieben hat.

Was also enthüllt sich in Holbeins Bild (vgl. Abbildung 1) dem Blick des Betrachters? Es gibt eine konventionelle Ebene, die leicht zu entschlüsseln ist und deren Symbole sich an den Kanon der Zeit halten. Wir sehen den weltlichen und den kirchlichen Gesandten, sie haben die Insignien ihrer Macht und ihres Ansehens um sich versammelt, die Zeichen des Wohlstands, die Zeichen überhaupt ihres Standes, aber auch Insignien der Wissenschaft und der Kultur. Alles ist in diesem Bild wohl geordnet, es strahlt eine ruhige, vielleicht etwas strenge Ausgewogenheit der geistigen und der weltlichen Macht aus. Die dargestellten Personen schauen den Betrachter an. Sie ringen nicht um seinen Blick, sie unterwerfen sich ihm nicht, sie begegnen ihm. Auch in diesem Kreuzpunkt der Blicke herrscht offenbar Ausgewogenheit. Damit könnte unsere Betrachtung des Bildes ihr Bewenden haben. Vielleicht aber gerade in diesem Moment – darauf hat Lacan Wert gelegt, dass wir in diesem Bild erst etwas sehen, wenn wir uns abwenden –, gerade im Es-sein-Bewenden-haben-Lassen, im Abwenden werden wir aufgerüttelt. Denn wir erfassen erst dann die verborgene Gestalt des merkwürdigen Gegenstandes im Vordergrund des Bildes; dieser zerteilt das Bild und stört den wohlgeordneten Gesamtzusam-

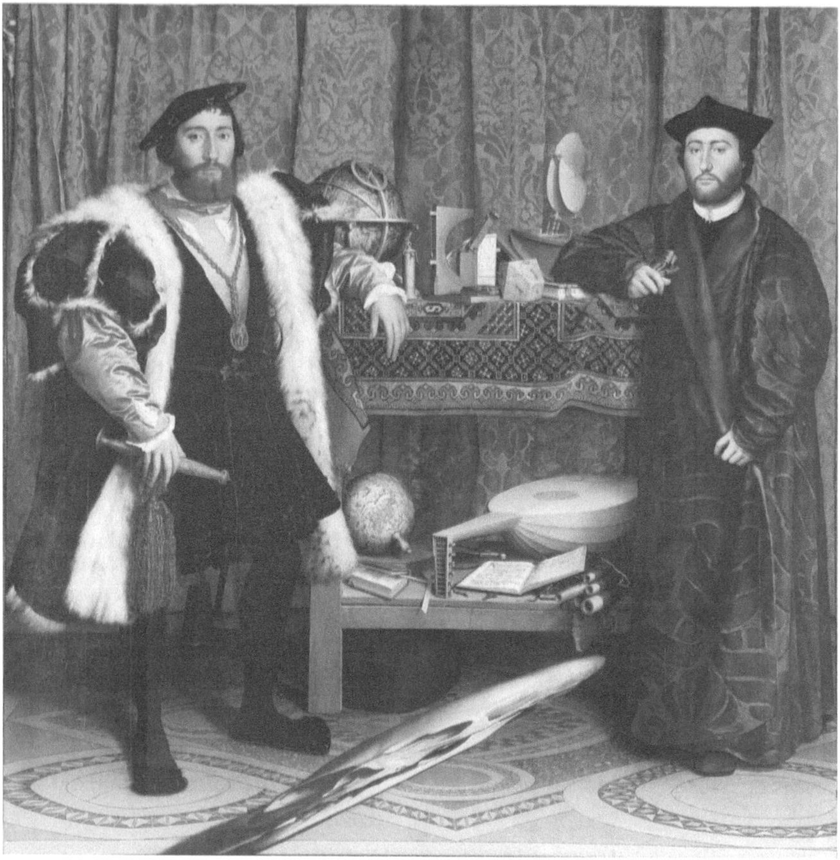

Abbildung 1: Hans Holbein d.J.: Die Gesandten (1533), Öl auf Holz, 206 cm x 209 cm

menhang, ein Holzscheit, ein Phallussymbol, was immer. In Wahrheit handelt es sich um eine der kunsthistorisch berühmtesten Anamorphosen, also eine durch die Spiegelung in einem zylindrischen Spiegel verzerrte Darstellung von nichts anderem als einem Totenschädel – sobald man dies weiß, erkennt man es sofort wieder; in das Bild ist ein Memento mori eingewoben, das mit aller Macht und Insistenz wirkt, sobald es uns mit einem kleinen Schrecken deutlich wird. Sobald wir es erkennen, verändern sich die Koordinaten, nein: es verändert sich der Blick, den wir auf die beiden Figuren und das Interieur werfen, in dem die beiden Protagonisten stehen. War der Blick vorher eher geneigt, anlässlich der wohlgeordneten Welt schnell das Interesse zu verlieren, wird er nun unruhig, richtet sich neu auf die nun fragwürdig gewordenen Details des Bildes. Mit dem Erscheinen des Schädelknochens tut sich eine Differenz auf, die radikalste überhaupt, der Tod, der dem Leben eingeschrieben ist – und diese Mangel- oder Differenzerfahrung strukturiert unseren Blick. Poetischer wäre es, wenn wir sagten, dass wir nun vom Totenschädel angeschaut werden – unser Blick wird entlarvt, der erste Blick war oberflächlich, zu schnell zufrieden, harmonisierend, leichtgläubig. Wir kommen nicht umhin, mit dem Perspektivenwechsel zugleich die eingespielten Perspektiven zu hinterfragen. Der Maler verbindet ein religiöses Motiv mit der Darstellung, es ist in verkleinernden Reproduktionen auch schwer zu sehen, ganz links oben in der Ecke ist ein kleines Kreuz angebracht. Kunsthistorisch wurde die Frage viel diskutiert, ob das Kreuz zu interpretieren ist als eine erneute Ruhestätte des Blicks, der unruhig geworden war. Hier geht es ausschließlich um eine Analyse des Sehens und Gesehenwerdens, und zwar unter dem Aspekt der in diesem Bild eindrücklich vorgestellten Differenzerfahrung.

I. Kleine Anthropologie des Blickes

An diese Bildbetrachtung lassen sich einige grundsätzliche Gedanken zu einer Anthropologie des Blicks gut anschließen, die die weiteren Überlegungen anleiten sollen; sie verdanken sich nicht in erster Linie psychologischen Theorien, sondern der philosophischen Phänomenologie, genauer gesagt denjenigen ihrer Ausführungen, in denen sie sich der Wahrnehmung und speziell dem Blick gewidmet hat.

1. Das Wechselspiel der Blicke, hier in der Betrachtung des Holbein-Bildes: Durch das Wechselspiel zwischen uns als Betrachtern und dem manifesten Hauptteil des Bildes, den Gesandten, stellt sich zunächst einmal eine Wechselseitigkeit her. Die Gesandten wenden uns ihren Blick zu, ebenso wie wir ihnen umgekehrt unseren Blick zuwenden. Blicke müssen einander nicht begegnen, aber wenn sie es tun, zwischen lebenden Menschen, schaffen sie einen Austausch: Anschauen und Angeschautwerden sind ein kommunikativer Prozess, der sich spontan, vor aller Reflexion, präreflexiv herstellt – der Blickkontakt ist Teil der leiblichen Kommunikation, die der amerikanische Sozialphilosoph George H. Mead (1973) »conversation of gestures« genannt hat.
2. Die Wechselseitigkeit im Blickkontakt kann im Kontakt mit Bildobjekten keine erfüllte Wechselseitigkeit sein, sie ist es auch zwischen Menschen

nicht. Blicke bleiben immer auf der Suche, die erfüllte Wechselseitigkeit ist ein Ideal oder eine Zielvorstellung, sie mag angestrebt sein, aber die Kommunikation der Blicke findet nur punktuell und temporär, also vorübergehend Ruhe und Erfüllung.

3. Der Blick ist ein Fernsinn, aber er ist nicht in dem Sinne fern, dass er emotional distanzierter bleiben müsste wie z. B. das Berühren. Mehr als jedem anderen Philosophen verdanken wir dem französischen Phänomenologen Maurice Merleau-Ponty eine Analyse leiblicher Verständigung und Bezogenheit. Merleau-Ponty geht davon aus, dass Sehen und Berühren vergleichbare Sinneswahrnehmungen ermöglichen; beide beruhen auf einer prinzipiellen Reversibilität. Indem ich berühre, werde ich berührt und spüre mich: Der Tastsinn ist offenbar der reversible Sinn schlechthin. Indem ich sehe, werde ich aber auch – zumindest prinzipiell – von den Dingen ergriffen, die ich sehe (Merleau-Ponty 1986). Es liegt eine merkwürdige Ambivalenz in unserem Vermögen zu sehen: Ein Blick kann sehr berühren, er kann aber auch Distanz schaffen. Im Blick ist ein Spannungsverhältnis, ein Spiel von Nähe und Distanz, von Annäherung und Entfernung enthalten.
4. Das Wechselspiel des Sehens und des vom Sichtbaren Ergriffenwerdens ist nicht einfach harmonisch. In der Überraschung, in der unerwarteten Konfrontation mit einem neuen Anblick werden Differenzerfahrungen möglich, so wie sie uns im Holbein-Bild durch den Totenschädel begegnet waren. Weil er von einem bestimmten Ort, aus einer bestimmten Perspektive ausgeht, entgeht dem Blick immer und notwendig etwas vom Sichtbaren. Dies ist ein weiterer Punkt, auf den Merleau-Ponty immer wieder hingewiesen hat. Der Blick kann sich, solange er diese konstitutive Unvollständigkeit akzeptiert, daraufhin erweitern, er kann forschen, neugierig werden. Die Frage ist immer, inwieweit der Sehende es erlauben, es zulassen kann, dass sein Blick sich vertieft, und ob er den Dingen erlauben kann, sich mit ihren Tiefendimensionen zu zeigen, sodass der einfache und vordergründige Eindruck, den der Blick zunächst erhascht, sich weiten kann und das Sichtbare den Blick verwandelt. Dann kann ich als Sehender von dem, das mich anschaut, überrascht werden, das Sichtbare kann das Bild von mir, es kann mich selber verändern. Im Kontext des Bildes gesprochen: Habe ich mich zunächst einmal in Identifikation mit den dargestellten Gesandten selbst als Gesandter fühlen können, so werde ich nach der Entdeckung des Totenkopfs von einem Schock erfasst, der nicht nur den Status der

Gesandten im Bild, sondern auch meinen eigenen als Betrachter infrage stellt.

5. Durch das, was ich sehe, verändere ich mich also, jedenfalls gilt dies prinzipiell. Das, was ich sehe, nehme ich in mich auf, es wirkt auf mich zurück, führt zu einer Veränderung, die auch etwas von einer »Veranderung« (Theunissen 1965) an sich hat, ich identifiziere mich mit dem, was ich sehe, und diese Identifizierung kann ganz unterschiedlich erlebt werden, als bereichernde Übernahme, aber auch als die eigene Persönlichkeit aushöhlende oder eindringende Fremdheit. Die Differenzerfahrung, die oben für die offene Begegnung mit dem Sichtbaren beschrieben worden ist, gilt erst recht von der zwischenmenschlichen Begegnung im Blickkontakt. Ich sehe nicht nur, ich werde auch gesehen, ich spüre den Blick der anderen auf mir. Jean-Paul Sartre hat in seinem philosophischen Hauptwerk *Das Sein und das Nichts* den Blick des Anderen in seiner Wirkung, der Entmächtigung des eigenen Blicks, beschrieben: Durch die Gewissheit, angeschaut zu werden, blutet die eigene Welt, die vorher unangefochten auf die eigene Person zentriert war, gleichsam aus, so die drastische Formulierung bei Sartre (1943). Die privilegierte Zentralposition als Wahrnehmungsmittelpunkt geht verloren.
6. Dieser Verlust kann noch radikaler gedacht werden, die Erfahrung des Anderen, der in meinem Blick erscheint, kann immer dann, wenn das Elend eines unverstellt leidenden Menschen uns betrifft, grundsätzlich und radikal werden. Diesen Aspekt hat der jüdische Philosoph und Religionswissenschaftler Emmanuel Levinas ausgearbeitet. Ähnlich wie für Merleau-Ponty ist auch für Levinas die unmittelbare Sinnlichkeit in der leiblichen Begegnung entscheidend, gerade auch der Gesichter, die einander anschauen. Auch er geht davon aus, dass »das Bewusstsein immer verspätet [ist] beim Rendez-vous mit dem Nächsten« (Levinas 1983, S. 282). Levinas betont wie Merleau-Ponty die Verschränkung leiblicher Wahrnehmungen vor aller objektivierenden Distanz, das wechselseitige körperliche Aufeinander-eingestimmt-Sein geht der Objektwahrnehmung voraus. Aber Levinas geht über Merleau-Ponty hinaus, wenn er die Offenheit der Sinnlichkeit als »Passivität des Verwundbaren« bezeichnet. Es geht ihm um die Konfrontation nicht zuletzt mit dem Elend des Anderen, es geht ihm um den Anblick der Nacktheit des Anderen, um die Not dessen, dessen Antlitz in dieser Not unserem Blick begegnet und uns vor jeder Vorstellung, die wir uns machen, unmittelbar ergreift. Diese unmittelbare Sicht des Anderen in seiner Nacktheit, die sich nach

Levinas im Antlitz verdichtet, konstituiert für Levinas Ethik, eine Ethik, die uns auffordert, nicht allgemein menschliche Grundsätze z.B. über die anthropologische Grundtatsache der Ungeschütztheit des Menschen oder Ähnliches aufzustellen, sondern die Verwundbarkeit des je einzelnen unverwechselbaren Gesichtes an sich herankommen zu lassen.

II. Blick und Identität

Diese Gedanken zur Phänomenologie des Blickes erlauben nun, die im Titel angesprochene Verbindung von Identität und Beziehung im Blick auszuloten. Es gibt mehrere Verbindungen, die wichtig sind.

Deutlich ist eine erste Verbindung, die auch psychoanalytisch oft beschrieben worden ist. Durch den Blick nehme ich die Gestalt des Anderen in mich auf, mein eigenes Selbstbild wird durch die Begegnung mit dem Anderen, seine Gestalt, aber auch durch seinen Blick geprägt. Otto Fenichel (1935) hat wohl am besten die Identifikation mit dem Anderen durch den Blick und die Introjektion des Objektes durch das Schauen beschrieben. Er hat die okulare mit der oralen Introjektion verglichen, auch Blicke können verschlingen. Die Psychoanalytiker der ersten und zweiten Generation waren im Übrigen doch phantasievoll und gedankenreich in ihren Betrachtungen, ein lustiger Aspekt soll dies illustrieren. Nach Otto Fenichel hat die schon 1935 wohl gebräuchliche Gewohnheit, auf dem Klo zu lesen, ihren libidotheoretischen Ursprung darin, dass okular die Nahrung nachgeliefert wird, in dem Moment, in dem man anal etwas von sich verliert.

Die Identifizierung aber kann nicht als eine ungebrochene Aufnahme des Bildes des Anderen vorgestellt werden. Lacan (1975) hat das Spiegelstadium als eine wesentliche Etappe auf dem Weg zur Identitätsbildung beschrieben. Der Grundgedanke bleibt auch im Zeitalter der empirischen Säuglingsforschung wichtig; das Kind, so das Konzept des Spiegelstadiums, identifiziert sich mit dem visuellen Bild des Anderen, des Gegenüber oder des Spiegelbildes, und nimmt eine Vorstellung der eigenen Gestalt in sich auf – wichtig ist dabei, dass es dies zu einem Zeitpunkt tut, zu dem es durch die Selbstwahrnehmung, also durch die Propriozeption, die neurologisch fundierte Selbstwahrnehmung, sich selber noch nicht vollständig spüren kann. Hinzu kommt, dass die Anerkennung des eigenen Bildes darauf angewiesen ist, dass das Kind eine Bezugsperson hat, die diese Eigenheit benennt, vorzugsweise mit dem Namen, indem sie zum Beispiel sagt: »Das ist die Amelie.« Auch dann, das will das

Spiegelstadium sagen, wenn ich das Bild eines anderen in mich aufnehme und zur Grundlage meiner Selbstvorstellung mache, auch dann entsteht eine Differenz, bleibt eine Differenzerfahrung erhalten. Die Übernahme des Anderen ins Ich – der bereits erwähnte Sozialphilosoph George Herbert Mead hat vom »Me« gesprochen – schafft keine festgefügten Identitäten. Wir können von anderen gar nicht einfach und umstandslos Merkmale und Eigenschaften übernehmen, sie uns aneignen. Einerseits bleiben sie fremd oder in einem tieferen Sinn unangemessen, andererseits müssen wir uns erst aneignen, womit wir uns identifizieren. »Was Du ererbt von Deinen Vätern, erwirb es, um es zu besitzen« (Goethe, *Faust I*, V. 682f.) – das gilt nicht nur im Materiellen, sondern auch für die innere Selbstvorstellung, die erworben werden muss. Die Identifizierung durch den Blick ist also ein Baustein zur Identitätserfahrung, aber nicht diese selbst.

Die Differenzerfahrung im Blick kann nun aus einem anderen »Blickwinkel« betrachtet werden. Identität kann nicht bloß als statische, am Erwerb inhaltlich bestimmter Eigenschaften festzumachende Identität begründet werden. Identität ist Dynamik und Prozess, der wesentlich damit zu tun hat, wie Differenzerfahrungen verarbeitet werden können. Sich mit sich selbst identisch zu fühlen, heißt deshalb auch immer wieder, sich verlieren zu können, um sich dann wieder neu zu gewinnen, heißt, sich infrage stellen zu lassen oder selbst infrage zu stellen. Identität heißt, den eigenen Blick ebenso sehr zu behaupten wie auch selbst befragen zu können, ihn bzw. die Wünsche und das Begehren, die mit ihm verbunden sind, infrage stellen lassen zu können, die Enttäuschung, wenn der Blick sein Begehren nicht ganz am Objekt stillen kann, zu reflektieren usw. – und dennoch immer zu wissen, dass es mein Blick, mein eigener Blick ist, der mir dazu dient, mein Leben zu gestalten, ein Objekt anzueignen, aktiv zu werden und andere ebenso in den Blick zu nehmen, wie ich mich umgekehrt angeschaut und dadurch befragt fühlen kann.

Selbstbehauptung und Selbstrelativierung im Blick, der Umgang mit der Differenzerfahrung, die im Schauen liegt, wird das enger umschriebene Thema der weiteren Überlegungen sein, es wird in zwei Durchgängen behandelt. Im Anschluss an das einleitend gezeigte Gemälde von Holbein soll gezeigt werden, dass die Kunst der Moderne mit der Selbstbehauptung im Blick beginnt und sich in Richtung einer immer stärkeren *Be*fragung, *Hinter*fragung, *De*konstruktion des Blickes bewegt. Im zweiten Durchgang wird eine klinische Ebene eingeführt, um zu zeigen, wie dieses Wechselspiel von Selbstbehauptung und Selbstrelativierung im Blick zu bestimmten Psychopathologien des Blickes führt.

III. Selbstbefragung des Blicks in der Kunstgeschichte

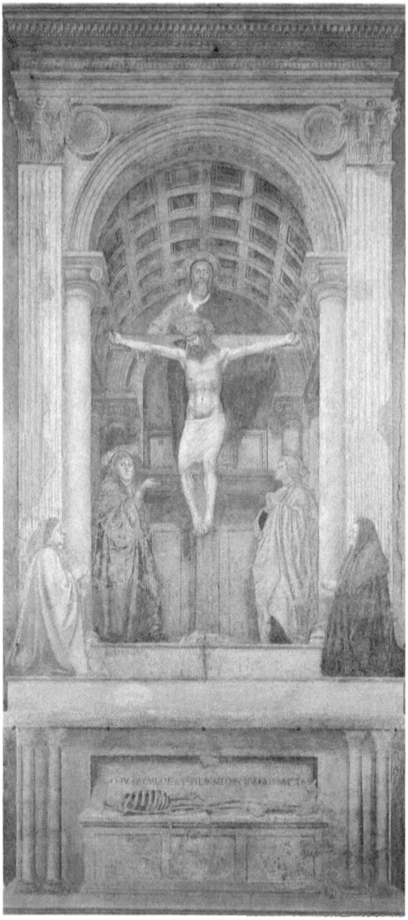

Abbildung 2: Masaccio: Trinitätsfresko (1425), Santa Maria Novella, Florenz

In der Renaissance geht es darum, in der Kunst die Autonomie und Individualität des Subjekts zu bekräftigen, das Individuum ist der Mittelpunkt seiner Welt, die es mit seinen Blick ausmisst und dadurch beherrscht. Die Zentralperspektive, die hier am Beispiel eines kunstgeschichtlich wichtigen Bildes, des Florentiner Trinitätsfresko von Masaccio verdeutlicht wird (vgl. Abbildung 2), ist die bildnerische Umsetzung dieses von einem Zentrum, nämlich vom Zentrum der Persönlichkeit ausgehenden Blicks, der das Individuum am Nullpunkt seiner Wahrnehmung situiert und alle Erscheinungen auf es hin komponiert.

Die folgenden Beispiele der Kunstgeschichte sind im Einzelfall willkürlich gewählt, folgen eigenen Kunsteindrücken der letzten Zeit. Sie könnten durch andere Beispiele fast beliebig ersetzt werden. Nicht beliebig freilich ist die Analyse der Entwicklung des Blicks, eine historische Bewegung, die sich aufrechterhalten lässt, auch wenn andere Kunstwerke gewählt würden.

Alexej von Jawlensky ist ein Zeitgenosse von Klee und Kandinsky, ihnen immer wieder verbunden, aber schlecht einer Kunstrichtung zuzuordnen; er beschäftigt sich ausführlich mit dem menschlichen Gesicht, das er immer mehr zu einer Maske stilisiert. Zunächst wahren die Gesichter noch einen konventionellen, wenn auch eigentümlich berührenden Blickkontakt. Ganz anders die besondere Irritation, die von Jawlenskys späteren Gesichtsgemälden ausgeht (vgl. z.B. Abbildung 3); die augenlosen oder durch Augenstriche stilisierten Gesichter erwidern den Blick nicht, sie erlauben keine Gegenseitigkeit mehr und verweisen den Betrachter so auf eigene Erwartungen zurück, sie können Innerlichkeit ausdrücken, Verschlossenheit, eine Haltung, die sich dem fragenden und neugierigen Blick des Betrachters entzieht. So wird der Blick auf sich selbst zurückgeworfen.

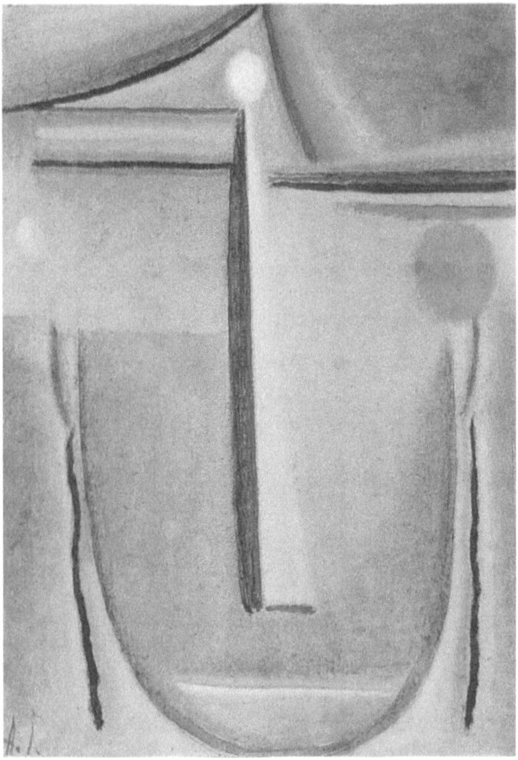

Abbildung 3: Alexej von Jawlensky: Kopf (1932) © VG Bild-Kunst, Bonn 2011

In der abstrakten Malerei eines Mark Rothko zum Beispiel, in einer expressionistischen Spielart abstrakter Malerei, ist der Blick nicht nur infrage gestellt oder relativiert. Das abstrakte Bild (vgl. Abbildung 4) fordert in einer anderen Weise den Blick heraus: Hier gibt es nichts Objektivierbares mehr zu sehen, hier erbaut keine Gegenständlichkeit das Auge, sondern der Blick wird aufgefordert, auf die Suche zu gehen, in den Farbtönen Differenzen auszumachen, in den Farbkontrasten Stimmungen zu lesen. Entweder lässt abstrakte Malerei den Betrachter kalt, weil er mit dem Kunstwerk nicht in Kontakt tritt, oder aber er investiert eine Blickarbeit, die sich lohnt, also ein Engagement vor dem Bild, das ihn als Ganzen und d. h. besonders emotional fordert. Rothko, das ist nicht verwunderlich, wollte seine Bilder in besondere Räume gehängt wissen, in gleichsam visuelle Andachtsräume – die Bilder passen so nicht in ein Museum, das Bilder nebeneinander aufreiht und den Betrachter zur Passivität auffordert.

In der Folge wird sich die Relation von Sehen und Gesehenwerden radikalisieren. Merleau-Ponty hatte davon gesprochen, dass das Kunstwerk zurückblickt, der Schock des Antlitzes wird in der Kunst inszeniert. Im

Abbildung 4: Mark Rothko: Rotbraun, Schwarz, Grün, Rot (1962) © Kate Rothko-Prizel & Christopher Rothko/VG Bild-Kunst, Bonn 2011

Chicago Museum of Contemporary Art kann der Besucher einen kleinen, kappellenähnlich organisierten Raum betreten, in dessen Mitte ein Fernsehschirm steht, auf dem ein Video zu sehen ist: Es werden Menschen en face gezeigt, eine immer gleiche Maske verbirgt die Gesichter, die Maske gibt nur die je anderen Augen frei, und die Menschen hinter der Maske erzählen von erlittenen Traumatisierungen, vor allem von sexuellen Übergriffen. Die Inszenierung ist schwer erträglich. Wer als scheinbar wohlmeinender Betrachter den Raum betritt, wird mit einem Schlag gleichsam überführt, in seiner Position entlarvt und zur Verantwortung gezogen: Es ist unmöglich bzw. zu spät, sich einfach umzudrehen, es ist unmöglich, sich den Blicken unter der Maske zu entziehen – dieser Schock erinnert an den Schock in der Begegnung mit dem Antlitz des leidenden Anderen, die Emmanuel Levinas beschrieben hat.

IV. Psychopathologie und Blick

Welche psychopathologischen Phänomene lassen sich ableiten aus einer Vereinseitigung des nun schon mehrfach beschriebenen Wechselspieles von Blick und Gegenblick, von Schauen und Erblicktwerden, von der Infragestellung durch den Anderen oder seiner Unerreichbarkeit einerseits und seiner Inanspruchnahme und Vereinnahmung andererseits?

1. Die Leidenschaft und der Blick

Die erste Gefahr, die das Wechselspiel des Blickkontaktes infrage stellt und irritiert oder verunmöglicht, geht von der Lust beim Schauen, dem Schautrieb aus. Wenn dieses triebbeladene Schauen tabuisiert ist, wenn die im Sehakt verbundene Aneignungstendenz oder wenn die visuelle Aggression stark abgewehrt werden muss, dann kann Psychopathologie entstehen. Otto Fenichel hat bereits 1935 darauf hingewiesen, dass die übermäßige Sexualisierung der Funktion eines Organs abträglich ist – ein wichtiger Gedanke, den heute niemand mehr so formulieren würde. Vielleicht würden wir heute davon sprechen, dass sich der Spielraum des Verhaltens, das Spielen mit der Phantasie oder auch die eigenen Denkmöglichkeiten sehr einschränken, wenn ein ebenso starker wie unbefriedigter, aber zur Erfüllung nicht zugelassener Wunsch eingeengt wird, und zwar so weit, bis er das eigene Denken und die eigenen kognitiven Fähigkeiten stark behindert. Freud (1910i) hatte sich mit der psychogenen Blindheit befasst und sie als Selbstbestrafung einer starken Schaulust beschrieben. Die Antike hat das, was uns oder den Zeitgenossen Freuds zumindest als ein intrapsychisches Drama gilt oder galt, ausführlich als ein zwischenmenschliches Konfliktgeschehen beschrieben. Zu erinnern ist an den Mythos von Aktaion, jenem Jäger, der die Göttin Athene beim Bad überrascht, das sie im Freien nimmt; er verweilt, um zu schauen und um sie zu beobachten, die Göttin lässt zur Strafe dem Jäger erst Hörner wachsen, dann hetzt sie ihre Hunde auf den Voyeur-Hirschen, der von ihnen zerrissen wird. Aktaion durchbricht mit seiner ungezügelten Schaulust eine Schranke, eine Schranke zwischen Mensch und Gottheit. Aktaion repräsentiert auch in der Antike den männlichen Blick, die Geschlechtsperspektive kann aus einer Analyse des Schautriebes natürlich nicht herausgehalten werden.

Wenn der Schautrieb ein Verbot überschreitet, wird er geahndet. Neben Ödipus ist die paradoxe Gestalt des blinden Sehers Teiresias vielleicht die eindrucksvollste antike mythologische Figur für die Tabuverletzung im Blick und für deren Bestrafung. Teiresias wird, einer Überlieferung zufolge, geblendet, weil er zwei Schlangen beim Kopulieren beobachtet. Er verstößt also gegen ein Verbot, das psychoanalytisch formuliert worden ist als das Verbot, die Urszene zu betrachten, also die Szene einer Gemeinsamkeit, einer intimen Gemeinsamkeit, die jeden Dritten ausschließt, so, wie die eheliche Verbindung der Eltern die Kinder ausgrenzt und diese damit in die Differenz der Generationen einführt. Wichtiger noch ist die zweite Transgression, die Teiresias erlebt. Er schlägt auf eine der Schlangen ein und trifft die weibliche. Die Folge ist, dass er nun in eine Frau verwandelt wird. Sieben Jahre lebt er als Frau, dann wiederholt sich die gleiche Situation, diesmal erschlägt er die männliche Schlange, er wird wieder zum Mann. Später hat Zeus, wie so oft, einen Ehekonflikt, einen Ehekonflikt mit seiner Gattin Hera. Er will sein häufiges Fremdgehen entschuldigen, indem er behauptet, dass Frauen ja mehr vom Geschlechtsverkehr hätten, dass er deshalb Qualität durch Quantität ersetzen, immer wieder einen Ausgleich mit anderen Partnerinnen suchen müsse. Teiresias wird als Schlichter angerufen, er kennt ja beide Formen der Lust, und er verteidigt Zeus, weil er sich sicher ist, dass die Liebesfähigkeit der Frau so sehr viel größer ist. Hera bestraft ihn mit Blindheit. Zeus kann diese Strafe nicht aufheben, kann daraus aber die Sehergabe machen. Teiresias hat die zweite entscheidende Grenze, das zweite Tabu durchbrochen: die Differenz der Geschlechter. So sehen wir, dass schon in der Antike ein mythologisch kodiertes Wissen von der Gefährlichkeit des Blicks für die ödipale Konstitution des Menschen bestand, die ja durch die Generationsgrenze und den Geschlechtsunterschied bestimmt ist.

Was bedeutet es, wenn eine Grenzüberschreitung nicht wirksam bestraft werden kann? Teiresias wird bestraft und er wird durch die Blendung ausgerechnet zum Seher, mit anderen Worten: Er kann seinen Schautrieb sublimieren. Wenn die Einführung der Grenzen scheitert, Grenzerfahrungen nicht von außen kommen, muss sie von dem, dessen Blicke allzu gierig geworden sind, selber kommen – und diese selbstverordneten Grenzen bleiben oft unwirksam. Das ist vielleicht einer der Gründe für die Chronifizierung der Anorexia nervosa, bei der die Strafe des Hungerns niemals an ihr Ende kommt, als Strafe für ein wahrhaft auffressendes und damit verschlingendes Begehren, im Rahmen von Familien, die keine klaren Abgrenzungen voneinander erlauben. Ich habe aus der langjährigen Therapie mit einer Anorexiepatientin viel gelernt. Sie konnte mich in den ersten Jahren der Therapie niemals anschauen. Den Blick zu heben, hätte bedeutet, mich mit den Blicken zu verschlingen. Sie musste mich schützen, indem sie mich nicht ansah, sie musste aber auch sich selbst jede optische Sinnlichkeit, wie jede andere Sinnlichkeit im Übrigen auch, verbieten.

2. Die Macht und der Blick

Blicke verführen und verschlingen, sie können töten. Vielleicht ist es künstlich, den Schautrieb als erotisches Begehren von dem Schautrieb als Macht- und Überwältigungsinstrument abzugrenzen. Dennoch sind die beiden Aspekte von Sinnlichkeit und Macht voneinander zu unterscheiden, auch wenn sie einander überlappen. In der Antike steht die Gestalt der Medusa für diesen Zusammenhang; sie ist die schlangenhaarige, sinnlich machtvolle Frau, die mit dem Blick herrscht, aber es ist ein Blick, der die Männer zerstört, sie versteinert und erstarren lässt. Sartre hatte das Ausbluten der Eigenwelt unter dem Blick des Anderen beschrieben. Diese Erstarrung im Blick hat zwei emotionale Tönungen: Sie kann mit Gefühlen der Ohnmacht, aber auch der Scham einhergehen. Dort, wo der Blick des Anderen das Selbst verkleinert oder auflöst, ist die Erfahrung der Ohnmacht an den Blick des Anderen gebunden, das Selbst hat ihm nichts entgegenzusetzen. Beachtungs- oder Beobachtungswahn ist klinisch wohl das eindruckvollste Beispiel eines solchen Übermächtigwerdens des Blicks des Anderen.

Weniger offensichtlich sind die klinischen Phänomene, an deren Ursprung zwar ebenfalls die Angst vor der Entmächtigung durch den Blick des Anderen steht, die Symptomatik aber dadurch geprägt wird, dass Gegen- oder Abwehrmaßnahmen gegen diesen übermächtigen Blick ergriffen werden. Das erste Beispiel ist die Dysmorphophobie, also die Missgestaltsfurcht, die eine Spielart sozialer Angst und der Hypochondrie ist (Küchenhoff 1984). In der Dysmorphophobie sind Gefühle der Macht und Ohnmacht, aber auch der Scham angesprochen. Viele Patienten, die an dysmorphophoben Beschwerden leiden, haben eine schlecht integrierte Persönlichkeitsstruktur, sie kann auch desintegriert oder psychotisch sein, muss es aber nicht. Alle Menschen mit einer Dysmorphophobie leiden unter einem ohnmächtig kleinen Selbstwertgefühl, die anderen werden als dominant erlebt, das eigene Selbst als Zielscheibe von Entwertungen und Übergriffen. Das dysmorphophobe Syndrom nun ist Ausdruck einer Scham und zugleich versuchte Kompensation des Ohnmachtgefühls, gleichsam als würde z.B. ein Patient, der die Vorstellung hat, dass seine wulstigen Lippen allen Menschen seiner Umgebung auffallen, dass alle auf ihn starren, dass er deshalb keinen Erfolg bei anderen hat, als würde ein solcher Patient sagen: »Wenn nur meine wulstigen Lippen nicht wären, könnte ich selbstbewusst auftreten, wäre ich attraktiv. So aber habe ich einen Mangel ins Gesicht geschrieben und deshalb schauen alle auf mich.« In zweifacher Hinsicht also erlaubt das Symptom eine Kompensation. Aus der Entmächtigung der gesamten Person wird ein Makel nur eines Körperteils, ein Teil wird gleichsam dem Blick des Anderen geopfert, um sich im Übrigen nicht ohnmächtig erleben zu müssen. Zweitens aber wird aus dem erlebten Gefühl von Nichtigkeit das Empfinden umfassender Beachtung, so als würde der Patient sagen: »Sobald ich rausgehe, schauen alle auf meine Lippen.« Und drittens schützt sich der dysmorphophobe Patient vor den Differenzerfahrungen im Kontakt: Jeder Kontakt wird darauf reduziert, dass er sich nur abspielt in einem Blickbereich zwischen dem Betrachter und einer Körperoberfläche, der dysmorphophobe Patient verhält sich so, als hätten alle um ihn herum gleichsam einen Blickkrampf, andere Ebenen des Blickes werden durch diese Haltung abgefangen.

Ein weiteres, manchmal auch klinische Relevanz erreichendes Phänomen, das hier einschlägig ist, eine andere Gegenwehr, die Umwandlung der Erstarrung unter dem Blick des Anderen ist die narzisstische Überbesetzung des eigenen Körpers als eines (Seh-)Objektes. Der ursprünglich beschriebene Narzissmus bestünde darin, die Angewiesenheit auf den Blick des Anderen zu verleugnen und an sich selbst, am eigenen Spiegelbild sein Genügen zu haben. Eine zweite Spielart dieser narzisstischen Schutzmassnahme vor dem Blick des Anderen sieht so aus: Statt eine Entmächtigung erleben zu müssen unter dem Blick des Anderen, wird der Spieß gleichsam umgekehrt: »Ich bin so großartig, dass ich die Blicke aller auf mich ziehen kann.« Zu denken ist auch an kulturelle Phänomene wie die merkwürdige Wettkampfart des Bodybuildings, das zunächst ein männlicher Sport gewesen ist, sich aber mittlerweile auch für viele Frauen empfiehlt. Der Wettkampf besteht im Ringen nicht um die Kräfte des einen Körpers, sondern um die Blicke der Zuschauer: Der Blick muss auf den Körper gerichtet werden, der seinem Bild perfekter Männlichkeit oder perfekter Durchgeformtheit entspricht.

Auf diese Weise wird jedes Unterlegenheits- oder Schamgefühl vertrieben. Der klinische Zusammenhang ist mir in der Behandlung eines Mannes klar geworden, der eine generalisierte Angststörung mit seinem Bodybuilding kompensiert hat (vgl. Kapitel 11). Er konnte seine sozial schwerwiegenden und dann generalisierenden Ängste durch das Bodybuilding überwinden. Allerdings wurde ihm selber deutlich, dass er diesen Sport nicht freiwillig ausübte: Die »Identitätsarbeit am eigenen Körper« war Zwang. Sobald er nicht trainieren konnte, kamen die Angstattacken wieder und die Ängste, im Kontakt mit den anderen alles Ansehen zu verlieren.

Auch die transkulturelle Psychiatrie spricht von diesen Kompensationsformen, die vor allem durch die Kompensationsversuche klinisch relevant werden. In Japan ist ein Symptomenkomplex verbreitet, der in dieser Form bei uns nicht beschrieben und in den Klassifikationsinventaren der sozialen Phobie zugeschrieben wird. Es geht im Tai-Jin-Kyofu darum, den Blick des Anderen dadurch abzuwehren, dass er erwidert wird. Tai-Jin-Kyofu heißt wörtlich übersetzt »Gegenüber-Mensch-Phobie«. Es ist klinisch vor allen Dingen durch das Phänomen des Anstarrens ausgezeichnet. Die Patienten reagieren so, als hätten sie Sartre gelesen: »Die Reaktion auf die Scham besteht genau darin, denjenigen als Objekt zu erfassen, der meine eigene Objektheit erfasst hat.« Dieses zwanghaft durchgehaltene Anstarren der anderen Menschen bringt aber keine Entlastung; die Macht des Blickes wird versuchsweise umgekehrt – statt Entmächtigung also Bemächtigung – und doch wird der Horizont von Macht und Ohnmacht nicht verlassen. Deshalb ist die Gegenmaßnahme des starren Blicks nicht wirklich erfolgreich. Die japanische Kultur, dies gilt es nun zu beachten, hat zu den vorhin schon beschriebenen intersubjektiven Erfahrungsmöglichkeiten einen offeneren und expliziteren Zugang. Das »Zwischen«, japanisch »Ma«, ist im Japanischen anders als im Deutschen eine gebräuchliche Vokabel. Das synchronisierte und reibungslose Zusammenspiel in zwischenmenschlichen Interaktionen wird als ein hoher Wert betrachtet. Deshalb nützt es, so jedenfalls die Interpretation japanischer Psychiater, den Patienten mit einen Tai-Jin-Kyofu-Syndrom nichts, wenn die Machtverhältnisse sich bloß umdrehten. Die Blickstarre ist dann keine Lösung. Der eigene Blick ängstigt auch, die Spontaneität des »Ma« kann nicht wieder hergestellt werden. Die therapeutischen Möglichkeiten müssen anders sein; im Gegensatz zu einer Therapie, die dem blickängstlichen Menschen z. B. zu einer absichtlichen Auseinandersetzung mit dem fremden Blick ermuntert, versucht die sogenannte Morita-Therapie gerade darauf zu verzichten. Ziel der Therapie ist es, eine spontane Synchronisierung im zwischenmenschlichen, fast möchte man mit den Worten von Merleau-Ponty sagen, im zwischenleiblichen Miteinander wiederherzustellen.

Schlussbemerkung

Psychotherapie führt, wenn sie erfolgreich sein will, in einen Zwischenbereich ein, in einen Übergangsbereich, in einen »belüfteten« Raum (André Green). Die Einführung in diesen Zwischenbereich erlaubt es, ein Gleichgewicht oder eine Balance wieder aufzubauen, die verloren gegangen ist. Ich nenne einige Beispiele, die sich auf den Blick und den Kontakt der Blicke beziehen.

1. Das klassische psychoanalytische Setting privilegiert den Hör- gegenüber dem Sehraum. Sie trägt dazu bei, überstarke Identifizierungen, die mit dem optischen Eindruck von anderen zusammenhängen, zu relativieren und neben optischen Identifizierungen andere (akustische) Assoziationen aufkommen zu lassen. In einem spezifischen, anders gelagerten Zusammenhang hat der Philosoph Helmut Plessner einmal von einer »Musikalisierung des Sehraums« (Plessner 1970, S. 208) gesprochen. Genau darum geht es im psychoanalytischen Setting, und es ist vor allem dann geeignet, wenn sich die Identitätsproblematik der Patienten auf eine Seite, auf die Seite einer zu starren Identität neigt, wenn deshalb desidentifizierende Erfahrungen wichtig sind. Das Setting ist dort ungeeignet, wo Identität umgekehrt gefährdet ist und sich leicht auflösen könnte.
2. Die Gefahr aller ichstützenden oder übenden Maßnahmen liegt darin, dass sie zwar zur Erstarkung des Ichs im Sinne einer Gegenwehr aufrufen, denjenigen aber, der sich – z. B. unter dem Blick des Anderen – entmächtigt fühlt, selbst zu ermächtigen. Damit aber verlassen die stützenden Maßnahmen nicht den Raum, den die Symptome im Kampf der Blicke schon aufgespannt hatten, einen Raum von Macht und Ohnmacht, aber sie sind hilfreich dort, wo sie ein Heben des vorher gesenkten Blickes erlauben. Sie müssen dafür sorgen, dass es nicht bei der Ermächtigung bleibt, sondern dass aus Machträumen Spielräume werden.
3. Systemische Therapien erlauben es, einander mit verfremdeten Blicken anzuschauen, aus einem gewissen Abstand, aber auch mit den Augen des Anderen, so jedenfalls ließe sich die Technik des zirkulären Fragens auch beschreiben, die ja dazu zwingt, sich immer in die Perspektive des Anderen zu begeben und mit den Blicken des Anderen zu sehen.

Stierlin (1992) spricht vom Multiversum unterschiedlicher Sichten und Realitätsentwürfe, zu dem systemische Therapeuten sich bekennen (ebd., S. 167f.). Systemische Therapien untersuchen die Welt nicht als objektive, sondern als Konstruktion derjenigen Mitspieler, die die Welt beobachten: »Im Gegensatz zu einer weitverbreiteten Annahme enthüllt die sorgfältige Untersuchung einer Beobachtung die Eigenschaften des Beobachters« (Varela, zit. n. Fischer et al. 1992, S. 98).

4. Psychoedukative Verfahren werden heute wieder mehr geachtet als früher, sie bleiben aber nach wie vor dem Risiko ausgesetzt, dass sie gleichsam vorschreiben könnten, was denn der richtige Blick zu sein hat, damit wieder zu Identitätsvorgaben einladen, die viele Patienten bereitwillig aufnehmen, ohne dass Spielräume entstehen.

Jede Psychotherapie führt, allerdings in einem sehr unterschiedlichen und in einem unterschiedlich reflektierten Ausmaße, dazu, dass Differenzerfahrungen ertragen werden und spielerisch genutzt werden können. »Ich lasse mich überraschen von dem, was ich sehe – Ich bin nicht, wie Du mich siehst – Du vernichtest mich nicht mit deinen Blicken – Unsere Blicke treffen sich immer wieder, um sich zu lösen etc.« Dem Blick eingeschrieben ist die Differenzerfahrung, eine Dialektik zwischen Nähe und Ferne, zwischen Bemächtigung und ursprünglicher Unvollständigkeit. Wenn Psychotherapie das Spiel mit den Blicken wieder möglich macht, dann – so könnte man in Rückgriff auf das Holbein-Bild sagen – erlaubt sie es auch, die Todeserfahrung ins Leben einzuschreiben, den Mangel als Teil einer scheinbar vollständigen Erfahrungs- und Erlebniswelt lebbar zu machen. Dann ermöglicht Psychotherapie es, Täuschungen aufzuheben, sie erzeugt dadurch auch Enttäuschungen, aber sie ist keine tragische Wissenschaft, auch die Psychoanalyse nicht, die die hier geschilderten Zusammenhänge reflektiert hat – sie ist keine tragische Wissenschaft, weil sie genau aus der Möglichkeit, den Totenkopf als Symbol des Mangels zu sehen, keinen Jenseitsglauben oder eine Lebensverachtung macht, sie verbündet sich ja nicht mit dem Tod, sie ist keine Theologie, keine melancholische Wissenschaft, sondern eine fröhliche, wenn alles gut geht: Sie will den Blick, hier beim Betrachten des Holbein-Bildes den Blick auf die Gesandten im Bewusstsein des Totenkopfes, ja nicht aufheben, sondern vertiefen. Diese Gestalten sind ja nicht plötzlich illusionär, nur weil der Tod sie umgibt, ihre Leistungen werden dadurch nicht kleiner, sondern größer. Aber sie sind auch nicht mehr Gestalten reiner Repräsentation. Ohne die Tiefendimension ihrer eigenen Vergangenheit und Zukunft sind sie bezogene, also relativierte Gestalten. Ihre Geltung ist nicht mehr absolut, dadurch sind sie lebendiger. In diesem Sinne führt uns die Analyse des Blickes zur Grundidee der Psychotherapie, nämlich Spielräume zu bauen, und zu einer Vorstellung von Identität, die dynamisch ist und Veränderbarkeit als Kern der Identität selbst zu denken erlaubt.

6 ... dort, wo ich berühre, werde ich auch berührt

Einleitung

Unsere Kultur, darüber ist viel nachgedacht worden, bevorzugt den Blick, dem gegenüber das Ohr, der Geruch, das Gefühl vernachlässigt werden. Die Dominanz des Auges beruht auf dem – von Ulrich Sonnemann (1991) besonders deutlich beschriebenen – Okulozentrismus der Neuzeit. Vorstellung, Perspektive, Horizont, alle diese Begrifflichkeiten sind abgeleitet vom Sehen und der optischen Wahrnehmung, die sich auf Bilder richtet. Dagegen lassen sich andere Beschreibungen stark machen: eine Begegnung berührt uns, eine Erfahrung prägt uns und brennt sich in unser Gedächtnis ein; Charakter ist bekanntlich der Prägestempel, das, was sich einschreibt. Kinder hören die warnende Stimme der Eltern in sich. Es ist der Geruch der Madeleine, nicht ihr Bild, das die verlorene Zeit bei Proust wiedererweckt usw. Die Sinnesgebiete gegeneinander auszuspielen, das war im 18. Jahrhundert eine beliebte Beschäftigung derer, die einer Anthropologie der Sinne huldigten; sie hat für uns an Reiz verloren. Nicht die Wertfrage soll deshalb die nachfolgenden Ausführungen anleiten, es geht nicht darum, die Berührung, den Berührungssinn oder die Haut als dessen Organ aufzuwerten – sie haben es nicht mehr nötig. Aber gleichwohl ist es sinnvoll, die welterschließende Funktion der Sinnesorgane zu differenzieren und zu überlegen, was dem Sehen entgeht, das dem Gefühl sich erschließt, wie ein Erfahrungsraum sich gestaltet, der ohne angemessene Berührungserfahrung oder Ähnliches auskommen muss. Der französische Phänomenologe und Philosoph Maurice Merleau-Ponty, dem sich meine Gedanken wesentlich verdanken und der sich mit der »Struktur der Wahrnehmung« und mit den leiblichen Grundlagen des Selbst- und Weltverhältnisses tiefgründig befasst hat, geht davon aus, dass es eine Einheit der Sinne gibt, dass die Sinnesmodalitäten miteinander kommunizieren; das ist unserer natürlichen Einstellung selbstverständlich. Aber er betont dennoch, dass die »Sinne voneinander und von den intellektuellen Einsichten verschieden [sind], insofern ein jeder von ihnen eine nie völlig übertragbare Seinsstruktur mit sich trägt« (Merleau-Ponty 1966, S. 263), und dass jedes sinnliche Ich »je nur vertraut mit einem besonderen Ausschnitt des Seins« (ebd., S. 254) ist. Unter dem sinnlichen Ich versteht Merleau-Ponty ein natürliches Ich, also eine präreflexive sinnliche Bezogenheit, ein Ich, das immer schon »der Welt übereignet« (ebd.) ist. Vor allem Nachdenken, noch vor einer personalen Stellungnahme erschließt sich über die Berührung, über den Tastsinn, über die Haut eine Welt – und dieses »vorher« lässt sich sowohl synchron als auch diachron lesen: die präreflexive Gegenwartserfahrung, die eben schnell von Bild und Wort dominiert ist, wird gleichwohl sinnlich-konkret durch Berührung geprägt – und zwar in spezifischer Weise: Sie eröffnet eine Seinsstruktur, bevor wir noch sehen, hören oder denken. In diachroner Lesart lässt sich zeigen, dass die Berührung primordial und archaisch, ursprünglich und für die affektive Tönung des Welt- und Selbsterlebens grundlegend ist. Anders und in vertrauteren psychologischen Begriffen ausgedrückt, heißt dies – und dies soll zugleich eine erste These sein –: Die Konstitution des Selbst ist anders, je nachdem welche sinnliche Grundlage ihr zugesprochen wird. Die über das Auge erreichte Identitätsvorstellung ist ein andere, als die über das Ohr erzielte. Je nach der Qualität des Sinnesbereiches, den wir untersuchen, wird das Selbst spezifisch anders konstruiert.

Der Seinsstruktur, dem Selbsterleben, die sich durch die Berührung aufbauen, wollen die folgenden Gedanken ein wenig nachspüren. Das soll in folgenden Schritten geschehen:

Einleitend wird zu fragen sein, was die Sprache an Erkenntnissen über die Berührung bereithält; die Seinsstruktur der Berührung wird zunächst über die im Wort sedimentierte Erfahrung erschlossen.

Einen zweiten Schritt werden die phänomenologischen Analysen anleiten, die den Erfahrungsraum beschreiben, der sich durch die Berührung (synchron) eröffnet. Dabei werden die Verbindungen zwischen dem Selbst und dem Objekt, zwischen mir und der Umwelt und den anderen (Personen) im Mittelpunkt stehen, aber auch die Qualitäten oder Regulationsvorgänge, die in der Berührung und durch die Berührung erbracht werden, und schließlich die Zeitlichkeit oder die in dem Prozess der Berührung mitschwingenden Zeiterfahrungen.

In einem dritten Teil wird eine diachrone Betrachtungsweise mit der psychologischen Analyse verknüpft, um zu zeigen, wie die frühesten Berührungserfahrungen das Selbstverständnis bilden und zur Ichstärke beitragen.

Am Ende soll ein kleines Gedicht als Resümee stehen.

1. Sprache und Gefühl

Ganz selbstverständlich ist uns die semantische Nähe zwischen den innerseelisch verstandenen *Gefühlen* und dem Tasten der Haut, zumindest in den indogermanischen Sprachen. Reden wir vom Gefühl, reflektieren nicht mehr darauf, dass das Gefühl vom Taktilen sein Sprachbild entlehnt. Noch bis ins 18. Jahrhundert hinein ist das Fühlen ganz auf die leibliche Erfahrung bezogen. *Zedlers Universallexikon* aus dem Jahre 1753 beschreibt unter dem Stichwort »Fühlen, Gefühl« nur jenen Sinn, der sich »über den ganzen Leib ausbreitet«. Gefühl ist noch ganz der Hautsinn, und nichts anderes als er (vgl. Benthien 1999, S. 224). Im Grimm'schen Wörterbuch von 1862 hingegen wird zwischen dem seelischen und dem körperlichen Empfinden unterschieden. »Ich fühle deine Hand und empfinde Behagen, sie zu streicheln« – anhand dieses Satzes machen die Grimms die Differenz beider Perspektiven deutlich. Wenn wir auf diese historische Entwicklung des Begriffs »Gefühl« aufmerksam geworden sind, die uns zeigt, wie Tastsinn und Emotion miteinander verbunden sind, fallen uns rasch die Gefühlsworte auf, die sich von der Berührung herleiten: »Ich bin berührt« – das kann »gerührt« heißen, ich kann aber auch »peinlich berührt« sein. In jedem Fall »lässt mich eine Berührung nicht kalt« – auch in dieser Wendung klingt der Temperatur- als Teil des Hautsinns an. Und die Berührungsqualitäten fließen in die Sprache ein: Ich bin ergriffen oder etwas stößt mich ab, das Thema der Berührung packt mich, ich kann nicht mehr loslassen. Auf jeden Fall tangiert es mich, es geht mich an – »tangere« ist das lateinische Wort für berühren. Die Sprachwendungen, die sich im Übrigen auch für das Französische und Englische zeigen lassen, bewahren – das galt es zu zeigen – den engen Zusammenhang von Berührung und Emotionalität.

Für den, der die lateinischen Stammformen des Wortes »tangere« noch beherrscht, ist sogleich klar, dass der Kontakt im Wort enthalten ist: Berührung ist Kontakt, Kontakt ist das gemeinsame Berühren – die lateinische Sprache eröffnet hier einen zweiten Kontext, nämlich den zwischen Fühlen und Begegnung; wir werden auf ihn zurückkommen. Berühren ist aber nicht gleich schon Kontakt, sondern allererst einmal Takt. Tactus ist der Tastsinn, und Schiller spricht in seinen Briefen *Über die ästhetische Erziehung des Menschen* aus dem Jahr 1795 vom Nahsinn der Berührung als dem Takt: »Der Gegenstand des Takts ist eine Gewalt, die wir erleiden; der Gegenstand des Auges und des Ohres ist eine Form, die wir erzeugen« (zit. n. Benthien 1999, S. 234). Außer Acht soll an dieser Stelle bleiben, dass auch Schiller durchaus den Nahsinn und die Fernsinne gegenüberstellt und sich an der differenziellen Anthropologie der Sinne beteiligt. Was – um diese Frage wird es gehen – hat die Berührung als Takt mit dem zu tun, was wir heute unter Takt, unter der Wahrung der Eigensphäre des Anderen, dem angemessenen Umgang mit dem Anderen verstehen? Die Sprache berührt hier einen dritten Horizont des Berührens.

2. Phänomenologie des Fühlens

Die Sprache führt auf einige Merkmale des Erfahrungsraums, der durch das Berühren gestiftet wird. Im Folgenden wird die philosophische Phänomenologie genutzt, der es ja darum geht, den unvermittelten Erlebniseindruck zu beschreiben, den Phänomenen, den Erscheinungsweisen selbst gerecht zu werden, sie also nicht vorschnell einer theoretischen Konzeption zu unterwerfen; auf diese Weise können die sprachlich nahegelegten Kontexte der Berührung vertieft und erweitert werden.

Wechselseitigkeit

Zur Berührung gehört wesentlich und grundlegend die *Wechselseitigkeit der Empfindung und Wahrnehmung*. Merleau-Ponty spricht vom »sonderbaren System wechselseitiger Bezüge« (Merleau-Ponty 1984b, S. 17), die verschiedene Sinneserfahrungen auszeichnen. Plessner, dem ein ausgearbeiteter Versuch, eine Anthropologie der Sinne zu entwerfen, zu verdanken ist, formuliert diese Wechselseitigkeit so: »Im Tasten empfinden wir in eins uns und das Objekt, glatt oder rauh, hart oder weich« (Plessner 1970, S. 202). Wiederum geht es nicht darum, den anderen Sinnen eine Wechselwirkung von Selbst und Objekt abzusprechen; aber sie ist in besonderer Weise im Berühren gegeben: Ich kann nicht etwas berühren, ohne mich im Akt der Berührung selbst zu spüren. Ich bin Subjekt der Berührung, zugleich aber auch Objekt. Berühren und Berührtwerden sind im Akt der Berührung nicht zu trennen. Etwas poetischer formuliert klingt dies so: Ich werde berührt, ebenso wie ich berühre, der Gegenstand, den ich ergreife, ergreift mich auch. In der Berührung ist das *Verhältnis von Aktivität und Passivität* in einer eigentümlichen Weise relativiert. Zwar kann ich die Intention haben, einen anderen zu fassen oder anzufassen. In der Berührung selbst aber spüre ich mich als Berührender, so wie ich den anderen spüre – ich werde auch vom anderen angefasst. In einer noch verdichteteren Formulierung heißt das: In der Berührung entsteht eine Oberfläche, eine Berührungsfläche zwischen mir und dem Objekt, zwischen mir und dem anderen Körper, die zurückwirkt auf die Art und Weise, wie ich mich selbst und wie ich das Objekt erlebe. Ich werde in meiner Körpererfahrung von dieser Übergangsfläche definiert – meine Selbstvorstellung gewinnt Konturen in der Berührung, die auf mein Empfinden der Haut, der eigenen Grenzen zurückstrahlt, ebenso wie ich von der Zwischenfläche, die die Berührung bildet, das Objekt erfassen und wahrnehmen kann. Berührungserfahrungen zwischen Menschen sind nicht zuletzt deshalb so emotional dicht, weil sie interpersonale Erfahrungen sind, zwischen-menschliche Beziehungen im Wortsinn, in denen sich der eine durch den Zwischenraum bzw. die Berührungsfläche, die er zum anderen hat, definiert, und das heißt ja nichts anderes als: durch die Abgrenzung bestimmt. Noch einmal Merleau-Ponty: »Ein menschlicher Körper ist vorhanden, wenn es zwischen […] Berührendem und Berührtem […], zwischen einer Hand und der anderen zu einer Art Begegnung kommt, wenn der Funke des Empfindend-Empfundenen sich entzündet« (Merleau-Ponty 1984b, S. 17). »Zwischenleiblichkeit« nennt Merleau-Ponty diese präreflexive geteilte Körperlichkeit, durch die sich Selbst und Anderer erst aus der Zwischen-, die psychoanalytisch Gebildeten unter uns würden sagen: aus der Übergangserfahrung bildet.

Nirgendwo ist der Funke des Empfindend-Empfundenen, ist die Entstehung des Selbst aus der Berührung und dem Zwischenraum der Berührung schöner dargestellt als in der *Erschaffung des Adams*, einem Bild, das Michelangelo in der Sixtina gemalt hat (vgl. Abbildung 5). Das Verhältnis von Mensch und Gott konzentriert sich in der unmittelbar bevorstehenden, vielleicht auch der gerade schon vollzogenen Berührung der Finger; man meint, den Funken, von dem Merleau-Ponty spricht, unmittelbar sehen zu können zwischen den Fingerspitzen, so aufgeladen ist der Zwischenbereich. Der Philosoph Wilhelm Schmid (2001) hat über das Bild folgende Bemerkungen gemacht:

> »Inmitten seiner Bilder [der Bilder Michelangelos im Kontext des sixtinischen Gesamtkunstwerks; Anm. J.K.] ist die gemalte Geschichte vom Berührtwerden des Menschen durch die Dimension des Unendlichen zu sehen: Von Fingerspitze

zu Fingerspitze scheint der Funke überzuspringen, der Adam leben macht – oder ist es Adam, der durch seine Berührung Gott zum Leben erweckt? Ketzerischer Gedanke, aber vielleicht lassen sich die beiden Seiten der Berührung nicht voneinander trennen.«

Die Intensität des Bildes hat genau mit dieser Wechselseitigkeit der Konstitution im Zwischen der Berührung zu tun. Adam wird erschaffen, in diesem Moment der Berührung, aber auch Gott erschafft sich erst durch den Akt der Schöpfung als Schöpfer, wird also von Adam in diesem Sinn zum Gott gemacht. Wer erschafft wen – merkwürdige Oszillation zwischen Aktivität und Passivität, die jeder Berührung eignet.

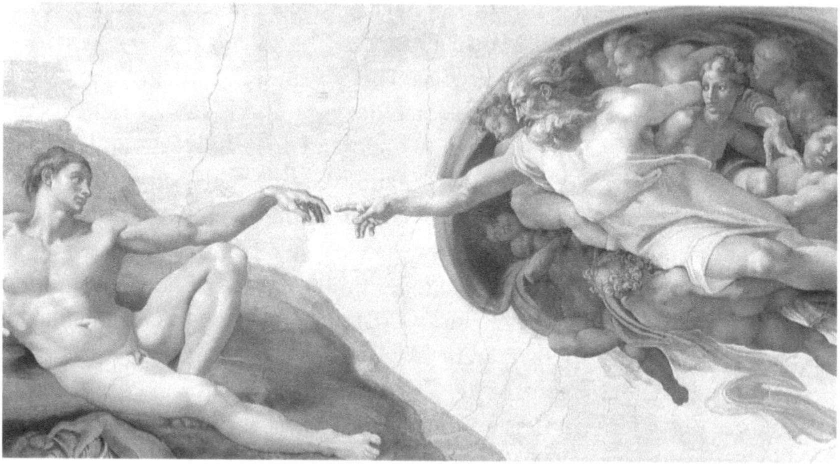

Abbildung 5: Michelangelo: Erschaffung Adams (1508–1512), Fresko, 480 cm x 230 cm, Sixtinische Kapelle

Nun kann ich mich freilich auch selbst berühren. Meine Hand kann die andere Hand ergreifen, ein Finger kann über die eigene Haut streichen. Sich selbst zu berühren erlaubt es, sich selbst als Objekt im Tasten zu nehmen, den Körper zum Objekt zu machen – in diesem Moment erfahre ich mich doppelt, in zweifacher Weise: Ich spüre die Haut, so wie sie mir gegeben ist – der Leibphilosoph Hermann Schmitz (2005) spricht vom »eigenleiblichen Spüren« – und zugleich taste und erspüre ich die Haut, die körperlich erlebt wird, wenn wir unter Leiblichkeit die Subjekt- und unter Körperlichkeit die Objektposition des Selbsterlebens verstehen. Auch im Selbstverhältnis, das durch die Berührung gestiftet wird, treten Subjekt und Objekt auseinander, bilden sich gleichsam an der Stelle der (Selbst-)Berührung. Hermann Schmitz erläutert den Unterschied am Beispiel des Fieberkranken: Dieser spürt die Hitze der Stirn eigenleiblich; wenn er mit den Fingern an die Stirn langt, erlebt er sie feucht und kühl. Kommen die objektivierende und die subjektivierende Position zusammen, entsteht daraus Selbsterkenntnis; schon im 18. Jahrhundert wurde deshalb die Selbstberührung als Grundlage des Selbsterlebens aufgefasst, und die moderne Säuglingsforschung gibt diesen Überlegungen recht.

> »Selbstberührung ist autoreflexiv: wir spüren uns zugleich identisch und different mit der eigenen Hand, mit der wir uns berühren, und in der eigenen Haut, über die wir streichen. Der Berührungssinn ist – apriori und immer – aktiv und passiv, transitiv und intransitiv, was im Verb ›spüren‹ besser gewahrt ist als im Verb ›tasten‹ […]. Man kann nicht *etwas spüren*, ohne zugleich *sich zu spüren*. Im Tasten geht die fundamentale Unterscheidung von eigenleiblichem Spüren und Fremd-Körper auf. In dieser Differenz ist alles leibliche Selbstbewußtsein fundiert. Nicht das Sehen unterhält eine privilegierte Beziehung zum Selbstbewußtsein. Der berühmte, gegen Descartes' ›Cogito ergo sum‹ gerichtete Doppelruf Herders: ›Ich fühle mich! Ich bin!‹ (1769/1994, S. 236) ist der Kontrapunkt zum Visualprimat« (Böhme 1998, S. 220).

Unmittelbarkeit

Durch die Berührung werde ich meiner selbst inne, und dieser Selbstbezug wird nicht gedacht, sondern eben gespürt, mit starkem Gefühl begleitet. Durch die Berührung bin ich meiner und des anderen gewiss – wenn ich etwas berühre, bin ich mir seiner sicher. Was dem Tastsinn gegeben ist, ist unmittelbar gegeben. Es verwundert nicht, dass ein philosophisches Werk der letzten Jahre *Unmittelbarkeit* geradezu in Bezug auf den Tastsinn definiert:

> »›Unmittelbar‹ nennen wir gewöhnlich eine direkte Beziehung auf etwas oder jemanden, eine zeitliche oder räumliche Nähe. Unmittelbarkeit in diesem Sinne ist Gegenwärtigkeit und Präsenz, die nicht durch etwas Anderes verstellt ist. Unmittelbar sind wir bei den Dingen selbst, direkt, ohne weitere Instanzen oder Hilfsmittel bemühen zu müssen. Die Unmittelbarkeit bezeichnet gleichsam den Berührungspunkt mit der Oberfläche von etwas, was uns räumlich und zeitlich präsent ist. In dieser Berührung verhalten wir uns auf unterschiedliche Weise zu

dem, was uns darin Gegenstand ist. Wir lassen uns entweder von ihm ergreifen oder ergreifen es« (Arndt 2004, S. 6).

In der christlich-abendländischen Tradition ist die Unmittelbarkeit des Tastsinns in der Geschichte vom ungläubigen Thomas verdichtet, durchaus in kritischer Hinsicht. Thomas kann nicht glauben, dass Jesus auferstanden ist; der nach dem Ostertag erscheinende Jesus fordert daher Thomas auf, seine Hand in die Brustwunde zu legen, was Thomas tut – er ist überbewältigt und überzeugt zugleich, und Jesus entgegnet ihm, dass die, die nicht die sinnliche Gewissheit brauchen und doch glauben, selig sind (Johannesevangelium 20, 24–29). Die Szene ist ein wiederkehrender Topos der Kunstgeschichte geworden. Ich gehe nur auf das äußerst eindrucksvolle Gemälde Michelangelo de Caravaggios aus dem Jahre 1601/1602 (Bildergalerie im Park Sanssouci in Potsdam) ein (vgl. Abbildung 6). Es ist zunächst die sinnliche Konkretheit, die Caravaggio dem Bildbetrachter zumutet – die Berührung wird nicht in eine stilisierte und typisierende Geste verwandelt und abgeschwächt. Eigenartig ist der Gesichtsausdruck des Thomas, der den Leib des Herrn erforscht, in ihn forschend eindringt, in konzentrierter, gleichsam wissenschaftlicher Neugierde; um der sinnlichen Gewissheit willen dringt er in den Körper ein, den Jesus ihm überlässt. Gleich am Anfang der in der Renaissance sich bildenden modernen Wissenschaft steht ein Bild, das ihre Ambivalenz, das Eindringen ins Objekt um seiner Erkenntnis willen, zum Thema macht.

Die Kunst der Gegenwart nun bemüht sich in Verbindung mit modernen Medientheorien, Tastsinn und Unmittelbarkeit zu trennen. Teletaktilität heißt das Stichwort. Wenn alle Sinneserfahrung simulierbar ist, wenn der optische und akustische, das Gleichgewichtsorgan erfassende Cyberspace nachgeahmt werden kann, dann geht es darum, die Berührung als letzte Bastion sinnlicher Gewissheit zu virtualisieren. Der Begriff Teletaktilität geht auf den Medienwissenschaftler Paul Virilio zurück; der Begriff erscheint zu Recht in sich widersprüchlich, weil Berührung auf Nähe bezogen ist, aber es geht darum, »den Körper eines anderen über Tausende von Kilometern hinweg spüren zu können« (Virilio 1994, S. 33).

CyberSM heißt ein Kooperationsprojekt zwischen Stahl Stenslie und Kirk Woolford aus dem Jahre 1994. Es war der erste Versuch, in Echtzeit, also ohne Verzögerung, eine taktile, auditive und visuelle Kommunikation im Cyberspace zu schaffen. Der zentrale Punkt des *CyberSM*-Projektes ist die Transmission taktiler Stimuli über größere Entfernungen hinweg. Ermöglicht wird dies durch die Benutzung von Stimulatoranzügen, die über Telefonnetzwerke verbunden sind – schon die Sprache wird an diesem Punkt absurd, denn hier geht es – Virilio war konsequent in der Wahl seiner Begriffe – nicht mehr um Tele*phonie*, sondern um Tele*ästhesie* oder eben – will man griechische und lateinische Worte denn mischen – um Tele*taktilität*. Mithilfe der Stimulatoranzüge wird es möglich, einander auf Entfernung zu stimulieren. War für Plessner das Tasten noch »Inbegriff der Nähe und Distanzlosigkeit« (Plessner 1970, S. 202), wird diese Selbstverständlichkeit infrage gestellt und angegriffen. Ich zitiere aus der Website der Künstler: »Während der Verbindung führen die Teilnehmer einen körperlichen Dialog. Sie stehen in einem intimen, persönlichen und erotischen Kontakt, aber verbleiben zugleich anonym.« Berührung löst sich auf diese Weise von der Unmittelbarkeit, aber auch von der sinnlichen Gewissheit, die der ungläubige Thomas als Evidenz, die stärker ist als alle Vernunft, für die Leibhaftigkeit des Anderen ernst genommen und akzeptiert hat und die seit zwei Jahrtausenden unsere taktile Empfindungswelt leitet. Die selbstverständliche Wahrnehmung, dass das, was ich berühre, auch nahe ist, löst sich auf. Es lohnt, bei der Aussage der Künstler zu verweilen: »Die Teilnehmer stehen in einem intimen, persönlichen und erotischen Kontakt, aber verbleiben zugleich anonym.« *Intimität* und Anonymität stehen nicht mehr als einander ausschließender Gegensatz nebeneinander. Die Kunst treibt auf eine technisch ermöglichte Spitze, was eine fröhlich-unbekümmerte sexuelle Promiskuität anzielt, ohne es zu erreichen. Und es geht noch weiter: Die Intimität der Berührung schließt ja gemeinhin ein, dass mein Hauterleben *individuell*, nicht reproduzierbar, nicht verallgemeinerbar ist – es ist meine und nur meine Haut. In konsequenter Weiterführung hat Stahl Stenslie zwei Jahre später ein Inter-Skin-Projekt entwickelt, dessen Teilnehmer an ein »in Echtzeit arbeitendes, multisensorisches Kommunikationssystem für zwei Benutzer« (Stenslie 1995, S. 179, zit. n. Benthien 1999, S. 268) angeschlossen sind: Die eigene Berührung wird per »touch suit« auf

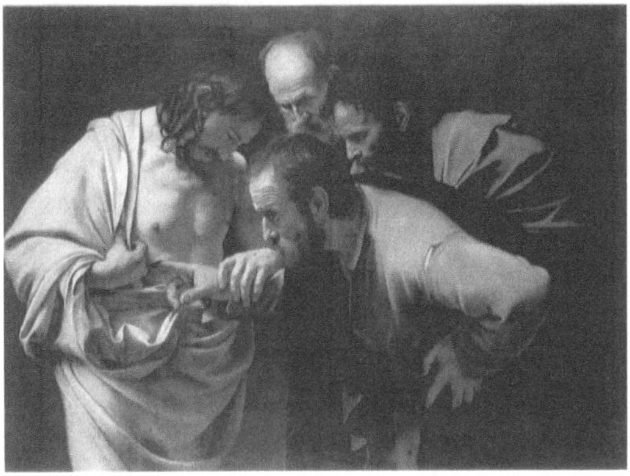

Abbildung 6: Caravaggio: Der ungläubige Thomas (1601–1602), Öl auf Leinwand, 107 cm x 146 cm, Sanssouci, Potsdam

die Haut der anderen Person übertragen, d.h., die eigene Empfindung wird der anderen Person aufgezwungen – hier geht es nicht um Kontakt, sondern um die Aufhebung der Authentizität des taktilen Erlebens: Es ist der Versuch, eine Haut mit dem anderen zu haben oder die Haut zu teilen, mitzuteilen.

Takt, Kontakt, Freiraum

Der Vergleich der Bilder der beiden Michelangelos ist aufschlussreich. In der Erschaffung Adams (vgl. Abbildung 5) entsteht der Funke in einem Zwischenraum, in einem Berührungshorizont, der eine gerade gespürte oder gleich zu spürende Begegnung in sich enthält – und dies ist Ausdruck einer Spannung, die diese vorsichtige Berührung auflädt. Anders der ungläubige Thomas (vgl. Abbildung 6), der seine Finger in die Wunde legt und eindringt in ein Geheimnis, das er mit dem Eindringen selbst zu zerstören scheint. Berührung kann taktlos sein, und dann läuft sie Gefahr, zur Gewalt zu werden, oder sie kann taktvoll sein, Freiheit lassen, aus Freiheit entstehen. Taktvolle Berührung – so ließe sich sagen – schafft Freiräume; in scheinbar paradoxer Zuspitzung lässt sich sagen: Die Unmittelbarkeit sinnlicher Begegnung ist, soll sie erfüllt sein, eine, die Abstand schafft, dort, wo die Nähe am größten ist – nicht im Sinne von Erich Kästners Einsamkeit: »doch am schlimmsten ist die Einsamkeit zu zweit«, sondern im Sinne einer Befreiung der Sinnlichkeit von Zielen, Zwecken und Verwendungen. Das ist der Takt im Kontakt. Taktvolle Berührung setzt frei, bestätigt in aller Nähe den Zwischenraum, überbrückt nicht einfach in einem Verschmelzungserlebnis die Entfernung zwischen den Körpern, sondern hält die Entfernung aufrecht. Vielleicht lässt sich das Gemeinte leichter vermitteln, wenn statt einer Raum- eine Zeitmetapher gewählt wird: Vielleicht geht es nicht um den Zwischenraum allein, der sich in aller Nähe und gerade durch die Nähe der Berührung auftut, sondern um die Zeit, die sich dehnt, um die Offenheit einer Zukunft, die ich ahne, wenn ich den anderen, die andere spüre, um eine Zeit der Möglichkeiten, um eine neue Zeit. Niemand hat diesen Zusammenhang zwischen der Alterität des Partners und der Zärtlichkeit und ihren Bezug zur Zeit in berührendere Worte gefasst als Emmanuel Levinas, der große Religionsphilosoph:

> »Es ist nicht das Samtweiche oder die angenehme Wärme dieser in der Berührung gegebenen Hand, die von der Liebkosung gesucht wird. Dieses Suchen der Lieb-

kosung stellt gerade dadurch, dass die Liebkosung nicht weiß, was sie sucht, ihr Wesen dar. Dieses ›nicht-wissen‹, dieses grundlegende Nicht-hingeordnet-sein-auf ist das Wesentliche an ihr. Sie ist wie ein Spiel mit etwas, das sich entzieht, wie ein Spiel, das absolut ohne Entwurf und Plan ist, ein Spiel nicht mit dem, was das Unsrige und was zu einem Wir werden kann, sondern mit etwas anderem, etwas immer anderem, immer Unzugänglichem, immer Zu-Kommenden. Die Liebkosung ist die Erwartung dieser reinen Zukunft, dieser Zukunft ohne Inhalt« (Levinas 1984, S. 60).

Levinas wendet sich gegen Freud und die Verkürzung der Erotik auf die Triebbefriedigung, er wehrt sich gegen die Charakterisierung von Erotik durch Metaphern der Besitzergreifung, der Erkenntnis und Verfügung und auch der Verschmelzung. Stattdessen sieht er Erotik durch die Abwesenheit charakterisiert, nicht durch ein Fehlen freilich, sondern eine »Abwesenheit in einem Horizont der Zukunft« (ebd., S. 61). Es kann hier nicht um die philosophische Würdigung dieses Ansatzes gehen. Aber er lohnt sich als Beschreibung einer meines Erachtens gut nachvollziehbaren Qualität des Berührungserlebnisses und als Anstoß, allzu große psychologische Vereinfachungen zu hinterfragen und sich zu vergegenwärtigen, dass erfüllte Sinnlichkeit damit zu tun hat, dass Berührung taktvoll ist, und das heißt: Raum lässt, Zeit gibt.

Am Ende des zweiten Abschnittes sollen die wichtigsten phänomenalen Qualitäten von Berührung kurz zusammengefasst werden. Sie lassen sich als polare Dimensionen beschreiben: Berührung steht zwischen Selbst und Anderem, Fremderleben und Selbsterfahrung. Sie steht zwischen Aktivität und Passivität, zwischen Unmittelbarkeit und Nähe einerseits und der Eröffnung von Möglichkeiten und Zukunft andererseits. Im Übergang von der phänomenologischen zur psychologischen Betrachtungsweise lässt sich diese Zusammenfassung anders formulieren: Durch ihre spezifische Erfahrungsstruktur trägt die Berührung zur Unterscheidung, ja zur Konstitution von Selbst und Anderem bei, erlaubt sie, Qualitäten der Begegnung aus dem Gleichgewicht von Nähe und Distanz, Endringen und Loslassen zu bestimmen. Der phänomenologisch bestimmte Erfahrungsraum der Berührung ist zugleich Bedingung und Möglichkeit der Selbstfindung. Das erklärt, warum uns die Berührung so berührt, warum das Fühlen so stark mit Gefühlen verbunden ist. Um die Bedingungen und Möglichkeiten der Selbstfindung durch Berühren und Berührtwerden wird es in entwicklungspsychologischer und klinischer Hinsicht im dritten Teil gehen.

3. Berührungen in der Psychotherapie anhand einer Kasuistik

Um die Verbindung nicht nur zum alltäglichen Umgang mit sich und anderen, sondern zum klinischen Alltag herzustellen, wird im Folgenden über einen Patienten berichtet, der in der Basler Psychotherapeutischen Tagesklinik (Küchenhoff 1998b) behandelt worden ist und dem behandelnden Team viele Sorgen gemacht hat.

Ein gutaussehender, leicht verwahrlost wirkender Mann, Herr S, verliert sich verbal in Allgemeinplätzen, wenn er seine Therapieziele beschreiben will: Er hat seinen Job verloren, weil er immer wieder in Streit mit seinem Chef geriet; er will vom Alkohol und Cannabis loskommen. Seine Worte treffen nicht, sie finden kein offenes Ohr, sie wirken wie dahingeredet, ohne Bezug zu irgendeiner inneren Wirklichkeit. In wenigen Tagen wird Herr S zum Außenseiter, der weder von der Patientengruppe noch von den Therapeutinnen geschätzt wird. Die Einzeltherapeutin fühlt sich bedrängt, weil Herr S sich ihr im Gespräch nähert, keinen Abstand hält. Über den Inhalt der Gespräche lässt sich Herr S nicht erreichen, zu wirr, zu widersprüchlich sind die Aussagen. Nur über die Art und Weise, in der er kommuniziert, lässt sich eine Brücke zu ihm schlagen, ein klein wenig Verständnis aufbauen: Er redet unaufhörlich, ohne Punkt und Komma, seine Rede ist mit Allgemeinplätzen gespickt, er merkt offenbar nicht, dass sehr verletzende, hochmütige Passagen darin sind – er intendiert die Destruktivität nicht. Vielmehr hat es den Anschein, dass er sich in Worte hüllt wie in einen Mantel, wie in eine – um mit Esther Bick, der wir die ersten tiefgreifenden Analysen der frühesten Hauterfahrungen und ihrer Wiederholung in der psychoanalytischen Therapie verdanken, zu sprechen – in eine »zweite Haut« (Bick 1990). Die Worte dienen nicht der Kommunikation, sondern der Umhüllung, der Abgrenzung. Esther Bick geht davon aus, dass die Bildung einer zweiten Haut eine Reaktion, eine Abwehr auf die von ihr sogenannte Erfahrung des Hautsiebs ist, der nicht dichten Umhüllung, aus deren Löchern gleichsam das Selbst ausfließen könnte. Das Bild der zweiten Haut hilft, um noch einige Eigentümlichkeiten von Herrn S zu verstehen: das starke Schwitzen, das ihn in eine – für das Gegenüber unangenehme – Geruchsglocke einhüllt, oder die Art und Weise, repetitiv am Klavier mit den beiden Zeigefingern die gleiche Melodie zu spielen: Aufbau einer Klanghülle, einer akustischen Haut ebenso wie einer olfaktorischen. Woran Herr S in seinem Leben, vor allem in seinen frühen Lebenserfahrungen verzweifelt ist, ist die Erwartung, durch die Berührung mit lebenden anderen ein Gefühl für sich entwickeln zu können, das ihn zugleich mit anderen verbindet; ihm ist die Erfahrung, in der Berührung selbst werden zu können, versagt geblieben, und deshalb baut er einen autistischen Ersatz auf, der ihn beruhigen soll und der ihn freilich unentwegt Missverständnissen aussetzt: Er braucht ja so sehr die Berührung, nichts aber wehrt er auf seine Art, sich zu umhüllen, mehr ab als eine emotional tragfähige Begegnung. Warum betont Herr S gleichwohl, zur Überraschung aller Gesprächspartner, dass er so sensibel sei? Ganz offensichtlich kann er damit nicht meinen, dass er Sensibilität im Sinne von Empathie und Einfühlungsvermögen hat. Es geht um etwas anderes, um einen zweiten und anders gearteten Versuch, die eigene Haut wiederherzustellen, indem die Haut eines anderen benutzt wird. Er stellt eine Verbindung zu anderen her, nicht um dem Anderen zu begegnen, sondern um sich über sie zu stabilisieren; »adhäsive Identifizierung« ist dieser Vorgang von Donald Meltzer (1975) genannt worden, »adhäsive Gleichsetzung« von der« Autismusforscherin Frances Tustin (1972): Dort, wo ich mein Selbst nicht aus der Berührung, aus Berühren und Berührtwerden erfahren habe, klebe ich mich dem Anderen an, ich imitiere ihn im besten Fall, im schlimmsten tue ich ihm Gewalt an, indem ich mich seiner Haut vergewissere, im Gefühl, über sie aus existenziellen Gründen verfügen zu müssen – auch deshalb ziehen sich besonders die weiblichen Gesprächspartner von Herrn S vor ihm zurück, weil sie ihn als übergriffig erleben. Wenn er überhaupt eine Begegnung herstellen kann, dann ist sie im oben genannten Sinne taktlos, wird für den Anderen, besser: für die Andere zur sexuellen Gewalt.

Weil sie der Selbstberuhigung, der Selbstbegrenzung, der Selbstberührung dienen, können die Verhaltensweisen von Herrn S autistisch genannt werden. Der Autismus ist hier das Gegenstück zur Berührung; die Fähigkeit, sich selbst zu berühren, springt dort ein, wo an der Möglichkeit, durch die Berührung des Anderen sich selbst zu erfahren, wo also Selbsterfahrung zugleich Beziehungserfahrung ist, verzweifelt wird. Thomas Ogden, der bedeutende Psychoanalytiker der Schule Melanie Kleins, hat sich in seinen klinischen und theoretischen Studien den frühesten Organisationsformen des Erlebens gewidmet. Er bezeichnet die frühesten, vorsymbolischen, sensorisch dominierten Erfahrungsweisen des Hautkontakts und des Rhythmuserlebens als den »autistisch-berührenden Modus« der Erfahrungsbildung, und dieser Modus geht den von Melanie Klein her bekannten Entwicklungspositionen, der paranoid-schizoiden und der depressiven Position, voran. Durch das Berührungserleben wird die Bildung von Symbolen, von Selbst- und Objektdifferenzierung vorbereitet. Es geht in unserem Zusammenhang nicht darum, entwicklungspsychologisch erschöpfend herzuleiten, wie bedeutsam

Berührung für die Stabilität des Selbstgefühls ist. Stattdessen ist es wichtig, auf Formen der *Selbst*berührung als Surrogate gefühlten zwischenmenschlichen Kontaktes klinisch aufmerksam zu machen: Autistische Formen werden zum Ersatz der Berührungserfahrung.

Es ist einfach, theoretisch zu beschreiben, wie sich die Therapie mit Herrn S nach diesen Ausführungen nur entwickeln kann: Es müsste gelingen, ihn so zu berühren, dass es ihm möglich ist, einen Bezug zu entwickeln, aus der Begegnung einen Möglichkeitsraum entstehen zu lassen, in dem dann die Sprache anders und neu als Mittel der Kommunikation besetzt werden kann. Aber Herr S ist kein vorsprachliches Baby mehr. Und so wird es praktisch sehr schwer, ihn dort, wo die Sprache nicht hinreicht, zu berühren, ohne ihn zu infantilisieren, ohne dass er den Kontakt sexualisiert. Ohne die Möglichkeiten der Kreativtherapien, ohne die Möglichkeiten auch einer körperbezogenen Psychotherapie wäre es wohl unmöglich, Herrn S zu erreichen.

Nur durch die Berührung aber ist es möglich, ein Selbst aufzubauen. Freud hatte in seiner Schrift *Das Ich und das Es* den oft zitierten schönen Satz gesagt, dass das Ich anfänglich ein körperliches sei, und zwar die Projektion einer Oberfläche. Er hat einige Jahre später eine erläuternde Fußnote eingefügt: »[D].h. das Ich wird letzten Endes von körperlichen Empfindungen abgeleitet, und zwar hauptsächlich von denen, die von der Körperoberfläche ihren Ausgang nehmen« (Freud 1927, Fußnote in der *Standard Edition*, zit. n. Ogden 1995, S. 51). Um den Satz besser würdigen zu können, müssen wir zum Ich das Selbst hinzufügen: Die Ichfunktionen selbst, die Eigenschaften psychischer Struktur und des Integrationsniveaus der Persönlichkeit, sind zum Teil den Verinnerlichungen von Kontakterfahrungen geschuldet. Das gilt in gleichem Maße für das Selbstbild, das Körperbild, das Bild der eigenen Person, das sich aus der konkreten Berührungs- und Abgrenzungserfahrung bildet, sich verinnerlicht und abstrahiert. Berührungserfahrung wird zur Grundlage der Selbstvorstellung und der Integration der Persönlichkeit.

Freuds These müsste sich, wenn sie denn richtig ist, anhand von bewussten oder unbewussten Erfahrungen veranschaulichen und überprüfen lassen. In einem bemerkenswerten Buch, das uns viel über das Verhältnis von Berühren und Berührtwerden lehren kann, vor allem über die Konsequenzen dieses Wechselspiels für die Selbstentwicklung, hat Didier Anzieu (1991) Freud ernst genommen und weitergeführt. Er nennt das aus der taktilen Erfahrung der Hautoberfläche abgeleitete und seelisch ausgearbeitete Selbstbild das Haut-Ich. Dieses Haut-Ich als das psychische Erbe frühester taktiler Erfahrungen hat neben anderen folgende wichtige Funktionen:

- Die Funktion des Zusammenhalts: Nur wenn Mutter und Kind sich in einer »inclusion mutuelle« begegnen, sich in ihrem Erleben wechselseitig einschließen können, wenn dieses Umgeben-Sein durch den mütterlichen Körper spürbar ist und aufgenommen, verinnerlicht werden kann, kann es auch ein Gefühl von Selbstkohärenz geben.
- Die Containing-Funktion: Sie wurde schon unter Hinweis auf die unbewusste Selbstvorstellung des Haut-Siebs negativ charakterisiert; das Haut-Ich verliert die Sicherheit, wie eine Tasche die Dinge bewahren, bei sich behalten zu können.
- Die Reizschutz-Funktion: Sehr schön beschreibt Anzieu diese durch die Metapher einer doppelblättrigen Oberfläche, die aus dem Ineinander der mütterlichen und der kindlichen Haut resultiert. Keines der Blätter darf dabei zu dick sein, weil das andere dann nicht mehr seinen Anteil an der Schutzfunktion hätte.
- Die Funktion der Individuation: Sie beruht auf der Unverwechselbarkeit taktiler Erfahrung, von der schon die Rede war.
- Die Funktion der libidinösen Wiederaufladung: Berührung garantiert die Aufrechterhaltung eines sensomotorischen und eines libidinösen Tonus, der für die Fähigkeit, psychische Strukturen einzusetzen, notwendig ist.

Ichfunktionen, strukturelle Fähigkeiten als Funktionen eines Haut-Ichs zu beschreiben, das heißt nicht einfach, eine schöne Metapher zu benutzen, um ansonsten nüchtern-abstrakte Kompetenzen zu bebildern. Als Haut-Ich verstanden, sind Ichfunktionen immer im Körpererleben fundiert und nicht als rein seelische Funktionen dem Körper gegenüberzustellen. Als Haut-Ich verstanden, sind strukturelle Fähigkeiten des Individuums immer an den und durch die Grenzflächen, die ich mit anderen teile, entstanden. Störungen in der strukturellen Integration werden auf diese Weise nicht als Schwächen oder Defizite verstanden, die bloß trainiert werden müssten, sondern sie werden in vielfacher Weise in das Beziehungserleben eingebunden:

1. Die Genese der Störungen wird auf – unter Umständen sehr frühe – kommunikative Erfahrungen hin untersucht und aus Kontaktdefiziten heraus verstanden. Das scheinbare Defizit erhält einen Beziehungssinn.
2. Die Behandlung geht nicht bloß von den scheinbaren Defekten aus, sondern von der Beziehung. Sie kann sich nicht auf ein Bewusstwerden und Trainieren beschränken, sie muss auch berühren – keine Veränderung der Struktur, des Haut-Ichs ohne Berührung.

3. Aber die Berührung muss angemessen sein. Die Therapie – das wäre eine Illusion – kann nicht durch heilsame Berührungen die frühesten Beziehungsnöte im Sinne einer korrigierenden emotionalen Erfahrung einfach und vollständig heilen. Aber sie kann – und muss, wie ich meine – an den Beziehungserfahrungen ansetzen und versuchen, zu vermeiden, dass sich die gleichen schweren Enttäuschungen in der therapeutischen Begegnung wiederholen.
4. Keine Therapie kann in die präsymbolischen Erfahrungsräume reichen und eine primäre Mütterlichkeit oder Ähnliches bieten. Jede Berührung in der Psychotherapie mit Erwachsenen ist in einer symbolischen Ordnung verankert, die es nicht erlaubt, zu den Müttern hinabzusteigen. Diese Tatsache aber verhindert nicht die Fähigkeit, zu berühren und berührt zu werden.

Herr S spürt allmählich, wie das Team der Tagesklinik ihn begrenzt und damit auch schützt, ohne ihm freilich durch allzu viele Gebote und Verbote die eigenen Reizschutz-Möglichkeiten zu nehmen. Das Team verbindet in seiner Zusammenarbeit die versprengten Erfahrungsteile und bildet so den Zusammenhalt, den Herr S in seiner Struktur nicht finden kann. Das ermöglicht ihm, seine Ersatzbehälter, seine zweite Haut, seinen Autismus zu lockern – erste Erfahrungsbruchstücke werden nun geschildert, er schleudert – aus der Sprachhülle gleichsam auftauchend – der Einzeltherapeutin unverdaute Bilder entgegen, am stärksten wirkt auf diese das Bild, dass die Mutter das Kind, das mit Kot gespielt hat, zur Strafe gezwungen hat, Kot zu essen. Die Schilderungen verursachen ihr Übelkeit, sie sucht nach der Stunde um eine Art Notfallsupervision nach, in der sie weint – und auf diese Weise entsteht zwischen dem leitenden Arzt und ihr eine überraschend dichte Begegnung, eine Berührung in einem ansonsten eher kritisch-kühlen Arbeitsverhältnis, ein Containing, das zurückwirkt auf den Patienten, der bei der nächsten Gelegenheit zum ersten Mal zur Therapeutin sagt, es sei ihm gut gegangen in der letzten Stunde, aber er sei wohl zu weit gegangen.

Noch einmal: Worte, die berühren

Kann ein Text berühren, können Worte berühren? Dann hinterließe die Lektüre, auch die des vorliegenden Textes, den Leser oder die Leserin ein klein wenig verändert, hätte ihn oder sie an irgendeinem Punkt berührt und von diesem Punkt aus neu definiert, es wäre eine gemeinsame Oberfläche entstanden, die Autor und Leser verbindet, die aber auch Platz lässt, aktiv zu bleiben, nicht bloß passiv zu rezipieren, wo eine Verbindung entsteht, die öffnet, die einen kurzen Augenblick die Bezüge, die eingespielt sind, hinter sich lässt und einen Zwischenraum anbietet, der neue Gedanken schafft.

Können Worte berühren? Diese Frage ist die entscheidende in einer Behandlungsform, die auf dem Austausch von Worten aufbaut (Quinodoz 2004). Dabei ist diese Frage nicht eine speziell der Psychotherapie vorbehaltene. Wenn Lyrik irgendeinen Sinn haben kann, dann doch den, dass sie Worte zur Berührung werden lässt. Daher ist es angemessen, mit einem Gedicht zu enden, das von einer scheiternden Berührung spricht. Muss man daran erinnern, dass Berührungen scheitern können so wie Lektüren auch? Dieses Gedicht, ein Sonett, das *Die Beiden* heißt und von Hugo von Hofmannsthal stammt, fasst einige Gesichtspunkte zusammen, die die vorliegende Arbeit vorstellen wollte: Die Personen des Gedichts werden außer über das Geschlecht nur durch die sich anbahnende Berührung charakterisiert, durch diese also definiert. Wer aktiv, wer passiv ist, diese Frage wird im Verlauf einiger Verszeilen unübersichtlich, aber auch unwichtig. Die Berührung scheitert – so jedenfalls lese ich das Gedicht – deshalb, weil Mann und Frau sich im Rahmen von Geschlechterstereotypien begegnen, die jene Alterität und Zukünftigkeit nicht zulässt, von der die Rede war und die Zärtlichkeit wesenhaft ausmacht. Und doch hat der Dichter in die schöne Sprache eine Ahnung von Berührung eingeschlossen, die der Inhalt des Gedichts gerade negiert, die indessen seine Sprachform verborgen hörbar macht.

Die Beiden

Sie trug den Becher in der Hand –
Ihr Kinn und Mund glich seinem Rand –,
So leicht und sicher war ihr Gang,
Kein Tropfen aus dem Becher sprang.

So leicht und fest war seine Hand:
Er ritt auf einem jungen Pferde,
Und mit nachlässiger Gebärde
Erzwang er, daß es zitternd stand.

Jedoch, wenn er aus ihrer Hand
Den leichten Becher nehmen sollte,
So war es beiden allzu schwer:

Denn beide bebten sie so sehr,
Dass keine Hand die andre fand
Und dunkler Wein am Boden rollte.

7 Den Körper verstehen – psychoanalytische Konstruktionen[2]

Der Körper als Objekt des Verstehens?

Der Titel beschreibt einen offensichtlichen Widerspruch. In der Tradition eines Leib-Seele-Dualismus gesprochen, der seine Auswirkungen auch auf die Methodologie der Wissenschaften gehabt hat, lässt sich Seelisches verstehen, während körperliche Prozesse erklärt werden müssen. Können wir den Körper überhaupt verstehen? Unter welchen Umständen können wir den Körper verstehen? Wie müssen wir den Körper konstruieren, damit er verstehbar wird? Wenn wir den Körper verstehen wollen, dann betrachten wir ihn nicht als ein Objekt naturwissenschaftlicher Forschung, sondern als einen Gegenstand eines hermeneutischen Verfahrens. Hermeneutik ist hier als Lehre des Verstehens in einem sehr weiten Sinn angesprochen, eines Verstehens, das nicht nur Texte oder Formen des In-der-Welt-Seins zum Gegenstand hat, sondern sich auch mit den Grenzen der Selbstbeschreibung, der Selbstreflexion und des Bewusstseins befasst und diese Grenzen unter anderem in der biologischen Grundlage der Person und in der außer- und unbewussten Determiniertheit menschlichen Erlebens und Verhaltens sieht (vgl. Angehrn 2003).

Was also lässt sich vom Körper verstehen? Mehrere Dimensionen sind zu unterscheiden:

- Der Körper wird von jedem Menschen in einer bestimmten Weise erlebt, und dieses Körperbild ist, als psychische Darstellung des Körpers, unter Umständen verständlich zu machen. Das Körperbild ist vom

2 Vortrag im Rahmen des Freiburger Arbeitskreises Literatur und Psychoanalyse zum Thema: »Körper. Konstruktionen« (25.–26. Januar 2008, Freiburg i.Br.).

Körperschema zu unterscheiden. Unter Körperschema verstehen wir die neuropsychologische Repräsentation des Körpers, also die aus den Sinneseindrücken des Körpers zusammengesetzte Figuration des Körpers; dabei spielen sensorische und sensible Afferenzen eine Rolle, die Tiefensensibilität, also der Lage- und Gewichtssinn, das Gleichgewichtsorgan, die afferenten Rückkoppelungen von den aktiven Muskelgruppen. Aus all diesen wechselnden Zuströmen setzt sich ein recht konstantes Bewusstsein für die Beschaffenheit des eigenen Körpers in Ruhe und Aktion zusammen. Das Körperbild ist die imaginäre Repräsentation des eigenen Körpers; sie ist nicht unabhängig von dem Körperschema, wird aber nicht vornehmlich durch es geprägt. Das Körperbild ist eine phantasmatische Repräsentation, ist wegen seiner phantasieabhängigen Qualität dynamisch und wandelbar, es ist affektiv hoch aufgeladen. Das Körperbild verändert sich im Laufe der Entwicklung des Menschen; diese Entwicklungsstufen hinterlassen – wir werden darauf zurückkommen – ihre Spuren im Körperbild. Wesentlich ist, dass das Körperbild keine Monade ist und nicht monadisch, nur aus intrinsischen Faktoren entsteht. Vielmehr entwickelt es sich aus Beziehungserfahrungen und ist deren Niederschlag. Das Verstehen des Körperbildes hat seine Grenze an den somatischen Vorgaben des Körperschemas.

- Mit dem Körper wird umgegangen – dies gilt in einem pragmatischen und handlungsorientierten Sinn. In der deutschen Sprache ist es möglich, zwischen Leib und Körper zu unterscheiden, wobei der Leib als gelebter Körper aufgefasst wird, der wir sind (Leib-Sein), während der Körper als vergegenständlichter Körper erscheint (Körper-Haben). Der Körper wird für das Erleben zum Objekt, verliert dabei seinen natürlichen und selbstverständlichen Selbstbezug. Dieser Umgang mit dem eigenen Körper kann auf Einstellungen zum Körper, zu sich selbst und auf lebensgeschichtliche Erfahrungen rückbezogen, also ebenfalls verstanden werden.
- Schließlich kann – zumindest prinzipiell – der seelische Einfluss auf den biologischen Prozess selbst erfasst werden, sodass verstehbare Grundlagen für erklärbare Mechanismen herausgearbeitet werden. Das ist der Ausgangspunkt für die psychosomatische Medizin gewesen.

Mit diesen Dimensionen sind hermeneutische Zugänge zum Körper beschrieben, nicht mehr, aber auch nicht weniger. Eine Hermeneutik des Körpers kann den Widerspruch nicht auflösen, der mit der Aufgabe verbunden ist, den Körper zu verstehen. Stattdessen rechnet sie mit der Unverfügbarkeit des Körpers, die sich dem biologischen Grund des Körpers verdankt, der sich nicht oder nicht vollständig und ohne einen Rest in Sinn überführen lässt.

Die Psychoanalyse steht nicht allein mit ihren Angeboten an eine Hermeneutik des Körpers. Sie hat sich neben der anthropologischen Psychiatrie und der psychiatrischen Phänomenologie, freilich mit längerem Atem als diese, einem verstehenden Zugang zum Körpererleben gewidmet, und daraus sind die Forschungszweige der psychoanalytischen Psychosomatik ebenso wie Modelle der psychodynamischen Körpertherapie entstanden. Die Psychoanalyse ist dadurch, dass sie in einem ihrer zentralen Begriffe, dem Begriff des Triebes, das Leib-Seele-Verhältnis thematisiert, besonders geeignet, die Frage nach dem Körper zu stellen und nach Antworten zu suchen. Als psychische Repräsentation einer somatischen Reizquelle (Freud 1915c, S. 215f.) hat der Trieb an den biologischen Prozessen und der Psychodynamik Anteil. Der Trieb ist ein psycho-somatisches Grundphänomen, aber auch ein psycho-somatisches Spannungsfeld. Er hat eine neuroendokrinologisch erklärbare Basis auf der einen Seite, ist andererseits geformt von biografisch frühen Erfahrungen, die das Triebgeschehen mit Sinn aufladen. Er lässt sich nicht einseitig nur biologisch oder nur lebensgeschichtlich herleiten. Auch aus der Perspektive der Triebpsychologie ist Vorsicht geboten: Die »Wut des Verstehens« muss sich begrenzen und die Unverfügbarkeit des biologischen Grundes einbekennen.

Andererseits bietet der psychoanalytische Zugang zum Körper für das Verstehen des Körperbildes und des Umgangs mit dem eigenen Körper besondere Chancen, die im Folgenden dargestellt werden sollen; dabei wird eine klinische Perspektive gewählt. Anhand einer klinischen Vignette wird einleitend die Grundthese vertreten, dass der Körper immer nur als Körper in Interaktion verstanden werden kann. Die Intersubjektivität des Körpererlebens lässt sich zum einen entwicklungspsychologisch fundieren, wobei besonders betont werden wird, dass auch das Ich, die psychische Struktur, in körperlicher Interaktion fundiert ist. Andererseits gilt diese These nicht nur dia-, sondern auch synchron. Mithilfe des Konzeptes der Performanz wird darauf hingewiesen, dass das Hier und Jetzt der Erfahrung auf der körperlichen Interaktion aufbaut (Teil 1). Dieser Befund wird genutzt für den verstehenden Zugang zu körperbezogenen Symptomen und Krankheitsbildern. Verstehen lassen diese sich nur dann, wenn der Beziehungskontext berücksichtigt wird. Das Verständnis des Körpersymptoms aus der Beziehung wird an der gleichen Vignette erläutert (Teil 2). Das Körperbild ist die Grundlage des Selbstbildes und des Identitätsgefühls. Wenn das Körperbild aus der Interaktion entsteht, gilt dies auch für das Selbstbild. Die körperliche Begegnung begründet also auch das Selbsterleben. Das Selbstbild und Identitätsgefühl werden auf die ursprüngliche körperliche Interaktion zurückgeführt (Teil 3). Mit einer kurzen Zusammenfassung endet das Kapitel (Teil 4).

1. Die Intersubjektivität des Körpererlebens und die Performanz

In einer psychiatrischen Akutstation stellt sich die Körperlichkeit leidender Menschen anders dar als auf der Couch oder in einer psychosomatischen Abteilung. Ich berichte von Herrn X, einem mittlerweile verstorbenen Drogenabhängigen. Er hatte seinem Körper keine Vene mehr entlocken können, um sich Heroin zu spritzen. Daher hatte er versucht, die verschlossenen Gefäße mit einem Bunsenbrenner zu öffnen. Das Vorgehen war nicht nur extrem schmerzhaft, es endete schließlich tödlich, weil es zu schweren Durchblutungsstörungen und Gangränen an den Beinen geführt hat. Herr X wurde in die Psychiatrische Klinik abgeschoben. In der Akutstation, einem Ort, an dem eine intensivmedizinische Palliativpflege nicht gerade wahrscheinlich ist, wurde Herr X aufgenommen, nicht nur formal, sondern auch persönlich. Und er hat in den letzten Wochen seines Lebens eine Erfahrung gemacht, die er wohl immer gesucht, aber nie zu finden gewagt hat. Warum? Zunächst: Es hatte sich niemand entschlossen, mit Herrn X fürsorglich umzugehen, im Gegenteil: Am Anfang stand der geballte Unwille des Teams, sich auf einen so aufwendig zu pflegenden, doch offensichtlich fehlplazierten Patienten einzustellen. Jenseits aller dieser richtigen Überlegungen war es dann offensichtlich der Anblick der Wunden und des misshandelten Körpers, der das bewirkt hat, was der Philosoph Emanuel Levinas dem Antlitz zugeschrieben hat, der Konfrontation mit dem Gesicht des leidenden Anderen: Vor aller Reflexion wird der, der auf den leidenden Körper blickt, schuldig gegenüber dem, der leidet (Levinas 1974, S. 128; deutsch 1998; vgl. auch Levinas 1983). Vor aller Reflexion entwickelt sich nicht einfach ein Gespräch von Leib zu Leib, vielmehr teilt sich ein Schock mit, der selbst sehr leiderfahrenen Therapeuten die Tränen in die Augen getrieben hat. Die Sekrete der eitrigen Wunden und die Tränen der Pflegenden wirken aufeinander ein. Ein leiblicher Bezug, eine Zwischenleiblichkeit, wie der andere große französische Philosoph der Leiblichkeit gesagt hat, Maurice Merleau-Ponty (1964, S. 185), verwirklicht sich, eine alles andere als harmonische, eine traumatisch erzwungene Performanz, die eine Szene aufbaut, die sich als Form unbedingter Fürsorge für ein unheilbares Leid erweist, als mütterliche Rêverie (Bion 1990b), die zuvor nicht einmal als Wunschtraum für Herrn X möglich schien.

Was lässt sich aus der Vignette für unser Thema ableiten? Der Körper ist nicht ein einsamer Körper, nicht solipsistisch zu rekonstruieren, sondern nur als Körper in Interaktion. Winnicotts berühmte Formel »There is no such thing as a baby« ließe sich variieren: »Es gibt keine Körper, sondern nur und zunächst die Zwischenleiblichkeit.« Die Erfahrung des eigenen Körpers enthält Spuren intersubjektiver Einschreibungen. Es gibt ein Apriori leiblicher Intersubjektivität, aus dem sich das Bewusstsein des eigenen Leibes allmählich bildet. Maurice Merleau-Ponty spricht von der *Zwischenleiblichkeit (intercorporéité)*, um die Verschränkung, das – wie er sagt – »Chiasma von Leib und Welt« zu betonen, die Verschränkung zwischen meinem leiblichen Erleben und dem leiblichen Erleben der anderen. Leibliche Interaktion hat die Funktion der Verständigung, sie ist ein leibliches Gespräch. »Der Gebrauch,« so Merleau-Ponty, »den der Mensch von seinem Leib macht, transzendiert den Körper als bloß biologisch Seiendes. […] Die Sprache ist bloß ein Sonderfall der Entfaltung dieses Vermögens« (Merleau-Ponty 1966, S. 224). Und an anderer Stelle heißt es: »Durch meine Sprache und meinen Leib bin ich an andere gewöhnt« (Merleau-Ponty 1984a, S. 41). Wenn wir den Körper psychoanalytisch verstehen wollen, dann müssen wir den erlebten Körper, das Körperbild, als eine Abstraktion, als Produkt eines Loslösungsprozesses begreifen, als ein von der Zwischenleiblichkeit abgeleitetes Sekundärphänomen.

Diese These lässt sich auf mehreren Ebenen begründen. Sie gilt zunächst für die leibliche Kommunikation im Hier und Jetzt, die in der Vignette dargestellt worden ist. Die Phänomenologie der Berührung zeigt dies sehr schön (vgl. Kapitel 6). Zur Berührung gehört wesentlich und grundlegend die Wechselseitigkeit der Empfindung und Wahrnehmung, und das heißt: die Wechselwirkung zwischen Subjekt und Objekt. Ich kann nicht etwas berühren, ohne mich im Akt der Berührung selbst zu spüren. Ich bin Subjekt der Berührung, zugleich aber auch Objekt. Berühren und Berührtwerden sind im Akt der Berührung nicht zu trennen. Etwas poetischer formuliert, könnte ich sagen: Ich werde berührt, ebenso wie ich berühre, der Gegenstand, den ich ergreife, ergreift auch mich. In der Berührung ist das Verhältnis von Aktivität und Passivität in einer eigentümlichen Weise relativiert. Zwar kann ich die Intention haben, einen anderen zu fassen oder anzufassen. Aber in der Berührung selbst spüre ich mich als Berührender, so wie ich den anderen spüre – ich werde auch vom anderen angefasst.

Für die psychoanalytische Praxis ist diese leibliche Kommunikation in einer besonderen Weise wichtig, auch wenn sie unmittelbare Berührungen sehr knapp hält. Ohne die Zwischenleiblichkeit lässt sich die Übertragungsbeziehung nicht verstehen. In der Übertragung wird eine Beziehung miteinander inszeniert, die (gemeinsam) verstanden werden kann. Die therapeutische Begegnung hat einen performativen Überschuss. Unter Performanz verstehe ich mit Jacques Derrida (1976, S. 142–155) nicht die Handlungsweisen eines zuvor selbstbewussten, selbsttransparenten Subjekts, nicht nur einen Vollzug von Sprachregeln, sondern die Selbsthervorbringung von Subjektivität durch das Handeln – und dieses Handeln ist notwendig an den Körper gebunden. Die Performanz in der Übertragungsbeziehung dient dazu, durch die Darstellung dessen, was nicht durchsichtig ist, die Selbsttransparenz zu erhöhen. Performativ ist sie als Inszenierung, die das in der Beziehung wiederholt, was als Unbewusstes nicht einfach gegenständlich gemacht werden kann (vgl. zur anthropologischen Bedeutung der Inszenierung Iser 1991, S. 504).

In der psychoanalytischen Theorie ist nicht viel über die Performativität nachgedacht worden, und wenn, so zum Beispiel bei Joyce McDougall, wird ihr zu wenig Gewicht beigelegt; McDougall (1988, 1989) hat statt von Inszenierung von Theater gesprochen, zwei Buchtitel lauten *Thêatres du Je* und *Thêatres du Corps*. Theater wird von ihr als Metapher der psychischen Wirklichkeit verstanden, wobei ihr der Theaterbegriff deshalb als eine sinnvolle Metapher erscheint, weil »unsere inneren Charaktere […] ständig nach einer Bühne zur Aufführung ihrer Tragödien und Komödien [suchen]« (McDougall 1988, S. 2). Das ist sicher richtig, aber die Konsequenzen, die aus diesem Ansatz gezogen werden können, reichen weiter als das Verhältnis von innen und außen, weiter als die Analogie zur Bühne. In der Psychotherapie ist der Therapeut nicht bloß Zuschauer, er interpretiert die Inszenierung nicht nur in Richtung eines möglichen verborgenen Sinnes, sondern er ist am Zustandekommen der Inszenierung auch beteiligt. Er ist Mitspieler und Kritiker gleichzeitig. Das lange Zeit verpönte Agieren, das Rolf Klüwer dankenswerterweise zum Handlungsdialog nobilitierte, ist kein Sündenfall der Analyse, sondern Erkenntnisprinzip.

Die These, »es gibt keine Körper, sondern nur und zunächst die Zwischenleiblichkeit«, gilt sodann entwicklungspsychologisch, und zwar zunächst für das Körpererleben. Das Körperbild entwickelt sich aus der mit der Mutter geteilten, ursprünglichen Körperlichkeit, grenzt sich erst allmählich ab, und das Körperbild wird die Spuren der frühesten Einschreibungen immer bewahren. Körperrepräsentationen sind daher Niederschläge von Interaktionserfahrungen. Kestenberg (1956) zum Beispiel sprach früh von *Organ-Objekt-Einheiten*:

Die Art und Weise, wie zum Beispiel der Mund vom Säugling in der Interaktion mit der Brust erlebt wird, prägt die Selbstrepräsentanz des Mundes, repräsentiert wird also ein »Mund in Verbindung mit der Brust«. Die spätere Besetzung, die affektive Selbstvergegenwärtigung des Mundes bewahrt Spuren dieser Interaktionserfahrungen auf.

Mich interessiert vor allem die intersubjektive Genese von Strukturen, deren man diesen Ursprung nicht mehr ansieht (Küchenhoff 2003). Daher ist mir die Genese der Ichfunktionen besonders wichtig, auch in Hinblick auf die in der Theorie der Therapie heute wichtigen Therapieverfahren zur Entwicklung der Ichfunktionen oder der strukturellen Integration der Persönlichkeit (Rudolf 2004). Das wurde bereits ausführlich im vorangehenen Kapitel erläutert, das von der Berührung, der Hauterfahrung und der von der Berührungserfahrung sich ableitenden Entstehung des Ichs handelte, im Ausgang von Freuds schöner Beschreibung, dass das Ich die Projektion einer Oberfläche sei. Sogar Persönlichkeitsmerkmale, die Eigenschaften psychischer Struktur und das Organisationsniveau der Persönlichkeit, haben ihren Ursprung auch in den Berührungserfahrungen. Selbstbild, Körperbild, Identität, so war beschrieben worden, werden durch mitmenschliche Erfahrungen gestaltet und geprägt. Wir hatten auch bereits auf Didier Anzieu (1991) verwiesen, der in seiner etwas lyrisch anmutenden Begrifflichkeit, nämlich wenn er vom »Haut-Ich«spricht, doch genau den hier entscheidenden Punkt trifft: Fähigkeiten der Persönlichkeit und basale Erlebnisdimensionen lassen sich von den frühesten taktilen Erfahrungen ableiten. Eine originelle und wichtige Schlussfolgerung aus diesen Überlegungen ist es, dass strukturelle Fähigkeiten auch im Körpererleben fundiert sind und dass sie sich aus der körperlichen Interaktion entwickeln. Damit, das sei noch einml wiederholt und betont, wird Struktur dynamisiert; was als konstitutionelles Merkmal, als Fähigkeit oder Kompetenz erscheint, ist zum Teil aus Beziehungserfahrungen entstanden und daher auf sie zurückführbar. Dieser Gedanke hat weitreichende Konsequenzen für eine klinische Theorie der sogenannten strukturellen Störungen, wie wir sie bei schweren Persönlichkeitsstörungen finden. Störungen in der strukturellen Integration können dann nicht ohne Weiteres als angeborene Schwächen oder Defizite verstanden werden, sondern sie werden in vielfacher Weise in das Beziehungserleben eingebunden. Die Genese der Störungen muss dann auf – unter Umständen sehr frühe – kommunikative Erfahrungen hin untersucht und aus Kontaktdefiziten heraus verstanden werden. Das scheinbare Defizit erhält einen Beziehungssinn.

2. Körpersymptome im Beziehungskontext

Noch einmal zurück zur Kasuistik von Herrn X. Was in aller Welt bestimmt einen Menschen dazu, sich den Zugang zu den eigenen verstopften Gefäßen mit einem Brenner freikämpfen zu wollen? Die Grausamkeit dieser Szene behindert die therapeutische Reflexion, die aber gleichwohl gefordert ist. Sollen wir den Trieb dafür verantwortlich machen, das Drängen eines Verlangens, das gegen den eigenen Körper Amok läuft? Denn triebhaft wirkt das Geschehen, das nicht sozialisierbar erscheint, das sich einen um die deletären Folgen unbekümmerten Weg bahnt, ohne irgendeinen Aufschub zu dulden. Aber wir werden weder Herrn X noch der psychoanalytischen Theorie damit gerecht. Jacques Lacan hat bereits vor langer Zeit zwischen dem Bedürfnis, das rein körperlich ist, dem Anspruch, der sich in der Dyade abspielt, und dem Begehren, das durch die ödipale, und das heißt für Lacan auch: die Sprachentwicklung hindurchgegangen ist, unterschieden (Lacan 1975b, S. 165ff.). Allenfalls könnten wir also von dem Bedürfnis sprechen, das durch die schwere physische Abhängigkeit entstanden ist. Die Selbstverbrennung ist nicht einfach durch einen Drang bedingt, sondern sie lässt sich deuten als eine Äußerungsform von Subjektivität, in einer auf den Umgang mit dem eigenen Körper zurückgenommenen Beziehungsszene. Erst so öffnet sich der Blick, stellen sich Fragen, zum Beispiel die nach einer traumatischen Frühgenese, in der grenzverletzende, eindringende Gewalt möglicherweise an der Tagesordnung war. Dann wird der Körper zum Signifikanten; anders als in der Konversion aber bezeichnet er nicht einen Affekt oder einen verpönten Wunsch einem Objekt gegenüber, er bezeichnet vielmehr das Objekt oder einen Selbstanteil: Die Vene, die sich verschlossen hat, wird zum Signifikanten des verschlossenen, unzugänglichen Selbstanteils des kleinen Jungen, der sich durch Barrieren von Unerreichbarkeit vor Intrusionen schützen muss. Und die Hand, die zum Brenner greift, steht für das traumatisierende, das intrusive Objekt, das keine Grenzen duldet.

Der Körper als Signifikant: Das bedeutet, dass auch das Körpersymptom nur von der Zwischenleiblichkeit aus verständlich gemacht werden kann. Aber das soll nicht heißen, dass es immer angemessen ist, das Körpersymptom positiv als Träger irgendeines Bedeutungsinhalts, so schrecklich er auch sein mag, aufzufassen. Das Körpersymptom aus der Zwischenleiblichkeit heraus zu verstehen, das ist nur dann sinnvoll, wenn die Negativität, die Negationsarbeit in das Verstehen einbezogen wird. Denn der Körper kann auch dazu dienen, Erlebniskontinuitäten zu unterbrechen, Abstand von intrusiven Objekten zu schaffen, und das kann heißen, Sinn gerade nicht anzuzeigen, sondern zu zerstören. Dann eben geht es darum, dass das Körpersymptom gerade nichts bedeutet, an die Stelle der Bedeutung tritt die Abfuhr. Nach diesem Modell, in dem an die Stelle der psychischen Repräsentation von Erfahrung die somatische Reaktion tritt, sind psychosomatische Erkrankungen verstanden worden. Dann sind die Desaffektation (McDougall 1985), die Alexithymie, das operationale Denken nicht Defekte, sondern Abwehrleistungen im Sinne der Verwerfung psychischer Repräsentation. Alexithyme Pathologie kann dann als – allerdings archaischer – Abwehrvorgang begriffen werden. Die Unfähigkeit zur Repräsentation von Erfahrungen resultiert in diesem Modell aus einer Zerstörung von Repräsentation, die wiederum immer noch eine psychische Leistung, nicht nur ein Defizit ist (vgl. dazu Kapitel 12).

3. Körperliche Interaktion, Selbstbild und Identitätsgefühl

Eine zweite Vignette soll die Negativität des Symptoms verdeutlichen. Frau Z bespricht sich mit ihrer Sozialbetreuerin, die sie lange kennt. Diese hatte sich sehr um Frau Z gekümmert, zu sehr, sie hatte ihr das Du angeboten, dann eine Wohnung im eigenen Haus eingeräumt, war mit ihr verreist. Frau Z war nicht gesundet. Im Gespräch macht die Sozialbetreuerin Frau Z Vorwürfe und teilt ihren Entschluss mit, Frau Z nicht mehr weiter zu unterstützen. Erst in diesem Moment erlebt Frau Z, dass die Betreuerin sie zwar nicht sexuell, aber psychosozial missbraucht hatte. Nach dem Ende des Gesprächs greift sie zu einem Messer, mit dem sie sich in die Stirnhaut schneidet. Sie sagt später, dass sie sich den Schädel hätte spalten wollen. Sie spürt nichts mehr, außer dem Blut, das über ihr Gesicht läuft, und sie denkt an kein intrusives Objekt mehr, Blut und Schmerz treten an die Stelle der Gedanken.

Wie lässt sich die Vignette an die einleitend gemachten Überlegungen anschließen? Bislang wurden die Zwischenleiblichkeit und die interpersonale Bezogenheit des Körpererlebens betont und dieses Konzept für die Genese des Körperbilds, für die Interaktion im Hier und Jetzt und für das Verständnis des Körpersymptoms als eines Signifikanten genutzt. Dieser Gedanken lässt sich fortsetzen. Die Bildung von Selbst und Identität geht mithilfe des Körpers oder der körperlichen Spiegelung vor sich; das Selbst ist die Projektion einer Oberfläche, das hatten wir bei Freud gelernt. Selbstbild und Identität sind vom Körperbild abgeleitet und bleiben darauf bezogen. »Ich ist ein Anderer« – im Spiegel des Anderen nehme ich meine eigene Identität wahr, und diese Spiegelung ist zunächst körperlich. Lacan (1975a) hat vom Spiegelstadium als dem Bildner der Ichfunktion gesprochen. Das ganzheitliche Körperbild entsteht als Spiegelbild. Das Kind identifiziert sich mit seinem Spiegelbild, und zwar genau zu dem Zeitpunkt, zu dem es die eigene körperliche Integrität noch gar nicht spüren kann, da die für den Lagesinn und die Propriozeption zuständigen Nervenbahnen noch gar nicht ausdifferenziert sind. So entsteht Ganzheitlichkeit des Körpers als Vorstellung nicht naturwüchsig, sondern nur als Bild oder Imagination. Dieses Bild ist ein Spiegelbild, Ganzheit wird am Ort des Anderen erlebt. Der Spiegel ist nur ein konkretes Beispiel für die viel weiter gespannte Spiegelerfahrung oder Identifikation mit einem Spiegelbild, das auch ein anderer Mensch sein kann. Das »Spiegelstadium als Bildner der Ichfunktion« (Lacan 1975a) ist das Modell für den Ursprung des Körperbildes, für die körperliche Selbstaneignung am Ort des Anderen. Das Selbsterleben bleibt auch in der weiteren Entwicklung angewiesen auf Bestätigung durch andere. Die eigene Identität muss durch den Blick der Anderen bestätigt werden.

Nun ist es möglich, die Vignette zu vervollständigen. Frau Z ist schon jahrelang mit Unterbrechungen in psychiatrisch-psychotherapeutischen Institutionen in Behandlung. Schnell konstatiert der Gesprächspartner Folgen des Hospitalismus. Aber was heißt das? Frau Z grimassiert, bewegt sich manieriert, manchmal bizarr, manchmal verhält sie sich schamlos. Sie wird zum Clown in den Gruppengesprächen. »Sie lässt sich gehen«, das ist ein oft geäußerter Vorwurf des therapeutischen Personals. Aber sie hat dieses »sich« nicht, das sie loslassen könnte. Sie ist sich selbst verloren gegangen, ihr Lebensentwurf reicht nicht mehr über die Klinik hinaus. Die aufdringliche Theatralik provoziert regelmäßig abweisende Äußerungen, Distanz oder pädagogische Strenge. Auf diese Weise bestätigen die Bezugspersonen rasch das einzig gültige Selbstbild, das negative und falsche Selbst einer unzurechnungsfähigen Borderline-Patientin. Das Spiegelstadium wird reinszeniert: Es ist die körperliche Kommunikation, die sich blitzschnell und zwingend herstellt. Aber die Spiegelung erfasst nur ein falsches Selbst, das sie bestätigt. Den Therapeuten muss es darum gehen, diese Spiegelbeziehung verlassen zu können, eine negative Identität nicht zu bestätigen. Das freilich ist schwierig; wer ist Herr über die archaischen Affekte, die sich in der körperlichen Interaktion so rasch mobilisieren? Es ist auch deshalb so schwer, weil – wie so oft in den Konstellationen eines falschen Selbst – das wahre Selbst nicht wie ein unterdrücktes, aber doch irgendwo gestaltetes Bild bereitsteht, sondern weil es nur negativ erscheint: als eine aufblitzende Lücke etwa in der fast pausenlosen Clownerie, als rarer Moment eines ernsthaften Blickkontaktes oder eines leisen Schluchzens im Gespräch, weil das Gefühl, nie verstanden zu werden, schmerzt.

Wenn der Andere kein Spiegel mehr ist, dann werden autistische Formen der Selbsterregung gewählt, oder narzisstische Überbesetzungen des Körpers, die die fehlende Außenspiegelung durch eine Selbstbespiegelung ersetzen. Dieser Narzissmus vertraut nicht mehr darauf, dass der Blick der anderen das eigene wahre Selbst bewahrt oder allererst findet. Der Körper wird in den eigenen Gedanken überbesetzt, so in der Hypochondrie, oder eben in der Selbstverletzung.

Es lohnt, körperbezogene Störungen daraufhin zu untersuchen, ob sich in dem Kampf mit dem eigenen Körper ein Kampf um die eigene Identität widerspiegelt. Als wichtiges Beispiel können die Essstörungen dienen: Der zwanghaft kontrollierte Umgang mit Essen und Gewicht in Anorexia nervosa oder Bulimie, die besondere Aufmerksamkeit auf den schlanken Körper, zeugen davon, wie existenziell wichtig für die eigenen Identitätsvorstellungen der Körper geworden ist. Der eigene Körper wird nach einem Idealbild modelliert, und nur wenn dieses Ideal erfüllt ist, kann die magersüchtige Frau sich beruhigen, allerdings nur für kurze Momente. In der Bulimie hingegen findet ein verzweifelter Kampf mit einem solchen Ideal statt, das dem eigenen Bedürfnis so gar nicht entspricht. Dem Hungern, als einer Unterwerfung unter die Norm, folgt daher in der Bulimie die Unersättlichkeit des Fressanfalls als Revolte, die gleich wieder durch strikte Aushungerungsmaßnahmen zurückgenommen wird. In der Symptomatik wird nicht allein das Ideal eigener körperlicher Identität, sondern zugleich der Kampf mit ihr dargestellt.

Dass der Körper zur Identitätsfindung genutzt wird, ist freilich nicht nur und ausschließlich eine klinische Erfahrung. In diesem Zusammenhang lassen sich kulturell verbreitete Körperpraktiken, vor allem moderne Sportformen, auf ihre psychodynamische Funktion hin analysieren. Die Fitnessbewegung ist ein erstes Beispiel. Angetreten zur Vitalisierung des Körpers in den »Vita-Parcours«, führt die Fitnessbewegung zunächst dazu, die Körper zu »medikalisieren« (O'Neill 1990), die Körpererfahrungen auf diejenigen zu zentrieren und schließlich zu reduzieren, die der physischen Gesundung dienen. Aber die Fitnessbewegung macht beim medikalisierten Körper nicht halt, sondern entwirft auch einen idealen Körper, ohne den sich der Betroffene unvollständig und selbstunsicher fühlt. Volker Rittner (1990) hat treffend davon gesprochen, dass Fitness zur Seelenarbeit und Jogging zum Identitätstraining geworden sind. Patienten, die zum Beispiel unter dem klinischen Phänomen des »compulsive jogging« leiden, sind nur Extrembeispiele durchaus alltäglicher Erfahrungen

(Küchenhoff 1998a). Der Drang zur Selbstmodellierung des eigenen Körpers, um die eigene Identität zu wahren, hat versorgungspolitisch bedeutsame medizinische Behandlungsformen oder Therapiezweige ins Leben gerufen. Die plastische Chirurgie verdankt einen Teil ihres Erfolges dem Wunsch, über den Weg der Körpergestaltung die Identität zu wahren, im Versuch, den Alterungsprozess des Körpers, überhaupt die körpereigene Rhythmik, ob lebenszeitlich, monatlich, tageszeitlich, zu beherrschen.

4. Schluss

Das vorliegende Kapitel sollte einige psychoanalytische Konstruktionen des Körpers vorstellen:

- den Körper als Ursprung der Ichfunktionen und des Selbst,
- den Körper als Signifikanten in einer Objektbeziehung,
- den Körper als triebhaften Körper, der auf der Schneide von Natur und Sinn agiert.

Allen Perspektiven übergeordnet war die These, dass der psychoanalytisch konstruierte Körper ein Körper in Beziehung ist, und zwar in dreifacher Weise:

- als Körper, der sich als ein Körperbild aus der Beziehung bildet,
- als Körper, der Beziehungsaspekte verkörpert und sich an der Beziehung beteiligt, und schließlich
- als Körper, der der Demarkation, der Abgrenzung, und damit der Selbstdefinition dient.

Es ist die Bezogenheit des Körpers auf den Anderen, der ihn so verletzlich macht und den Körper zum Angriffsort gesellschaftlicher, wirtschaftlicher oder medialer Macht werden lässt.

Für die Psychotherapie hat dieses Modell Konsequenzen, von denen nur einige angedeutet seien:

- In jeder Psychotherapie sind wir gefordert, uns auf die Performanz der zwischenleiblichen Begegnung einzulassen. Sie ist unvermeidlich, in jeder Therapie, nicht nur in den sogenannten Körperpsychotherapien. Vielleicht ist sie manchem Therapeuten unangenehm, sodass er sie übersehen will. Die Wahrnehmungsbereitschaft des Therapeuten entscheidet darüber, ob Körperinszenierungen beachtet und therapeutisch genutzt werden.

- Nur dann können sie in ihrer Ansprache an den Anderen anerkannt und bearbeitet werden. Wenn Beziehungsformen, die ängstigen und zerstörerisch sein könnten, zurückgenommen werden ins Verhältnis zum eigenen Körper, kann die Rückführung in die Übertragungsbeziehung den Körper von der Aufgabe, problematische Selbst-Objekt-Beziehungen aufzufangen, entlasten. Das, was sich am und im Körper des Einen darstellt, kann so in den intersubjektiven Raum aufgenommen werden.

»Den Körper verstehen« – mit dieser Formulierung ist ein doppeltes Paradox angesprochen:

- Den Körper verstehen wir nicht wie einen Text, sondern nur indem wir uns körperlich miteinander, aufeinander einlassen. Daher ist der Performanzbegriff für die Psychoanalyse ebenso wichtig wie theoretisch noch unausgeschöpft.
- Der Körper entwindet sich immer und prinzipiell unserem verstehenden Zugriff, den wir andererseits nicht ablegen können. Das ist das zweite Paradox. Er ist nie da zu finden, wo wir ihn mit unserem Denken vermuten. Einmal scheint es, als werde der Körper zum Statthalter des Subjekts, des wahren Selbst, sodass er zum verständnisvollsten Teil der eigenen Person wird. Ein anderes Mal scheint es umgekehrt zu sein, sodass der Körper nicht den Sinn vertritt, sondern gegen alle Sinnsuche aufzubegehren scheint. Außerdem kommen wir offensichtlich reflektierend immer erst in Verspätung dort an, wo die Zwischenleiblichkeit schon längst gewesen ist. Den Körper verstehen – das ist daher ein notwendiges, aber nie zu Ende kommendes Projekt.

II
Klinische Perspektiven

8 Leibliche Intersubjektivität als historisches Phänomen

Zur historischen und phänomenologischen Analyse der Hypochondrie

Einleitung

In der heute vorherrschenden Psychopathologie, wie sie beispielhaft im DSM-III verkörpert ist, droht die phänomenologische Kohärenz psychischer Störungen zugunsten einer deskriptiv-zergliedernden und atomisierenden Bestandsaufnahme zu zerreißen. Ziel dieses Kapitels ist es dagegen, das hypochondrische Syndrom in seinem phänomenologischen Zusammenhang darzustellen, um die innere Zusammengehörigkeit hypochondrischer Symptome zu verstehen. Daher wurde schon im Titel von *der* Hypochondrie gesprochen. Diese Vereinfachung wird gewagt, um das Typische des Phänomens hervorzuheben. Es wird also nicht darum gehen, die Ausgestaltung hypochondrischer Symptomatik in verschiedenen psychiatrischen Krankheitsbildern erschöpfend zu behandeln (vgl. Küchenhoff 1985), sondern die Erlebniseinheit hypochondrischer Beschwerden zu betonen.

Vorangestellt sei eine Definition des hypochondrischen Syndroms; es

> »bezeichnet keine Krankheit, jedoch eine phänomenologisch eigenständige Form eines graduell abgestuften, besonderen Welt- und Selbstverständnisses von wechselndem, u.U. außerordentlich großem Krankheitswert, es ist gekennzeichnet durch den Verlust der natürlichen Selbstverständlichkeit im Umgang mit körperlicher oder geistiger Intaktheit, so daß sachlich unbegründet Aufmerksamkeit und Affektivität sich in Form von Selbstbeobachtung, Krankheitsgefühl oder Krankheitsüberzeugung auf die eigene Befindlichkeit einschränken, während die mitmenschliche Begegnung entsprechend eingeengt oder aber verunmöglicht wird« (ebd., S. 226).

Das besondere Selbst- und Weltverhältnis soll im Folgenden thematisiert und unter zwei zentralen Aspekten betrachtet werden: 1. der Überreflexivität, des »spasm of reflection« (Ladee 1966, S. 58) in der Hypochondrie, die zu einer Vergegenständlichung des Leibes zum Körper führt; 2. des parallel sich vollziehenden Verlustes von Intersubjektivität in der Hypochondrie. Zunächst sollen beide für die Hypochondrie konstitutiven Dimensionen auf Umwegen und getrennt voneinander betrachtet werden. Die Überreflexivität wird aus einer historischen Perspektive untersucht, indem die Entfremdung des Leibes zum Körper im 18. Jahrhundert im Zusammenhang mit der Hypochondrie dargestellt wird. Intersubjektivität und ihre leibliche Fundierung wird kurz anhand der Individualgeschichte als allmähliche Loslösung von Leiberfahrung aus intersubjektiven Kontexten skizziert. Die Zusammenführung beider Aspekte soll zu einer phänomenologischen Deskription der Hypochondrie führen, die dann wiederum den Verstehenshintergrund für die entscheidende Frage nach dem therapeutischen Umgang mit hypochondrischen Patienten abgeben soll.

Zur Geschichte der Hypochondrie im 18. Jahrhundert

> »Und gesetzt, es wäre nur eine bloße Einbildung bei mir gewesen, so ist es ja eine recht unvernünftige und unchristliche Sache, einen solchen armen Menschen, der an bloßer Einbildung krank ist, als einen Narren auszulachen, und ihm zum Gaukel-Spiel vor den Leuten darzustellen. Wulst du ein medicus oder ein Philosophicus sein, so curire doch lieber einen solchen armen Menschen von seiner Gemütskrankheit. Wer sich einbildet, daß er krank ist, der statuiret und schließet, daß er krank sei [...,] damit ist einem solchen armen Menschen nicht geholfen, daß du zu ihm sagest, er bilde sich nur ein, er wäre krank: und wenn du tausend Eide schwürest, dadurch würdest du ihn nicht von seinem irrigen Wahn curiren. Ich will dir sagen, was ich vor medios terminos hatte, die mich bewegten, daß ich statuierte, daß ich nicht gesund, sondern eines Arztes bedürftig wäre. Ich war 1) verstopft im Leibe, 2) hatte keinen Appetit zum Trinken und Essen, 3) stieß es mir den ganzen Tag auf, 4) der Ober-Teil des Magens war geschwollen, 5) es drückte mich auf der rechten Brust, und fieng mich es auch zu weilen auf derselben zu stechen, so gar, daß ich des Nachts nicht auf der rechten Seite hegen kunte, 6) wenn ich mich kaum des Abend ins Bette geleget hatte, so brach der Schweiß Haufen-Weise heraus, und währte bis an Morgen, 7) ich kunte vor Schwindel auf der Gasse nicht mehr gehen, 8) öfters spürte ich starkes Herz-Klopfen, 9) das Fleisch fiel zusehends vom Leibe und es kamen alle Adern hervor, 10) in

> vola und in der Fläche der Hände und der Füße hatte ich solche Hitze, daß, wo ich nur einen Stuhl, Tisch, oder nur was Kühlendes antraf, ich die flache Hand darauflegte, um die Hitze nicht so sehr zu empfinden, 11) nach der Mahlzeit war der rechte Backe, und das rechte Ohr-Läpgen Feuer-rot, und die linke Seite hingegen blaß, so daß die, die um mich waren, sich recht darüber verwunderten: andere Dinge zu schweigen, die mir jetzt nicht mehr alle einfallen. Nun so will ich alle verständigen Medicos auf Erden gefraget haben, ob ein solcher Mensch seine rechte Gesundheit habe, bei dem dergleichen Merkmale sich finden, und ob es vor einer närrische bloße Einbildung zu halten, wenn derselbe einen solchen Zustand dem Medico entdecket« (Bernd 1738, S. 259–261).

Der Patient, Adam Bernd, lebte zwischen 1674 und 1748, er verfasst – 30 Jahre vor Rousseau – eine *Eigene Lebens-Beschreibung. Samt einer aufrichtigen Entdeckung, und deutlichen Beschreibung einer der größten, obwohl großen Theil noch unbekannten Leibes- und Gemüthsplage, welche Gott zuweilen über die Welt-Kinder, und auch wohl über seinen eigenen Kinde verhängt; den Unwissenden zum Unterricht, den Gelehrten zum weiteren Nachdenken, den Sündern zum Schrecken, und den Betrübten und Angefochtenen zum Troste* (Bernd 1738).

Der Patient ist aufgeklärt, er weiß schon, »daß auch sogar alle diejenigen wunderbar scheinenden Wirkungen, welche man sonst für Wirkungen des Teufels gehalten, jetzt aber nach den Gründen der Arzeneygelahrtheit als für Wirkungen des kranken Leibes- und Gemüths-Zustands überhaupt oder von hypochondrischen [...] Zufallen insbesondere beurteilt werden müssen«, wie der Gelehrte Johann Ulrich Bilguer im gleichen Jahr in seiner Schrift *Nachrichten an das Publikum in Absicht der Hypochondrie* mitteilt (zit. n. Böhme/ Böhme 1983, S. 420).

Der Satan wird durch die kranke Einbildungskraft abgelöst, die ihrerseits verteufelt wird. Adam Bernd stammt aus Breslau, er steigt aus einer Kohlgärtnerfamilie zum protestantischen Prediger auf, wird später Schriftsteller – ein aus der Sicht der Medizin des 18. Jahrhunderts typisches Ursachenbündel: Stadtleben, sozialer Aufstieg, sitzende Tätigkeit; hinzu kämen noch der Luxus durch die Zivilisation und die Langeweile der höheren Schichten.

Das Buch wird viel gelesen, es ist einer der Bestseller des 18. Jahrhunderts, dessen Schlüsselkrankheit die Hypochondrie wird; in dieser Stellung löst sie die Melancholie ab, um im 19. Jahrhundert der Neurasthenie zu weichen (vgl. Fischer-Homburger 1970). Sie gilt als die englische Krankheit, der Spleen, denn auch die Milz sitzt unter dem Hypochondrium. Die medizinischen

Modelle wandeln sich: Gilt die Hypochondrie zunächst als Stockung der Organ- und Lebenssäfte im humoralpathologischen Denken, wird eine neurophysiologische Theorie von Cullen und Sydenham entwickelt, die den unterschiedlichen Spannungszustand der Nervenfasern, ihre Tonalität, für die Pathogenese der Hypochondrie wie der Hysterie verantwortlich macht. Die Hypochondrie wird zum männlichen Pendant der weiblichen Hysterie; bei den Männern liegt eine besonders hohe Anspannung der Nervenfasern vor, die ihnen eine Widerständigkeit und Abdichtung gegen Außenreize verschafft, Männer sind gegen sympathische und attraktive Strömungen unempfindlicher, können jedoch mit der Hypochondrie als einer Folge der Überspannung der Leibfasern dafür zahlen, die gleichsam von allein und ohne äußeren Anstoß Töne produzieren. Bei den Frauen hingegen wird der hypotone Leib eher zum hysterischen Resonanzraum externer Reize (Böhme/Böhme 1983, S. 116ff.).

Adam Bernd muss sich nicht nur gegen Außenreize abdichten, sondern auch gegen spontane innere Regungen; als Zwölfjähriger kämpft er gegen zwanghaft aufsteigende Flüche an, die er verabscheut, die ihm ganz unvernünftig einfallen; später kämpft er gegen weitere Untugenden, die im *Magazin zur Erfahrungsseelenkunde* als Übel der Onanie identifiziert werden, das aus mangelnder Selbstbeherrschung Lebenskraft verschwendet (ebd., S. 399). Der Selbstzwang und die Hypochondrie gehören zusammen und spiegeln die gewandelten psychosozialen Lebensverhältnisse des 18. Jahrhunderts wider; Foucault spricht von den Dispositiven der Macht (Foucault 1976, S. 38; 1977, S. 35), von neuen Formationen gesellschaftlicher Regulation, die die seelischen Formationen des Einzelnen neu prägen. Die sozialhistorischen Entwicklungen sind bekannt: Zentralisierung der Herrschaftsformen, Bevölkerungsanstieg, Entstehung einer bürgerlichen Öffentlichkeit zwingen zu einer größeren Einschränkung der partikularen gegenüber den allgemeinen Interessen. Diese Einschränkung wird jedoch nicht mit äußeren Machtmitteln durchgesetzt, vielmehr entsteht durch Verinnerlichung der Kontrollinstanzen die moderne Individualität (Elias 1976).

Wird Fremdzwang durch Selbstzwang ersetzt, muss der Mensch seine eigene Natur beherrschen, die ihm fremd wird (vgl. im Folgenden Böhme/Böhme 1983, S. 32ff.). Es bildet sich die Dichotomie zwischen Natur und Kultur heraus. Die Entwicklung des Gartenhauses im 18. Jahrhundert ist eine schöne Illustration für die Beherrschung der äußeren Natur; in den geometrisch angelegten Gärten der französischen Königsschlösser wird Natur buchstäblich beschnitten, der Baum wird zur Figur umgestaltet, sodass das

Blattwerk nur noch als leerer Stoff für kulturelle Überformung erscheint; die Struktur des Gartens eröffnet sich nur dann dem Beobachter, wenn er vom Balkon des Schlosses herabschaut: Natur wird zur Parade, zur Ergötzung aus der Distanz des Blicks.

Natur wird auch am eigenen Körper in Dienst genommen und zugerichtet (zur Lippe 1979); im höfischen Ballett ebenso wie in der Militärparade werden Körperbewegungen bis ins kleinste Detail vorausgeplant und einstudiert, jeder Muskel unterliegt der geistigen Kontrolle. Der eigene Leib wird zu einer Maschine oder einem Körperding – oder er verschwindet als natürlicher ganz und wird vollkommen zivilisiert. Der eigentliche Leib ist die Kleidung, wie die ornamentalen Fürstenporträts der Zeit zeigen, die Kleidung bestimmt den gesellschaftlichen Standort, persönlicher Ausdruck geht dahinter verloren. »Kleider machen Leute«, der französische König wird jeden Morgen durch eine öffentliche Toilette, an der besonders begünstigte Höflinge teilnehmen, zum König gekleidet; selbst als nackter König, für alle Blicke offenbar, hat er keine Natur, seine Nacktheit ist Substrat, Kleiderständer für die königlichen Insignien, er gehört nicht ihm selbst.

Die höfisch vorgelebte Entfremdung des Leiblichen hält sich in den neu formulierten Prinzipien bürgerlicher Erziehung durch: Die neu entdeckte Menschenklasse Kind wird von den Pädagogen zunächst als Tier betrachtet, das durch Erziehung zum Menschen veredelt wird. Pestalozzi schreibt Programme im *Buch der Mütter*: Leitfäden, wie das Kind seinen Körper in tausend Details entdecken soll, der Selbsterfahrung, dem »eigenleiblichen Spüren« (Schmitz 1965) wird kaum etwas überlassen, jeder Körperbezirk soll methodisch angeeignet und detektivisch zerstückelt werden. Er soll vom Kind so in Besitz genommen werden, wie er aus der Perspektive der Mutter erscheint, der Leib wird zum Körper, und dieser Körper ist der Körper des Anderen, das Kind erlebt ihn nach dem Modell eines verallgemeinerbaren Apparates. Die Anatomie übernimmt die Führung in den Wissenschaften vom Menschen, der Körper wird anatomisch registriert; nicht was der Mensch an sich selbst wahrnimmt, sondern was der Arzt sieht, wird zum Leitbild von Erfahrungen.

Die Darstellung ließe sich fortsetzen, z.B. anhand der Verbreitung des Spiegels im 18. Jahrhundert als des Mittels der Körperkontrolle mit den Augen des Anderen oder anhand der Geschichte der Gerüche, denn selbst die Spontaneität der leiblichen Ausdünstungen wird ärztlich und polizeilich erfasst (Corbin 1984). Hier war nur wichtig zu zeigen, wie im Zeichen der Aufklärung Natur in Gegensatz zur Kultur tritt, die ihrerseits vernunftbestimmt ist, sodass auch die leibliche Natur des Menschen verdrängt und zum kultivierbaren Körper entfremdet wird. Der Reflex dieser »Verdeckung des Leibes« (Schmitz 1965, S. 365ff.) findet sich in der Philosophie der Aufklärung; Böhme und Böhme haben am Beispiel Kants die Entwicklung von Rationalitätsstrukturen als Verdrängung der Leiberfahrung beschrieben und die These zu belegen versucht, dass Kants in seiner Hypochondrie verdrängte Leiblichkeit in verkleideter Form die theoretischen Schriften durchzieht (Böhme/Böhme 1985, S. 277). Der cartesianische Dualismus jedenfalls setzt sich zur gleichen Zeit im Bewusstsein durch, zu der die Hypochondrie als Massenkrankheit erscheint. Der Hypochonder treibt die Aufklärung am eigenen Leibe auf die Spitze, bis die Dialektik umschlägt: Je mehr der Körper rational diszipliniert wird, umso mehr entzieht sich der Leib und meldet sich an Orten, wo er nicht mehr erwartet wird.

Offensichtlich können wir hinter die Erfahrungen des 18. Jahrhunderts nicht mehr zurückgehen; die Hypochondrie bleibt als quasi karikaturistische Übertreibung des cartesianischen Dualismus ein mögliches Reaktionsmuster. Auch wenn Phänomenologie und Psychoanalyse im 20. Jahrhundert dargestellt haben, dass Leiberfahrung präreflexiv bzw. unbewusst erfahrungs- und erkenntnisleitend ist, können diese Einsprüche gegen die Entfremdung vom Leib diese im Bewusstsein nicht aufheben (Schmitz 1978, S. 5ff.; Meyer-Drawe 1984, S. 133ff.; Waldenfels 1983, S. 165ff.). Die Dichotomie von Natur und Kultur, Leib und Körper bleibt erhalten, auch wenn immer neue Kontroversen darüber geführt werden, so etwa in den von Kamper und Wulf (1982, 1984, 1985) betreuten transdisziplinären Kolloquien über Logik und Leidenschaft. Die modernste Formulierung lässt die Dichotomie unter den Überschriften »sprechender versus beschrifteter Körper« wieder aufleben: Der sprechende Körper bezeichnet dabei den Körper als wiederentdeckten Nullpunkt des Erlebens, als Quelle neuer Ursprünglichkeit; dagegen behauptet die These vom beschrifteten Körper, dass nichts natürlich an ihm sei, sondern dass Körperlichkeit durch die symbolischen Systeme ganz bestimmt sei, sodass der Körper zum Text oder zum Buchstaben wird. Merleau-Ponty hat gerade deshalb den Begriff der Ambiguität zum zentralen Terminus seiner Philosophie gemacht, um darauf zu verweisen, dass diese Polaritäten der Erfahrung gleichursprünglich aufeinander verweisen und sich gegenseitig bedingen – die Oszillation zwischen den Polen auf eine Seite hin einengen zu wollen, hieße theoretisch dem gleichen Muster zu folgen, dem der Hypochonder praktisch-leidend unterworfen ist.

Die intersubjektive Konstitution von Leiblichkeit

Wurde bislang die Entgegensetzung von Leib und Körper in der Hypochondrie sozialgeschichtlich untersucht, soll nun kurz die ontogenetische Loslösung der Leiberfahrung aus einer ursprünglichen Intersubjektivität angedeutet werden, eine Loslösung, die in der Hypochondrie ebenfalls übertrieben erscheint. Die Areale leiblicher Kommunikation (Schmitz 1978, S. 79ff.) sind im Erwachsenenalter im wesentlichen auf Sport oder Sexualität eingeschränkt, die dadurch überlastet sind, wie die Häufigkeit sexueller Funktions- oder Erlebensstörungen ebenso zeigt wie die Gewaltexzesse in Fußballstadien. Wie soll auch ohne Weiteres die »Kunst des Sich-Lassens«, in der das Bewusstsein in den Leib hinabsteigt – so die Formel Gernot Böhmes (1985, S. 137) für die leibliche Kommunikation –, gelingen, wenn sie in alltäglicher Kommunikation ausgeklammert werden muss?

Die lebensgeschichtliche Entwicklung kann nicht anders denn als leibgebundene Kommunikation beginnen; Freud betonte, dass das Ich als psychische Struktur zuerst ein körperliches ist (Freud 1923b, S. 294), Subjekt-Objekt-Differenzierung findet zugleich in der allmählichen Ausdifferenzierung eigen- und fremdleiblicher Erfahrungswelten statt, primär ist weder das solipsistische Ich noch der einsame Körper. Die eigenen Körperfunktionen werden aus der Begegnung mit den anderen, in allmählicher Loslösung von ihnen, angeeignet. Der Mund ist nicht sogleich Mund, sondern die Erlebniseinheit von Brust und Mund, aus der durch die Entwöhnung notwendigen Loslösung und Grenzziehung, der »Ichgrenzbesetzung« (Federn 1956, S. 241), entsteht die Repräsentanz des eigenen Mundes, die die Qualitätsspuren der – wie immer guten oder schlechten – Brust aufbewahrt, die inneren Körperrepräsentanzen sind somit in der Formulierung Lorenzers Niederschläge von Interaktionsformen (Lorenzer 1970).

Die entscheidende nächste Stufe ist die Zusammenführung der »disiecta membra« in der ganzheitlichen Vorstellung vom eigenen Körper, im »body image« (Schilder 1924). Wiederum entsteht diese Identitätserfahrung am Ort des Anderen, nämlich im »Spiegelstadium als Bildner der Ichfunktion« (Lacan 1975a, S. 61–70), das seine Bedeutung gerade darin hat, dass eine leibliche Ganzheitserfahrung antizipiert wird, die körperlich, aufgrund der Unreife des propriozeptiven Systems, noch gar nicht erlebt werden kann. Merleau-Ponty hat in Anlehnung an Lacan die Erlebnisse des Kleinkinds vor dem Spiegel genauer analysiert. Zunächst, in einer Welt anonymer, d. h. namenloser Kollektivität, ohne Grenzen zwischen dem Ich und dem anderen, unterscheidet das Kind noch nicht zwischen sich und dem Spiegelbild, es identifiziert sich mit dem Bild im Spiegel, genau dort im Spiegel ist es selbst und nirgendwo sonst, und dieses Selbst ist notwendig idealisiert, denn das Kind kann, wie gesagt, dieses Selbst noch nicht mit dem gespürten Leib vergleichen. Diese Unterscheidungsfähigkeit gewinnt es erst allmählich, wobei es eine Krise erlebt, denn es muss erkennen, dass es fortan zwei Ichs hat, das selbst gespürte und das im Spiegel erscheinende. Beide sind identisch und doch verschieden. Schließlich identifiziert es das Spiegelbild mit der Perspektive der Bezugspersonen, es erlebt, dass der andere es betrachtet, wie es selbst den anderen anschauen kann.

Damit ist in der Erfahrung unterschiedlicher Perspektiven die Trennung eigener und fremder Welten gegeben, und die eigene Welt wird sogleich als dezentriert erlebt: Sie ist begrenzt und durch den Blick des anderen relativiert, zugleich aber von diesem Blick bestimmt. »Der Blick des anderen lehrt mich wie ein Spiegelbild, daß ich *auch* das auf einen bestimmten Ort begrenzte Wesen bin, dieses sichtbare Doppel, in dem ich schwerlich das gelebte Ich wiedererkennen würde« (Merleau-Ponty 1975, zit. n. Meyer-Drawe 1984, S. 189). Der Blick wurde zu einer bevorzugten Metapher des Individuationsprozesses, da im Blick beides erscheint: die Grenze der eigenen Individualität gegenüber den anderen und die Bestimmung dieser Individualität durch die anderen (vgl. Sartre 1943; Manthey 1983). Die Beunruhigung des Kindes über die krisenhafte Dezentrierung drückt sich im Fremdeln aus, wenn bislang vertraute Personen wie Fremde behandelt werden (Meyer-Drawe 1984, S. 186f.).

Später, im zweiten Lebensjahr, versucht das Kind, seine Abgrenzung zu festigen und seine Macht auszubauen; es reagiert nicht mehr ermutigt auf den Blick der Eltern, sondern weicht ihm aus, empfindet ihn als Störung und Ablenkung. Oder aber es versucht, den Blick zu binden, indem es sich zur Schau stellt (ebd., S. 189). Bei fortschreitender Abgrenzung wird die Grenze zwischen dem Ich und dem anderen nie total; ich verfüge über den eigenen Leib nie vollständig, so wie ich ihn im Blick nie ganz vor mich bringen kann, Merleau-Ponty spricht von einer Zone der Undurchdringlichkeit (ebd., S. 180), genauso wie ich über den anderen nicht völlig verfügen kann. Auch im späteren Leben erhält sich also die »Ambiguität von Eigenheit und Fremdheit« (ebd., S. 191) in der Leiberfahrung, die nicht auflösbar ist: eine zweite Ambiguität also. Vorhin handelte es sich um die Polarität zwischen Leib und Körper in der Dimension des »Innenleibs«, um mit Erich Wulff zu reden (1958), jetzt ist es die Ambiguität des »Außenleibs« als Begrenzung und Entgrenzung in der intersubjektiven Begegnung.

Phänomenologie der Hypochondrie

Bislang wurde sozial- wie individualgeschichtlich ein doppelter Abstraktionsprozess beschrieben, in dem sich die Einbettung der Lebensvollzüge in die leibliche Begegnung mit dem anderen relativiert. Dieser Abstraktionsprozess wird von einer nicht dialektisch verstandenen Aufklärung als Befreiungsprozess aus den Bindungen an Leib und Umwelt verstanden, führt aber zugleich zum Unbewusstwerden des Leibes. Das Charakteristikum der Hypochondrie liegt in einer zuspitzenden Vereinseitigung der dargestellten Entwicklungsprozesse, in einer Übertreibung der Verkörperung, sodass man sagen könnte, der Hypochonder übertreibe den ärztlichen Blick und betrachte den eigenen Körper auch da medizinisch-distanzierend, wo die Augen des Arztes nichts mehr sehen, und in einer Übertreibung des auch sonst »erlebten Solipsismus, der unüberwindbar bleibt« (Merleau-Ponty 1966, S. 409). Dem Hypochonder gehen die – wie immer unbewusst gewordenen oder unbemerkt bleibenden – geschichtlichen Dimensionen der Leiblichkeit als Erfahrungshorizont in stärkerem Maß als dem Gesunden verloren.

Nach Heinrich Rombach zeichnet sich die Leiblichkeit, die er aus einer Phänomenologie der Wahrnehmung heraus entwirft, gerade dadurch aus, dass sie

> »sich immer auf Tiefendimensionen anweist und alle einzelnen Perspektiven jeweils auf den Hintergrund und Untergrund einer elementaren, zuvor schon erschlossenen Dimension beziehen muß […]. Das Wahrnehmen wird um so stimmiger und fülliger, je unverstellter dieser Regreß in die Tiefe offengehalten wird und zum Mitschwingen einlädt. Je offener die Tiefendimensionen sind, um so leiblicher ist das Wahrnehmungserleben; je leiblicher die Wahrnehmung, um so umfassender und entwicklungsfähiger ihr aktueller Vollzug […]. Die Leiblichkeit ist geschichtlich; wo dies nicht gesehen wird, kann ihr Wesen nicht getroffen sein« (Rombach 1980, S. 257f.).

Für die Hypochondrie ließe sich also in Umkehrung sagen: Je verschlossener die Tiefendimensionen der präreflexiven und intersubjektiven Leiblichkeit werden, umso stärker werden die Fixierungen und Einschränkungen durch die Hypochondrie sein. Der Verlust an Geschichtlichkeit führt zu einer Einschränkung des Erlebens auf die Gegenwart, die zugleich ein »Realitätsschwund« (Meyer-Drawe 1984, S. 144) ist. Damit ist zugleich das veränderte

Zeitbewusstsein in der Hypochondrie angesprochen; die die Zukunft angstvoll antizipierende Nosophobie kann zunehmend zu einem als gegenwärtig erlebten Krankheitsbewusstsein werden. Feldmann sieht das Typische der hypochondrischen Seinsweise darin, dass das Risiko des Leiblichen ausgeschaltet werden soll, um die subjektive Verfügung über den Körper zu maximieren; diesem Ziel dienen die typischen Sicherungstendenzen des Hypochonders (Feldmann 1972, S. 15–21). Das Risiko liegt in der Zeitlichkeit des Leibes, denn er ist nicht nur Ursprungsort der Raumerfahrung (vgl. Pankow 1974, S. 23–55), sondern auch Ort des Zeiterlebens, an ihm spielen sich von Anfang an Auf- und Abbauprozesse ab.

> »Das Wesen dieser hypochondrischen Angst gründet in der Weigerung, die ursprüngliche Zweideutigkeit des menschlichen Leibes […,] unser Ausgesetztsein dem Tode, die in ihm beschlossen [ist], grundsätzlich zu übernehmen […]. Deshalb versucht er […] den Tod […] in ein bloßes Faktum umzufälschen, in den Bereich bloß statistischer Wahrscheinlichkeit hineinzuzwingen, in dem seine zahllosen Sicherheitsvorkehrungen wenigstens prinzipiell Sinn hätten« (Wulff 1958, S. 70).

Zu ergänzen wäre, dass im Versuch, die Todeserfahrung am eigenen Leib auszuschalten, sich ein Aspekt des hypochondrischen Narzissmus anzeigt, denn die Zeitlosigkeit wäre letztendlich die Größenidee eigener Göttlichkeit.

Der hypochondrische Vertrauensverlust führt, darauf hat Feldmann ebenfalls hingewiesen, zur Frage der Realmöglichkeit von Gesundheit; das logische Paradox, dem der Hypochonder erliegt, ist die Unbeweisbarkeit von Gesundheit, die sich nicht positivistisch und objektiv bestimmen lässt. Die bereits zitierte Kunst des Sich-Lassens bedeutet gerade, den Zugriff auf den eigenen Körper zu lockern, den der Hypochonder durch die Suche nach dem Gesundheitsbeweis nur noch enger schließt. Indem er einzelnen Organen unentwegt nachspürt, gerät er in ein weiteres Paradox: Sich eigener, subjektiv empfundener Gesundheit nach dem Modell der Naturwissenschaften durch die Untersuchung eines isolierten empirischen Bereichs zu vergewissern, kann nicht gelingen. »Keine Wahrheit über das Ganze des Leibes oder auch eines seiner Organe läßt sich in einem isolierten Stück finden« (zur Lippe 1984, S. 306).

Die Furcht des Hypochonders heftet sich trotzdem an die Vorstellung, einzelne Leibbereiche könnten autonom werden und ein eigenes Leben jenseits seiner Intention gewinnen.

> »Die Leibesinseln scheinen sich der spannenden Einheit des Leibes entwunden zu haben […] und das hypochondrische Selbst […] läuft nun gewissermaßen gebieterisch und ängstlich hinter diesem ungeordnet flatternden Geflügel her, wie ein Geflügelhalter, den seine Tiere tyrannisieren« (Schmitz 1963, S. 262).

Klinisch wird diese Angst in der hypochondrischen Karzinophobie am deutlichsten, in der Furcht, die einzelnen Zellen oder Organe könnten sich autonom teilen und sich zum Schaden anderer ausbreiten.

Freuds These, die hypochondrisch besetzten Organe würden wie das Genitale behandelt (Freud 1914c, S. 50f.), schließt sich hier an; dann gilt die Sorge vor der Autonomisierung körperlicher Regungen im Grunde den Triebregungen, die durch ein begehrtes Objekt auch jenseits der bewussten Intention angestoßen werden können.

Die Kontrolle des eigenen Begehrens ist der Versuch, den Einfluss des anderen auszuschalten, um nicht ihm ausgeliefert oder von ihm abhängig sein zu müssen. Die früh geäußerte Vorstellung, die Hypochondrie sei eine Krankheit des Mannes, könnte von hier aus vielleicht plausibel werden. Die männliche Sexualität ist offensichtlicher als die weibliche vom anderen abhängig.

> »In der phallischen Phase erlebt es der Knabe, daß mächtige lustvolle Gefühle und körperliche Veränderungen (Erektion) ohne sein Zutun und durch den Einfluß der Mädchen und Frauen ausgelöst werden. Dies weckt Gefühle der narzißtischen Kränkung, der Ohnmacht und Angst. All diese Gefühle setzen Abwehr-Dispositive in Gang und verstärken die sich auch aus anderen Quellen speisende Kastrationsangst« (Benz 1984, S. 317).

Eine mögliche Reaktionsbildung gegen die narzisstische Kränkung ist im Sinne einer Umkehrung von Passivität und Aktivität sowie von Täter und Opfer der Exhibitionismus, für den Benz die Formel angibt: »Zu meiner Selbstbestätigung ist es wichtig zu sehen und auch sexuell zu genießen, daß mein Anblick dich sichtbar erregt« (ebd.). Der Anblick des anderen gefährdet nicht mehr die eigene Autonomie, wenn mit dem Angeschautwerden das Gefühl verbunden ist, nicht Opfer des Blickes zu sein, sondern den Blick des anderen faszinieren, steuern und binden zu können (vgl. Sartre 1943, S. 338ff.).

In der Dysmorphophobie als Spielart der Hypochondrie ist von dieser Macht noch, allerdings nur negativ, zu spüren; der dysmorphophobe Patient fühlt noch, wie der Erythrophobe, die Blicke seiner Umgebung auf sich gerichtet, deren Aufmerksamkeit er freilich seiner Missgestalt zuschreibt (vgl. Kapitel 10). Daher versucht er, sich diesen Blicken zu entziehen, er spürt bewusst nichts von dem Wunsch, alle anderen so faszinieren zu können, dass sie nicht von ihm lassen können. Der Hypochonder zieht sich weiter zurück; er setzt sich selbst an die Stelle des Anderen, um den Blick des Anderen nicht mehr nötig zu haben; er betrachtet sich selbst, er sieht sich allerdings so, wie er von außen gesehen werden könnte, mit den Augen des anderen. Die Ersetzung der Außenwelt kann sukzessive fortschreiten, und zwar bis hin zu autistischem Rückzug und schizophrenen Coenästhesien.

Über den therapeutischen Umgang mit dem Hypochonder

Um den Hypochonder dennoch zu erreichen, kann nur der Versuch unternommen werden, die Außenwelt auch da einzusetzen, wo der Hypochonder sie durch den Körper ersetzt. Die Chance in der Begegnung liegt also darin, dass der Andere Formen verdeckter Intersubjektivität auffindet und als Beziehungsangebot wertet. Dabei stehen zwei Wege offen:

1. Der körperliche Umgang des Hypochonders mit sich selbst wird als eine verborgene, in die Beziehung auf den eigenen Körper zurückgenommene dialogische Struktur verstanden.
2. Die tatsächlichen, aber vom Kranken nicht reflektierbaren Begegnungsformen – also in psychoanalytischer Terminologie die Gegenübertragungsempfindungen – werden zum Aufnehmen und Beantworten der hypochondrischen Appelle genutzt.

Ad 1: Auch innerhalb der psychoanalytischen Schule ist es eine Streitfrage, ob das hypochondrische Symptom eine »body language« (Broden/Myers 1981, S. 549) spricht, also einen Symbolwert hat, oder ob es nur Folge einer Triebabfuhr in den Körper, also eine sogenannte »Organneurose« (Fenichel 1945, S. 100ff.) ist, und ob die »body language« übersetzbar ist. Je nachdem wurde eine Hypochondrie auf hysterischem Niveau oder eine narzisstische Hypochondrie (Ferenczi 1982, S. 33–38) diagnostiziert. Der Schlüssel zur Übersetzung der Körpersprache ist die Annahme einer Äquivalenz zwischen dem Umgang mit dem eigenen Körper und dem mit verinnerlichten Objektbeziehungen. Anna Freud war die Faszination des Hypochonders durch den eigenen Körper aufgegangen, dem alle Aufmerksamkeit und letztlich Liebe gelte; sie schloss daraus, der Hypochonder behandele seinen Körper so, wie er sich von der Mutter habe behandelt wissen wollen, sodass die Symptomatik auch wunscherfüllenden Charakter habe. Diese Annahme, die mir klinisch sehr relevant erscheint, gibt einen doppelten Hinweis auf die Objektbeziehungen des Hypochonders: auf die Mangelerfahrung beim Erwerb des eigenen Leibbewusstseins in der frühen Kindheit, und auf die in der aktuellen Begegnung mitschwingenden Erwartungen und Ansprüche des Hypochonders, der sich vom anderen auch deshalb zurückzieht, da er in diesen unerfüllbaren Hoffnungen auf Bemutterung durch den anderen nicht immer enttäuscht werden will (A. Freud 1952).

Die Körpersprache der verinnerlichten Objektbeziehungen wurde aber nicht nur als die Sprache der Liebe, sondern auch des Hasses verstanden. Vor allem die Schule von Melanie Klein sah in der Hypochondrie den Versuch, destruktive Phantasien zu binden und die mit ihnen einhergehenden Schuldängste zu lindern. Die eigenen Hassimpulse könnten dadurch von ihrem Ziel abgelenkt werden, dass sie statt am anderen am eigenen Körper ausgelebt werden; die Selbstbestrafung lindert die Schuldgefühle (Broden/Myers 1981). Andererseits könne das hypochondrische Organ, das im Körperinneren nicht zur Ruhe kommt und den Kranken verfolgt, zum verinnerlichten Ersatz eines gefürchteten Außenfeindes werden, der durch die Introjektion beseitigt oder zumindest beherrscht werden solle (D. Rosenfeld 1984) durch die ständige Überwachung des sequestrierten, abgespaltenen Körperteils. Wenn die Verfolgung im Körperinneren unerträglich werde, würde sie wieder nach außen verlagert – dies wäre der Erklärungsversuch für den klinisch fassbaren Übergang von Hypochondrie zur »somatic delusion« (Meitzer 1964), zum körperbezogenen Beeinträchtigungswahn.

Der Wechsel zwischen Verinnerlichung und Veräußerung kann hin und her gehen, ein anderer Lösungsversuch stellt die konkretistische Selbstverletzung dar: Mit dem entfernten Körperteil sollen zugleich die Verfolgungsängste mit herausgeschnitten werden. Diese Interpretation verweist auf die Ich-Schwäche des Hypochonders und seine Angst vor Ohnmacht und Überwältigung. Zugleich ist damit nicht nur die Not durch das Symptom, sondern auch seine Notwendigkeit angesprochen: Die Sequestration in den eigenen Körper kann ein Versuch sein, psychotische Dekompensation zu vermeiden und Verfolgungserlebnisse einzudämmen (H. Rosenfeld 1964; die »hypochondrische Zuwendung auf den Körper bleibt als Rahmen erhalten, der die einbrechende psychotische Bewegung auffängt« (Janzarik 1959b). Auch im nicht-psychotischen Erlebensbereich kann das hypochondrische Erleben das Selbstwertgefühl abstützen: An die Stelle eines diffus erniedrigten Selbstgefühls tritt dann die körperliche Klage (Wahl 1963).

Ad 2: Jenseits der Verstehensbemühungen des Arztes gibt es natürlich auch – wiewohl vom Hypochonder oft verleugnet – die unmittelbare Begegnung als Verständigungsprozess, der freilich aus einer rationalistischen Perspektive, wenn eine »konsensuelle Situationsdefinition« (Glatzel 1978, S. 224ff.) angestrebt wird, zum Scheitern verurteilt ist:

> »Damit ist einem solchen armen Menschen nicht geholfen, daß du zu ihm sagest, er bilde sich nur ein, er wäre krank: und wenn du tausend Eide schwürest, dadurch würdest du ihn nicht von seinem irrigen Wahn curiren« (Bernd 1738, S. 260).

Stattdessen muss von der affektiven Qualität des Verständigungsprozesses ausgegangen werden, wie sie sich dem Gesprächspartner in seiner Gegenübertragungsreaktion präsentiert. Sie ist oft durch einen starken Wutaffekt beherrscht, denn der andere weiß sich ausgeschlossen und fühlt sich hilflos. Dieser »Haß in der Gegenübertragung« (Winnicott 1983, S. 77ff.) hat spezielle Gründe; der Hypochonder enteignet den Arzt in seiner Rolle, er spricht dem Arzt die privilegierte Kenntnis über den Körper ab, er depotenziert ihn mit seinen eigenen Waffen, indem er dem Arzt unterstellt, seine Methodik sei bloß nicht ausreichend, die Krankheit zu sehen. Diese Kränkung muss allererst ausgehalten werden; sie kann zugleich als konkordantes Gegenübertragungsgefühl (Racker 1982, S. 157ff.) nutzbar gemacht werden. Denn lässt sich der Arzt auf dieses Gefühl medizinischen Versagens hinter dem reaktiven Wutaffekt ein, kann er die subjektiv empfundene Insuffizienz des Hypochonders mitfühlen; gerade diese ausschließende Depotenzierung wäre dann eine Form affektiver, leibnaher Verständigung.

Zugleich ist die Wut in der Gegenübertragung Spiegel und Antwort, nämlich auf den Hass des Hypochonders gegen den Arzt, und zwar aus dem Gefühl einer ungeheuren Abhängigkeit heraus. Denn der Hypochonder hat ein existenzielles Anliegen: Der Arzt soll Garant der eigenen, körperlich konkretisierten Identität werden. Der Arzt soll als Spiegel fungieren, im genauen Sinn des Spiegelstadiums: In der Spiegelung durch den anderen soll die Einheit des Körpers wieder erfahren werden, sodass die Furcht vor der Zerstückelung des Körpers aufgefangen wird. Als Experte für den Körper gewinnt er gerade dann besondere Bedeutung, wenn die gewohnte Umwelt an den Klagen des Hypochonders verzweifelt ist.

Um diese Interaktionsfigur zu verdeutlichen, soll eine analoge Konstellation aufgegriffen werden, die Hermann Schmitz in seiner Analyse der Entdeckung und Verdeckung des Leibs im Griechenland Homers aufgefunden hat. Zwischen *Ilias* und *Odyssee* ereigne sich ein qualitativer Sprung, meint Schmitz: In der *Ilias* werden die einzelnen Körperteile noch als autonom handelnd vorgestellt und mit eigenem Willen ausgestattet, nicht der Held wirft den Speer, sondern sein Arm, er spricht nicht, sondern das Gehege der Zähne entlässt das Wort etc. In der *Odyssee* hingegen ist Odysseus als Person Handlungs- und Erfahrungseinheit, er bedient sich seines Körpers. Hinzu kommt, und das interessiert in unserem Zusammenhang, dass sich zwischen *Ilias* und *Odyssee* das Götterbild wandelt:

> »Die Emanzipation der Person von ihren leiblichen Regungen [in der *Odyssee*, Anm. J. K.] verquickt sich mit einer Emanzipation vom Göttlichen, weil dieselbe zentrale Ichschwäche vorher die Person einerseits in gleicher Weise dem Göttlichen ausgeliefert hatte« (Schmitz 1965, S. 447).

Die Erfahrung des Ausgeliefertseins an den selbstständigen eigenen Körper und der Abhängigkeit von den Göttern gehören zusammen, wenn die Selbstverfügung über den Körper nicht gegeben ist, wird sie den steuernden Göttern anheimgegeben.

Diese Struktur wiederholt sich zwischen Hypochonder und Arzt; die Wut ist Reaktion auf die vorhergehende Vergöttlichung des Arztes. Von narzisstischer Wut zu sprechen, erfasst nur die eine Seite der Beziehung: Die Spiegelung durch den anderen, lässt aber das Wechselspiel der Vergöttlichung eventuell übersehen (vgl. Wyss 1973, S. 334f., wo Gemeinsamkeiten und Differenzen des »hypochondrischen und narzißtischen Mißverhältnisses zum Leib« ausführlich thematisiert werden). Wir hatten oben beschrieben, dass der Hypochonder im Wunsch, den Zeitprozess anzuhalten, den Tod auszuschalten, natürliche Kontingenz völlig zu kontrollieren, sich selbst eine Allmacht zusprechen möchte – diese wird dem Arzt verliehen und aus Enttäuschung immer wieder zurückgezogen. Den Verlockungen dieser – entliehenen – Allmacht zu widerstehen, wird eine Notwendigkeit im Umgang mit dem Hypochonder. Die Arbeit mit ihm beginnt also im Inneren des Therapeuten, wie generell bei früh gestörten Patienten (vgl. Bion 1955; Benedetti 1983). Die Gefahr eines Agierens in der narzisstischen Übertragung ist groß; ich denke an radikale, unnötig sich wiederholende Diagnostik oder an chirurgische Eingriffe ebenso wie an omnipotent deutende Psychotherapeuten oder frühzeitig berentende Psychiater. Anstelle des Agierens stünde die Hoffnung, den Hypochonder erst einmal zu ertragen und ihm später die eigene Macht wieder zurückzugeben, in einer positiven, nicht narzisstisch verzerrten Spiegelung.

9 Der Körper als Ersatz für die Außenwelt: Die Hypochondrie

Definition des hypochondrischen Syndroms

Während bis zur Jahrhundertwende eine Krankheitseinheit »Hypochondrie« in der psychopathologischen Forschung postuliert wurde (Fischer-Homburger 1970), hat bereits Wollenberg (1904) darauf hingewiesen, dass der Hypochondrie nicht der Status einer nosologischen Entität zukommt; darüber besteht heute Einigkeit, nicht jedoch darüber, was der Begriff bezeichnen soll. Die Heterogenität der Definitionen hat vielfältige Ursachen:

1. Rein deskriptive und ätiopathogenetisch orientierte Kriterien werden miteinander vermengt, z.B. wenn Freud (1914c) die Hypochondrie als Aktualneurose der narzisstischen Libidoentwicklung definiert oder der Ursprung in prinzipiell objektivierbaren Körperveränderungen (Wollenberg 1904) gesehen wird.
2. Individualpathologische oder interaktionale Gesichtspunkte erhalten unterschiedliches Gewicht für die Definition: Gehört nur die subjektiv empfundene Furcht vor Krankheit zur Hypochondrie (Jahrreiss 1930) oder auch ein typisches Interaktionsverhalten (Glatzel 1976; Kenyon 1976)?
3. Unterschiedliche Erlebnisinhalte werden in die Definition einbezogen: »Furcht vor Krankheit« schließt die »Einbildung krank zu sein« (Jahrreiss 1930) noch nicht ein, »Sorge um Gesundheit und Leben« umfasst nicht die »Hypochondrie um Schönheit« (ebd.).
4. Hypochondrie wird als Störung unterschiedlich vieler psychopathologischer Bereiche verstanden: Als Störung der kognitiven Funktionen (ebd.), zugleich auch als besonderes affektives Grundmuster (Gillespie 1928), als gestörtes Verhalten (»somatic style«, Barsky/Klermann 1983),

als bestimmte Werthaltung (Feldmann 1972), schließlich als bestimmte Art des In-der-Welt-Seins (Ruffin 1959).

Die unterschiedlichen Definitionen der Hypochondrie treffen jeweils einen Aspekt des Syndroms; wir folgen Janzarik in »der These einer inneren Zusammengehörigkeit der hypochondrischen Phänomene« (Janzarik 1959b). Wir meinen, dass es ein eigenständiges hypochondrisches Syndrom, nicht jedoch einen Nosos »Hypochondrie« gibt, das nur durch die miteinander verschränkte Beschreibung von eigenweltlichen und mitweltlichen Formen des Lebensvollzuges angemessen bestimmt werden kann, sodass zur Definition die Phänomenologie der eigenen Körperwahrnehmung und interaktionale Kriterien in gleicher Weise gebraucht werden. Die Mehrdimensionalität des Syndroms lässt sich am besten in Form einer doppelten Ergänzungsreihe anordnen. Die erste Reihung ist durch die eigene Leiberfahrung, die zweite durch mitwelt-bezogenes Verhalten gekennzeichnet:

1. *Dimension der Eigenwelt:* Unbemerktheit des Leibes – vermehrte Beachtung des Körpers – konkretisierte Krankheitsfurcht – Krankheitsgewissheit – Coenästhesie.
2. *Dimension der Mitwelt:* Kommunikative Reziprozität – behinderte, aber vorhandene Reziprozität – narzisstische Einengung der Kommunikation durch Überwertigkeit der Leibperspektive – Ausschließlichwerden der Leibperspektive – Autismus.

In dem durch beide Dimensionen angegebenen Raum bewegt sich das hypochondrische Syndrom. Zugleich ist die philosophische Fragestellung der Leibgegebenheit des Menschen in der Hypochondrie berührt (Merleau-Ponty 1966; Sartre 1943; Schmitz 1965). Unterschiedliche psychiatrische Ansätze haben konvergierende Antworten auf diese Fragestellung gefunden. Freud beschreibt ein Wechselverhältnis der libidinösen Besetzungen der Objekte und des eigenen Körpers: Wenn die Libido von der Außenwelt abgezogen wird, wendet sie sich vermehrt dem Selbst, auch dem Körperselbst, zu. Die anthropologisch-daseinsanalytische Psychiatrie hat die gesunde Leiberfahrung als einen Selbstbezug »intentione obliqua« (Brentano 1874) beschrieben, der Leib als Transparenzbereich (Plügge/Kohn 1958) wird nur an der Peripherie des Bewusstseins beachtet, in seiner Unbemerktheit (»passer sous silence«, Sartre 1943) erlaubt er den Zugang auf die Welt. Drängt sich der Leib in den Vordergrund, wird er zum Körper objektiviert (Dürkheim 1982; Ruffin 1959), vermindert sich die Zuwendung zur Welt, bis der Körper zum

»Quasi-Objekt« (Feldmann 1972) wird, das die Perspektivität immer körperbezogener einengt, sodass die Welt gleichsam immer fester an den »Leitfaden des Leibes« (Nietzsche 1982, Bd. I, S. 476) angebunden wird. Die Annahme von Ergänzungsreihen meint, dass dieser »Reflexionskrampf« (Ladee 1966) sich graduell verdichtet, von der Sorge um die eigene leibliche Unversehrtheit über die Furcht vor bestimmten Krankheiten bis hin zu wahnhaften oder halluzinierten Erlebnissen körperlicher Veränderung. Eine Definition des hypochondrischen Syndroms muss die beiden miteinander verschränkten Dimensionen der Eigen- und Mitwelt berücksichtigen. Unsere Definition, die den von Gillespie (1928) und Paal (1968) gegebenen Begriffsbestimmungen am nächsten kommt, lautet:

> Das hypochondrische Syndrom bezeichnet keine Krankheit, jedoch eine phänomenologisch eigenständige Form eines graduell abgestuften, besonderen Welt- und Selbstverständnisses von wechselndem, u. U. außerordentlich großem Krankheitswert, es ist gekennzeichnet durch den Verlust der natürlichen Selbstverständlichkeit im Umgang mit körperlicher oder geistiger Intaktheit, sodass sachlich unbegründet Aufmerksamkeit und Affektivität sich in Form von Selbstbeobachtung, Krankheitsgefühl oder Krankheitsüberzeugung auf die eigene Befindlichkeit einschränken, während die mitmenschliche Begegnung entsprechend eingeengt oder aber verunmöglicht wird.

Diese Definition ist weit gefasst; ging es der Differenzialtypologie des seelisch Abnormen um eine möglichst präzise Abgrenzung einzelner Typen von Leib-Gefühls-Störungen (Glatzel 1969), geht es uns zugleich um den inneren Zusammenhang und die phänomenale Eigenständigkeit des hypochondrischen Syndroms. Unsere um Synthese bemühte Definition folgt nicht der analytischen Zergliederung des DSM. War im DSM-I (1952) der Begriff »Hypochondrie« gänzlich fallengelassen worden, wird er 1968 im DSM-II wieder aufgenommen und im DSM-III aus dem Jahre 1980 weiter eingeengt (Nemiah 1980). Diese Definition wird im DSM IV, das bis heute gültig ist, weitergeführt. Hier erscheint er als Untergruppe der somatoformen Störungen neben Somatisierungssyndromen, Konversionsstörungen, psychogenen Schmerzsyndromen und atypischen somatoformen Störungen. Die Hypochondrie wird definiert als unrealistische Interpretation körperlicher Symptome oder Sensationen als abnormal, sodass eine Fixierung auf die Furcht oder die Überzeugung, von einer Krankheit befallen zu sein, eintritt, die durch ärztliche Versicherungen nicht aufzulösen sei; als Folge resultierten soziale und berufliche Beeinträchtigungen. Hypochondrie wird hier der hypochondrischen Neurose gleichgesetzt, das heißt, hypochondrische Symptome im Rahmen einer Schizophrenie oder einer Zyklothymie werden von vornherein ausgegrenzt. Außerdem müssen körperliche Symptome vorhanden sein, sonst wird eine Angststörung oder Phobie diagnostiziert. Diese Einengung bleibt im DSM-IV erhalten. Das ICD-10 hingegen definiert als vorherrschendes Kennzeichen »eine beharrliche Beschäftigung mit der Möglichkeit, an einer oder mehreren schweren und fortschreitenden körperlichen Krankheiten zu leiden«.

Auch die Unterscheidung von den Somatisierungsstörungen sind ohne scharfe Grenze; ebenso hier findet man typisches hypochondrisches Verhalten, das wesentlichste differenzialdiagnostische Kriterium soll die Multiplizität und Vagheit der körperlichen Störungen im Vergleich zur konkretisierten Krankheitsfurcht sein; dabei bliebe Hypochondrie allein »Nosophobie« oder »Nosomanie«, während wir alle Spielarten des körperbezogenen »reflexiven Charakters« (Jaspers 1973) erfassen wollen. Eine Konsequenz definitorischer Selbstbeschränkung ist die verwaschene Kategorie der atypischen somatoformen Störungen, unter der die Dysmorphophobie erscheint, da sie ja Missgestalts-, nicht Krankheitsfurcht oder -überzeugung ist. Damit ist der interessante Zusammenhang zwischen Dysmorphophobie und Hypochondrie zerrissen, den Jahrreiss (1930) in seiner Übersetzung »Schönheitshypochondrie« zu erhalten suchte (vgl. Kapitel 10). Die Gefahr, zugunsten diagnostischer Klarheit phänomenale Kohärenzen zu zerreißen, ist im DSM-III also groß.

Abgrenzung des hypochondrischen Syndroms

Das DSM-III ist jedoch in der Abgrenzung von anderen, phänomenal eigenständigen somatoformen Störungen hilfreich. Eine *somatische Erkrankung* schließt das Vorliegen einer Hypochondrie nicht aus, auch bei bestehender Organläsion kann der Umgang des Patienten mit dem Körper hypochondrisch werden, wenn die Konzentration auf das Kranksein einen unangemessenen Selbstbezug erhält.

Die *Konversionsstörungen* im Sinne des Konversionstypus des DSM-III, also die hysterischen Neurosen, sind nicht durch Selbstbeobachtung und Rückzug auf den Körper charakterisiert, vielmehr haben die Symptome selbst Ausdruckscharakter, um unbewusste Konflikte zu inszenieren; die *belle indifférence* der Hysterischen steht im Gegensatz zur hypochondrischen Furcht. Der hysterische Patient spielt, ihm selbst oft unbewusst, den anderen eine Rolle vor, durch die Konversion wird der Leib instrumentalisiert (Blankenburg 1982), das Symptom erweitert sogar die Kommunikation, während der hypochondrische Selbstbezug einen Verlust an mitweltlicher Kommunikation bedeutet.

Mit *Phobien* hat die Hypochondrie die Angstsymptomatik gemeinsam; in den Phobien bleibt die Furcht jedoch, trotz der Neigung zur Generalisierung, zumindest ursprünglich konkret situativ an Schlüsselreize gebunden und umschrieben, während in der hypochondrischen Angst die Situation selbst verdrängt wird (Bräutigam 1956), stattdessen die existenzielle Befindlichkeit infrage steht; so kann nur von einer »hypochondrischen Seinsweise« (Ladee 1966) gesprochen werden, nicht jedoch von einer phobischen. Die »Abwendung von der eigenen Gesamtsituation im Leben« (Bräutigam 1956) wird auch als differenzialdiagnostisches Kriterium gegenüber Simulationstendenzen angeführt, bei denen körperliche Störungen tendenziös behauptet werden.

Bei *psychosomatischen Erkrankungen* werden seelische Konflikte über psychophysiologische Reaktionsmuster, möglicherweise durch ein organisches Entgegenkommen gebahnt, im Körper selbst ausgetragen; bei der Hypochondrie ist das Leibbewusstsein, nicht primär der Leib selbst, gestört. Dennoch relativiert sich diese wesentliche Differenz, wenn angenommen wird, dass auch physiologische Veränderungen in den hypochondrisch beachteten Organen stattfinden, wie dies schon Meynert (1890) annahm; empirische physiologische Untersuchungen fehlen hierzu. Psychodynamisch gesehen, stellen psychosomatische Erkrankungen »gelungene« Abwehrformen dar, da der Angstaffekt im Körpersymptom gebunden bleibt, während er in der Hypochondrie weiterhin erlebt wird (H. Rosenfeld 1964).

In enger Verbindung zum hypochondrischen Syndrom steht die somatopsychische *Depersonalisation,* auch hier werden die früher selbstverständlich gewissen Leibgefühle als entfremdet erlebt, sodass die körperbezogene Selbstbeobachtung sich vermehrt (J.E. Meyer 1959; Schilder 1923). Der Zusammenhang beider Phänomene wird darin gesehen, dass das akute Erleben einer somatopsychischen Depersonalisation eine hypochondrische Entwicklung einleiten kann, während das hypochondrische Syndrom nicht zu einer Depersonalisation führt. Die Hypochondrie erleichtert die quälende Angst, die aus dem Depersonalisationserlebnis resultiert, »die Umwandlung der Depersonalisation ins Hypochondrische ist ein Versuch der Repersonalisierung« (Ladee 1966; Übers. J.K.). Auch Derealisationsphänomene können hypochondrische Entwicklungen auslösen, insbesondere bei visuellen Derealisationserlebnissen;

Ladee beschreibt Patienten mit Skieropsie (Schattigsehen), die eine augenbezogene Hypochondrie entwickelt haben (ebd.).

Klinik des hypochondrischen Syndroms

Eigenleiberfahrung sind dem Gesprächspartner grundsätzlich unzugänglich, eine Überprüfung des Realitätsgehaltes anhand der geteilten Realitätsauffassung ist somit schwerer zu erhalten als bei akustischen oder optischen Halluzinationen oder Beeinträchtigungserlebnissen. Daher kann aus der Leibsymptomatik allein nicht immer die Zuordnung zu einer bestimmten diagnostischen Gruppe getroffen werden, obwohl bei allen das hypochondrische Syndrom grundsätzlich auftreten kann. Die Zuordnung wird sich im klinischen Alltag vor allem auf zwei Gesichtspunkte stützen: a) Wie groß ist die Unkorrigierbarkeit der leibbezogenen Vorstellungen? b) Welche interaktionalen Einschränkungen ergeben sich durch die Hypochondrie?

Die Unkorrigierbarkeit wird in dem Ausmaße zunehmen, in dem aus der zukunftsgerichteten Furcht vor Krankheit oder Entstellungen eine gegenwartsbezogene Krankheitsüberzeugung wird; damit kann der Übergang von bloßen vorgestellten zu halluzinierten Leibgefühlsstörungen einhergehen. Aus der sprachanalytischen Philosophie ist bekannt, dass grundsätzlich die Unkorrigierbarkeit mentaler Ereignisse wächst, je punktueller diese werden, daher sind Empfindungen und Wahrnehmungen fast gar nicht mehr, Einstellungen hingegen leichter zu berichtigen (Rorty 1981).

In der Interaktion können die hypochondrischen Befürchtungen in unterschiedlichem Ausmaß nur Teilaspekte der mitweltlichen Begegnung prägen oder aber jede Kommunikation verhindern. Eine konsensuelle Situationsdefinition (Glatzel 1978) wird im Falle einer konfliktreaktiven oder neurotischen Hypochondrie noch zu erhalten sein, während ein autonomes und idiosynkratisches Festhalten an der hypochondrischen Haltung psychotische Züge gewinnen kann. Auch dann kann das Interaktionsverhalten variieren; zunächst kann der Patient sich mit endlosen Klagen verzweifelt an die Angehörigen wenden; wenn die natürliche Umwelt des Kranken längst daran verzweifelt ist, dass die Welt nur noch durch die Perspektive des veränderten Leibes verändert angetroffen wird im Sinne der konstruktiven Hypochondrie (Janzarik 1959b), bleibt die Hoffnung des Kranken am längsten auf den Arzt gerichtet, der als Experte der Leiblichkeit angesprochen bleibt. Schließlich kann sich der Kranke auch enttäuscht vom Arzt abwenden und sich nur noch den inneren Erlebnissen des Körpers zuwenden.

Das hypochondrische Syndrom im Rahmen einer Konfliktreaktion

Durch die doppelte Erlebnisweise als »Leib, der ich bin« und »Körper, den ich habe« ist jedem Menschen grundsätzlich die Reflexion auf den Leib, der dadurch zum Körper wird, möglich. Das normale eigenleibliche Spüren bezieht sich auf »Leibesinseln« (Schmitz 1965), auf aus der Gesamtheit des Leibes herausgetrennte Erlebnisbezirke, die jedoch in der Struktur des Körperschemas integriert bleiben; die affektive Besetzung der jeweiligen Körperteile ist Schwankungen unterworfen, die körperlichen Ichgrenzen fluktuieren (Federn 1956). Wenn diese Fluktuation einer fixierten Aufmerksamkeit auf einen bestimmten Körperteil oder das Gesamtbefinden weicht, wenn also ein Empfindungsbereich dauerhaft verkörpert wird, ohne in die Sphäre leiblicher Selbstgewissheit zurückgleiten zu können, können hypochondrische Reaktionen entstehen, die jedoch vorübergehend sind und immer mit einem auslösenden Ereignis verknüpft bleiben, zum Beispiel einem Todesfall in der Familie oder mit einer Situation eigener körperlicher Gefahrdung nach Unfall, akuter Herzkrankheit oder Drogeneinnahme.

Von den soziokulturellen Traditionen hängt es ab, inwieweit diesen hypochondrischen Reaktionen Krankheitswert zuerkannt wird. Im 18. Jahrhundert galt die Hypochondrie als »die englische Krankheit«, da es in England zum guten Ton gehobener Gesellschaftsschichten gehörte, über hypochondrisches Klagen eigene Empfindsamkeit zu zeigen (Fischer-Homburger 1970), sodass die Hypochondrie zur Krankheit als gesellschaftlicher Metapher wurde (Sontag 1981; vgl. auch Elias 1976). In bestimmten Völkern, z.B. in Italien (Kenyon 1976), oder in der jüdischen Kultur (Ladee 1966) sind hypochondrische Reaktionen verbreiteter, es wechselt also die soziale Akzeptanz hypochondrischer Beschwerden (Mechanic 1979). Bei Männern sollen hypochondrische Reaktionen häufiger zu beobachten sein (Gillespie 1928), in der europäischen Kulturtradition fällt den Frauen die Artikulation seelischer Konflikte leichter als den Männern (Richter 1974), die eher auf körperbezogene Beschwerden ausweichen. Die sozialen Gratifikationen, die die Übernahme der Krankenrolle im Sinne des sekundären Krankheitsgewinnes ermöglicht, werden für das Beharren des Hypochonders auf der somatischen Genese seelischer Konflikte prägend sein (Barsky/Klerman 1983).

Eine gute Illustration dafür, wie durch die Ausbildung entsprechender kognitiver Schemata die Ausdrucksform seelischen Stresses das Bild hypochondrischer Reaktionsweisen annehmen kann, ist die fast ubiquitäre Hypochondrie der Medizinstudenten (Woods/Natterson/Silverman 1966). Psychopathologisch reicht das Spektrum der hypochondrischen Reaktionen von den jedem geläufigen Gelegenheitshypochondrien, die der Arzt selten sieht, bis zu echten Konfliktreaktionen, bei denen eine aktuelle Belastung durch einen Ambivalenzkonflikt vorübergehend ungelöst bleibt und hypochondrisch artikuliert wird (Bräutigam 1978). Ohne dauerhafte Fixierung wird die Hypochondrie durch Auflösung des situativen Konfliktfeldes zurückgehen.

Hypochondrische Syndrome als Persönlichkeitshaltung

In einer milden, kaum je klinisch relevanten Ausprägung ist der Typ des habituellen Hypochonders (Ladee 1966) aus Alltag und Literatur wohl bekannt. Einschneidender ist die lebenslange Körperbezogenheit in der hypochondrischen »Psychopathie«.

> »Hier wird ein aus verschiedenen Gründen eingeschränktes Dasein von vornherein aus der spezifischen Mitseinsstruktur des Kind-Eltern-Verhältnisses heraus in einer Krankheitswelt, im hilfsbedürftigen Angewiesensein auf die Mitwelt festgehalten. In solcher Fesselung an das Trügerische der Existenz kann der Sprung in die Ungeborgenheit eines sich der Mitwelt wirklich öffnenden und selbstverantwortlichen Daseins nicht gewagt werden« (Häfner 1959).

Diese hypochondrische Erfahrungswelt, der es darum geht, das »Risiko des Leiblichen« aufgrund des »hypochondrischen Vertrauensverlustes« in die Möglichkeit von Gesundheit durch die stetig sich ausweitenden »Sicherungstendenzen« auszuschalten, hat Feldmann (1972) überzeugend beschrieben. Diese hypochondrische Lebenseinstellung hat zur Annahme einer konstitutionellen Hypochondrie (Wollenberg 1904), einer somatopathischen Konstitution (Schneider 1980), einer *Constitution arganique* (Abadie 1930) nach Molières eingebildetem Kranken Argan geführt. Hierher gehören auch Lebensentwürfe, die auf den ersten Blick nicht hypochondrisch erscheinen, da eine extreme Leibbezogenheit nicht in der Form der Krankheitsfurcht erscheint, sondern in sozial gewinnbringenderen Formen untergebracht werden kann; zu denken ist insbesondere an Formen des Hochleistungssportes, bei dem latent hypochondrische Ängste durch ununterbrochenes Training überkompensiert werden (*more than healthy hypochondria*, Ladee 1966). Wir haben diesen verborgenen hypochondrischen Erlebnismodus durch die Kasuistik eines Bodybuilders näher erläutert, bei dem gleichsam durch einen Symptomwandel vom Bodybuilding zu einer Herzhypochondrie die hypochondrische Kehrseite des Sports explizit wurde (vgl. Kapitel 11).

Als die am häufigsten anzutreffenden charakterologischen Merkmale des Hypochonders werden Zwanghaftigkeit und Egozentrizität (Nemiah 1980) beschrieben. Henri Ey (1950) differenziert außerdem konstitutionell ängstliche, paranoische und hysterische Hypochonder. Eigene klinische Beobachtungen zeigten gehäuft sensitive Persönlichkeiten (Kretschmer 1966), der sthenische Stachel liegt in der Hartnäckigkeit der Beschwerdeschilderung bei ansonsten selbstunsicherer Grundhaltung. Eine Korrelation der Hypochondrie mit Intelligenzdefiziten konnte nicht gefunden werden (Ladee 1966).

Hypochondrische Entwicklungen als Ausdruck lebensalterspezifischer Krisen

Die wertpsychologische Interpretation hypochondrischer Ängste (Janzarik 1959b) geht davon aus, dass leibliche Intaktheit als Wert erst in der Pubertät reflektiert werden kann. In der Pubertät wandeln sich sowohl die Leibbezogenheit, da das Körperschema sich in Richtung auf den Geschlechtsleib (von Gebsattel 1954) verändert, als auch die Weltbezüge durch die beginnende Ablösung vom Elternhaus mit der damit verbundenen Selbstverantwortlichkeit. Wenn die engen Bindungen, vor allem an die Mutter (Bräutigam 1956), nicht gelöst werden können oder die partnerschaftliche Ausrichtung von Sexualität weg vom Autoerotismus misslingen (Häfner 1959), können hypochondrische Entwicklungen eingeleitet werden. Ein zweites Risikoalter liegt zwischen 40 und 60 Jahren, gerade wenn die sozialen und persönlichen Verhältnisse sich stabilisiert haben, sodass die fortschreitende Entfaltung neuer Lebensperspektiven zu einem Stillstand gekommen ist, der erst die Erfahrung des Alterns und mit ihm die Möglichkeit des Todes nahe bringt.

> »Das Wesen dieser hypochondrischen Angst gründet in der Weigerung, die ursprüngliche Zweideutigkeit des menschlichen Leibes […] und unser Ausgesetztsein dem Tode, die in ihm beschlossen sind, grundsätzlich zu übernehmen« (Wulff 1958, S. 70).

Die Erfahrung der Involution wird sich in der zweiten Hälfte des siebten Lebensjahrzehntes, nach Berentung oder Pensionierung, verstärken: senile oder involutive Hypochondrie (Häfner 1959), die aus einem »Pensionierungs-Bankrott« (Stauder 1956) erwachsen kann.

Das hypochondrische Syndrom im Rahmen einer neurotischen Entwicklung

In der Hypochondrie als neurotischer Entwicklung gehen Stärke und Dauer der Symptomatik über das Ausmaß einer Konfliktreaktion hinaus, es finden sich charakteristische biografische Konstellationen einer neurotischen Prädisposition; zur aktuellen Verstärkung durch situativ entstehende Konflikte tritt eine lebensgeschichtlich programmierte Verstärkung (Bianchi 1973) hinzu. Die neurotisch-hypochondrische Entwicklung neigt zur Chronifizierung (Bräutigam 1978); wenn eine Einsicht in die Unangemessenheit hypochondrischer Ängste nicht besteht, bestehen fließende Übergänge zur hypochondrischen Persönlichkeitshaltung einerseits und zur psychotischen Hypochondrie andererseits. Dieser schwer definierbare Übergangsbereich wurde historisch als essenzielle (Katzenelbogen 1941) oder echte Hypochondrie (Schilder 1923) abzugrenzen versucht. Wie schwer die Diagnosenstellung sein kann, soll eine kurze Kasuistik verdeutlichen, die typische biografische Konflikte der langfristigen hypochondrischen Entwicklung enthält.

> Herr W ist 26 Jahre alt. Der Vater, ein Handwerker, verstarb 1977 plötzlich an einem Herzinfarkt; die Mutter, eine introvertierte, überfürsorgliche und einfache Frau, bindet nach dem Tod des Vaters die Kinder eng an sich. Der älteste Bruder, 31 Jahre, ist nach kurzer Ehe wieder geschieden und lebt in der Nähe der Mutter im gleichen Ort, der Patient wohnt mit einem älteren und einem jüngeren Bruder zu Hause. Die einzige Schwester verstirbt ebenfalls überraschend im Sommer 1983 an einer Lungenembolie im Alter von 28 Jahren, kurz nachdem sie das Elternhaus verlassen hatte. Die Mutter selbst ist herzkrank, gönnt sich jedoch keine körperliche Rücksicht in der Sorge um die Familie. Herr W ist von Kindheit an empfindsam, zurückhaltend, leichter kränkbar als die Geschwister und fühlt sich unterlegen. Er kann sich in der Adoleszenz nicht verselbstständigen, die Mutter übernimmt weitgehend seine Lebensführung, er bleibt zu Hause wohnen. Gleichwohl gelingt ihm der Abschluss einer Lehre, er wird im Lehrbetrieb übernommen und arbeitet dort neun Jahre. Er findet keine Freundin und hat keine sexuellen Erfahrungen, er leidet darunter und trinkt jahrelang vermehrt Alkohol. Die hypochondrische Symptomatik beginnt im Herbst 1982. Herr W

hat einen kleinen Unfall, er stolpert auf der Straße und schlägt mit dem Kopf auf, ohne sich objektiv ernsthaft zu verletzen. Zur gleichen Zeit hat er einen Tanzkurs begonnen, kommt beim Tanzen zum ersten Mal in körperliche Nähe mit einer Frau. Außerdem erhält er eine Einberufung zur Bundeswehr. Die Symptomatik beginnt mit Kopfschmerzen, bald tritt ein kontinuierlich brummendes Ohrgeräusch hinzu. Er wird krankgeschrieben, verliert die Arbeitsstelle, widmet sich nun ganz der Selbstbeobachtung. Der Tod der Schwester führt zur Verschlechterung. Ohne Erfolg konsultiert der Patient zahlreiche HNO-Spezialisten und wird schließlich im Herbst 1983 in die Psychiatrische Universitätsklinik Heidelberg eingewiesen.

Die Persönlichkeitsstruktur ist ausgesprochen sensitiv, jedoch beharrt Herr W recht gereizt auf der Überzeugung, einen Ohrendefekt zu haben, will sich eigentlich operieren lassen; er hat zahllose populärwissenschaftliche medizinische Bücher gelesen und entwirft bizarre Theorien über die Entstehung des Ohrgeräusches. Der psychopathologische Befund ist ansonsten unauffällig, die körperliche Untersuchung einschließlich EEG, CT und HNO-ärztliche Überprüfung bleiben ohne Befund. Herr W wird drei Monate auf der Psychotherapie-Station behandelt. Er lernt seine Schüchternheit und Selbstunsicherheit reflektieren und wird allmählich aufgeschlossener im Kontakt. Die hypochondrische Thematik bleibt davon unberührt, sie hat auch im Bewusstsein von Herrn W mit den persönlichen Konflikten keinen Erlebniszusammenhang. Den Aufenthalt in der Klinik empfindet er schließlich als Bereicherung, jedoch nicht als Behandlung der Ohrgeräusche. Die medikamentösen Behandlungsversuche mit Orap und Dogmatil bleiben erfolglos, die Nebenwirkungen werden im Gegenteil hypochondrisch verarbeitet und führen zur Befundverschlechterung. Saroten erleichtert die Beschwerden, ohne sie zu beseitigen.

Auf die diagnostische Zuordnung wollen wir später eingehen (Baker/Merskey 1982; Bianchi 1971). Zunächst soll anhand der Kasuistik ein Überblick über wiederkehrende lebensgeschichtliche Konflikte und die Psychodynamik der neurotischen Hypochondrie gegeben werden. Diese biografischen Konstellationen werden für syndrom-, nicht jedoch für diagnosenspezifisch gehalten (Baker/Merskey 1982). Die Unfähigkeit des Hypochonders, sich aus einer überstarken Eltern-, vor allem Mutterbindung zu lösen, wird sowohl von verhaltenstherapeutisch (Bianchi 1971, 1973) als auch von psychoanalytisch orientierten Autoren (Bräutigam 1956) betont. An die Stelle der Loslösung tritt die Identifizierung mit Eltern und Geschwistern; wenn diese selbst krank sind, disponiert die Identifikation zur Hypochondrie. Anna Freud weist darauf hin, dass der Hypochonder seinen Körper so behandelt, wie er während der Kindheit von den Eltern behandelt worden ist. Er spiele gleichsam Mutter-und-Kind mit dem eigenen Körper (A. Freud 1952). Der Mangel an elterlichen Vorbildern, die als stark und gesund erlebt werden (Wahl 1963), führt zur chronisch geringen Selbstachtung des Hypochonders. Das Gefühl der Hilflosigkeit kann nur in der konkreten Form körperlicher Beschwerden angeboten werden (Nemiah 1980).

Wir sahen bei Herrn W, dass die Symptome eine Abwehrfunktion haben, erst nach Abschwächung der hypochondrischen Klagen wurden Selbstwertkonflikte seelisch erlebbar, die vorher in den hypochondrischen Klagen gebunden waren. Eine andere psychodynamische Abwehrfunktion wird der Hypochondrie darin zugesprochen, dass sie den Patienten vor psychotischen Dekompensationen schützt. Die seelisch unsichere Identitätserfahrung wird auf dem Wege einer Wiederherstellung körperlicher Integrität und durch den partiellen Rückzug aus der Objektwelt aufrechterhalten (H. Rosenfeld 1964). Janzarik spricht davon, dass die »hypochondrische Zuwendung auf den eigenen Körper als Rahmen erhalten [bleibt], der die einbrechende psychotische Bewegung auffängt« (Janzarik 1959b, S. 543).

Die sexuelle Entwicklung ist in der langfristig sich entwickelnden hypochondrischen Störung oft gestört; wohl der wichtigste Auslösefaktor für die hypochondrische Symptomatik war bei Herrn W die ängstigende Begegnung mit einer Frau im Tanzkurs. In psychoanalytischer Terminologie ausgedrückt, wird in dieser Krise die libidinöse Objektbesetzung zurückgenommen, stattdessen werden Körperteile narzisstisch besetzt (Freud 1914c); das hypochondrische Organ erhält soviel Beachtung wie das eigene Genitale (Schilder 1923). Die Vorstellung über die Schädlichkeit sexueller Befriedigung kann ausgesprochen magisch sein; hierauf soll eine kurze zweite Kasuistik hinweisen:

> Herr R, 24 Jahre, ist 1980 als Spätaussiedler aus Polen in die BRD gekommen. Herr R, der überdurchschnittlich intelligent ist (IQ 116), bricht eine Lehre wegen unerträglicher Kopfschmerzen ab. Er hat die Befürchtung, an einer unheilbaren Hirnkrankheit zu leiden, so wie der Vater, der wegen einer präsenilen Demenz in einem Pflegeheim untergebracht ist. Der streng katholisch erzogene junge Mann stellt sich vor, dass er durch fortgesetzte Onanie seit dem vierten Lebensjahr seine Kraft verschwendet und seit der Pubertät durch den Samenerguss buchstäblich

verloren habe, sodass dieser Substanzmangel seinem Gehirn allmählich lebenswichtige Substanzen entziehe. Herr R, der nie eine sexuelle Partnerschaft hatte, kämpft einen verzweifelten Kampf gegen die sexuellen Bedürfnisse; die Kopfschmerzen verstärken sich nach Selbstbefriedigung für einige Tage.

Die Sorge, »via Spermaverlust an Lebenskraft zu verlieren« (Sullivan 1983), wird häufig angetroffen. Neben den Sexualkonflikten zeigt die Krankengeschichte die Bedeutung der verdrängten Aggressivität. Herr R verachtete den Vater zeitlebens, er hatte nur zur Mutter einen tragfähigen emotionalen Kontakt, der durch ihre einschränkende und zugleich überfürsorgliche Haltung verhängnisvoll wurde. Der Hass dem Vater gegenüber wurde schuldhaft verarbeitet, er führte vermutlich zu unbewussten Selbstbestrafungstendenzen, sodass Herr R befürchtete, das gleiche Schicksal wie der Vater zu erleiden. Dass das eigene Leiden am hypochondrischen Symptom schuldentlastend wirkt, bleibt bei unserem Patienten Vermutung; in psychoanalytischen Therapien hypochondrisch Kranker wird gerade in jüngster Zeit die Psychodynamik der Aggressionskonflikte betont (Broden/Myers 1981; Myers 1982). Ein interaktionales Verständnis der Hypochondrie kann aus psychoanalytischen Ansätzen dort lernen, wo die Zuwendung zum Körper als Ersatz aufgegebener interpersonaler Beziehungen erscheint. Ferenczi unterscheidet diese hysterische Hypochondrie von der reinen Hypochondrie (Ferenczi 1919), die als Organneurose (Fenichel 1945) ohne sinnhaften Umweltbezug bleibt.

Das hypochondrische Syndrom in der Schizophrenie

Eine hypochondrische Symptomatik vom Ausmaß einer Psychose liegt dann vor, wenn die Unkorrigierbarkeit absolut und der Ich-Rückzug aus der Mitwelt fortgeschritten ist. Damit grenzen wir aus dem hypochondrischen Syndrom definitorisch leibbezogene Erlebnisformen aus, deren Verursachung oder Auswirkungen bereits wieder der Umwelt zugeschrieben werden, dann in einem Versuch wahnhafter Rekonstruktion der Mitweltlichkeit im »Weltaufgang als Rekonstruktionsversuch« (Pohlen 1969). Die apokalyptisch veränderte Leiblichkeit (Conrad 1979) des schizophrenen Erlebens oder die leiblichen Halluzinationen, die das Kriterium des Gemachten erfüllen und Symptome ersten Ranges darstellen (Schneider 1980), gehören ebenso wenig zum hypochondrischen Erleben wie die Gefühle einer verderblichen leiblichen Ausstrahlung auf andere. Diese Abgrenzung hat ihr klinisches Korrelat in der Beobachtung, dass genuin hypochondrische Beschwerden in der wahnhaften Wendung nach außen im Sinne von Beeinflussungserlebnissen entweder verschwinden (Janzarik 1959b) oder von vornherein einander ausschließen (Glatzel 1976).

Innerhalb der von Huber vorgenommenen Abstufung der Coenästhesien gehören nur jene der ersten Stufe, die neutralen Missempfindungen, sowie die der zweiten Stufe, die Coenästhesien im engeren Sinne, als qualitativ eigenartige Leibempfindungen (G. Huber 1957) zum hypochondrischen Syndrom. Unsere psychologisch bleibende Betrachtungsweise der hypochondrischen Ergänzungsreihen, an deren einem Ende das psychotische Erleben steht, rechtfertigt es nicht, allein aufgrund des psychopathologischen Befundes eine primäre somatische Ursache der abnormen Leibsensation anzunehmen (vgl. Janzarik 1959), wie Huber dies tut. Freilich eignet gerade den coenästhetischen Erlebnissen eine besondere Unkorrigierbarkeit. Die eigenwillige, fremdartige Beschreibung der mannigfaltigen und vielfältigen fluktuierenden neuartigen Körpersensationen, die vom Kranken zunächst mit lebhaftem, später mit indifferentem oder inadäquatem Affekt vorgetragen werden (G. Huber 1983), verbleibt ganz in der Eigenwelt des psychotischen Hypochonders; sie fallen so weitgehend aus der gemeinsamen Sprachwelt heraus, dass zum Teil vom Patienten Neologismen bemüht werden, um die eigenartige Qualität zu beschreiben. Als Körper-Organ-Halluzinationen gewinnen die Körperempfindungen Objektivitätscharakter, sie verbleiben nicht nur im subjektiven Vorstellungsraum (Jost/Gibitz 1958), sondern der Als-ob-Charakter der Beschreibungen leiblicher Zuständlichkeiten geht auf Kosten einer konkreten Leibgefühlsstörung verloren (Weitbrecht/Glatzel 1979).

Neben oder mit den Coenästhesien können wahnhafte hypochondrische Ideen bestehen: Durch den Körper laufe Samen hindurch, die Gedärme seien nicht mehr da, die Geschlechtsteile seien kleiner geworden (Jahrreiss 1930). Die französischsprachige Psychiatrie hält hierfür den Begriff des »délire hypochondriaque de transformation corporelle« bereit, andere Formen der *grand hypochondrie* sind zoopathischer und Schwangerschaftswahn; das »délire d'aggression corporelle«, bei dem von außen dem Körper Gewalt angetan wird, gehört nach unserer Definition nicht mehr zum hypochondrischen Syndrom (Follin/Azoulay 1961).

In der Längsschnittbetrachtung kann ein unspezifisches hypochondrisches Syndrom unter Umständen der schizophrenen Symptomatik um Monate oder

Jahre vorauseilen; die akute Dekompensation kann mit vagen, aber quälenden somatopsychischen Depersonalisationsgefühlen einhergehen, die im Patienten eine »hypochondrische Perplexität« hervorrufen (Ladee 1966), die der Apophänie des Leibbereiches (Conrad 1979) entspricht. Nach der Akutphase kann die Schizophrenie in eine hypochondrische Residualverfassung einmünden; es entsteht das Bild einer pseudoneurasthenischen Defektschizophrenie mit diffusen Körperbeschwerden und verwaschener hypochondrischer Symptomatik (Janzarik 1959).

Das hypochondrische Syndrom in der Melancholie und Zyklothymie

Der Gestaltwandel der Melancholie entwickelt seine zeitgebundene Thematik in Richtung einer Zunahme körperbezogener Symptome (Lauter/Schön 1967). Depressive Vitalstörungen sind Störungen des allgemeinen Lebensgefühls im Sinne einer globalen leiblichen Insuffizienz, sie werden von den Leibgefühlsstörungen geschieden, die lokalisierte, auf den Körper bezogene Wahrnehmungsvorgänge meinen (Glatzel 1969). Vitalstörungen werden dann nicht hypochondrisch erlebt, wenn sie konsistent mit dem depressiven Affekt auftreten, sodass der Affekt dominierend bleibt und eine vermehrte reflexive Einstellung auf den Körper nicht entsteht. Bleibt der immer vorhandene seelische Hof (Schneider 1980) jedoch unbemerkt (*depressio sine depressione*, larvierte Depression, vegetative oder coenästhetische Depression), kann die Unerklärlichkeit körperlichen Versagens sekundär eine hypochondrische Zuwendung bedingen. Dabei spielt die iatrogene Hypochondrisierung durch eingreifende und überflüssige Organdiagnostik eine wichtige unterstützende Rolle (Kreitman et al. 1965; Lesse 1967). Auch in der vegetativen Depression scheint die hypochondrische Symptomatik eine Abwehrfunktion zu haben, da dem Patienten der depressive Affekt erspart bleibt (Dorfman 1968).

Im hypochondrischen Wahn des Melancholischen wird die Urangst des Menschen um den Leib (Schneider 1980) in der wahnhaften Überzeugung leiblichen Verderbens frei; früher wurden eher die Tuberkulose oder Geschlechtskrankheiten in die Wahl hypochondrischer Krankheitsthemen einbezogen, jetzt spielen Krebs- und Infarktfurcht die größere Rolle. Wodurch die Wahl des Wahnthemas selbst bedingt ist, sodass der hypochondrische Wahn anstelle des Schuld- oder Verarmungswahnes erscheint, hat zu vielen Überlegungen Anlass gegeben; für Janzarik verbleibt der hypochondrische Wahn auf der universellsten und allgemeinsten Stufe mitmenschlichen Sorgens, während

Sorge um Besitz oder Sünde höherstufige und speziellere Wertorientierungen voraussetzt. Tellenbach sieht einen Zusammenhang zur melancholischen Remanenz; die Rückwendung auf den eigenen Leib folgt dort, wo das erstrebte Sein-für-Andere durch das Erleben des Zurückbleibens nicht mehr gelebt werden kann (Tellenbach 1974).

Korrelationsstatistisch hängt die Somatisierungstendenz endogener Depressionen mit unbefriedigenden Sexualbeziehungen und dem gehäuften Auftreten von Krankheiten im Leben der Patienten-Mütter zusammen. Im nihilistischen Wahn ist die Endstufe der melancholischen Hypochondrie erreicht, bei dem einzelne Organe völlig unempfindlich gegen Schmerz werden oder der ganze Körper und die Seele nicht mehr existieren. Das vollständige Cotard-Syndrom transzendiert bereits wieder den Verlust der Mitwelt, indem nicht nur der eigene Leib, sondern auch die Welt selbst verschwindet oder sich im Unendlichkeits- oder Ewigkeitswahn der Körper zeitlich und räumlich unendlich ausdehnt (Bourgeois 1980; Dietrich 1971).

Die hypochondrische Euphorie (Leonhard 1857) verbindet in merkwürdiger Inkongruenz hypochondrische Ideen mit einem euphorischen Affekt; sie wird von der Schule von Leonhard als eigenständiges Krankheitsbild im Rahmen phasischer Psychosen mit eigenen biologischen Charakteristika angesehen (Kirow/Michow 1980). Petrilowitsch (1959) hatte sie den Mischzuständen der manisch-depressiven Erkrankungen zugeordnet und auf ein spezifisches Persönlichkeitsprofil zurückgeführt. Eine daseinsanalytische Interpretation kann das Phänomen näherbringen; wenn in der Krankheitsfurcht der Hypochondrie Endlichkeit und Tod in der steten Sorge um den intakten Körper verleugnet werden sollen, wenn andererseits im melancholischen Wahn Krankheit oder Tod bereits hereingebrochen sind, so verwundert es nicht, dass in einer Zwischenstufe des Verleugnungsprozesses zwar das Thema der körperlichen Vergänglichkeit nicht mehr verdrängt werden kann, jedoch der begleitende Affekt der Verzweiflung umgekehrt wird.

Hypochondrische Wahnpsychosen

Klinisch besonders schwer einzuordnen bleiben mono- oder oligosymptomatische Hypochondrien, wenn keine zusätzlichen psychopathologischen Symptome oder der Verlauf auf eine zyklothyme oder schizophrene Genese hinweisen, an den Körperbeschwerden jedoch mit Wahngewissheit festgehalten wird. Der immer wieder versuchten nosologischen Zuordnung haftet oft Willkürlichkeit an. Schwarz hält seine dem Dermatozoenwahn ähnlichen Fälle der zirkumskripten Hypochondrie für hypomane Zustände, Monohypochondrie und Hypomanie sollen korrelieren (Schwarz 1929). Ebenso wenig überzeugend werden von Zaidens Hauthypochondrien allein aufgrund der Wahnbildung den Schizophrenien zugeordnet (Zaidens 1950).

Wir kommen an dieser Stelle auf unseren Patienten W zurück; Unkorrigierbarkeit und mangelnde Perspektivenübernahme beziehen sich allein auf die oligosymptomatischen hypochondrischen Empfindungen, nämlich Kopfschmerzen und Ohrengeräusche; im Übrigen kann der Patient, wenn auch mit Mühe, an der Arbeit der Psychotherapiestation teilnehmen, die hypochondrische Selbstbeobachtung verhindert Mitweltlichkeit nicht in allen Lebensbereichen. Man ist geneigt, auf Wernickes Begriff einer »zirkumskripten Autopsychose aufgrund einer überwertigen Idee« oder das Modell des sensitiven Beziehungswahnes (Kretschmer 1966) zurückzugreifen. Tatsächlich wird man sich oft mit der deskriptiven Bezeichnung einer hypochondrischen Wahnpsychose (Freedman et al. 1984) begnügen. In einer Untersuchung von über 50 Fällen solcher monosymptomatischen hypochondrischen Psychosen, die als Untergruppe der Paranoia angesehen werden, werden 25 diagnostische Kriterien aufgezählt (Munro/Chmara 1982).

Jenseits nosologischer Überlegungen fallen zwei psychopathologische Besonderheiten auf: a) der trotz der Körperbeschwerden erhaltene, oft sogar verstärkte, wenn auch eingeengte mitweltliche Bezug der Patienten, die außerordentlich fordernd und schwierig sein können; b) die quälende Dyästhesien, die vor allem die Sinnesorgane betreffen, die Haut (Schwarz 1929; Zaidens 1950), den Geschmack (vgl. Kasuistik bei Ladee 1966), das Riechen (Bebbington 1976; Walter 1962), das Gehör (unser Patient W) und das Auge (Bebbington 1976). Ein innerer Zusammenhang beider Besonderheiten könnte darin bestehen, dass die hypochondrische Hervorhebung der Sinnesorgane dem Interaktionsverhalten der Kranken entspricht; die Sinnesorgane vermitteln zwischen Eigen- und Umwelt, in der Interaktion schwanken die Patienten zwischen eigenweltlichem Selbstbezug und umweltgerichteten Hilfsappellen.

Die psychopharmakologische Therapie der hypochondrischen Wahnpsychosen unterscheidet sich nicht von der Behandlung anderer Wahnformen. Pimozid wurde vor Jahren wiederholt als besonders wirksames Neuroleptikum vorgeschlagen (Munro/Chmara 1982; Riding/Munro 1975; Breuillard/Delplanque 1980). Aus der klinischen Erfahrung erscheint das Vorgehen Weitbrechts erfolgreicher, die monosymptomatische Hypochondrie im Zweifelsfall wie eine endogene Depression zu behandeln (Weitbrecht/Glatzel 1979).

Herr A, 44 Jahre, ist ein verheirateter politischer Beamter ohne psychiatrisch belastete Familien- oder Eigenanamnese. Er trägt seit der Kindheit eine Brille. Im Jahre 1980 entwickelt er die unkorrigierbare Überzeugung, für sein Augenleiden könne eine geeignete Brille nicht gefunden werden; zahllose Gänge zu verschiedenen Augenärzten schließen sich an, minimale Differenzen in der Befunderhebung dienen ihm zur Bestätigung seiner Sorge. Schließlich erfolgt eine Einweisung in die psychiatrische Klinik, nachdem die ständige Beschäftigung mit Brillengläsern und Augenleiden die politische Arbeit unmöglich gemacht hat. Herr A ist in der Klinik rastlos und rücksichtslos mit dem Brillenproblem beschäftigt, im Übrigen aber symptomfrei. Die medikamentöse neuroleptische und thymoleptische Behandlung versagt völlig, ebenso verhaltenstherapeutische oder gesprächstherapeutische Versuche. Nach drei Elektrokrampfbehandlungen tritt abrupt eine Remission ein, die anhält.

Das hypochondrische Syndrom bei Organkrankheiten

Das hypochondrische Syndrom schließt tatsächlich Organkrankheiten nicht aus und umgekehrt. Organische Befunde finden sich häufig bei Hypochondrien (Ladee 1966), ohne dass ein Zusammenhang zum hypochondrischen Syndrom erweisbar ist. Inwieweit Hypochondrie an funktionelle oder organpathologische Hirnschädigung gebunden ist, wird sehr unterschiedlich beurteilt. Die pneumencephalografischen Befunde ließen eine hirnatrophische Störung mit Bevorzugung des Parietallappens bei allen hypochondrischen Syndromen (Kehrer 1953) oder eine pathologische Erweiterung des dritten Ventrikels und in geringerem Ausmaße der Seitenventrikel (G. Huber 1957) annehmen. Die erhobenen Befunde sind immer wieder einer Kritik unterzogen worden (Mundt 1983). Später richtete sich das Forschungsinteresse stärker auf Coenästhesien als Teil schizophrener Basisstörungen; Huber sieht in Coenästhesien »Basissyndrome mit ausgeprägter Prozeßaktivität« (G. Huber 1983) aufgrund abnormer Rhythmisierungen im EEG und aufgrund der phänomenalen Verwandtschaft der Coenästhesie mit thalamischen Spontansensationen; solche substratnahen, neurobiochemisch verursachten Funktionsstörungen sollen zu Störungen der Informationsverarbeitungen und zu weiteren psychotischen Symptomen führen.

Unsere Darstellung bleibt im psychologischen Bereich und kann zur Frage der Ätiologie nichts beitragen. Zu bedenken ist jedoch, dass Störungen der

Informationsverarbeitung generell bei hypochondrischen Syndromen eine Rolle spielen, wie dies experimentalpsychologisch belegt wurde (Barsky/Klerman 1983). Durch ein komplexes Wechselspiel von Reizschwellenverminderungen und fehlgeleiteten Lernprozessen erleben hypochondrisch Kranke normale Körpersensationen intensiver, beängstigender oder sie missdeuten ihre normalen Körpersensationen, da sie unpassende kognitive Schemata zur Verfügung haben. Zu beachten ist ferner, dass eine phänomenale Ähnlichkeit nicht zwingend auf den gleichen Ursprung verweist; das »Prinzip der zweigleisigen Genese« (Bychowski 1943) besagt, dass die gleichen psychotischen Körperschemastörungen aus organischen wie psychodynamischen Quellen resultieren können.

Perspektiven der Hypochondrieforschung

Drei Forschungslinien sind und bleiben spannend: die Beantwortung spezieller psychiatrischer Fragestellungen, die Verbindung klinischer und psychologisch-empirischer Forschungen zum Leibbewusstsein und die Anwendung interaktionaler Konzepte der Leiblichkeit auf den klinischen Umgang mit dem hypochondrisch Kranken.

Psychiatrische Fragestellungen

Glatzels früh gestellte Frage, ob das Vorliegen von Leibgefühlsstörungen prognostische Relevanz habe (Glatzel 1969), ist noch immer nicht schlüssig beantwortet. Nur vergleichende Längsschnittuntersuchungen innerhalb der verschiedenen diagnostischen Gruppen könnten belegen, inwieweit die Prognose hypochondrischer Syndrome so schlecht ist, wie generell angenommen. Eine solche Untersuchung könnte dafür eine Begründung finden, die in der Substratnähe hypochondrischer Syndrome, in der prämorbiden Persönlichkeit oder in mangelnder seelischer Differenziertheit zu suchen sein könnte. Besonderes Interesse verdienen die monosymptomatischen hypochondrischen Psychosen. Handelt es sich tatsächlich um eigenständige Paranoiaformen, oder münden sie doch früher oder später in zyklothyme oder schizophrene Psychosen ein? Hat in ihrer Behandlung das eine oder andere Antipsychotikum tatsächlich vor anderen Medikamenten einen Vorrang? Auch hier können Verlaufsstudien weiterhelfen. Die psychotherapeutische

Beeinflussbarkeit neurotischer Hypochondrien wurde für sehr gering gehalten (Nemiah 1980); andere Untersuchungen sind allerdings optimistischer (Kellner 1982). Es fällt auf, dass bei günstigen Ergebnissen multidimensionale und ausgesprochen eklektisch verfahrende Therapien angewandt werden, während Standardverfahren versagen. Welche Vorgehensweisen bewähren sich am besten? Liegt in den körperbezogenen Techniken (Konzentrative Bewegungstherapie, Autogenes Training u.a.) eine besondere Chance, den hypochondrisch Kranken zu erreichen? Gute Ergebnisse bei Anwendung des katathymen Bilderlebens legen die Vermutung nahe (J.W. Roth 1982).

Empirische Forschungen zum Leibbewusstsein

Frühe Forschungsmodelle zur Erfassung des subjektiv erlebten Körperbildes wandten vor allem zwei Methoden an: 1. den Rückschluss von pathologischen Veränderungen, z.B. beim Phantomglied (Kolb 1959) oder in der Psychose (Bychowski 1943), auf das normale Körperbild; 2. subjektive Erlebnisberichte von Versuchspersonen. Hierher gehören Federns phänomenologische Eigenanalysen des körperlichen Ich-Gefühls (Federn 1956). Durch die Vielfalt moderner körperbezogener Therapien steht heute ein vergrößertes Repertoire von Erfahrungsmöglichkeiten gesunder Körperlichkeit zur Verfügung, die therapeutisch viel, phänomenologisch allerdings wenig genutzt werden (Schütz/Bay et al. 1983).

Vielversprechend sind auch empirisch-psychologische Untersuchungen zum Körperschema. Verschiedene methodische Zugänge lassen sich unterscheiden:

1. Einschätzung der subjektiv erlebten Körperform und der Körperausmaße durch Reproduktion aus der Phantasie (Askevold 1975);
2. projektive Testverfahren zur Erfassung unbewusster Entstellungen des Körperbildes, z.B. Rorschach-Test oder Holtzman-Inkblot-Verfahren (Engel 1981; Fisher/Cleveland 1958);
3. Selbsteinschätzungsfragebögen (Miller/Murphy/Buss 1981; Strauß/Appelt 1983);
4. komplexe Versuchsanordnungen, die es erlauben, lokalisierte Körpermissempfindungen als aktuelle Reaktionen auf psychisch belastende Themenkreise experimentell zu untersuchen (Fisher 1980);
5. Ratingverfahren zur reliablen Einschätzung des Körpererlebens im Fremdurteil (Küchenhoff/Agarwalla 2012).

Diese empirischen Forschungsergebnisse können zeigen, mit welchen Persönlichkeitsmerkmalen typische Abwandlungen des seelischen Körperbildes korrelieren, welche Differenzen zwischen dem der Öffentlichkeit zugewandten und dem nur privat vorgestellten Körper-Selbstbild existieren (Miller/Murphy/Buss 1981), also zwischen Innen- und Außenleib (Wulff 1958), und schließlich können Korrelationen zwischen spezifischen intrapsychischen Konflikten und speziellen körperlichen Ausdrucksformen erhellt werden. Die Anwendung dieser Verfahren auf die Hypochondrieforschung könnte psychopathologische Sachverhalte überprüfen helfen; nach unseren Ausführungen wäre z.B. zu erwarten, dass in der Dysmorphophobie mehr der Außenleib, in der Hypochondrie mehr der Innenleib leidet.

Nur als Frage sei in diesem Zusammenhang angefügt: Kommt der Lokalisation der hypochondrischen Furcht eine symbolische Bedeutung zu, sodass das betroffene Organ zumindest prinzipiell Träger eines verstehbaren Ausdrucks sein könnte? Die für die Konversionsneurose so fruchtbare Frage nach einer »Körpersprache« lässt sich zwar nicht ohne Weiteres übertragen; die Diskussion um die »Organsprache« bei psychosomatischen Erkrankungen hat dies gezeigt, da die organische Störung nicht nur psychologischen oder situativen, sondern auch rein somatischen Bedingungen unterliegt. Dennoch bleibt die umfassendere Fragestellung sinnvoll, ob die körperliche Lokalisation seelischer Erlebnisse nicht Gesetzmäßigkeiten folgt, sodass im Vergleich der hypochondrischen Symptome mit den oben genannten Experimentalstudien, mit psychosomatischen Befunden und mit leibphysiognomischen Studien (Kiener 1965) eine »Bedeutungsanalyse von Leibbereichen« (Feldmann 1972) im Sinne einer körperlichen Ausdruckspsychologie vorangetrieben werden könnte.

Die intersubjektive Funktion der Leiblichkeit und ihre therapeutischen Implikationen

In der Hypochondrie ist die Leiblichkeit als existenzielles Grundverhältnis angesprochen; der Hypochonder führt am eigenen Leib die Unangemessenheit eines cartesianischen Leib-Seele-Dualismus vor, indem er ihn auf die Spitze treibt. So bleibt als Aufgabe, über den Dualismus hinausgehende philosophische Ansätze der Leibgegebenheit (Kamper/Wolf 1982; Merleau-Ponty 1966; Sartre 1943; Schmitz 1965; Marcel 1978) für die psychiatrische Forschung weiter fruchtbar zu machen und die philosophischen Ansätze zur

Intersubjektivität der Leiberfahrung in eine interaktionale psychiatrische Betrachtungsweise einzufügen. Die sich auf Husserl stützenden phänomenologischen Analysen der Hypochondrie (Schäfer 1980, 1982) bleiben unseres Erachtens immer auf den Einzelnen beschränkt. Blankenburg (1982, 1983) geht hier weiter. Er beschreibt Polaritätsprofile unter den Kategorien der Thematisierung und Instrumentalisierung des Leiblichen und erörtert grundlegende Aspekte von Körper und Leib in der Psychiatrie; in der Hypochondrie ist der »Leib als Organ der Spontaneität, als Bezugsfeld des Empfindens und als Partner« jeweils spezifisch gestört. Die Dimension »Leib als Artikulationsstelle zwischen Selbst und Welt (der Leib als intersubjektiv konstituierter und Intersubjektivität konstituierender)« nimmt jedoch im Wesentlichen nur soziologische und historische Einflüsse auf die Verleiblichung auf.

Hier könnte die Frage der Intersubjektivität der Leiblichkeit weitergetrieben werden. Die intersubjektive Konstitution des Leibes hat ontogenetische und situationale Aspekte; ontogenetisch differenziert sich das Erleben des eigenen Leibes erst unter allmählicher Ablösung von den frühen Bezugsobjekten (Piaget 1974). Situational bleibt die Einheit der Leibempfindung, die, wie Blankenburg schreibt, durch das »Ich kann« leiblicher Spontaneität als Befindlichkeit zusammengehalten wird. Das »Ich kann« erweist sich jedoch nur am Objekt des Könnens, das eigentlich zum Garanten leiblicher Einheitserfahrung wird. Erst in der Begegnung mit dem anderen bestätigt sich die Konsistenz des Leiblichen. Lacan wies darauf hin, dass im »Spiegelstadium als Bildner der Ichfunktion« das Kind die Einheit des eigenen Körpers in der Spiegelung durch die Begegnung mit dem anderen zwar sieht und erkennt, durch die noch mangelhafte Ausbildung des propriozeptiven Systems aber noch nicht eigenleiblich erleben kann (Lacan 1975a); dadurch bleiben Einheitserfahrungen des Leibes auf Bestätigung und Anerkennung angewiesen. Dem Hypochonder zerfallen die Einheit der Leiberfahrung und gleichzeitig der offene Weltbezug. Er versucht, die Einheit des Leibes auf zwei Wegen wieder herzustellen: 1. »Die Leibesinseln scheinen sich der spannenden Einheit des Leibes entwunden zu haben […] und das hypochondrische Selbst […] läuft nun gewissermaßen gebieterisch und ängstlich zugleich hinter diesem ungeordnet flatternden Geflügel her, wie ein Geflügelhalter, den seine Tiere tyrannisieren« (Schmitz 1965, S. 262). 2. Er wendet sich an den Arzt, der die Einheit des Körpers garantieren oder zurückspiegeln soll. In dieser Begegnung offenbart sich die existenzielle Angewiesenheit des Hypochonders auf den Arzt, die sich auch hinter augenscheinlicher Abweisung des Arztes verbergen kann. Dem Arzt wird eine Macht zugeschrieben und in ohnmächtiger Enttäuschung gleich wieder abgesprochen, die der Patient nicht mehr in sich erlebt. Dies zu reflektieren, macht es dem Therapeuten leichter, die Gefühle der Enttäuschung beim Patienten und den eigenen Ärger über den Hypochonder zu verstehen, sie zugleich auch als Kommunikationsangebot aufzufassen (vgl. Brown 1936; McCranie 1979).

Die dem Arzt übertragene existenzielle Bedeutung und Macht muss in der Arzt-Patient-Beziehung reflektiert und darf nicht unbemerkt ausgelebt werden. Organmediziner können dem hypochondrischen Appell in der Durchführung unnötiger und wiederholter diagnostischer Maßnahmen erliegen, während Psychiater und Psychotherapeuten sich dazu verführen lassen, den Hypochonder zu entlarven oder seine Beschwerden vorschnell zu deuten. Die Patienten werden dann das Erleben ihrer narzisstischen Bedürftigkeit nur schwer ertragen. Der Therapeut muss also der Verführung zu übermäßiger Hilfe oder der Ablehnung zunächst widerstehen, um erst allmählich einen Kontakt zum Patienten zu gewinnen, der nicht über die körperliche Beschwerden vermittelt ist und damit nicht der aggressiven Spannung unterliegt, die der existenziellen Not des Hypochonders entstammt. Erst dann ist es möglich, im Falle der neurotischen Hypochondrie eine Versprachlichung der Selbstwertkonflikte (McCranie 1979) oder bei psychotischen Hypochondrien ein Behandlungsbündnis mit dem Patienten zu erreichen.

10 Der beschädigte Körper und die Angst vor dem Anderen: Dysmorphophobie

Begriff und Begriffsgeschichte

Dysmorphophobie heißt Missgestaltsfurcht; der Begriff wurde 1886 von Morselli zur Charakterisierung von Patienten geprägt, die unter der Überzeugung litten, dass das Gesicht entstellt sei, die Körperproportionen abnormal seien, und die fürchteten, dadurch lächerlich zu wirken (Morselli 1886). Er ordnete die Störung der »rudimentären Paranoia« und der »Monomania abortiva« zu, entsprechend der nosologischen Forschung der Zeit, die isolierte oder umschriebene Paranoiaformen zu beschreiben und zu klassifizieren suchte (vgl. Kretschmer 1966). Kaan untersuchte bereits 1892 die Dysmorphophobie unter anderen Aspekten, er legte Wert auf die kommunikativen Bedingungen, reihte die Dysmorphophobie unter die »Furcht vor Lächerlichkeit« ein, also »die Befürchtung daß man der Gesellschaft in toto Aergerniss in ästhetischer Beziehung geben« könne (Kaan 1892, S. 41), und machte ätiologisch die sexuelle Neurasthenie verantwortlich, die auf dem Weg eines labilen Vasomotoriums und einer physiologischen Beeinflussung subkortikaler Zentren pathogenetisch wirksam werde. Bei Morselli und Kaan sind bereits die drei wesentlichen Kriterien versammelt, die die Frage nach der psychopathologischen Einordnung der Dysmorphophobie bis heute leiten: die wahnhafte Überzeugung von einem körperlichen Defekt, die Scham gegenüber den Mitmenschen und die sexuelle Hemmung.

Der Begriff Dysmorphophobie hatte es schwer, sich in der psychiatrischen Fachsprache durchzusetzen und wird erst in den letzten 25 Jahren durchgängig verwendet. Das Phänomen wurde auch früher gesehen, nur immer anders benannt und nicht selten der Hypochondrie subsumiert. Eine Auflistung der Synonyma und eine Scheidung von verwandten, aber nicht identischen Begriffen sind daher notwendig.

Im Wörterbuch von Uwe Henrik Peters (1974) wird die Dysmorphophobie als ein Synonym des Beachtungswahnes erwähnt. Da »Beachtungswahn« zugleich auch weiter gefasst auf jede Art der vermehrten Eigenbeziehung angewandt wird, erstaunt die Verengung auf die eingebildete körperliche Missgestalt zunächst. Im Rückblick auf den Ursprung des Wortes wird der Grund klar: Für Meynert (1890) entstand die vermehrte Eigenbeziehung am Anfang jedes Wahnes durch die zwangsläufige Wahrnehmungskoppelung von aufgrund subkortikaler Hyperämie vermehrten Leibsensationen mit Wahrnehmungen der Außenwelt, sodass jede krankhafte Eigenbeziehung zunächst gesteigerte Beziehung auf den eigenen Körper ist, die bei der Dysmorphophobie erhalten bleibt.

Janet (1908) benutzte die Bezeichnung »obsession de la honte du corps« für die Dysmorphophobie. Die Betonung liegt auf »obsession«, denn Janet beschreibt die Dysmorphophobie als Neurose und grenzt sie als Zwangssymptomatik von der Hysterie ab; gleichwohl sind ihm auch wahnhafte Verläufe bekannt.

In Jahrreiss' Monografie über das hypochondrische Denken tritt das dysmorphophobe Syndrom als »Schönheitshypochondrie« auf (Jahrreiss 1930). Verweist die erste Worthälfte anschaulich auf die ästhetische, also auch intersubjektive Dimension der Beschwerden, bleibt die Zuordnung zur Hypochondrie unbefriedigend. Die Differenz der Phänomene liegt gerade im Bezug zur Umwelt; dem Hypochonder entgleitet in der Konzentration auf den eigenen Körper der Bezug zum Anderen, gleichgültig ob körperliches Leid befürchtet wird und vermieden werden soll – in der Nosophobie, die Kaan »prophylaktische Hypochondrie« nennt – oder ob der Körper im hypochondrischen Wahn gegenwärtig verändert erscheint (Blankenburg 1982; Wulff 1958). Immer geht die Mitwelt zurück oder verloren, die Eigenweltlichkeit nimmt zu. Anders bei der Dysmorphophobie:

> »Phänomenologisch haben der Kommunikationsaspekt, die Verunsicherung im Kontakt mit anderen, die erwartete Abwertung und die Peinlichkeitsgefühle eine konstitutive Bedeutung für dieses Syndrom, in scharfer Abgrenzung zum normalen hypochondrischen Bild« (Ladee 1966, S. 324; Übers. J.K.).

Ladee behält jedoch den Begriff Hypochondrie bei, denn er nennt die *Dysmorphophobie body image hypochondria*, deren Untergruppen die *beauty hypochondria*, die *clothes hypochondria* und die *nose hypochondria* sind. Zum Zweck einer klaren Syndromdifferenzierung sollte am Begriff Dysmorphophobie festgehalten werden.

Gerade um die Syndromgenese aus der mitmenschlichen Begegnungsstruktur zu betonen, sprach Walter (1965) vom »phobischen Beziehungssyndrom«, das ihm beispielhaft für die Notwendigkeit eines psychiatrischen Situationsbegriffes ist, ohne den die Abgrenzung zur Hypochondrie unmöglich wäre. Durch die Situationsanalyse können nicht nur die Bedingungen für das Auftreten, sondern auch für das Ausbleiben der Beschwerden in die Syndromdefinition einbezogen werden: In Einsamkeit oder im vertrauten Umfeld der Familie treten die dysmorphophoben Ängste zurück.

Stutte (1957) hat die forensischen Auswirkungen körperlicher Selbstwertkonflikte von Jugendlichen untersucht, die zu narzisstischen Kompensationsversuchen führen können, die oft Straftatbestände, meist Diebstahldelikte, sind. In Erinnerung an den homerischen Helden Thersites, den hässlichsten Mann des griechischen Heeres vor Troja, führt Stutte den Terminus »Thersites-Komplex« ein. Er umschließt real vorhandene und bloß vorgestellte Mängel, ist also weiter als die Dysmorphophobie, die nur die vorgestellten meint (zum Zusammenhang von Dysmorphophobie und Delinquenz vgl. Tomkiewicz/Finder 1967). Korkina (1965b) schließlich ersetzt Dysmorphophobie durch »Dysmorphomanie«, um den psychotischen Charakter der Symptomatik zu unterstreichen.

Wenn im Folgenden der Begriff Dysmorphophobie beibehalten wird, ist nicht nur die klare Abgrenzung gegen hypochondrische Syndrome maßgebend. Der Tradition psychiatrischer Begriffe soll gefolgt und nicht Verwirrung durch einen neuen Terminus geschaffen werden. Andererseits soll dem Syndrom eine eigenständige Bezeichnung bewahrt werden, da es – wie noch auszuführen sein wird – zwar nosologisch unspezifisch ist, aber doch eine phänomenale Eigenständigkeit beanspruchen darf. Beide Wortteile des zusammengesetzten Begriffs sind deskriptiv anschaulich, sie beschreiben die wesentlichen Merkmale, nämlich die Furcht und die erlebte Missgestalt. Nur deskriptiv also ist hier von Phobie die Rede; diese Verwendung in deskriptiver Absicht rechtfertigt sich durch eine gleichartige terminologische Konvention, nämlich bei der Herzphobie, die nach Bräutigam neurosenpsychologisch nicht zu den Phobien gehört. Auch die Dysmorphophobie ist nicht eine Unterform der neurotischen Phobie; die Furcht des Dysmorphophoben ist zwar – im Unterschied zu diffusen Ängsten – umschrieben in dem Sinne, dass sie immer nur auf den verändert erlebten Körperteil bezogen bleibt, aber sie ist nicht an spezifische situative Bedingungen gebunden, sondern eine globale Störung der zwischenmenschlichen Begegnung; die Furcht ist nicht ein Angstsignal, das über Vermeidungsverhalten zwar den Handlungsspielraum des Kranken einengt, aber doch angstfreie Kontakte offen lässt, sie kann nur mit umfassendem sozialem Rückzug beantwortet werden. Dem Dysmorphophoben fehlt – im Unterschied zum phobischen Neurotiker und zugleich zum an Zwangsbefürchtungen leidenden Zwangskranken – die Möglichkeit, sich kritisch von der Furcht zu distanzieren und intellektuell ihre objektive Unbegründetheit einzusehen. Diese mangelnde Distanzierungsfähigkeit kann den Charakter der Wahngewissheit annehmen, wie im gleich zu schildernden Fall; nicht jede Dysmorphophobie ist jedoch Ausdruck eines Wahns, dies wird im dritten Abschnitt zu zeigen sein.

Kasuistik

Herr S wird im Alter von 18 Jahren aus der Inneren Klinik überwiesen. Er leidet unter der Wahrnehmung, dass seine Lippen an- und abschwellen, er dadurch entstellt aussehe, auf der Straße auffalle; die Lippen würden in angeschwollenem Zustand von Männern, in abgeschwollenem Zustand von Frauen fixiert; er gehe kaum noch auf die Straße, ziehe sich zu Hause zurück, dort sei es erträglich. Wenn er beobachtet werde, fingen die Lippen auch zu brennen an. Die Beschwerden setzten 18 Monate vorher ein: Herr S hatte einen Mopedunfall erlitten, das rechte Bein musste viermal operiert werden, um eine Amputation zu vermeiden. 14 Tage nach der ersten Operation begann die Symptomatik. Als sie nach Ende der neun Monate währenden Bettruhe nicht nachließ, sondern zunahm, suchte Herr S den Internisten auf, vermutete Beziehungen zum Wetter, zum Essen und zum jahrelang bestehenden Morbus Meulengracht.

Am Gesicht des schmächtig gebauten Jugendlichen fällt dem Untersucher nichts auf, es ist wohlgeformt, die Lippen etwas voll, aber gut den Gesichtszügen angepasst. Herr S ist im Kontakt zurückhaltend, leicht beeindruckbar, schnell unsicher, weicht dem Blick aus, wendet im Gespräch oft das Gesicht ab. Energisch und heftig verhält er sich nur den Mitpatienten gegenüber, von denen er sich abgrenzt, denen er aber auch mit einer gewissen Überheblichkeit begegnet. Die Gruppengespräche sind ihm eine Qual, da er sich bzw. seine Lippen ständig beobachtet weiß. Versicherungen, dass das An- und Abschwellen von niemandem bemerkt werde, hält er für Unaufrichtigkeit.

Formale Denkstörungen oder Halluzinationen sind nicht vorhanden. Herr S macht einen intelligenten Eindruck.

Zur Biografie: Der Vater, 72 Jahre alt, pensionierter Hauptmann, sei früher überordentlich und streng gewesen, die Mutter, 53 Jahre, Hausfrau, hingegen zurückhaltend, still und arbeitsam. Neben drei Stiefgeschwistern aus der ersten Ehe des Vaters hat Herr S eine sieben Jahre ältere Schwester, die ebenfalls zu Hause lebt. Aus der Kindheit erinnert er eine heftige Impfreaktion auf eine Polioschutzimpfung und ein frühes Augenleiden – bereits im Kindergarten habe er eine Brille getragen und sich geschämt. Frühe Ängste werden beschrieben, zum Beispiel die Angst vor dem Stromzählkasten – er habe gemeint, dass darin der Teufel säße – und Dunkelängste: Nachts habe er sich völlig zudecken müssen, damit Ungeheuer ihn nicht anknabberten. Eingeschult wurde er mit sechs Jahren; er sei damals schon zurückhaltend gewesen, und zwar besonders gleichaltrigen Jungen gegenüber. Danach besuchte er die Real- und Handelsschule mit guten Zensuren, der Beginn der kaufmännischen Ausbildung wird durch den Unfall verhindert. Über Pubertät und Sexualität zu sprechen fällt Herrn S schwer; eine Freundin habe er nie gehabt, durch die Lippen würde er leider nie eine finden. Das Jahr vor dem Unfall sei das beste in seinem Leben gewesen, er habe wenige, aber gute Freunde gehabt, sei etwas offener geworden, der Unfall habe alles zerstört.

Verlauf: Wegen der Beobachtungsgefühle hält es Herr S nur acht Tage auf der Station aus. Ein halbes Jahr später wird er erneut eingewiesen, der psychopathologische Befund ist unverändert. Der zweite Aufenthalt auf der Psychotherapiestation dauert 22 Tage; in dieser Zeit wird der Versuch unternommen, unter Absehung von der Lippenthematik, die Herr S fortwährend ins Spiel bringen will, die Kontaktängste und Hemmungen zu thematisieren. Herrn S fällt der Zusammenhang zwischen Gefühlen starker Minderwertigkeit und den Lippensymptomen auf. Bei Entlassung besteht die Gewissheit, beobachtet und verachtet zu werden, weiter.

Katamnese: Ein Jahr später hat Herr S in einem Rehabilitationszentrum die Industriekaufmannslehre begonnen. Die Psychopathologie ist im Kern unverändert, Kontaktarmut und die Überzeugung, wegen der Lippen beobachtet zu werden, bestehen fort; immerhin ist es Herrn S möglich, im Klassenverband ganztags unter Menschen zu sein, abends flieht er nach Hause. Im Gespräch ist er offener, die Lippen drängen sich als Thema nicht mehr ständig auf, stattdessen beschäftigen ihn die Selbstwertzweifel, der Wunsch nach einer Freundin und die Aussichtslosigkeit der Erfüllung dieses Wunsches.

Erläuterungen zur Kasuistik im Literaturvergleich

Das Symptom wird im Gesicht, genauer an den Lippen lokalisiert. Die Gesichtslokalisation ist typisch, die meisten Patienten mit Dysmorphophobie klagen über Veränderungen im Bereich des Gesichts, insbesondere Männer, während bei Frauen auch die Form der Brust häufig Thema wird (Mester 1982; Rojas/Gutierrez 1976). Es werden entweder einzelne Gesichtsareale (Zaidens 1950), meist die Nase (Dietrich 1962; Mack Brunswick 1982; Morselli 1886) hervorgehoben, gemäß einer japanischen Statistik bei 92% der Patienten (Fukuda 1977), oder aber das Gesicht als Ganzes, wobei die verändert erlebten Gesichtszüge einen veränderten physiognomischen Ausdruck im Bewusstsein der Patienten annehmen können, zum Beispiel indem sie einer Clownsfratze ähnlich werden (Klages/Hartwich 1982). Die Lokalisation überrascht nicht, ist doch das Gesicht der Ort der Schamexpression, der Körperteil, der den Blicken der anderen am meisten exponiert ist (Dietrich 1962). Hier rückt die Dysmorphophobie in die Nähe der Erythrophobie und der sozialen Phobien. Die Präferenz der Lippen ist ungewöhnlich, wird aber durch die ausdruckspsychologische Forschung verständlich, die den Mund – mehr noch als die Augen – als Hauptträger des physiognomischen Ausdrucks des Gesichtes sieht (Kiener 1965).

Die Symptomatik begann bei Herrn S im Alter von 16 Jahren. Die Dysmorphophobie ist fast immer eine Erkrankung des Jugendalters (Braddock 1982). Auch wenn Erwachsene in Behandlung kommen, lässt sich der Krankheitsbeginn meist in die zweite Lebensdekade zurückverfolgen. Durch Pubertät und sexuelle Reife stellt sich dem Adoleszenten generell die Aufgabe, ein verändertes Körperbild zu integrieren (J.E. Meyer 1972), das Körpererleben ist in dieser Zeit besonders verletzbar. Das Körperbild als die psychische Selbstrepräsentanz des Körpers bildet sich durch die und bewährt sich in den mitmenschlichen Beziehungen (Schilder 1924), es wirkt zurück auf das Selbstbewusstsein und wird von ihm gestaltet. Dysmorphophobe Patienten sind in den drei Dimensionen des Körperbildes, des Selbstkonzeptes und der interpersonalen Beziehungen gestört (Hardy 1982; Bezoari/Talcinelli 1977). Bei Herrn S fällt auf, dass bereits die Kindheit durch körperliche Krankheiten belastet war, auf die er immer mit heftigen Schamreaktionen antwortete; hierdurch scheint die Ausbildung eines stabilen Körperselbst früh beeinträchtigt und die »Symptomwahl« vorbereitet worden zu sein.

Die Persönlichkeit des Patienten wurde als sensitiv beschrieben. In der Literatur wechseln die Etiketten zwischen sensitiv (Hay 1970), schizoid (Braddock

1982), zwanghaft (Rojas/Gutierrez 1976), narzisstisch (Ladee 1966), oder es wird eine Mischung dieser Anteile beschrieben (Andreasen/Bardach 1977). Was gemeint ist, wurde in der Kasuistik deutlich: das Zurückweichen vor zwischenmenschlichen Beziehungen, die starke Kränk- und Verletzbarkeit bei eingeschränkter Ausdrucksfähigkeit, aber lebendiger intrapsychischer Aktivität, die grüblerische Beschäftigung mit den vermeintlichen körperlichen Veränderungen. »Sensitiv« im Sinne Kretschmers (1966) fasst die Merkmale am besten zusammen.

Die Überzeugung des Patienten, durch die Lippenschwellung Anstoß zu erregen, war gewiss unkorrigierbar und wahnhaft; das Wahnerleben blieb an die Mitwelt gebunden, der soziale Rückzug wurde entlastend erlebt, die Symptomatik ging in Einsamkeit zurück (vgl. die Beschreibung des »defensiven Beziehungswahnes« durch Walter 1962). Die begleitenden Dysästhesien waren den Beziehungsideen gegenüber sekundär und streng auf das missgestaltete Organ beschränkt; Dietrich (1962) sieht hierin ein differenzialdiagnostisches Kriterium gegenüber zönästhetischen Psychosen. Anders als dies für das Syndrom der Eigengeruchshalluzinose beschrieben wurde (Gattaz/Haas 1982), lag das Primärerlebnis nicht vorwiegend im Bereich der Wahrnehmung, sodass weiter von Wahn, nicht von Halluzinose gesprochen werden soll (zum gemeinsamen Auftreten von Eigengeruchshalluzinose und Dysmorphophobie vgl. Yamada et al. 1978). Im vorliegenden Fall liegen die Bedingungskonstellationen eines sensitiven Beziehungswahns im Sinne Kretschmers (1966) vor; auf der Grundlage der sensitiven Persönlichkeit wurde die Beinfraktur mit den nachfolgenden Operationen zum Primärerlebnis der beschämenden Insuffizienz, aus dem das wahnhafte Sekundärerlebnis entsprang.

Wenn auch die in der Literatur beschriebenen Kasuistiken oft ebenfalls dem sensitiven Beziehungswahn zugeordnet werden könnten, so soll doch hervorgehoben werden, dass die Dysmorphophobie nosologisch unspezifisch bleibt; dem Versuch einer nosologischen Zuordnung begegnen die grundsätzlichen Dilemmata psychiatrischer Nosologie (vgl. Glatzel 1981; Janzarik 1959a). Liegen keine wahnhaft ausgestalteten Beziehungsideen vor, werden die dysmorphophoben Ängste einer transitorischen Adoleszenzproblematik zugeschrieben (Andreason/Bardach 1977; Philippopoulos 1979) oder auch terminologisch als »dysmorphische Neurose« (Schachter 1971) abgegrenzt. Treten zusätzlich Symptome ersten Ranges auf, ist die Diagnose einer schizophrenen Psychose leicht (vgl. einige Fälle von Hay 1970 und Ladee 1966). Nicht gerechtfertigt jedoch erscheint es, dysmorphophobe Syndrome schlechthin für schizophren zu erachten (Mayer-Gross/Anderson zit. n. Hay 1970) oder zurückblickend vom Ausgang in eine Schizophrenie die Dysmorphophobie als schizophrenes Frühsymptom zu bezeichnen (Yagina 1966). Das Hinzutreten zweifelsfrei schizophrener Symptome ist für die prognostische Einschätzung natürlich bedeutungsvoll (Morozov 1976).

Die vorschnelle nosologische Subsumption hindert daran, die psychopathologischen Besonderheiten des dysmorphophoben Syndroms wahrzunehmen. Die für die Dysmorphophobie konstitutive Verknüpfung der (unter Umständen wahnhaft fixierten) Beobachtungsgefühle mit den veränderten Leibgefühlen stellt die Dysmorphophobie bei phänomenlogischer Betrachtung der Gegebenheitsform von Eigen- und Umwelt zwischen Paranoia (Kulenkampff 1956) und Hypochondrie (Blankenburg 1982; Wulff 1958); entsprechend wäre unter interaktionalen Aspekten zu fragen, ob nicht das dysmorphophobe Syndrom in dieser Zwischenstellung den von Glatzel (1976) postulierten gegenseitigen Ausschluss von Hypochondrie und Paranoia zumindest relativiert.

Eine ausführliche Sexualanamnese war nicht zu erheben, aber gerade im schamhaften Ausweichen vor dem Gespräch über Sexualität ebenso wie im Bericht über die Gehemmtheit gegenüber Mädchen deuteten sich sexuelle Konflikte an. Seit dem Auftreten der Lippensymptomatik ist Herr S gewiss, dass er keine Freundin mehr findet; zugleich entlastet das Symptom, denn Herr S ist sich sicher, dass er bei den Mädchen erfolgreich wäre, wenn die Lippen nicht wären. Schon Kaan sah die sexuelle Neurasthenie als den Ursprung dysmorphophober Beschwerden an. Unter psychoanalytischen Gesichtspunkten werden Gefühle genitaler Minderwertigkeit und unbewusste Kastrationsängste für die sexuelle Hemmung verantwortlich gemacht (Dosuzkov 1969; Mester 1982; Philippopoulos 1979).

Frühe psychoanalytische Fallberichte handeln von dysmorphophoben Patienten, ohne sie so zu nennen (vgl. die Übersicht bei Dosuzkov 1969 sowie die zweite Analyse von Freuds früherem Patienten Sergius Pankejeff alias »der Wolfsmann« in Mack Brunswick 1982). Die »Absicht« der Scham, »den Defekt des Genitales zu verdecken« (Freud 1933a, S. 141), und die postulierte unbewusste Gleichsetzung von Genitale und Gesicht(steilen) (N. Roth 1959) gehören zu einer psychoanalytischen Diskussion der Triebschicksale dysmorphophober Patienten. Die späteren tiefenpsychologischen Beiträge konzentrieren sich mehr auf die narzisstische Pathologie (Mester 1982; Philippopoulos 1979; Scharbach 1977) und die autoprotektive, eine weitere psychotische Desintegration abwehrende Schutzfunktion der Symptomatik (Fossi 1969), die sich in ähnlicher Form ebenso bei chronischer Hypochondrie findet (H. Rosenfeld 1964).

Die Therapie wird sich nach der diagnostischen Zuordnung richten, sie bleibt immer schwierig (Hay 1970). Der Erfolg chirurgischer Eingriffe ist umstritten (Langen 1972), zu Recht wird eine enge Zusammenarbeit zwischen Psychiatern und Chirurgen, an die sich die Patienten zunächst oft wenden, für die Indikationsstellung zur und Begleitung während der Operation als unabdingbar angesehen (Fukuda 1977), denn häufig muss der Operationswunsch selbst als Symptom der Dysmorphophobie angesehen werden (Hill/Silver 1950).

Die Langzeitwirkungen kosmetischer Operationen sind wenig ermutigend (Gibson/Connolly 1975). Bei isolierter dysmorphophober Wahnbildung wurde eine medikamentöse Therapie mit Pimozid versucht (Riding/Munro 1975), Erfolgskontrollen stehen aus; andere Neuroleptika blieben erfolglos, bei Thymoleptika wurden auch paradoxe Effekte beobachtet (Korkina 1965a). Verhaltenstherapien wurden bislang nur für Eigengeruchshalluzinosen durchgeführt (Beary/Cobb 1981). Die schwierige therapeutische Zugänglichkeit leibbezogener Symptome ist aus der Therapie hypochondrischer Syndrome bekannt und gilt auch hier; dennoch sollte sich eine psychotherapeutische Begleitung gerade jugendlicher Patienten dadurch nicht entmutigen lassen, auch ein freierer Umgang mit den sensitiven Persönlichkeitsanteilen und eine Erleichterung der Selbstwertkonflikte kann, bei Persistieren der dysmorphophoben Ängste, für den Patienten sehr hilfreich sein.

11 Der Körper als Phallus: Bodybuilding

Einleitung

Thema der nachfolgenden Untersuchung ist ein modernes Segment der Sportindustrie, das Bodybuilding, das anhand einer Kasuistik beleuchtet werden soll. Die Sportsoziologie sieht im Bodybuilding eine charakteristische Entwicklung des Leistungssportes auf die Spitze getrieben, die Tendenz zum »extrem versporteten Körper« (Rigauer 1982, S. 107). In Anbetracht der veränderten Wettbewerbsbedingungen, denen das Bodybuilding unterliegt, drängt sich schnell der Verdacht auf, dass im Bodybuilding die generelle Zunahme narzisstischer Tendenzen im Kulturbetrieb (Lasch 1979) das Sportleben erfasst hat: Der Wettbewerb meint nicht mehr den unmittelbaren Kräftevergleich, sondern ist Kampf um die Blicke der Zuschauer, denen sich jeder Sportler allein exponiert, die Auseinandersetzung mit dem Partner wird zu eifersüchtiger Rivalität. Das Bodybuilding hat Idole hervorgebracht – berühmte Bodybuilder schreiben auflagenstarke Erlebnisberichte (Schwarzenegger 1980, 1982), Schriftsteller widmen sich dem Bodybuilding (Hoghe 1981; Kirchhoff 1980).

Unsere Untersuchung soll ein Beitrag sein, das Bodybuilding als Phänomen aufzuklären; keinesfalls soll es pathologisiert werden, im Gegenteil: In einer Verdoppelung der Spiegelbeziehung hält der Bodybuilder, der sich in den Blicken der Zuschauer spiegelt, diesen selbst den Spiegel vor. So wird sich schließlich auch der Autor fragen müssen, was seine Bemühungen, einen wissenschaftlichen Artikel oder ein Buch zu schreiben, vom Training des Bodybuilders wesenhaft unterscheidet.

Auch die Psychoanalyse wird ins Spiegelfeld des Bodybuilding geraten, dort reflektiert sich der Körper des Bodybuilders so hartnäckig, dass eine Leerstelle der psychoanalytischen Theorie ins Licht gerät, nämlich die oft vergessene Feststellung Freuds, dass »das Ich vor allem ein körperliches« ist (Freud 1923b, S. 283). Hier wird ein Rekurs auf die Psychoanalysekonzeption Jacques Lacans nötig werden; dass im »Spiegelstadium als Bildner der Ichfunktion« (Lacan 1975a) Leiberfahrung für die Ich-Bildung konstitutiv wird, wird uns in der kasuistischen Interpretation helfen.

Aus der Krankengeschichte

Der Patient, Herr F, wurde vier Monate lang auf der Psychotherapiestation der Psychiatrischen Universitätsklinik Heidelberg behandelt. Das Therapiekonzept wurde anderswo dargestellt (von Held/Genkel 1974). Er nahm täglich an den tiefenpsychologisch ausgerichteten, eine Stunde dauernden Gruppentherapiegesprächen teil, außerdem an den begleitenden Therapien (Musik- und Maltherapie, Bewegungstherapie), schließlich führte der Autor jede Woche ein einstündiges Gespräch mit ihm.

Herr F wurde 1961 in einer italienischen Kleinstadt geboren. Der Vater, der heute von Beruf Schlosser und Mechaniker ist, hatte früher in Italien ein Lebensmittelgeschäft. Er wird vom Sohn als herrschsüchtiges, autoritäres und strenges Familienoberhaupt geschildert, das auch nach der Übersiedlung in die BRD an italienischen Familienstrukturen festhält, keine Freizügigkeit in der Erziehung duldet, vielmehr den Kindern alle Lebensentscheidungen vorschreibt, zum Beispiel die Berufswahl, und sie bevormundet. Der Bau eines Eigenheimes und ein Alfa Romeo sind die Objekte des väterlichen Stolzes. Als Kind hatte Herr F immer Angst vor dem Vater, besonders vor seinen Schlägen. Gut in Erinnerung geblieben ist Herrn F eine Szene, in der der Vater die Mutter prügelte und der Zehnjährige in hilfloser Wut zuschauen musste; er hatte damals geschworen, irgendwann einmal so stark zu werden, dass er dem Vater überlegen sei. Die Mutter ist eine schlichte, unscheinbare Frau; sie spricht gebrochen Deutsch, trägt einfache schwarze Kleidung. Sie kam einmal zu einem Familiengespräch in die Klinik, dem der Vater fernblieb. Die Mutter kann nicht allein auf die Straße gehen, sie bekommt sonst Angstzustände wegen ihres Herzens. Aufgrund einer schweren Zuckerkrankheit wurde sie vorzeitig berentet, zuvor hatte sie in einer Zigarrenfabrik gearbeitet. Im Familiengespräch verdeutlicht sie dem Sohn, dass ihr Gesundheitszustand mit dem seinen sich wandle, dass sie ganz und gar mit ihm leide.

Der sechs Jahre ältere Bruder ist wie der Vater Schlosser, er fühlt sich in der

BRD wie die Eltern als Italiener und ist stolz auf seine Heimat. Eine Schwester ist zehn Jahre jünger als der Patient. Die ersten fünf Lebensjahre verbrachte Herr F in Italien; er erinnert sich besonders gern an die Großmutter in der mütterlichen Familie, die ihn umsorgt und verwöhnt hat. Er hat – ungewöhnlich für die Gegend in Italien – blonde Haare gehabt und ist oft für ein Mädchen gehalten worden; bis zur Schulzeit hat er mehr mit Mädchen als mit Jungen gespielt. 1964 ging der Vater in die BRD, um Geld zu verdienen, die Mutter folgte ein Jahr später nach, Herr F erst 1967. Dann lernte er schnell die deutsche Sprache und – anders als der Bruder – fühlte er sich bald als Deutscher, sprach schlechter Italienisch als Deutsch. Er hat die Volksschule als durchschnittlicher Schüler absolviert, danach hat der Vater ihm eine Lehre zum Automechaniker vorgeschrieben, die er auch ohne Freude begann. Nach einiger Zeit gab er sie auf; der Lehrer sei dem Vater ganz ähnlich gewesen, aufbrausend und streng, sodass er bei jeder Arbeitsverrichtung nur gezittert habe. Der Beruf lag ihm ohnehin nicht; nach dem Abbruch verdiente er sich Geld als Lagerarbeiter, teilte den Eltern jedoch nichts vom Beenden der Lehre mit. Als der Vater schließlich doch davon erfuhr, zog er sich emotional vom Sohn zurück und sprach kaum noch mit ihm.

Die Mutter redete dem Sohn ins Gewissen und bedrängte ihn so lange, bis er die Lehre doch wieder aufnahm und zu Ende führte. Anschließend arbeitete er bis zum 1. März 1981 als Kfz-Mechaniker, bis er kündigte, um eine Stelle als Sportlehrer in einer Bodybuilding-Schule anzutreten. Er wollte den Wunschberuf des Vaters nicht weiter ausüben, fürchtete aber erneut, auch noch auf der Station, dies den Eltern mitzuteilen. Erst nach langem Zögern wurde die Mutter eingeweiht, die den neuen Plan dem Vater zu unterbreiten hatte.

Herr F war eineinhalb Jahre vor Therapiebeginn aus dem Elternhaus ausgezogen und hatte eine eigene Wohnung zusammen mit seiner Freundin gemietet; die Eltern hatten diesen Schritt nie akzeptiert, zumal Herr F mit einer Nicht-Italienerin befreundet war. Herr F war ein temperamentvolles Kind gewesen, das viele Hobbys hatte. Als Jugendlicher spielte er Gitarre, später Schlagzeug – der Vater sah und hörte es nicht gern, er wollte, dass der Sohn Akkordeon spiele. Zur Zeit der Pubertät begeisterte sich Herr F für Sport, machte Waldlauf und spielte Fußball. Nebenher begann er ein Hantel- und Expandertraining. Dabei entdeckte er, dass die eigenen Muskeln ihn sehr faszinierten. Er blickte täglich in den Spiegel, um den Körper zu betrachten und sich im Spiegelbild alle Muskeln zu vergegenwärtigen. Nach und nach steigerte er die Trainingszeiten. Während der Lehrzeit stand er früh um fünf Uhr auf und machte noch vor der Arbeit zwei Stunden lang Kniebeugen, um dicke Schenkel- und Wadenmuskeln zu bekommen. Nach der Rückkehr von der Arbeit baute er abends mit bis zu tausend Liegenstützen die Armmuskeln auf. 1978 fand er Anschluss an eine Bodybuilding-Schule, in der er ein systematisches Muskeltraining erlernte. Er war fasziniert von den überlegenen Körpern der Sportlehrer und betrachtete mit Faszination die Muskelkörper der anderen. Allerdings stieß ihn ab, dass die Sportkameraden vor allem wegen der Aussicht auf hohe Geldgewinne bei den Wettbewerben trainierten, sie kamen ihm skrupellos und egoistisch vor. Sich selbst sah er als sehr verletzbar, als »Ei in der Schale« an.

In der Sportschule war er als Einzelgänger bekannt, der wenig mit den anderen redete und stundenlang alleine und für sich mit Geräten hantierte und nichts sprach. Manchmal stellten ihn die anderen zur Rede, weil er während des Trainings entrückt und abwesend wirkte. Ihm ging es darum, einen besonderen Zustand zu erreichen, nämlich so lange zu trainieren, bis er »über dem Schmerz« sei; die Empfindung, die sich dann einstellte, verglich er spontan mit einem Orgasmus. Die Wettkämpfe wurden wichtigster Lebensinhalt, er wurde erfolgreich und erreichte eine ausgezeichnete Platzierung bei den Europameisterschaften. Er bereitete sich auf die Wettkämpfe gründlich vor, durch ständig gesteigertes Training sowie durch eine genau bilanzierte Eiweißdiät, um durch die Ernährung Fettansätze zu vermeiden und Muskeleiweiße zu bilden, und durch Entwässerung mit Diuretika, um eine glänzende Haut zu vermeiden. Während der Trainingsphasen nahm Herr F in hohen Dosen Hormontabletten ein, außerdem blutdrucksteigernde Medikamente, die die Adern stärker hervortreten ließen. Das Sich-zur-Schau-Stellen in den Wettkämpfen, die Vorführung der Muskulatur in planvoll ausgedachten Körperstellungen, das Bewusstsein schließlich, nach den Körperproportionen, Bewegungsabläufen und nach der körperlichen Ausstrahlung beurteilt zu werden, vermittelten Herrn F ein durch keine andere Erfahrung zu übertreffendes Hochgefühl. Traumziel der sportlichen Karriere war es, den Titel »Mister Universum« zu erringen.

Zur Sexualanamnese: In der Familie wurde nicht über Sexualität gesprochen; Herr F war vor der Pubertät nicht aufgeklärt worden; der erste Samenerguss überraschte ihn und er grübelte lange über die Frage nach, wie der Samen aus dem Penis überhaupt austreten könne. Das Onanieren machte dennoch Freude, er war nur beunruhigt darüber, wenn er es übertrieb und mehrfach täglich onanierte. Nur während anstrengender Trainingsabschnitte onanierte er weniger. Vor Beginn der Trainingszeit hatte Herr F den eigenen Körper als schmächtig und feminin erlebt; wegen seiner geringen Körpergröße von 1,62 m hatte er starke Minderwertigkeitsgefühle. Die Vorstellung, feminin zu wirken, verband sich mit der Sorge, die Blicke Homosexueller auf sich zu ziehen. Als er 13 Jahre alt war, wurde er auf einer öffentlichen Toilette von einem älteren Mann belästigt, er floh voller Entsetzen. Mit 15 Jahren hatte er zum ersten Mal Geschlechtsverkehr – er wurde von der damals 22-jährigen Cousine verführt. Seit etwa eineinhalb Jahren wohnt Herr F mit der gleichaltrigen Freundin zusammen, die Verkäuferin ist. Bevor sie die gemeinsame Wohnung bezogen, hatten sie fast täglich befriedigenden Verkehr; seit dem Zusammenwohnen erlebte er eine Veränderung. Eine orgastische Befriedigung, »die mich völlig wegreißt«, hatte er fortan nur bei wechselseitigem Oralverkehr, den die Freundin aber kaum je zuließ. Beim Koitus wollte er möglichst kraftvoll sein; stolz berichtet er, dass ihm einmal vor lauter Anstrengung die Eichel geblutet habe. Die Freundin bekomme manchmal Angst vor ihm, da er »wie ein Tier nur mit seinen Kraftakten« beschäftigt sei. Wegen des Bodybuilding-Trainings fühlte sich die Freundin vernachlässigt, sie zog sich zurück; als es Herrn F schlecht ging und er auch nicht mehr trainieren konnte, begann er erneut, exzessiv zu onanieren.

Die Beschwerden, die zur Therapie führten, begannen zum Jahreswechsel 1980/81. Zwei Ereignisse hatten Auslösefunktion: Herr F hatte beschlossen, die Anstellung als Kfz-Mechaniker zu kündigen und als Sportlehrer in der Bodybuilding-Schule zu arbeiten. Einige Tage, nachdem er den Entschluss gefasst hatte, war er zum ersten Mal gemeinsam mit der Freundin bei den Eltern zum Abendessen eingeladen. Unmittelbar nach dem Essen stellte sich eine Angstsymptomatik ein; er traute sich nicht allein auf die Straße; in zunehmendem Umfange gesellten sich hypochondrische Befürchtungen hinzu. Herr F war ohnehin gewohnt, den eigenen Körper zu beobachten, jetzt tat er es mit Angstgefühlen, achtete auf Atmung und Puls, befürchtete, an einer unbekannten Krankheit erkrankt zu sein, war durch ein Globusgefühl beunruhigt. Schließlich hatte er Ende Januar in der Kfz-Werkstatt einen herzphobischen Anfall, der zur Krankschreibung führte. Fortan war er häufig in kardiologischen Notambulanzen, bevor er am 25. März 1981 in die Klinik kam.

Methodologische Vorbemerkungen

Der folgende Interpretationsversuch will hermeneutisch vorgehen. Verschiedene psychodynamische und phänomenologische Theorien sollen wechselnde wissenschaftliche Horizonte bilden, unter denen sich der Bodybuilder darstellt: die psychoanalytische Narzissmustheorie (Kernberg 1979; Kohut 1973), die anthropologisch-phänomenologische Hypochondriekonzeption, die psychoanalytischen Perversionslehren, und schließlich die Psychoanalyse Jacques Lacans. Jeder Theorieansatz soll zu seinem eigenen Recht in der Darstellung kommen: Wir haben der Versuchung widerstanden, schon frühzeitig durch die Einführung Lacan'scher Konstrukte, die die umfassendste Interpretationshilfe geben können, die anderen Theoreme zu unterlaufen. Jedes sollte vielmehr bis zur Grenze seiner eigenen Perspektivität vorangetrieben werden, sodass deutlich wird, was die Ansätze zu verstehen erlauben und was widersprüchlich bleibt.

Eine weitere Vorbemerkung ist wichtig, um Missverständnisse zu vermeiden. Wir reden oftmals in scheinbar unhaltbarer Weise über zwei Dinge so, als seien sie austauschbar: über den konkreten Fall des Patienten F und über das Bodybuilding als generelles Phänomen. Als Therapeuten haben wir zum Generellen keinen anderen Zugang als vermittelt über den konkreten Einzelnen; wir erlauben uns die Generalisierung, wenn uns die Auseinandersetzung mit Herrn F auf Schlussfolgerungen bringt, die uns subjektiv-generell und nicht nur subjektiv-individuell schlüssig erscheinen. Bodybuilding ist jedoch nicht nur als Sportart ein generelles Phänomen, generalisieren heißt auch, den Bodybuilder in sich selbst ausfindig zu machen. Die Darstellung unterschlägt den Prozess nicht, der sich in jeder psychoanalytischen Therapie ohnehin ereignet: die De-Pathologisierung des anderen, das Erkennen der inneren Verwandtschaft und die Identifizierung mit dem Symptom. So wird der Bodybuilder, der uns als Objekt des therapeutischen Blickes zunächst gegenübersteht, im Fortgang der Studie zum Bodybuilder, der wir auch selbst sind.

Schließlich ist hier bereits eine Hypothese zur Interpretation zu formulieren, die methodische Bedeutung hat, denn ohne sie bliebe unverständlich, wie wir die Bedeutung des Bodybuildings für Herrn F erschließen wollen. Wir gehen davon aus, dass das Bodybuilding selbst Symptomcharakter hat, also im Training eine Kompensation psychischer Konflikte gelingt, die für Herrn F jahrelang ein seelisches Gleichgewicht ermöglicht. Nach der Dekompensation zu Silvester 1980/81 werden die Konfliktebenen, die vorher im Bodybuilding gebunden waren, manifest, sodass wir durch die Verbindung von Trainings- und Krankheitszeit Einsichten in die psychodynamische Funktion des Bodybuildings gewinnen können.

Bodybuilding und Narzissmus

Die Station wurde für Herrn F zur Bühne, auf der er seine narzisstische Bedürftigkeit entfalten konnte. Statt der üblichen Straßenkleidung trug er einen grellroten Trainingsanzug oder T-Shirts, die so geschnitten waren, dass sie die Armmuskulatur betonten. Er versuchte fortwährend, die Aufmerksamkeit auf sich zu lenken; solange er nicht im Mittelpunkt der Gruppengespräche stand, war die Gruppentherapie für ihn quälend, er wurde motorisch schnell unruhig, fühlte sich buchstäblich auf der Kippe: Er »kippelte« mit seinem Stuhl und hielt immer nur knapp die Balance im Sitzen oder er bekam phobische Beschwerden. Nicht immer unterbrach dann die Gruppe ihr Gespräch; dann rannte er aus dem Gruppenraum und warf draußen gelegentlich mit Eiern oder Tellern. Das Zuhören fiel ihm schwer; wenn Mitpatienten die Gruppe für sich zu lange beanspruchten, empfand er heftigen Neid. Ebenso wachte er genau darüber, dass kein Mitpatient durch zusätzliche Arztgespräche einen Vorteil im Einzelkontakt mit dem Therapeuten erlangen konnte. Impulsdurchbrüche waren selten und traten als Folge narzisstischer Frustrationen auf; dennoch verweist die vorbewusste Phantasietätigkeit bei Herrn F auf ein hohes aggressives Triebpotenzial (zur oralen Aggressivität narzisstischer Persönlichkeiten vgl. Kernberg 1979, S. 269f.). Die meisten Träume von Herrn F haben aggressiven Inhalt:

> Zwei Soldaten stehen in der Luke eines Panzers und feuern mit Maschinengewehren, sie sitzen übereinander und werden von irgendwoher angegriffen. Herr F steht am Straßenrande und schaut zu, wie der tiefer sitzende Soldat nach und nach zerstückelt wird, wohl durch die Geschosse der Feinde.

In der Maltherapie malt Herr F zum Thema »Mensch und Arbeit« ein Bild:

> Im Mittelpunkt rotiert ein Fließband, auf dem Leichen in einen Container hinein abgeworfen werden; außen herum stehen Panzer zur Überwachung. Im Hintergrund des Bildes wechseln Häuserruinen und aufgetürmte Leichenberge einander ab. Im Vordergrund steht ein Kind mit seiner Mutter, beide betrachten das Geschehen.

Schwestern und Pfleger der Station sind für Herrn F Zufluchtsort und Quelle ständigen Rates, sie müssen geduldig zuhören können, zu ihnen muss er fliehen können, wenn er sich vor einem Gewitter fürchtet. Sie verlieren ihre Bedeutung, wenn es ihm gut geht. Der Freundin begegnet Herr F ebenso:

Als sie zusammengezogen waren, musste sie den Haushalt führen und im Hintergrund immer präsent bleiben, sie musste ihn im Bett wärmen und behüten oder als Sexualpartner zur Verfügung stehen. Sie fühlte sich in ihrer Eigenständigkeit so wenig wahrgenommen, dass sie zu Beginn der Behandlung Trennungsabsichten hatte; sie beklagte, sich ganz nach seinen Bedürfhissen richten zu müssen, ansonsten werde sie nicht wahrgenommen. Entsprechend erlebte Herr F den Geschlechtsverkehr in dem Ausmaß als unbefriedigend, in dem die Freundin eigene sexuelle Bedürfnisse zeigte, er zog dann die Onanie vor (zu den Objektbeziehungen narzisstischer Persönlichkeiten vgl. Kernberg 1979, S. 262 und 268). Die Mitmenschen sind keine Objekte, die »autonome Strukturen angenommen« haben und »deren unabhängige Motive und Reaktionen« von Herrn F akzeptiert und unter dem »Begriff der Gegenseitigkeit« verstanden werden (Kohut 1973, S. 71). Sie begegnen als archaische, mit narzisstischer Libido besetzte Selbstobjekte, genauer: als Erweiterung des Größenselbst (ebd., S. 139).

Die Beziehung zum männlichen Therapeuten hingegen folgt einer idealisierenden Übertragung (ebd., S. 57). Der Therapeut wird von Herrn F bewundert: Herr F fühlt sich im Einzelgespräch klein, zugleich geehrt und ausgezeichnet, durch das Interesse des Therapeuten aufgewertet. Er ahmt in den Gruppenstunden das Verhalten des Therapeuten mit großem mimetischem Geschick nach; immer achtet er auf den Zeitpunkt, zu dem der Therapeut die Klinik verlässt, verfolgt ihn vom Fenster aus mit seinen Blicken. Der Therapeut wird als unfehlbar und stark erlebt; neben den idealisierten Zügen werden »böse« Anteile erst spät in der Therapie gesehen: Herr F will ein ärztliches Gutachten für eine medizinisch begründete berufliche Rehabilitation haben; als der Therapeut den Wunsch ablehnt, verliert er die Aura des Beschützers, ohne die idealisierte Größe zu verlieren, wird als böse und strafend erlebt. Natürlich werden in der idealisierenden Übertragung homosexuelle Wünsche artikuliert. Herr F berichtet von einem amerikanischen Bodybuilder, den ein homosexueller Arzt betreute, der ihm die Diätpläne ausarbeitete und immer mit den nötigen Tabletten und Krafteinspritzungen zur Hand war, wenn die Wettkämpfe bevorstanden. Herr F hat keine manifesten homosexuellen Erfahrungen, erlebt aber homosexuelle Strebungen bewusst. Auch die Träume können dies illustrieren:

> Herr F ist mit zwei Mitpatienten, Herrn B und Herrn C (der in der Realität ebenfalls Bodybuilder ist) im gleichen Zimmer, alle drei sind nackt, er liegt mit Herrn C im Bett. Die beiden anderen, B und C, verspotten ihn, er fühlt sich wie ein Schwuler. Die Szene wechselt: Im Aufenthalts-

raum der Station wird ein Tanz angeregt, Herr C schnappt ihm eine junge Mitpatienten, Frau D, weg. Herr C macht eine Brücke, Frau D legt sich hin. Sie fordert Herrn F auf, sich zu ihr zu legen. Er tut es und beobachtet, wie er allmählich mit Frau D verschmilzt.

Die homosexuellen Strebungen von Herrn F haben narzisstische und präödipale Wurzeln im Sinne Nunbergs: »Der Homosexuelle erwerbe Kraft durch die Eroberung eines größeren und stärkeren Mannes« (zit. n. Socarides 1971, S. 65). Socarides schließt an Nunberg an und entwickelt sein eigenes Konzept:

> »Der Homosexuelle, zur Verleugnung des eigenen Phallus gezwungen, muß in anderen Männern, deren Genitalien er begehrt, Ersatz finden. Auf diese Weise (einer narzißtischen Projektion) strebt der Homosexuelle nach Ganzheit und Vollkommenheit« (ebd., S. 68).

Hierher gehört das interessante Detail, dass Herr F sich ein eigenes Konzept zur Überwindung der Agoraphobie zurechtlegte. Ohne Training fühlte er sich, da der Muskelpanzer fehlte, den Blicken der anderen ausgeliefert und traute sich nicht auf die Straße. Er kaufte sich einen »Walkman«, einen Mini-Kassetten-Rekorder; in Begleitung harter Rockmusik, die immer von einem Mann gesungen werden musste, fühlte er sich wesentlich sicherer. Vor der Dekompensation, während der Trainingszeit, will Herr F Mister Universum werden; beim Training hat er Lusterlebnisse, die er mit orgastischen Empfindungen vergleicht. Er ist vom Anblick des eigenen Körpers fasziniert. Der Blick in den Spiegel gleicht dem Blick, den Narziss im Mythos auf das Wasser richtet:

> »Während den Durst er will löschen, erwuchs ein anderer Durst ihm.
> Während des Trinkens liebt er, berückt von dem Reiz des erschauten
> Bilds einen leblosen Wahn, was Welle ist, hält er für Körper,
> staunt sich selbst an; und reglos bleibt mit gebanntem
> Blick wie ein Standbild er starr, das aus parischem Marmor gehauen«
> (Ovid 1964, Buch III, Verse 415-420).

Das intensive Training und die Überwachung des Trainings erfolgen vor dem Spiegel und bedeuten für Herrn F den stets erneuten Versuch, das »Gefühl der Wirklichkeit« (Bernstein 1963, zit. n. Kohut 1973, S. 144) zu erhalten.

> »Andererseits versuchen Patienten oft dem sehr unangenehmen Gefühl der Selbstfragmentierung durch eine Reihe forcierter Handlungen entgegenzuwirken, die von körperlicher Reizung und sportlicher Betätigung bis zu exzessiver Arbeit im Beruf und Geschäft reichen können« (ebd.).

Auch das exzessive Onanieren dient der gleichen Funktion, es vertritt ja zeitweise geradezu das Training (vgl. ebd., S. 145).

Dem Narzissmus des Bodybuilders geht es darum, die Blicke der anonymen anderen auf sich zu ziehen, während die konkreten Mitmenschen hinter den Blicken verschwinden. Genauso aber wird in unserem wissenschaftlichen Blick der Bodybuilder zum Objekt, und wir vergessen, dass *wir* ihn anschauen, damit haben wir aber den psychoanalytischen Blick, der die Dialektik von Sehen und Gesehenwerden impliziert, gegen den klassisch-psychiatrischen vertauscht. Die psychoanalytische Betrachtung des Narzissmus gerät zu einer narzisstischen Optik der Psychoanalyse selbst.

> »Kohut fällt in das alte Psychologie-Modell zurück, bei dem der Beobachter die Veränderungen am zu untersuchenden Objekt von außen in der deskriptiven Sprache des Beobachters, und nicht in der des Teilnehmenden erfaßt« (Cremerius 1981, S. 108).

Es fehlt

> »die Wahrnehmung und Bearbeitung der eigenen Übertragung (Gegenübertragung) in ihren beiden Aspekten, dem vom Unbewußten des Patienten ausgelösten wie dem durch die eigene Pathologie bedingten Teil« (ebd., S. 85).

Diese Grenze der Narzissmustheorien wollen wir im Abschnitt über »Bodybuilding und Perversion« überschreiten, indem wir die eigenen Übertragungsphantasien für die weitere Interpretation nutzen. Vorher soll eine zweite Grenze thematisiert und im Abschnitt über »Bodybuilding und Hypochondrie« überschritten werden. Das Bodybuilding wurde anderen narzisstischen Befriedigungsmöglichkeiten gleichgestellt; damit gerät der Körper des Bodybuilders zum austauschbaren Vehikel narzisstischer Befriedigung. Damit aber werden wir der Spezifität der Symptomwahl nicht gerecht, denn gerade die aufdringliche Verkörperung im Bodybuilding lässt die Frage nicht vergessen, warum hier der Leib und nicht irgendeine andere narzisstische Befriedigungsform gewählt wurde. In der Gegenüberstellung von »Selbst« und »Leib« liegt zudem die Gefahr des Rückfalles in einen platonischen Dualismus von Leib und Seele, gerade in den Narzissmuskonzepten der Psychoanalyse, in denen der Begriff des Selbst nicht, wie bei Kierkegaard, selbstreflexiv gebraucht wird, sondern das Selbst zu einer seelischen Instanz verdinglicht wird, die dann dem Körper *gegenüber*stehen kann.

Bodybuilding und Hypochondrie

Die hypochondrische Angstsymptomatik bezog sich bei Herrn F ganzheitlich auf die Gesundheit des Leibes wie partikular auf das Herz und verhinderte das Weiterführen des Trainings und jede körperliche Anstrengung. Während phänomenal die hypochondrischen Ängste das Bodybuilding ablösen, besteht psychodynamisch zwischen beiden Kontinuität. Die Intensität, mit der Herr F sich dem eigenen Körper während des Trainings widmet, entspricht der ängstlichen Beschäftigung des Hypochonders mit dem eigenen Leib. Die hypochondrische Sorge um das »Fehlen der leiblichen Intaktheit« (Ruffin 1959, S. 195) wird vom Bodybuilder abgewandelt: Die leibliche Intaktheit wird als unerreichbares Ideal eines Mister Universums vorgestellt, eines makellosen männlichen Körpers, im Vergleich zu dem auch kleinste Mängel an Muskelmasse oder Hautglanz als Verlust erlebt werden. Das Training zielt darauf ab, den Zustand des Leibseins, einer verlorenen leiblichen Selbstverständlichkeit, durch die Verobjektivierung des Leibes zum Körper wiederzuerlangen, also durch die nie endenden Bemühungen des Leib-Habens (ebd., S. 196f.).

Der hypochondrische Leibbezug führte jedoch nicht zu völligem Rückzug, wie später die agoraphoben Beschwerden. Als Bodybuilder stellte Herr F vielmehr in besonderer Weise Öffentlichkeit her, nämlich in den Wettkämpfen; phänomenologisch gehört das Bodybuilding zur »konstruktiven Hypochondrie« (Janzarik 1959b, S. 544): Eine Öffnung auf Welt hin findet wieder statt, die Welt wird jedoch »durch das Medium extremer Leibbezogenheit hindurch nur noch in verzerrter Gestalt« (ebd.) angetroffen. Der makellose Körper soll in der Modulierung jedes Muskels zeitlos überdauernden, antiken Statuen gleichen. Herr F versucht, die Wandlungen des Körpers und die Zeitlichkeit zu überwinden und Verfall, Muskelschwund, Hautfältelung, alle Narben der Geschichtlichkeit des Körpers, zu retuschieren. Die Erfahrung des Todes wird verdrängt.

> »Das Wesen der hypochondrischen Angst gründet in der Weigerung, die ursprüngliche Zweideutigkeit des menschlichen Lebens (die eines Tages mit Bestimmtheit Wirklichkeit werdende Möglichkeit seines Entzuges und also), unser Ausgesetztsein dem Tode, die in ihm beschlossen sind, grundsätzlich zu übernehmen« (Wulff 1958, S. 70).

Die Verbindung der Körperlichkeit zu Zeitbewusstsein und Todeserfahrung ist deutlich geworden; in dem Abschnitt über »Bodybuilding und die Verleugnung des Mangels« soll diese phänomenologisch-anthropologische Betrachtung in psychoanalytische Konzepte integriert werden. Zuvor müssen wir eingestehen, dass – wie im vorangegangenen Abschnitt – die Intersubjektivität in der Konstitution der Lebenswelt des Bodybuilders bislang vernachlässigt wurde. Die Hypochondrieforschung fällt in diesem Punkt hinter die Narzissmuskonzepte zurück, da nicht einmal die Beobachtung der Objektbeziehungen nötig ist, sondern sich alles aus den Phänomenen selbst ergeben soll. Daher soll nun die interpersonelle Wahrnehmung zu ihrem Recht kommen.

Bodybuilding und Perversion

Die Objektbeziehungen wiederholen sich in der therapeutischen Situation zwischen Therapeut und Patient und werden in den Gefühlen der Übertragung und Gegenübertragung konstruiert. Im Folgenden soll uns eine Übertragungsphantasie leiten; immer wieder hatte der Therapeut die Phantasie, dass Herr F seinen Körper phallisch exhibiert, in den Gruppenstunden hatte diese exhibitionistische Selbstdarstellung in den Körpergesten geradezu die Anmutung einer Erektion. Diese Phantasie meint den Phallus als Symbol narzisstischer Integrität (vgl. Grunberger 1976, S. 208), nicht den Penis, der von Herrn F als zu klein erlebt wird. Diese Übertragungsphantasie soll Phallusphantasie genannt werden, wir unterstellen sie Herrn F als unbewusste Phantasie, nämlich dass der Körper, den Herr F den Blicken der anderen darbietet, den Phallus unbewusst repräsentiert (vgl. Lewin 1933). Daher kann Herr F diesem Körperphallus während des Trainings quasi-orgastische Potenz zuschreiben. Auf den Muskelkörper und sein Aufblühen, seine Erektion im Training, richtet sich das Begehren des Bodybuilders, der eigene Körper wird nicht nur gepflegt, sondern verehrt, ihm wird ein weihevolles Trainingszeremoniell gewidmet.

Der Körper wird im Bodybuilding zu einem Fetisch; der Fetisch wird gewöhnlich als Objekt der Außenwelt verstanden, das jedoch als intrapsychische Objektrepräsentanz ein Selbstobjekt ist. Der Körper gehört nicht der Außenwelt an, er ist jedoch zweifach repräsentiert: als Leib, der ich bin, und als Körper, den ich habe – diese doppelte Repräsentation macht Leiberfahrungen besonders anfällig für Besetzungen im Zwischenbereich von Selbst und Objekt.

Die Erektion des Körperphallus ist ein exhibitionistischer Akt, die vielen Blicke der anderen sollen dazu dienen, dass der Körperphallus erigiert und unversehrt bleibt – dadurch, dass der Körper zum Phallus wird, soll die Angst, der Penis könnte zu klein, das Geschlecht nicht sicher sein, durch eine Verschiebung gleichsam in Richtung *totum pro parte* kompensiert werden. Exhibitionistische und fetischistische Triebwünsche zielen in gleicher Absicht darauf ab, den Phallus zu retten und seine Unversehrtheit vor anderen zu bestätigen; die Kastration soll verleugnet werden.

> »Um es klarer zu sagen, der Fetisch ist der Ersatz für den Phallus des Weibes (der Mutter), an den das Knäblein geglaubt hat und auf den es – wir wissen warum – nicht verzichten will« (Freud 1927e, S. 314).

Die Formulierung verdeutlicht die intersubjektive Konstitution der Perversion: Der Körper des Bodybuilders, zum Fetisch entfremdet, ist als Phallus der Mutter unbewusst repräsentiert, also Teil eines anderen Körpers. Bak betont, dass der Fetischismus eine Grundperversion sei, denn jede Perversion habe Bezug zum Phallus der Mutter, indem die Kastration verleugnet wird (Bak 1968). Die Verleugnung der Kastration führt zur Verleugnung des Geschlechts – und des Generationsunterschiedes, eine »Eroberungsarbeit« (Balint 1969, S. 126) wird unnötig. Das Ich-Ideal als Erbe und Ersatz narzisstischer Vollkommenheit wird nicht mehr »vor sich hin projiziert« (Freud 1914c, S. 161), in der Perversion wird die entwicklungsfördernde Spannung zwischen Ich und Ich-Ideal verleugnet: »Ich brauche nicht den Platz meines Vaters einzunehmen, ich habe ihn immer gehabt« (Chasseguet-Smirgel 1981, S. 24). Die Folge ist ein »Kurzschluss«; die Reise um die Welt (Kleist) wird nicht angetreten, sondern das Paradies kurzschlüssig zu erreichen versucht.

> »Solche Mißgriffe […] sind unvermeidlich, seitdem wir vom Baum der Erkenntnis gegessen haben. Doch das Paradies ist verriegelt und der Cherub hinter uns;

> wir müssen die Reise um die Welt machen und sehen, ob es vielleicht von hinten irgendwo wieder offen ist« (Kleist, Ausgabe 1970, S. 342).

Anerkennung der Kastration würde heißen, der Bewegung der Projektion des Ich-Ideals zu folgen. Ersatzweise wird der perverse Trieb idealisiert, »um sich und anderen die Illusion zu geben, daß er dem genitalen Trieb gleich, ja sogar überlegen ist« (Chasseguet-Smirgel 1981, S. 26). Bei Herrn F erscheint die Idealisierung in der Ritualisierung der Bodybuilding-Zeremonien. Die Auslösesituation, das gemeinsame Essen mit Eltern und Freundin, ist für Herrn F eine Herausforderung der ödipalen Rivalität, die ihn überfordert; erst gegen Ende der Behandlung zeigt ein Traum den Beginn der Triangulierung der Objektbeziehungen:

> Herr F geht mit der Mutter über die Station der Klinik, sie hat lange Gänge, die Türen stehen weit offen. Sie gehen gemeinsam in sein Zimmer und zu seinem Bett, er hebt die Bettdecke und lüftet auch die Matratze ein wenig: Unter dem Bett liegt der tote Vater.

Der Platz des Vaters ist nun nicht mehr frei, sondern erst zu erkämpfen über die Leiche des Vaters.

Bodybuilding und die Verleugnung des Mangels

Herr F weicht verschiedenen Erfahrungsmöglichkeiten des Mangels aus: dem Mangel an narzisstischer Vollkommenheit, dem Mangel an körperlicher Perfektion, der mit der existenziellen Mangelerfahrung der Zeitlichkeit und Endlichkeit der Lebensprozesse verbunden ist, und dem Mangel an Männlichkeit. Auf diese Verleugnung des Mangels sind die verwendeten Interpretationsansätze schließlich hinausgelaufen; dabei hat der Mangel in den verwandten Theorien einen je unterschiedlichen und nicht ausreichend reflektierten Status: Bei Wulff verweist die angestrebte Vollkommenheit des Leibes – auf nichts, es hat den makellosen Leib nie gegeben; bei Chasseguet-Smirgel wiederum soll es vor dem Mangel das »goldene Zeitalter« tatsächlich gegeben haben, der Mangel markiert also die Sehnsucht nach einmal genossenem Glück des primären Narzissmus. Annahme oder Verwerfung dieser ursprünglichen Vollkommenheit erscheinen als unausgewiesene Setzungen in den Theorien.

Nur eine »Theorie des Mangels« (Safouan 1973) selbst ist in der Lage, einen gemeinsamen Nenner für die Mangelerfahrungen zu finden, dies ist die Bedeutung der Psychoanalyse Jacques Lacans. Dort wird deutlich: Die Erfahrung des Mangels ist nicht eine zufällige der individuellen Biografie, nicht Folge eines Zuwenig an Liebe und Pflege, sondern für Erfahrung schlechthin grundlegend, sofern sie vom Menschen als sprachlich verfasstem Wesen gemacht wird. Dadurch, dass in der symbolischen Ordnung, der Sprachwelt des Menschen, der Signifikant, das Zeichen, vom Signifikat, dem bezeichneten Begriff, völlig getrennt ist und nie mit ihm zusammenfallen kann, wohnt der Mangel der Sprache selbst inne, sobald sie vom Individuum erlernt wird, oder besser: sobald die Sprache das Individuum erfasst. Die Sprachzeichen verweisen aufeinander, in einer unendlichen Vernetzung, die genau den von Freud beschriebenen Stammbäumen der assoziativen Erinnerungsketten entspricht (Freud 1896c, S. 434); die Zeichen verweisen nie auf den Begriff. Dabei ist das Netz der symbolischen Ordnung von allem Anfang an »eher«: »Symbole hüllen das Leben des Menschen so vollständig ein in ihr Netz, daß sie, noch bevor er auf die Welt kommt, diejenigen zusammenführen, die ihn ›aus Knochen oder aus Fleisch‹ zeugen« (Lacan 1975b, S. 120).

Da aber der Begriff durch das Zeichen nie eindeutig bezeichnet wird, wird ein Sachverhalt nie eindeutig erfassbar und identifizierbar – in dieser Hinsicht ist die Todeserfahrung der Symbolisation inhärent: »Das Symbol stellt sich [...] als Mord der Sache dar, und dieser Tod konstituiert im Subjekt die Verewigung seines Begehrens« (ebd., S. 166).

Signifikant des Mangels ist der Phallus, der bei Lacan durch »Minus-Phi« oder Kastration bezeichnet ist; nur der Phallus kann den ursprünglichen Mangel signifizieren. Denn er verweist auf eine Leerstelle, nicht auf eine Anwesenheit, sei sie nun gegenwärtig oder vergangen. Deshalb ist z. B. der Kot als ein Objekt, das der Körper verliert und das außerhalb des Körpers weiterbestehen bleibt, nicht geeignet, auch nicht die Brust der Mutter, denn Anerkennung des Mangels würde dann heißen, dass ein anderer, die Mutter, das begehrte Objekt hat. Die Tatsache der Kastration enthüllt sich durch die Penislosigkeit der Mutter – das Objekt, das mangelt, ist der mütterliche Phallus, dem nicht irgendeine gegenständliche Wirklichkeit zukommt.

Die Erfahrung der Kastration ist also nicht nur Erfahrung eines Verlustes, sondern Enttäuschung als Aufklärung. Dennoch bleibt das Begehren paradox:

> »So stehen wir vor dem paradoxen Sachverhalt, daß die Begierde, sofern sie, das Zentrum aller psychoanalytischen Erfahrung, Begierde nach dem Phallus ist,

> Begierde nach einer Leere ist oder, um in der Sprache der Phänomenologie Hegels zu sprechen, Begierde nach Begierde« (Lang 1980a, S. 724).

Die Frage, wie oder ob dieses Paradox auflösbar ist, ist zugleich die Frage nach dem möglichen Resultat psychoanalytischer Therapie. Würde sich der Analysand die Begierde nach dem Phallus gleichsam abgewöhnen, wäre er kein Mensch mehr. Auch die Flucht in das Symptom, das wie beim Bodybuilding Versuch einer imaginären Herstellung von Identität und Daseinsfülle ist, die aber imaginär bleibt, ist keine Lösung.

> »Lusterfüllung ist dem, der spricht, als solchem schon untersagt; oder: Sie kann für jeden, der als Subjekt dem Gesetz unterworfen ist, nur zwischen den Zeilen ausgedrückt werden, weil das Gesetz sich auf eben jene Untersagung gründet« (Lacan 1975c, II, S. 198).

In der Unterscheidung Lacans ist das Ziel der Psychoanalyse »aim«, nicht »goal«. »Aim – wenn Sie jemanden mit einer Mission betrauen, bezieht aim sich nicht auf das, was er melden soll, es bezieht sich vielmehr auf den Weg, den er zu nehmen hat« (Lacan 1964, S. 187). *Aim* ist der Weg, die Bewegung des Triebes mit dem Ziel einer Befriedigung, nicht das Triebziel *(goal)*; das Ziel *(aim)* ist die Bewegung, die eben durch das Paradox konstituiert wird und die ihrerseits das Paradox bejaht. Im linguistischen Feld meint das: die Bewegung der Metonymien, die in der Metapher immer wieder Identität anstrebt, unter der Signifikantenkette jedoch weitergleitet; im Felde des Begehrens: eine Bewegung der Partialtriebe, die sich zwar gegenseitig vertreten können, deren Bewegung aber nur in sich selbst »erfüllt« ist, in dem Sinne, »daß keine Nahrung je dem Oraltrieb wird genügen können, es sei denn, sie umkreise das ewig fehlende Objekt« (ebd., S. 188). In der Anerkennung dieser unendlichen Bewegung entsteht ein Moment von Freiheit:

> »Damit aber, daß die Sprache es nicht vermag, in ihrem Nennen auch das Subjekt zu bestimmen, es auf den Begriff zu bringen, ist ein Moment von Freiheit gegeben – eine Offenheit, die die Voraussetzung dafür bildet, sich in immer neue Identifikationen verlieren, in immer neue Rohen schlüpfen, ein vermeintlich identisches Ego aufbauen zu können – eine Freiheit, die zugleich aber auch Möglichkeiten bietet, dieses imaginäre Konstrukt in Frage zu stellen« (Lang 1980b, S. 201).

Das Sich-Verlieren in neue Identifikationen gelingt dem Bodybuilder nicht, er bleibt in der »Quadratur der Ich-Prüfungen« (Lacan 1975a, S. 67) in einer Weise befangen, die ihn dazu führt, die imaginäre Erfahrung in einer ursprünglichen Körperbezogenheit zu wiederholen. Erinnern wir uns, dass der imaginäre Erlebnismodus seinen Ausgang in den körperlichen Erlebnissen des Spiegelstadiums nimmt. Die frühkindliche Entwicklung ist durch die Tatsache der physiologischen Frühgeburt und die durch sie bedingte verlängerte Inkoordination der Apparate gekennzeichnet, die das Phantasma des zerstückelten Körpers erzeugt:

> »Daher rührt ein Zustand einer affektiven und mentalen Selbstwahrnehmung, die den Körper als zerstückelt wiedergibt« (Lacan 1980a, S. 59).

Um dem Phantasma zu entgehen, entwirft das Kind sich auf eine imaginäre Einheit des Körperselbsterlebens hin, die es antizipieren muss, da sie sie noch nicht erleben kann. Die Jubelreaktion des Kindes beim Blick in den Spiegel stellt das »existentielle Drama« (ebd., S. 87) des Individuums dar. Spiegel ist nicht nur das Glas, sondern jeder andere, der dem Kind die Einheit spiegelt, die es selbst nicht hat; das Kind erlebt sein Ich/moi vermittelt durch die Präsenz des anderen, meist der Mutter. Herr F inszeniert – und darin liegt das Faszinosum des Bodybuildings – immer neu die Spiegelbeziehung des Spiegelstadiums. Vor dem Spiegel zu Hause oder im Verein, vor den eigenen Blicken oder vor den Blicken der Zuschauer wird ein Einheitserleben des Körpers ständig aufgesucht; Herr F führt den Versuch einer »Selbststilisierung zum Moment des eigenen Narzissmus« (Lacan 1975a, S. 85) buchstäblich vor.

Bodo Kirchhoff, ein Schriftsteller mit eigener Bodybuilding-Erfahrung und Lacan-Leser selbst, beschreibt präzise, warum die Bemühungen des Bodybuilders scheitern:

> »Body-Building scheint mir eine der auffälligsten Möglichkeiten, nach sich selbst zu fahnden. Der mühselige Versuch, einen Mangel an Verkörperung, vielleicht einen elementaren Mangel, aufgrund dessen das Subjekt als Randerscheinung existiert, mit verkehrter Selbstbestimmungslogik zu plombieren: In dem Glauben an Bedeutsamkeit von egozentrischem Erleben; in der Hoffnung auf ein vollkommenes Double, einen Muskelkörper, dessen unerreichbare totale Form die Verwirklichung des immer schon verlorenen, imaginären Ganzen wäre. Und so trainiert der Body Builder vor dem Spiegel, ständig auf der Suche nach dem Eigentlichen; er sieht sich an, schaut wieder weg, sieht wieder hin – eine Variante des bekannten Fort-Da-Spieles, das Freud in *Jenseits des Lustprinzips* eindrucks-

> voll beschrieben hat. Ein Spiel mit dem abwesenden anderen, der allein imstande ist, den Leib zum Körper zu erklären; ein Spiel um die Unmöglichkeit von dauerhafter, ungebrochener Präsenz – mit anderen Worten: Von Identität, die unerfüllbar bleibt. Denn niemals erkennt der Muskel-Bildner sich restlos wieder: sein Spiegelbild bleibt ihm Verheissung: Spieglein, Spieglein an der Wand« (Kirchhoff 1980, S. 148).

Kirchhoff trainiert heute noch selten und schreibt viel – diese »Verschiebung des Phantasmas« (ebd., S. 157) ist ein Lösungsversuch, mit dem er unzufrieden scheint:

> »[D]er eine stopft seine Löcher, der andere macht Schlupflöcher daraus – es bleibt sich gleich. Ja, ich halte Muskeltraining sogar für geeigneter als alle noch verstohleneren Mittel, wie Plagiate von Plagiaten, um etwas wie Identität zu erleben, wenigstens in Form eines Doubles« (ebd.).

Die unverstohlene Verkörperung des imaginären Ringens ist das Kennzeichen des Bodybuildings. Aber hat Kirchhoff recht, wenn er das Bodybuilding dem Schreiben im Grunde gleichsetzt, ja das Bodybuilding aufrichtiger findet? Indem er selbst sein Schreiben als »unhaltbar« und »verantwortungslos« beschreibt, hat er bereits ein anderes Verhältnis zwischen Subjektivität und Sprache akzeptiert: Nicht in jedem Wort oder Text spiegelt sich die Individualität des Autors, die zum Prozess des Sprechens exzentrische Funktion des Subjektes wird anerkannt, das sich dem Gesetz der Sprache unterwirft. Diese Beziehung zwischen Literatur und Anerkennung eines Mangels wird von Adolf Muschg anschaulich reflektiert:

> »Was an meiner Schreibarbeit entwicklungsfähig und auch für den Leser, wie es scheint, brauchbar geworden ist, lebt nun gerade vom mehr oder weniger dunklen Gefühl des Lebensmangels […]. Die Erinnerung läßt sich nicht bannen, daß Schreiben eine Fortsetzung jenes kindlichen Alleinseins ist, in dem ich die Buchstaben lernte, weil ich anders nicht auf mich aufmerksam machen konnte; da mußte mir das Alphabet statt körperlicher Nähe dienen; wohl stand es für sie, aber es stand auch im Wege. Diese Erinnerung ist mit Kunst nicht zu bannen, nur zu vertiefen […]. Das Schreiben wurde mein Ersatzkörper; ich konnte ihn vielleicht dazu erziehen, täuschend genau nachzubilden, was mir fehlte, ohne mich darüber zu täuschen, daß nicht er es war, was mir fehlte« (Muschg 1981, S. 104–106).

Der Ersatzkörper ist dem Körper eben nicht gleichzustellen; in den Bewältigungsversuchen des Schreibens bleibt der Mangel bestehen, er wird erlebt und die Sprache umkreist ihn; diesen Spielraum hat der Bodybuilder nicht, er muss eine Befriedigung konkretistisch am eigenen Körper suchen.

Das Bodybuilding verweist auf einen imaginären Körperkult, der auch andernorts am Werk ist. Zu denken ist an das gleichartige Phantasma des identischen Körpers in der Kosmetik, im Bekleidungsstil, aber auch in den modernen Körpertherapien, bei denen der Mythos der ursprünglichen Körpererfahrung und der Authentizität körperlicher Erlebnisse dazu verführt, aus dem Klienten einen Bodybuilder zu machen, der seinen Körper in unendlicher Mühe an einen fiktiven Ursprung zurückführen muss. Die Folge ist eine neue »Ptolemäische Wende«: Nachdem die Psychoanalyse gezeigt hat, dass das Ich nicht mehr Herr im eigenen Haus ist, sucht sich der gekränkte Narzissmus einen neuen Ort und Mittelpunkt, diese Re-Zentrierung wird im »authentischen Körper« versucht (vgl. Wimmer 1982, S. 94).

Bodybuilding und Männerphantasie

Die Körperformen des Bodybuilders erinnern nicht nur an antike Statuen, sondern auch an die Bildnerei faschistischer Kunst, an die nationalsozialistischen Feiern des nackten Männerkörpers. Der Eindruck optischer Ähnlichkeit verweist auf die inhaltliche Gemeinsamkeit zwischen dem Bodybuilding und den Männerphantasien soldatischer Männer vor und im Dritten Reich (Theweleit 1977). Der soldatische Mann muss sich durch eine tödliche Grenzziehung vor der entgrenzend wirkenden und identitätsbedrohenden Frau schützen, er wird

> »zum Eiszapfen. Wir sahen, daß es nicht genügt, darin nur die Abwehr einer Kastrationsdrohung zu sehen; vielmehr hält der Mann sich durch die Reaktion als ein Ganzes zusammen, als einen Körper mit fixierten Grenzen, als der er bei der Berührung mit erotischen Frauen aufhören würde zu bestehen [...]. Er wehrt sich mit einer Art Dauererektion des ganzen Leibes, ganzer Städte, ganzer Truppeneinheiten« (ebd., S. 308).

Die Phantasie des Körper-als-Phallus beim Bodybuilding entspricht der Dauererektion des soldatischen Leibes präzise. Die »Übermänner« des Faschismus und die Muskelmänner des Bodybuildings charakterisieren in Übertreibung eine ubiquitäre Eigenschaft der männlichen Psyche. Aus der Literatur ist die Metapher vom harten Stein und der weichen Flut zur Kennzeichnung des Geschlechterverhältnisses aus der Sicht des Mannes gut bekannt. Weininger formuliert seine Männerphantasien in aller Deutlichkeit:

> »Der Mann als Monade [...,] das ist die geniale Individualität, will auch sonst überall Unterschiede und Trennung, Individuation [...]. Jede Monade bildet für sich eine abgeschlossene Einheit, ein Ganzes [...]. Der Mann hat Grenzen und bejaht, will Grenzen [...]. Die Frau als Emissärin des Koitus kann nur ein Wesen ohne Individualität, ohne Grenzen sein [...,] das Weib [...] ist ein Symbol des Nichts [...,] die Furcht vor dem Weibe, das ist die Furcht vor der Sinnlosigkeit, vor dem lockenden Abgrund des Nichts« (Weininger 1913, zit. n. Nitzschke 1980, S. 53–55).

Der Abgrund lockt – aber nicht einfach nur, damit die Vagina vom Penis ausgefüllt werde, die Angst ist Angst auch vor dem eigenen Wunsch, den Abgrund als Abgrund zu begehren, also die zwanghafte Identifizierung mit einem bestimmten Sinn und Zweck aufzugeben, eine eigene »Deterritorialisierung« (Deleuze/Guattari 1974) zuzulassen. Eine klinische Entsprechung ist der aktive Kastrationswunsch, wie er bei der Psychoanalyse von Männern deutlich werden kann (vgl. David 1974, S. 91).

Diese männlichen Mythologien finden sich bereits in den griechischen Sagen; ist der Bodybuilder nicht Odysseus ähnlich, der sich an den Mastbaum seines Schiffes anbinden lässt, um den Stimmen der Sirenen nicht zu folgen? Wird in diesem Bild des sich vor Begehren nach den Sirenen verzehrenden Odysseus, der sich selbst fest an den Mast = Phallus hat binden lassen, die zwanghafte Identifizierung mit dem Phallus nicht bildhaft sinnfällig? Das Verführerische an den Sirenen ist ihre Stimme, also die sich immer wandelnde und nie greifbare Funktion. Ein Mythos über die Sirenen behauptet, Aphrodite habe sie in Vögel verwandelt, weil die Sirenen aus Stolz ihre Jungfernschaft weder den Göttern noch den Menschen hingeben wollten (vgl. von Ranke-Graves 1955, Bd. 2, S. 351). Aphrodite muss die Sirenen bestrafen; sie verkörpert einen anderen Aspekt der Frau, die der Bewunderung durch einen Mann bedarf, da sie eine narzisstische Wunde hat, bei ihr wird der Penisneid zum Motor der psychischen Entwicklung (vgl. Grunberger 1974, S. 112). Aphrodite, ganz auf die Anerkennung der Männer – Götter angewiesen, hat einen magischen Gürtel, der jeden anderen mit Liebe zu seiner Trägerin erfüllt (von Ranke-Graves 1955, Bd. 1, S. 56). Sie lebt von der narzisstischen Auffüllung durch den Mann. Anders die Sirenen: Nicht zufällig verwandelt der Mythos sie in

Vögel, die wendig und ungreifbar wie Stimmen sind; die Verwandlung bringt die Verfehlung und Anstößigkeit der Sirenen ins wahre Licht: Sie haben an ihrer Jungfräulichkeit respektive Penislosigkeit genug, haben den Mangel akzeptiert, ohne ihn auffüllen zu müssen, und sind dadurch vogelgleich. Sie vertreten die andere, nicht über den Mann sich definierende Weiblichkeit, während Aphrodite das Produkt der Männerphantasie ist.

Freud betont: »[V]on einer Kastrationsangst im richtigen Sinne kann man bei bereits vollzogener Kastration doch nicht sprechen« (Freud 1926d, S. 153). Die Folge ist:

> »Man zögert es auszusprechen, kann sich aber doch der Idee nicht erwehren, daß das Niveau des sittlich Normalen für das Weib ein anderes wird. Das Über-Ich wird niemals so unerbittlich, so unpersönlich, so unabhängig von seinen affektiven Ursprüngen, wie wir es vom Manne fordern. Charakterzüge, die die Kritik seit jeher dem Weibe vorgehalten hat, daß es weniger Rechtsgefühl zeigt als der Mann, weniger Neigung zur Unterwerfung unter die großen Notwendigkeiten des Lebens, sich öfter in seinen Entscheidungen von zärtlichen und feindseligen Gefühlen leiten läßt, fanden in der oben abgeleiteten Modifikation der Über-Ich-Bildung eine ausreichende Begründung« (Freud 1925j, S. 296).

Muss dieses Zitat als Entwertung gelesen werden? Klingt nicht auch Bewunderung für das Sirenenhafte des Weibes an? Spricht nicht aus diesen verschiedenen Darstellungen der Frau als »Symbol des Nichts« ein Neid der Männer, gewissermaßen ein Kastrationsneid, der dem Penisneid entspricht? Denn vielleicht hat es die Frau aufgrund der bereits vollzogenen Kastration leichter, sich zu verwandeln und Entgrenzungen zu akzeptieren, als der Mann, der sich bodybuildend stets zur Metapher des Phallus erstarren lassen muss.

12 Der Körper als Ort der Desymbolisierung: Modelle psychosomatischer Erkrankungen

Es ist ein merkwürdiger und interpretationsbedürftiger Sachverhalt, dass in der Erforschung psychosomatischer Erkrankungen der erkrankte Körper für die psychoanalytischen Konzeptionen selbst lange Zeit eine nur geringfügige Rolle spielte. Als Psychoanalytiker hat man es leicht, bei organmedizinisch arbeitenden Kollegen eine Scheu vor Krankheit und Kranksein im Umgang mit den Patienten zu diagnostizieren. Krankheit konfrontiert mit Tod und Endlichkeit, vielleicht schlimmer noch: mit der Gefahr von Behinderung. Krankheit konfrontiert also, psychoanalytisch gesprochen, mit dem Erleben der Kastration oder der Infragestellung des Körperbildes, das der Ursprung des narzisstischen Selbstgefühls ist.

Es ist kein Wunder, dass nicht heilbares Leiden für Ärzte als Angehörige eines *Heil*berufes eine unangenehme Herausforderung bedeutet (die leidenden Patienten bleiben hier sich selbst überlassen, die aktivsten unter ihnen wenden sich an Selbsthilfegruppen, um mit chronischen Leiden fertig zu werden). Ich will als Beispiel unter vielen die Erforschung des Morbus Crohn wählen; hier sind Bedingungen und Verlauf der Chronizität medizinisch noch kaum erforscht. Einer unübersehbaren Datenfülle zur Akutdiagnostik steht ein Mangel an Kenntnis über die Variationsbreiten chronischer Verläufe, über die Zeitdauer von Akutphasen und Remissionen gegenüber.

Die Schelte der Psychoanalytiker, die sich an die Organmediziner richtet, ist freilich billig; die eigene Angst vor der Krankheit ist vielleicht weniger deutlich, leitet aber auch hier psychoanalytische Theoriebildungen und Methodiken. Der Ethnopsychoanalytiker George Devereux (1984) hat gezeigt, wie die Angst des Wissenschaftlers am Ursprung wissenschaftlicher Konstruktionen steht und wissenschaftliche Erkenntnisse leitet. In der Frühphase der psychosomatischen Medizin wirkte sich diese Angst vor der körperlich destruktiven Erkrankung als eine Angst vor dem Nicht-Verstehbaren aus. Der Analytiker versteht also prinzipiell alles, auch das Körpersymptom des psychosomatischen Patienten, dem er folgerichtig eine symbolische Qualität zuschreibt, denn er hat es gelernt, mit Symbolen umzugehen. Die faszinierenden und kreativen Deutungen von Krankheitssymptomen, die sich zum Beispiel bei Groddeck (1966) finden, beruhigen darin, dass das Universum des Verstehens unendlich ist.

Die psychoanalytische Psychosomatik ist hier nicht stehen geblieben. Nach der Selbstidealisierung der analytischen Methode folgte die Depression, gleichsam der Schwung des Verstehenspendels nach der anderen Seite hin. Durch die Konzepte von Alexithymie, Pensée Operatoire und des Psychosomatischen Phänomens wurde der Persönlichkeit des psychosomatisch Kranken ein Defekt im symbolischen Register unterstellt und er damit auf die Seite der psychoanalytischen Unverstehbarkeit verpflanzt. Damit ist er, um eine Formulierung Freuds vis-à-vis psychotischen Patienten aufzugreifen, »für unsere Bemühungen verloren«. Abkürzend auf eine Abwehrformel gebracht, ließe sich sagen: »Wenn wir den defekten Patienten nicht verstehen können, dann können wir Psychoanalytiker ihn auch nicht behandeln, dann muss uns sein Kranksein nicht weiter berühren.«

In den 80er Jahren des letzten Jahrhunderts scheint hier eine Wandlung eingetreten zu sein, indem sich Psychoanalytiker, auch ich selbst, vermehrt der Krankheitsverarbeitung gewidmet haben. Diese Wende mag aus dem Entschluss resultieren, die eigene Angst vor dem Krankheitsschicksal der körperkranken Patienten zu überwinden. Aber auch die Untersuchung der Krankheitsverarbeitung enthält eine Gefahr; vielleicht wird sie Analytikern beim Coping-Konzept schneller auffallen, sie besteht aber auch für die Untersuchung von Anpassungsvorgängen aus der Sicht der Psychoanalyse. Die Gefahr liegt darin, bewusstes oder unbewusstes Management von Krankheit zu untersuchen und den Sinn von Krankheit auszublenden, auf den Viktor von Weizsäcker in seinem Verständnis von Krankheit als Krise, und zwar als Krise der gesamten Person, immer beharrt hat. Wiederum ist die Angst auf der Seite der Forscher und Kliniker erkenntnisleitend; zwar wird nun das aus der Krankheit resultierende Leid körperlicher Beeinträchtigung ernst genommen, aber es wird versucht, es in den Bereich technischer Verfügung einzuschließen. Es ist leichter und entängstigender, mit dem Patienten die Folge eines Schicksalsschlages zu analysieren, als diesen an Lebensgeschichte und Lebenserfahrung zurückzubinden.

Der hier dargestellte Widerspruch liegt in der Sache selbst begründet. Ich spreche von der zweiseitigen Angst des psychosomatischen Therapeuten oder Forschers, der entweder die unverstehbare Widerständigkeit des kranken Körpers ausklammert oder das Krankheitsleid aus der Biografie isoliert. Methoden der Forschung entstehen, so George Devereux, als Gegenübertragungsreaktion. Was Devereux nicht beschrieben hat und was im Bereich der Psychosomatik eine Komplikation darstellt, ist die Tatsache, dass die Dynamik der Angstabwehr beim Forscher und beim Forschungsobjekt, nämlich dem psychosomatisch Kranken, homolog ist. Die Spaltung von Körper und Seele durchdringt immer neu die psychosomatische Forschung; Thure von Uexküll hat sehr prägnant die »körperlose Seelenmedizin« als das Pendant der »seelenlosen Körpermedizin« beschrieben (zit.n. von Rad 1989). Diese Spaltung kommt den Patienten entgegen, die auf gleiche Spaltungsmechanismen zurückgreifen; so entsteht ein geheimes Einverständnis zwischen Kranken und Forschern bzw. Therapeuten, diese Spaltung aufrechtzuerhalten und heftige Affekte zu vermeiden.

Die Grenzen des hermeneutischen Sinnverstehens und die Erweiterung des psychoanalytischen Verstehensbegriffs

Die Psychosomatik als Herausforderung für die Psychoanalyse ernst zu nehmen, bedeutet zweierlei:

1. Die Realität des kranken Körpers bedeutet eine Grenze für die psychoanalytische Technik, die gewohnt ist, nicht mit realen, sondern mit symbolischen Inhalten zu arbeiten. Der organisch kranke Körper kann im Sinne der Neurosenpsychologie nicht einfach als Symbol oder als Symbolträger verstanden werden. Infrage steht also hier das Verhältnis des Symbolbegriffs zum körperlichen Leid.
2. Der Umgang mit dem psychosomatisch kranken Patienten ist schwierig; hermeneutische oder tiefenhermeneutische Modelle, die sich an der Neurosenpsychologie orientieren, greifen hier zu kurz. Der Verstehensbegriff der Psychoanalyse ist hier herausgefordert.

Ich werde zunächst den zweiten Aspekt, also den psychoanalytischen Verstehensbegriff, behandeln, um dann auf das Verhältnis von Körper und Symbol zurückzukommen.

Es lohnt, auf die Argumente von Karl Jaspers zurückzukommen, der der Psychoanalyse einen falschen Verstehensbegriff vorgeworfen hat (Jaspers 1963; vgl. Warsitz 1987). Ich greife aus den Jaspers'schen Argumenten einen

Gesichtspunkt heraus. Jaspers hat das psychologische Verstehen als ein genetisches Verstehen aufgefasst; demnach sind seelische Zusammenhänge verstehbar, wenn es gelingt, Seelisches aus Seelischem zu entwickeln, denn dann kann ein psychologischer Vorgang mit Evidenz verstanden werden. Das psychologische Verstehen besteht also darin, seelische Vorgänge aus Seelischem ableiten zu können. Fügen wir hinzu, dass Karl Jaspers der Psychoanalyse immer wieder vorgeworfen hat, dass sie keine Grenzen ihres Verstehens kenne. Er bezeichnet es als ein Als-ob-Verstehen, wenn Außerbewusstes mit Bewusstseinsinhalten verknüpft wird.

Diese Kritik von Jaspers erscheint mir zu einem Teil berechtigt, zum anderen Teil jedoch ganz falsch. Tatsächlich ist das grenzenlose Deuten eine Gefahr, zum Beispiel wenn jede Äußerung und jede Verhaltensweise des Patienten als verständlicher Ausdruck seiner Triebwünsche aufgefasst wird, in ihnen also symbolische Repräsentationen unbewusster Inhalte gesehen werden. Für den Analytiker ist Jaspers' Kritik daher als Mahnung nützlich, sich nicht vorschnell durch metapsychologisch inspirierte Deutungsarbeit zu vermeintlicher Verständigung mit dem Patienten verleiten zu lassen.

In anderer Hinsicht aber ist seine Kritik verfehlt. Die Psychoanalyse benutzt implizit oder explizit einen gegenüber Jaspers erweiterten Verstehensbegriff. Hier nun finden wir zu unserem Thema der Psychosomatik zurück; ein *hermeneutischer Verstehensbegriff,* der Verstehen an den Austausch sinnhafter Symbole im Gespräch bindet, reicht in der Behandlung psychosomatischer Patienten nicht aus. Die psychoanalytische Therapie muss sich aber auch nicht damit begnügen. Es werden in der Analyse nicht nur Worte ausgetauscht; zusätzlich zur Ebene des Gespräches wird in der Psychoanalyse, dies ist klar, als zweite Ebene die Ebene der Beziehung, das heißt der affektiv-leiblichen Kommunikation untersucht; Alfred Lorenzer (1970) hat das Verstehen, das sich auf diese zweite Ebene der Beziehung richtet, *szenisches Verstehen* genannt; in der Übertragungsbeziehung entfaltet sich eine unbewusste Szene, die der Analytiker deuten und damit ins Gespräch bringen kann. Aber auch die Verbindung eines psychologischen mit einem szenischen Verstehen reicht für die Behandlung psychosomatischer Patienten nicht; sie haben es oft schwer, sich auszudrücken und affektiv gefüllte Worte zu finden; Benedetti übersetzte Alexithymie mit dem anschaulicheren Begriff des emotionalen Analphabetismus (Benedetti 1980).

Es entfaltet sich oft keine unbewusste Szene, innerhalb derer dem Analytiker eine unbewusste Bedeutung zugeschrieben wird. Es ist oft beschrieben worden, dass zumindest einer Gruppe von psychosomatischen Patienten nicht nur die Worte fehlen, sondern auch die Affekte, die notwendig sind, damit die Beziehung zum Therapeuten die Gestalt einer unbewussten Szene erhält. Es hat sich meines Erachtens implizit in der Psychoanalyse ein Interaktionsbegriff etabliert, der mit einer dritten Ebene des Verstehens verbunden ist, die über das genetische und szenische Verstehen hinausgeht. Ich möchte die Ebene als die *Ebene des Verstehens der negativen Kommunikation* beschreiben. Die Berücksichtigung einer solchen Kommunikationsebene macht es möglich, auch das Unverstehbare als Kommunikation zu begreifen. Dadurch ändern sich die Perspektiven; Sinnlosigkeit oder mangelnde Sinnhaftigkeit im Gespräch kann ein Versuch der Abgrenzung vom anderen sein, mit welchen Mitteln auch immer. Negative Kommunikationsformen können so sinnvoll werden, auch wenn sie nicht symbolisch sind.

Zur Erläuterung diene eine ganz kurze, in keiner Weise erschöpfende Kasuistik:

> Viele Jahre lang kommt eine Patientin mit einer schwerwiegenden Anorexia nervosa in die Therapie. Sie kann es sich nicht erlauben, mir zu zeigen oder sich selber einzugestehen, dass sie mich braucht oder dass sie sich sogar auf die Therapiestunden freut. So kommt sie, eine Frau, die eigentlich sehr hübsch sein könnte, meist schwarz gekleidet zu den Stunden, sie schaut nur selten auf und mich an, sie spricht leise, manchmal kaum hörbar und ohne affektive Beteiligung. Mittlerweile beginnt sie immer wieder die Stunden mit der Feststellung, dass sie nicht wisse, ob sie hätte zu mir kommen sollen. Oft schweigt sie vor sich hin und wirkt wie versteinert; sie hatte einmal eine Ratte als Haustier, der sie den Namen Sphinx gab; in ihrem versteinerten Zustand ist sie dann selbst die Sphinx, die stumme Rätsel aufgibt. Immer bin ich es, der sich Sorgen macht, der beunruhigt ist, der von ihr etwas wissen will, oft werde ich als Eindringling abgewehrt. Manchmal werde ich von einem großen Zorn gepackt, der aus einem Gefühl der äußersten Verlassenheit in mir selbst resultiert, das ich als Gefühl der konkordanten Gegenübertragung verstehe, das die Patientin durch eine projektive Identifikation in mich verlagert. Schlimmer aber als diese starken Affekte von Zorn oder Verlassenheit ist ein anderer Zustand, in den ich geraten kann: die eigenen Gedanken verschwimmen, die Erinnerung an die vorige Stunde verblasst, ich muss mir Mühe geben, mich an die Sequenzen in der gegenwärtigen Stunde zu erinnern, ich merke dann, wie ich mich dagegen sträube, nachzudenken, wie ich stattdessen abschweife oder selbst vor mich hindöse.

Ich greife zur theoretischen Erläuterung dieser kurzen Sequenz auf verschiedene theoretische Ansätze zurück. Modell hat in einem bemerkenswerten Aufsatz mit dem Titel »Affects and their non-communication« (1980) als die entscheidende Funktion von Affekten beschrieben, dass sie »object-seeking«, also auf der Suche nach dem Objekt sind. Affektive Reaktionen zeigen dem anderen, dass er im Guten wie im Bösen gemeint, dass die Kommunikation mit ihm intendiert ist. Wenn es nun gefährlich ist, dem anderen zu zeigen, dass er für einen wichtig ist, dann sind affektive Äußerungen selbst gefährlich. Die Konsequenz ist eine Charakterorganisation, die Modell als »cocoon«, als Kokon, bezeichnet. Der Patient spinnt sich in diesen Kokon ein, in dem er die Illusion einer affektiven Selbstgenügsamkeit bewahren kann.

Es wäre eine kurzschlüssige Interpretation, hier die Wiederbelebung von Übertragungsbeziehungen zu analysieren, in der eine archaische Aggressivität den Therapeuten vernichten solle. Die Destruktivität ist nicht der primäre Affekt, sondern die Folge der Abgrenzung, die die Form der Negation erhält. André Green (1983) spricht von der *travail du negatif*, von der *Negationsarbeit*. Er hatte eine radikale Form der Negationsarbeit für die »psychose blanche«, die weiße Psychose, dargestellt, und zwar im Sinne der auch von Freud beschriebenen negativen Halluzination. Die Gefühle von Verlassenheit dem Objekt gegenüber werden gar nicht mehr zugelassen, in dieser Negationsarbeit wird, so Green, ein nicht denkbares Objekt erzeugt und an ihm festgehalten; wichtig darin ist die Beschreibung, dass die Leere aktiv hergestellt wird.

> Wenige Hinweise auf die Biografie der Patientin mögen genügen, um ihre Not und zugleich die Notwendigkeit der Negationsarbeit zu erhellen. Bei ihrer Mutter, so berichtet sie bereits im Erstinterview, habe man nie gewusst, woran man sei. Auf der einen Seite ist die Mutter übermäßig präsent gewesen. Die Patientin erinnert die Mahlzeiten während der Kindheit, während derer sie alles, was die Mutter kochte, ablehnte, die Mutter aber immer aufs Neue in der Küche verschwand, um andere Gerichte zu produzieren, um die Tochter endlich zufriedenzustellen. Sie gleicht der von Fain (1966) beschriebenen »mère calmante«, der Mutter, die durch Überfürsorge das Kind so vollstopft, dass es zu ersticken droht. Andererseits kann sich diese Mutter aber auch jäh zurückziehen. Im Vorfeld der anorektischen Erkrankung stehen Ablösungsversuche der Tochter. Wenn sie mit Freunden oder Freundinnen in der Pubertät ausgehen will, rennt die Mutter aus dem Haus und ist nicht auffindbar; die Patientin kehrt von einem Rendezvous zurück

> und muss dann gemeinsam mit den Geschwistern und dem Vater die Mutter suchen, die bei solchen Gelegenheiten mehrfach Tabletten in suizidaler Absicht schluckt. Auch der Vater ist in einer verhängnisvollen Weise der Mutter darin ähnlich, dass er nicht verlässlich ist; er hat eine kleine Werkstatt, in die er sich zurückzieht, die niemand außer ihm betreten darf; er ist ein Vorbild für das Kokon der Patientin; aber er trinkt Alkohol, der ihm immer wieder aus dem Kokon heraushilft; dann wird er der Tochter gegenüber grenzüberschreitend zutraulich und zudringlich.

Die heftigen Affekte, denen ich als Therapeut ausgeliefert bin, gehören durchaus noch zum Bereich des szenischen Verstehens, die projektive Identifikation ist immer noch eine Möglichkeit, Affekte zu vermitteln. Negationsarbeit wird da am deutlichsten, wo ich selbst in meiner Fähigkeit zu denken angegriffen werde; als Folge erlebe ich etwas, das als »Alexithymie des Analytikers« beschrieben werden kann, dem selbst die Phantasien ausgehen, der einen therapeutischen Kontext nicht mehr herstellen kann, und dessen freischwebende Aufmerksamkeit zu einem Durcheinander zu verkommen droht. Hier handelt es sich nicht um konkordante Gegenübertragungen; dies würde heißen, die Aktivität der Negationsarbeit bei der Patientin zu verkennen und sie stattdessen in einen Zustand bedauernswerter, aber unveränderlicher Hilflosigkeit zu situieren. Zum Kokon zu werden reicht als Abwehr für die gierigen Impulse und die Zerstörungsängste der Patientin nicht aus. Sie registriert, dass ich mich bemühe, im Sinne von Bion Container für ihre Leere und die dahinterstehenden Gefühle zu bleiben. Um sicher zu gehen, muss sie den Container zerstören. Erst wenn sie sich sicher sein kann, dass auch der Analytiker keine psychischen Verbindungen mehr herstellen kann, kann sich die Angst lindern. Die furchtbare Einsamkeit ist wohl leichter zu ertragen – auch wenn sie in der anorektischen Nahrungsverweigerung tödlich enden kann, da sie mit dem Gefühl der omnipotenten Zurückweisung, also einem manischen Triumphgefühl verbunden ist – als die gierigen Affekte und Wünsche. *»Attacks on linking«*, Angriff auf die psychischen Verbindungen nennt Bion (1959) diesen Aspekt der »travail du negatif«. Die Objektbeziehungen und die mit ihr möglichen Affekte werden verworfen.

Joyce McDougall sieht in der Verwerfung bei psychosomatischen Patienten mit Alexithymie einen ähnlichen Mechanismus am Werk wie bei den Psychosen; freilich ergeben sich jeweils andere Konsequenzen:

> »Psychotiker schreiben anderen ihren eigenen überwältigenden Schmerz und ihre unerträgliche Angst zu; sie schaffen sich eine Neorealität, um ihre fortdauernde Existenz erträglich und verständlich zu machen. Mit dem Ziel vor Augen wenden sich Alexithymiker gegen ihre psychische Fähigkeit, Affekte wahrzunehmen und über sie nachzudenken bzw. sie als Signal zu betrachten. Statt nun aber eine Neorealität zu schaffen, lassen sie einfach die Bedeutung der Außenwelt und der Objektbeziehungen auslaufen« (McDougall 1989, S. 183).

Travail du negatif, attacks on linking, Verwerfung: Ich zitiere diese drei Konzepte, da in jedem ein treffender Begriff gefunden worden ist, der den Abwehraspekt, d.h. die Aktivität der Persönlichkeit des Kranken heraushebt. Auf diese Weise ist die Nicht-Kommunikation auch ein Teil der verstehbaren Kommunikation. Der Therapeut kann oder muss das würdigen und ernst nehmen, was ihm unter Umständen am meisten zusetzt, und die Negation als Angebot »positivieren«, um nochmals einen Ausdruck Benedettis zu entlehnen.

Der kranke Körper: Symbol oder Folge der Desymbolisierung?

Ergibt sich auf diese Weise, nämlich durch die Erweiterung der psychoanalytischen Technik auf Phänomene negativer Kommunikation, die Chance, nicht verstehbare Zusammenhänge als aktive Zerreißung psychischer Strukturen verständlich zu machen, so bleibt dennoch eine zweite Verstehensgrenze der Begegnung mit psychosomatisch Kranken bestehen: Diese Grenze wird durch die körperliche Erkrankung selbst gebildet. Freud hatte in genialer Weise zwei prinzipielle Modelle entwickelt, wie sich psychische Probleme im Körper manifestieren können. Das eine Modell ist die *Konversion,* das andere die *Aktualneurose.* Verkürzt lässt sich sagen, dass in der Konversion der Körper spricht, d.h., im Körpersymptom hysterischer Patienten zeigt sich ein symbolischer Sinn an, der mit anderen symbolischen Formen der Darstellung unbewusster Triebwünsche konvergiert. In der Körpersprache der Konversion drückt sich die Sprache des Unbewussten aus. Schon frühzeitig wurde bei Sándor Ferenczi, Felix Deutsch und Otto Fenichel die Konversion weg von der Hysterie auf prägenitale Störungen ausgeweitet. Deutsch hatte 1926 formuliert:

> »Der ganze Körper in seiner Funktion ist ein Gebäude von sinnreichen, bedeutungsvollen Niederschlägen psychischer Reminiszenzen, die vielfach zur Form

erstarrt, nichts mehr von ihrer ehemaligen Bedeutung erkennen lassen« (Deutsch 1926, S. 497).

Die Ausweitung der Konversion auf alle Triebentwicklungsstadien führte zu einer Ausweitung des Symbolverständnisses körperlicher Zustände.

Dem Konversionsmodell gegenüber stand bei Freud das Modell der Aktualneurose; bei Angstneurose, Hypochondrie und Neurasthenie wird die Erregung in Körpersymptome ohne die Vermittlung seelischer Repräsentanzen umgewandelt. Die Symptome der Aktualneurose haben keinen Symbolwert, sondern resultieren direkt aus der fehlenden sexuellen Befriedigung. Dazu gehört, dass der Ursprung der Aktualneurosen in der Gegenwart und nicht in infantilen Konflikten zu suchen ist. Das Aktualneurosen-Modell hat seinen Niederschlag in vielen psychosomatischen Konzeptionen gefunden. Dabei wird nicht an der Aktualgenese, also an der nur reaktiven Auslösung festgehalten, auch nicht an der ausschließlichen Betrachtung libidinöser Triebumwandlungen – die destruktiven Triebe sind in den Theoriebildungen sogar in den Vordergrund gerückt –, aber das Modell ist darin beibehalten worden, dass es Triebabfuhren in dem Körper gibt, die ihren Anschluss an sinnvermittelnde Repräsentanzen entweder nie gefunden oder verloren haben.

Man könnte die Geschichte der psychoanalytischen Psychosomatik unter diesem Ordnungsgesichtspunkt schreiben, dass entweder das Konversionsmodell oder das Aktualneurosenmodell verständnisleitend in der Psychosomatik gewesen sind. Die Frage, die sich aus den klinischen Beobachtungen an psychosomatischen Patienten stellt, ist die Frage nach der wechselseitigen Ausschließlichkeit beider Modelle. Mir erscheint die Vielfalt psychosomatischer Störungen zu groß zu sein, als dass *ein* Modell ausschließlich anwendbar wäre. Vielmehr vermute ich, dass eine Gruppe von Patienten sich am angemessensten mit dem einen, eine andere Gruppe besser mit dem anderen Modell beschreiben lässt. Nosologisch gesprochen, scheint es Übergangsreihen innerhalb des psychosomatischen Spektrums zu geben, von Konversionsstörungen über psychovegetative Beschwerden bis hin zu den Organneurosen. Diese Übergangsreihen aber gibt es nicht nur interindividuell, solche Übergänge lassen sich im Verlaufe der Therapie auch beim einzelnen Patienten in zeitlicher Sukzession beobachten. Die Konsequenz ist eine Dynamisierung und Spezifizierung des Auftretens psychosomatischer Symptome; dann heißt das Auftreten einer psychosomatischen Störung nicht, dass der Patient ein psychosomatischer Patient ist, sondern dass er zu einer bestimmten Lebenszeit in Bezug auf ein bestimmtes Körperareal psychosomatisch reagiert.

Außerdem muss dann, wenn das Modell der Aktualneurose verwandt wird, gefragt werden, wo in ihm jeweils die Verstehensgrenzen liegen. Wiederum gilt: Symbolisierung und Verstehbarkeit sind nicht gleichbedeutend. Nicht nur ist das Auftreten der Krankheit im Sinne einer Auslösesituation verstehbar, sondern auch die Finalität der Krankheit: Die energetische Betrachtungsweise ist zu solipsistisch und durch die vorhin gekennzeichnete kommunikative Ebene der Beschreibung zu ergänzen. Die energetische Metaphorik ist nützlich, um die Wucht der erlebten Affekte, die auf den Körper oder ein Organ auftreffen, zu kennzeichnen, aber nicht ausreichend. Auch beim aktualneurotischen Modell der psychosomatischen Erkrankung muss gefragt werden, welchen kommunikativen Sinn der somatische Kurzschluss und der Abbruch der Repräsentation hat. Dient sie dem Schutze *des* Objektes, z. B. vor archaischer zerstörerischer Aggressivität? Oder dient die Somatisierung dem Schutz *vor dem* Objekt, indem durch die Somatisierung die Verstehensbasis entzogen wird und der Körper zum Schutzschild wird, ganz vergleichbar der beschriebenen alexithymen Regression im Sprachverhalten? Dann wäre die psychosomatische Erkrankung selbst eine Kontaktschranke.

Statt nun mit theoretischen Ausführungen über den psychoanalytischen Symbolbegriff fortzufahren, stelle ich zwei Patienten mit Diarrhö vor, um mithilfe dieser notwendig knappen Vignetten mein Verständnis von den Grenzen unbewusster Symbolik zu erläutern.

> Herr W, ein 28 Jahre alter Patient, leidet unter zwanghaften Befürchtungen, die sich unter anderem auch auf seine Darmfunktion beziehen. Er befürchtet, den Stuhl nicht halten zu können, duscht und wäscht sich übertrieben oft, da er glaubt, sich bereits mit Kot beschmutzt zu haben. Die Angst wird so übermächtig, dass er nicht mehr aus dem Haus oder zur Arbeit geht. Tatsächlich leidet er immer wieder an Durchfällen, die als Colon irritabile diagnostiziert werden. In der drei Jahre dauernden, mittlerweile abgeschlossenen Therapie ist die Zusammenarbeit durch seine zwanghafte Gefühlskontrolle sehr erschwert. Dabei ist er ein freundlicher, untersetzter Mann, der oft nach der Arbeit – er ist Schreiner – in die Stunde kommt und mir auch in »anal ausgetrockneten« Stunden sympathisch bleibt. Ich berichte eine zentrale Sequenz aus einer Stunde gegen Ende des ersten Jahres. Wie immer kommt er, um über seine Versagensängste zu sprechen; als ich ihm sage, dass er mir lauter Müll in die Stunde bringe und mich wie einen Mülleimer benutze, wird er ungeheuer wütend. Erst allmählich können wir klären, warum. Er hat meine Deutung als persönliche Wertung gehört, nämlich dass ich alles, was er mir mitbringt,

für Müll erachte. Beim Durcharbeiten dieses Missverständnisses stoßen wir auf sein Selbstwertproblem: Er erlebt sich als »Hülle voller Scheiße«, deshalb muss er überall »durchfallen«. Tatsächlich ist es ihm gelungen, durch ein Studienexamen zu fallen, das ihm einen akademischen Titel ermöglicht hätte – und damit die Aussicht, seinen politisch tätigen Vater zu überflügeln. In der Erziehung hat dieser Vater die Begabungen des Sohnes unentwegt entwertet, um ihn auf die eigene Linie zu bringen. In einer Identifikation mit dem Aggressor hat der Patient die Entwertung verinnerlicht. Zugleich bestraft er sich für den starken ödipalen Hass auf den Vater, indem er sich klein macht und seine Inhalte, was in ihm steckt, seine Potenz, zu Kot zerkleinert.

Es ist leicht zu sehen, dass der Durch*fall* ein Symbol ist bzw. einen durch Verdichtung entstandenen symbolischen Knotenpunkt darstellt, dessen Fäden mit zentralen unbewussten Konflikten assoziativ vernetzt sind. Ein Faden führt zur narzisstischen Dimension (»innen ist nur Scheiße«), die mit der Selbstentwertung (»ich mache mich klein, ich zerkleinere mich zu Kot«) verbunden ist, ein anderer Faden führt auf den ödipalen Konflikt (»ich falle beim Vater durch« oder »ich lasse den Vater durchfallen«). Die auf die Stunde folgenden Träume könnten die Fortführung der analen Symbolik im Traum illustrieren; es ist wohl unnötig. Klar sollte nur werden, dass der Körper hier die Sprache der unbewussten Symbole (weiter-)spricht.

Herr B (vgl. ausführlich Kapitel 13) leidet seit zehn Jahren an schmerzhafter Diarrhö im Rahmen eines Morbus Crohn; seit eineinhalb Jahren kommt er zur Psychotherapie, um die Krankheit besser zu verarbeiten, die immer in Stresssituationen aufflamme. Der ebenfalls 28-jährige Patient ist in einer undurchdringlichen Weise perfekt gekleidet. In meiner Gegenübertragung erlebe ich mich selbst als unsauber, mir fallen vorher völlig unbemerkte Flecken auf meinem Hemd auf etc. Ohne Unterbrechung spricht er in einem fort; wenn ich nicht unterbreche, läuft sein Sprechen im Kreis, er wiederholt sich, mir drängt sich das Bild einer Schallplatte auf, die einen Kratzer hat und deshalb in der Rille zurückspringt. Auch Herr B ist mit den Bedrohungen der Zukunft beschäftigt. Zwei Grundbefürchtungen schälen sich heraus:

1. Er vermutet bei der neuen Freundin überall Zeichen nachlassender Zuneigung und Liebe; wo immer sie Schritte in die eigene Selbstständigkeit unternimmt, befürchtet er, hart und plötzlich fallengelassen zu

werden. Dabei sieht er nicht seine Furcht, sondern nur eine Gefahr im Verhalten der Freundin. Um sich ihrer zu vergewissern, muss er drei oder vier Mal in der Woche mit ihr schlafen, die Zahl ist wichtig und wird wie ein Garantieschein für den Besitz der Freundin erlebt. Er selbst ist beim Verkehr nur mit der eigenen Funktionstüchtigkeit befasst; von mir möchte er Richtwerte für die männliche Potenz erfahren.

2. Die andere Grundbefürchtung richtet sich auf den Arbeitsplatz, wo er sich ständig übervorteilt fühlt. Er entfaltet ein eindrucksvoll ausgemaltes, kafkaeskes Szenario: Im Betrieb herrschen inkompetente Angestellte, die das Arbeiten nur vortäuschen, ansonsten aber Intrigen spinnen, bei denen regelmäßig die Kollegen und besonders die Frauen unter ihnen bevorzugt werden.

Ich erfahre keine Träume und erhalte kaum irgendeine Information aus der Lebensgeschichte. Herr B hat kein Bewusstsein einer gelebten Biografie, zu Hause ist schon immer alles so gewesen wie jetzt auch. Er lebt immer noch als Einzelkind bei den Eltern, die konfliktfrei und harmonisch miteinander leben und zwei Mal in der Woche Verkehr haben (auch hier zählt er mit!). Als er acht Jahre alt war, so ergibt sich im Verlauf der Behandlung, hatte die Mutter einen zweiten Sohn zur Welt gebracht, der allerdings kurz nach der Geburt starb. Die Mutter habe man daraufhin schonen müssen – mehr sagt er dazu nicht. Der Vater sei vor Jahren auf einer Kur gewesen und habe eine Frau kennengelernt, ohne mit ihr zu schlafen. Nach seiner Rückkehr hätten Mutter und Sohn ihn gemeinsam zur Rede gestellt und ihm das Ausscheren unmissverständlich verboten – seither sei alles ruhig zu Hause. Sein Leben ist darauf ausgerichtet, Überraschungen zu vermeiden. In der Übertragung werde ich auf eine einzige Funktion hin festgeschrieben: Ich muss seine Befürchtungen hören, annehmen und irgendwie entschärfen, darin traut er mir alles zu, einen anderen Einfluss aber kann mir der Patient nicht gewähren. Sein Darm, so betont er, spricht zu ihm. Nachdem seine letzte Beziehung ein Jahr gehalten habe, habe er Durchfälle bekommen, er habe dann gewusst, dass die Freundin nicht mehr die Richtige für ihn sei, er habe sich daraufhin getrennt. Wenn im Geschäft der Durchfall stärker wird, weiß er, dass er sich zur Wehr setzen muss, er ringt sich dann durch, Anträge auf finanzielle Höherstufung beim Betriebsrat zu stellen oder Ähnliches.

Halten wir inne: Bei Herrn B – so sagt er – spricht der Körper wie bereits beim ersten Patienten. Und dennoch ist der Unterschied unübersehbar. Der Darm spricht hier keine symbolisch verdichtete Sprache; der Durchfall ist Signal, manchmal auch Befehl für den Patienten, wie eine Person der Außenwelt fordert der Darm ihn zu Aktivitäten heraus. Die Schilderungen z.B. der kafkaesken Arbeitswelt sind anschaulich; offensichtlich fehlen dem Patienten weder die Worte noch die Bilder. Dennoch kann er mit diesen Vorstellungen nicht assoziativ arbeiten. Diese Bilder sind nicht in der Phantasie miteinander verbunden. Es darf für ihn keinen inneren Phantasieraum geben, Phantasie und Realität werden kurzgeschlossen. Durch die Projektion sind die bedrohlichen Bilder für ihn reale Vorkommnisse einer undurchschaubaren und bösen Außenwelt.

Im lückenlosen Text der Therapiestunden, im Sprechen ohne Pause, wird die Versperrung des Übergangsraumes sinnfällig: Keine Lücken im fortlaufenden Text dürfen auftreten, die zur Eintrittspforte beängstigender Phantasien werden könnten. Die häufig wie eine Floskel erscheinende Redewendung »Ich weiß das genau!« hat ihren präzisen Sinn: Sie beschreibt die Bewahrung der *einen* Wirklichkeit gegen den Einbruch der Phantasie. Diese Bewahrung der einen Realität erscheint mir wesentlich. In ihr ist eine wesentliche Differenz zur psychotischen oder perversen Abwehr zu erkennen. In Psychose oder Perversion wird die Realität umgebaut, es werden – in den Worten von Joyce McDougall (1988) – *Neorealitäten* geschaffen. In der psychosomatischen Welt der Normalität werden die Perspektiven verleugnet und der Realismus übertrieben; ich möchte im Kontrast zur Neorealität hier von *Hyperrealität* sprechen.

Zugleich lässt sich mit dem Modell der Hyperrealisierung die oft diskutierte Nähe, aber auch die Differenz der psychosomatischen Welt zur Analität erklären. Es geht dem Patienten um die strenge Kontrolle des Anderen, aber nicht um das Beherrschen eines bestimmten inneren Objektes, das gequält oder verkleinert, zu Kot gemacht werden soll, sondern es geht um die Beherrschung des Anderen schlechthin, um die Verteidigung der Eindimensionalität der Realität. Würden Phantasien zugelassen, so könnten sie die in der Realität angehefteten Bruchstücke intrapsychisch verbinden – und das ist auch das Ziel der therapeutischen Aufgabe –, dann könnte der hasserfüllte kleine Knabe in Herrn B spürbar werden, der dem nachfolgenden Geschwister den Tod wünscht und über die Wunscherfüllung selbst zu Tode erschreckt. Jenseits dieser Neid- und Hassthematik aber könnten Vernichtungsängste lebendig werden, die sich darauf beziehen, keinen eigenen Körper zu haben, sondern nur über den

Körper der Mutter oder der Freundin zu leben. Der konkretistische Umgang mit der sexuellen Leistungsfähigkeit ist nicht nur Männlichkeitsstereotyp, sondern auch Ausdruck der Not, sich der eigenen Körperlichkeit durch die Spiegelung am Körper der Freundin zu vergewissern (vgl. McDougall 1987). Das Körperbild des Patienten ist nicht verinnerlicht, sondern an den Körper des Anderen gebunden. Daher die Unmöglichkeit zur Trennung, die nicht nur Verlust, sondern das Auseinandergerissenwerden bedeutete.

Die Therapie ist eine Gefahr, da sie die Phantasien stimuliert und so die eine Realität zerstören könnte; daher werde ich als Therapeut auf eine Funktion festgeschrieben: Ich werde – um Donald Meltzers anschaulichen Begriff zu gebrauchen – zur *toilet breast* (Toilettenbrust), zu einem Behälter, der den Patienten nährt, indem er alles von ihm aufnimmt (Meltzer 1964). In diesem Stadium allerdings ist eine Deutung, vergleichbar der Mülleimer-Deutung bei Herrn W, erfolglos; sie hat Wirkung, allerdings nur darin, dass sie die Symptomatik verstärkt und zu Koliken führt.

Ich möchte, ausgehend vom Vergleich beider Patienten, einige theoretische Anmerkungen zu Symbol und Desymbolisierung anschließen. Symbolisierung ist nicht gleichbedeutend mit psychischer Bildhaftigkeit oder psychischer Repräsentation; Desymbolisierung heißt nicht Derepräsentation oder das Fehlen von Bildern. Wir haben gesehen, dass Herr B durchaus über Bilder verfügt. Unbewusste Symbole zeichnen sich dadurch aus, dass sie nicht allein auftreten, sondern in einem geschlossenen Strukturzusammenhang, einer symbolischen Ordnung, miteinander vernetzt sind, deren Vernetzungsregeln z. B. in der *Traumdeutung* beschrieben sind (Verschiebung, Verdichtung etc.). Desymbolisierung bedeutet dann die Ausgliederung aus diesem unbewussten Strukturzusammenhang. Desymbolisierung ist ein Abwehrvorgang, der nicht an die Verdrängung gebunden ist, für den vielmehr ein eigener Begriff reserviert bleiben sollte, nämlich der Abwehrmechanismus der *Verwerfung*. Die Verwerfung erzeugt Lücken in diesem symbolischen Netzwerk. Die Folge ist die Unterbrechung der assoziativen Kontinuität im symbolischen Erleben, und diese wiederum führt dazu, dass Repräsentationen isoliert auftreten und dadurch eine archaisch bedrohliche Qualität annehmen. Sie sind dann nicht integrierbar und werden projiziert.

Bions metapsychologische Sprache ist hierbei am anschaulichsten, da sie sich an die nutritiven Funktionen anlehnt. Bion spricht von den unverdaulichen Elementen des Psychischen und nennt sie – dann allerdings wenig anschaulich – Beta-Elemente. Verdauung bedeutet umgekehrt innere Assimilation, d. h. Angleichung des neu aufgenommenen Materials an einen vorhandenen körperlichen und seelischen Strukturzusammenhang, dies wären dann die Alpha-Elemente. Desymbolisierungen beziehen sich auch auf den Körper; dann können Bereiche in der seelischen Repräsentation des Körpers auftreten, in denen der erotische Körper, d.h. der zur erogenen Zone gewordene Körper, durch Besetzungsentzug seine symbolische Bedeutung verliert und in einen physiologischen Körper umgewandelt wird (vgl. Dejours 1989). Als erotischer Körper ist der Körper mit anderen verbunden, als begehrter und begehrender Körper ist er von der Kindheit an mit begehrten oder begehrenden Objekten verbunden. Desymbolisierung oder Besetzungsentzug des Körpers heißt dann die Lösung des Körpers aus seinen Verbindungen mit anderen.

Bei Herrn W ist der Durchfall durch die vielfältige unbewusste Bedeutung des »Durchfallens« mit dem Selbst und den Objekten verbunden. Bei Herrn B steht der Durchfall zunächst isoliert da (um erst sekundär zur Sprache zu werden, ich komme gleich darauf zurück). Der Durchfall tritt in Situationen auf, in denen an die Fähigkeit zur Trennung appelliert wird, sei es dort, wo die Freundin eine eigene Lebensperspektive hat und damit als der Dämon erscheint, der einen Körperteil des Patienten mit sich zieht und zerstört, sei es dort, wo im Arbeitsleben andere Berufsinteressen das Phantasma der einen Realität infrage stellen. In diesen Krisen wird der Körper krank, von nun an – Joyce McDougall (1985) hat dies betont – folgt der somatische Prozess eigenen Wegen und pathophysiologischen Gesetzen, er ist dann mit einem anderen, nämlich physischen Strukturzusammenhang verknüpft. Die energetische Metaphorik des Aktualneurose-Modells ist nützlich, um sich darüber eine Vorstellung bilden zu können, wie möglicherweise gerade die aggressive Triebspannung in Körperzerstörung umgewandelt wird.

Wie passt hierzu der Befund, dass Herr B seine Darmsymptomatik selbst als Sprache auffasst? Tatsächlich gibt der Körper ihm das »richtige« Zeichen, z.B. wenn er ihm rät, sich aus der Verbindung mit der ersten Freundin, einer zu autonomen Frau, zu lösen, die seine Trennungsempfindlichkeit überfordern würde. Hier ist wichtig, zu sehen, dass auch da, wo der Körper desymbolisiert wird, dies nicht der Endzustand ist. Wenn wir einen geschlossenen symbolischen Strukturzusammenhang des Unbewussten annehmen, so folgt daraus, dass in einem solchen Strukturzusammenhang keine Lücke entstehen kann (vgl. hierzu Küchenhoff/Warsitz 1989). Die Organkrankheit selbst wird psychisch reintegriert, sie unterliegt einer *sekundären Sinngebung.* In ähnlicher Weise hatte ja Freud für die Psychose beschrieben, dass der Weltuntergang im akut psychotischen Zusammenbruch kein Endzustand ist, er wird von Rekonstruktionsversuchen überformt, als die der Wahn und andere produktive Symptome gelten können (Freud 1911c). Diese Rekonstruktionsversuche dienen nicht nur der Aufrechterhaltung des Selbstgefühls, sondern bahnen – wie Freud dies für Schreber beschreibt – die Rückkehr zum Objekt an. Das gilt meines Erachtens auch für die Symptome der psychosomatischen Erkrankung. Dann erhält die Krankheit eine symbolische Bedeutung im Rahmen der Lebensgeschichte, sie unterliegt einer *sekundären Konversion*. Dies ist meines Erachtens der Grund, warum die extensiven Deutungsversuche, wie sie z.B. Groddeck an Körpersymptomen vornimmt, nicht falsch sind; der Ausduckssinn von Krankheit wird unter Umständen immer richtig gesehen, nur wird hier ein post hoc zum propter hoc umgewandelt.

In der Analyse des sekundär-konversionstypischen Umgangs mit der Krankheit entfalten sich allerdings Möglichkeiten eines verstehenden Zugangs zur Lebensgeschichte. Die sekundäre Konversion kann so gestaltet sein, dass der Kranke die ihn ängstigenden Triebimpulse oder schädigende Objektvorstellungen in den Körper, vor allem in den kranken Körper, projiziert. Diese Projektion in den Körper war schon von Anna Freud (1952) und später von Herbert A. Rosenfeld (1981) für die Hypochondrie beschrieben worden. Auf diese Weise, durch Projektion auf den Körper, kann der desymbolisierte Körper wieder im Verlaufe einer Psychotherapie angeeignet werden. Sami-Ali hat von einer negativen Korrespondenz zwischen der Projektion und der Somatisierung gesprochen (Sami-Ali 1987, S. 40). Das heißt: Je mehr es möglich ist, den kranken Körper projektiv mit Phantasien zu besetzen, umso weniger wird eine Somatisierung aufrechterhalten werden müssen.

Am Ende dieses Kapitels angelangt, möchte ich kurz einige mir wichtige Punkte resümieren:

1. Das psychoanalytische Verstehen muss an der Stelle enden, wo der Sprung vom Seelischen in den Körper erfolgt. Die kausalen Erklärungen für diesen Sprung bleiben unvollständig, zu viele Zwischenglieder in der Verknüpfung von Psychologie und Physiologie sind unerforscht. Aber auch wenn der Sprung selbst nicht analysierbar ist, so wird das Wissen um die Vorgänge kurz vor und kurz nach dem Sprung größer.
2. In der klinischen Symptomatik gibt es eine Übergangsreihe von Symbolisierung *im* Körper zur Desymbolisierung *des* Körpers. Die Entscheidung darüber, welches Modell geeignet ist, den Patienten am besten zu beschreiben, muss in der individuellen Begegnung mit ihm immer neu getroffen werden. Insofern ist eine nosologische Entität *des* psychosomatischen Patienten klinisch weder gerechtfertigt noch sinnvoll, wenn die nosologische Zuordnung die Begegnung verhindert.

3. Auch die Desymbolisierung des Körpers kann verstehbar gemacht werden. Sie hat einen kommunikativen Sinn, d.h., als Analytiker muss man sich darauf einstellen, nicht nur inhaltlich die Symbolik zu verstehen, sondern man muss auch die Ebene der negativen Kommunikation berücksichtigen. Außerdem schließt sich der symbolische Strukturzusammenhang des Seelischen immer neu, sodass die Verarbeitung der entstandenen symbolischen Lücken im Sinne der sekundären Konversion und im Sinne der Projektion in den Körper wiederum dem Verstehen zugänglich gemacht werden kann.
4. Schließlich kann der Versuch nützlich sein, ein großes Hindernis auf dem Weg zur Verständigung mit psychosomatisch Kranken, nämlich die mangelnde Introspektion und die »Normalität« ihres Weltbezugs, in seiner Funktion als Hindernis im Sinne der »Hyperrealisierung als Phantasieabwehr« selbst verstehbar zu machen.

13 Zur Rolle der Verwerfung bei der Entstehung psychosomatischer Erkrankungen

»Wer nicht zu seinem eigenen Leben das Leben anderer Menschen rechnet, der ist ein wahrer Kaspar Hauser in der Welt; er findet sich elternlos in sie wie in einer Wüste ausgesetzt; er kommt sich selbst vor wie ein Pilz, der über Nacht aufgeschossen ist; sein Dasein ist ihm ein Rätsel [...]. Der paradoxe Aphorismus unseres Lebens verliert nur seine fragmentarische Bedeutung, bekommt erst Sinn und Verstand, wenn er im Zusammenhang mit dem großen Text der Vergangenheit gelesen wird« (L. Feuerbach).

Einleitung

Es ist gefährlich und kann leicht zu Missverständnissen führen, wenn der Anspruch erhoben wird, über *die* psychosomatische Erkrankung zu schreiben, also im Gebiet der Psychosomatik eine globale Aussage zu versuchen. Bemühungen darum, die Persönlichkeitsstruktur des psychosomatisch Kranken und die Bedeutung (oder Nicht-Deutbarkeit) des körperlichen Symptoms einheitlich und umfassend zu beschreiben, dienen zwar dem Herrschaftswissen des Forschers, der nosologische Klarheit und übersichtliche Eindeutigkeit sucht; sie gehen aber an der unübersehbaren Vielfalt der klinisch beobachtbaren Verbindungen von körperlichem und seelischem Leiden vorbei. Unitarische Theorien in der Psychosomatik haben daher immer die Bürde des Reduktionismus zu tragen. Sie sind auf einige Patienten anwendbar, das macht ihre partielle Evidenz und Attraktivität aus, verallgemeinert aber können sie zum Prokrustesbett werden, in das alle psychosomatischen Patienten hineingezwungen werden. Diese Macht der Theorie kann zur Gewalt in der Praxis führen, da viele Patienten psychotherapeutische Hilfsmöglichkeiten verlieren können, wenn sie nosologisch aus dem Bereich des Verstehens ausgegrenzt werden.

»Es ist ehrlicher, zugleich aber auch fruchtbarer, einzugestehen, daß die psychosomatische Erkrankung meist rätselhaft bleibt, und daß die Berechtigung einer solchen Bezeichnung [psychosomatische Erkrankung; Anm. J. K.] erst noch bewiesen werden muß. Fruchtbarer deshalb, weil die Forschung dadurch nicht in Hypothesen und Halbwahrheiten stecken bleibt« (Israel 1983, S. 49).

Aber das Denken in spezifisch nosologischen Entitäten ist allzu sehr im medizinischen Diskurs verwurzelt; daher soll der Konzeption »psychosomatisches Phänomen« eine reale Person entsprechen, *der* psychosomatische Patient. Wolff hat treffend eingewandt, dass hier ein Begriff, der ein heuristisches Instrument darstellt, um Wirklichkeit zu erfassen, verdinglicht wird. So ist eben z.B. »Alexithymie« kein Objekt und keine psychische Struktur, sondern ein Denkmodell. Dann aber ist die Frage nach *der* Ursache der Alexithymie hinfällig und unbeantwortbar, da die Fragestellung nicht mehr stimmt (Wolff 1977, S. 382). Die Erfahrungen mit psychosomatisch Kranken aus poliklinischer Sicht bestätigen diesen theoretischen Einwand aus empirischer Perspektive. Psychosomatisch Kranke als eine Sondergruppe gibt es kaum, vielmehr mischen sich seelische und körperliche Beschwerden in Form einer Ergänzungsreihe; der eigenständige Begriff der psychosomatischen Erkrankung macht allein einen medizinsoziologischen Sinn, indem er für die Krankheit ein wissenschaftlich akzeptiertes Etikett bereitstellt, das Schutzfunktion für die Therapie der Patienten im herrschenden Medizinbetrieb übernimmt (Rudolf 1977).

Das Modell der Alexithymie und seine Rezeptionsgeschichte in der Psychosomatik sind ein gutes Beispiel für das Schicksal einer nosologischen Verfahrensweise. Von den Arbeitsgruppen um Nemiah und Sifneos und von der sogenannten Französischen Schule der Psychosomatik wurden bedeutsame klinische Befunde erhoben. Es lohnt, sie sich kurz in Erinnerung zu rufen.

So haben Nemiah und Sifneos beobachtet, dass es psychosomatische Patienten schwer haben, ihren »thymós«, ihre Gemütsverfassung auszudrücken. Stattdessen werden »äußere Reiseberichte« (von Rad 1983, S. 15) gegeben, d.h. eine mimetische Beschreibung der äußeren Lebensumstände und der (veräußerlichten) Körpersensationen, ohne dass die beschriebenen Sachverhalte emotional erschlossen werden könnten. Dabei können die Patienten nicht als affektleer bezeichnet werden; aber die Empfindungen sind ganz undifferenziert, richtiger müsste man sagen: unartikuliert, d.h., nicht mit Vorstellungsinhalten verknüpft; sie folgen einer dichotomisch vereinfachten Lust-Unlust-Schematisierung. »Emotions«, also die physiologisch-körperlichen Begleiterscheinungen der Affekte, werden wahrgenommen, die »feelings«, der erlebnishafte Ausdruck oder das artikulierte Gefühl, sind nicht bewusst verfügbar.

Die kognitive Struktur psychosomatischer Patienten ist von Marty (1958) und de M'Uzan (1977) als *pensée operatoire* beschrieben worden; es ist, als ob allein der instrumentelle Verstand die Vernunft beherrscht: Handlungen und Ereignisse werden nur in ihrer mechanistischen Bedeutung gesehen und allgemeinen Bezugssystemen subsumiert. So stellte die *pensée operatoire* eine Übertreibung einer kollektiven Struktur der Vernunft dar, nämlich der Vorherrschaft des zweckrationalen Handelns, wie es von Max Weber und Jürgen Habermas beschrieben wurden. Die Sprache vertiert ihren »Symbolgehalt«, das heißt, dass sie

> »eher nach einem System von Zeichen strukturiert ist und wie ein Handlungsfragment ohne symbolischen Ausdrucksgehalt anstelle einer seelischen Verarbeitung erscheint, den Marty und de M'Uzan auf die treffende Formulierung gebracht haben: Das Wort wiederholt nur, was die Sache tut« (von Rad 1983, S. 16).

Im Gespräch mit dem Patienten imponiert eine besondere Kommunikationsstruktur; die Beziehung wird vom Gesprächspartner oft als leer empfunden *(relation blanche)*; der Arzt erlebt in sich oft das Bedürfnis, mit eigenen Phantasien und Aktivitäten, mit eigener »energetischer Zufuhr« (ebd., S. 17) diese Leere auszufüllen. Dem Kranken ist es unmöglich, Unterschiede zwischen sich und dem anderen wahrzunehmen und anzuerkennen; alle Menschen sind ebenso normal wie er selbst. So handelt es sich bei den anderen Menschen um lauter Abziehbilder seiner selbst (projektive Reduplikation).

Fain (1966) hat die frühkindlichen Entstehungsbedingungen alexithymer und operationaler Strukturen zu ergründen versucht; dabei erforschte er vor allem die frühe Interaktion zwischen Mutter und Kind. Die *mère calmante* ist keine *good enough mother* im Sinne Winnicotts; sie ist vielmehr eine allzu gute Mutter, die den Säugling von Umweltreizen und jeder Distanzmöglichkeit abschirmt. Die Folgen sind für den Säugling verheerend; normalerweise ist die Abwesenheit der Mutter die Vorbedingung dafür, dass der Säugling in halluzinatorischer Wunscherfüllung sich selbst eine Kompensation schafft, die eine erste Form der Phantasiebildung bedeutet. Die Omnipräsenz der *mère calmante* verhindert das Entstehen psychischer Repräsentation. Eine *mère satisfaisante* wäre eine Mutter, die als libidinöses Objekt besetzt werden kann. Die Mutter der später psychosomatisch reagierenden Menschen ist – wie der Igel in der Fabel – »schon immer da«. Sie verhindert das Aufkeimen eines eigenen kindlichen Begehrens.

Durch diese Erforschung des affektiven und kognitiven Erlebens der psychosomatischen Patienten und durch parallel laufende entwicklungspsychologische Beobachtungen ist es möglich geworden, psychosomatische Phänomene als Störungen der Symbolbildung verständlich zu machen. Dass die soeben geschilderten Konzepte dennoch schnell kritisiert worden sind, liegt nicht an den beobachteten Befunden, sondern an den theoretischen Schlussfolgerungen. Zum Beispiel haben Nemiah und Sifneos, nachdem sie zunächst verschiedene ätiologische Modelle diskutierten, nämlich das psychoanalytische Abwehrmodell, entwicklungspsychologische Defizite und neurophysiologische Einschränkungen, sich später ganz einer biologischen Defekthypothese zugewandt. Damit aber war die Diagnose Alexithymie mit der Gefahr verbunden, zu einem Ausschlusskriterium für Psychoanalyse zu werden. Die Defekthypothese dient einer vorschnellen Beruhigung, allerdings nur des Therapeuten.

> »Das interpersonelle Unbehagen in der mühevollen Arzt-Patient-Beziehung ist durch eine versöhnliche organmedizinische Erklärungsgrundlage für ›echte‹ psychosomatische Krankheitsbilder aufgelöst« (Kapfhammer 1985, S. 42).

In dieser Konfundierung nosologischer und deskriptiver Kategorien ist die Theoriediskussion der psychosomatischen Medizin mit altbekannten Debatten in der Psychiatrie vergleichbar, innerhalb derer im Begriff der Endogenität Beschreibung und Ätiologie auch vorschnell miteinander verknüpft werden. Das Defektmodell widerspricht aber auch der therapeutischen Erfahrung; Gaetano Benedetti (1980) und Christel Schöttler (1981) haben die Reversibilität alexithymer Erlebens- und Denkweisen im Zuge langdauernder Psychotherapien eindrucksvoll beschrieben; auch wenn beide hervorheben, dass Psychotherapie durch eine Konstruktion und durch die Schaffung neuer Repräsentationen wirkt, so könnte doch in einem biologischen Defektmodell diese Konstruktion nicht gelingen, weil ihr der – letztlich somatische – Boden fehlt.

Zugleich wird in der klinischen Arbeit deutlich, dass nicht alle psychosomatischen Patienten ein alexithymes Verhalten zeigen. Alexander Mitscherlichs Modell der zweiphasigen Verdrängung ist durch die Diskussion der Alexithymie nicht einfach überflüssig geworden. Es gibt offensichtlich psychosomatisch reagierende Patienten, die durchaus ganzheitliche Objektvorstellungen erreichen und die über eine Konfliktabwehr verfügen, derer sich auch neurotische Patienten bedienen. Konflikt und Abwehr sind, nach dem Modell der zweiphasigen Verdrängung, also durchaus neurotischen Mechanismen vergleichbar. Dass eine neurotische Konfliktlösung schließlich doch scheitert, dass das psychosomatische »Simultangeschehen« zerreißt (Mitscherlich 1983, S. 153) und damit eine Krankheit entsteht, kann an einem organischen Entgegenkommen liegen, oder an zusätzlichen Belastungen, die

die neurotischen Abwehrmechanismen sogar überfordern, die jedoch grundsätzlich die gleichen Mechanismen bleiben. Mitscherlich spricht mit gutem Grund von »Nachverdrängung« als dem zweiten Phasenteil der Abwehr im psychosomatischen Geschehen, um die Gleichheit der Mechanismen zu unterstreichen: »Die Nachverdrängung wird also nicht nur als psychischer Abwehrmechanismus wirksam, sie erreicht über unbewußt bleibende Korrelate auch Organfunktionen – bis hin zu irreversiblen Leistungsstörungen« (ebd.).

Benedetti hat in seiner Therapiestudie zu psychosomatischen Patienten aufgrund anders gelagerter Gegenübertragungsempfindungen und anderer beobachtbarer Abwehrformationen die psychosomatischen Patienten als Persönlichkeiten beschrieben, die Borderline-Persönlichkeitscharakteristika zeigen (Benedetti 1980). In jedem Fall kann den vorsichtigen Formulierungen Israels nur erneut zugestimmt werden:

> »Eine bei Dermatosen durchgeführte Untersuchung (L. Israel und J. Jadin: Psychosomatique et peau) hat ergeben, daß bei einem Teil der Kranken eine neurotische Persönlichkeitsstruktur vorlag, und ein anderer, ähnlich großer Teil psychotische Zustände aufwies. Unter Berücksichtigung der vorangegangenen Überlegungen würde daher das psychosomatische Symptom entweder im Rahmen einer neurotischen oder einer psychotischen Persönlichkeit zu finden sein. Im Falle einer neurotischen Persönlichkeit verhielte es sich wie ein neurotisches Symptom, könnte also zumindest, was das Vorgehen anbetrifft, wie ein solches behandelt werden; im Falle einer psychotischen Persönlichkeitsstruktur aber wäre das somatische Symptom – wie schon gesagt –, eher ein Mittel, die psychotische Entgleisung, d. h. den Ausbruch eines Wahns zu verhindern« (Israel 1983, S. 50).

Es gibt also keine einfache Antwort auf die Frage nach dem psychosomatischen Phänomen. Eine Kritik an Spezifitätsannahmen muss die »Doktrin spezifischer Ätiologie« (Ahrens 1987) auflösen. Trotz aller Kritik am entwicklungspsychologischen Fortschrittsdenken von Karl Abraham orientiert sich psychoanalytische Modellbildung auch im Bereich der Psychosomatik nach wie vor häufig an festgelegten Entwicklungsstadien und den ihnen entsprechenden Ebenen psychischer Störungen. Da psychosomatische Erkrankungen oft einhellig den frühen Störungen zugeordnet werden, *muss* der Konflikt des psychosomatischen Patienten aus der präverbalen Zeit des Infans stammen, in der körperliche Affektzustände noch nicht integriert sind (vgl. Stüttgen 1985). Wenn die Fixierungsstelle in der präödipalen Zeit liegt, so eine weitere Konsequenz, kann die psychosomatische Symptomatik nicht Ausdrucksverhalten sein, denn dann gehorchte sie dem Mechanismus der Konversion und der Patient hätte ein hysterisches Niveau erreicht.

Beachtenswert ist der Lösungsversuch, den Kapfhammer wählt, indem er diesem schlichten Stadiendenken das epigenetische Modell von Erik Erikson entgegenstellt. Der epigenetische Ansatz erlaubt die Annahme, dass sich auf jeder Stufe der Entwicklung des Kindes ein neuer psychosomatischer Strukturzusammenhang einspielen muss; auf jeder Ebene sind die erzielten Verarbeitungsmuster der früheren Ebenen integriert und präsent, zugleich aber auf das entwicklungsadäquate Konfliktniveau »angehoben«; dann gibt es nicht nur *eine*, sondern vielfältige »psychosomatische Krisen«, wie Kapfhammer (1985) sich ausdrückt, in denen Seele und Körper in eine je neue Ordnung zueinander eintreten.

Diese Relativierung des einen psychosomatischen Standortes ist notwendig, um nicht eine Sicherheit da zu suggerieren, wo viele Fragen offenbleiben.

> »Wir haben den Arzt auf diese psychosomatischen Fragen aufmerksam gemacht, um eine Überschwemmung mit Psychosomatik zu verhindern, deren einziger Effekt darin besteht, eine Unwissenheit zu kaschieren« (Israel 1983, S. 51).

Ohne eine solche Relativierung wäre die folgende Darstellung irreführend; eine kurze Kasuistik soll die Schwierigkeiten im Umgang mit einem Patienten andeuten, der seine Ängste in einer psychosomatischen Symptomatik einbinden muss und der es nicht zulassen kann, sie zur Sprache zu bringen. Anschließend an diese Kasuistik soll das Konzept der psychosomatischen Erkrankung diskutiert werden, das Joyce McDougall vorgelegt hat und das sich mit alexithymen Strukturen als Psychoseäquivalenten beschäftigt. So bedeutsam dieses Konzept auch ist, es kann nur einen Ausschnitt der klinischen Phänomene umfassen.

Die Sprachlosigkeit des Patienten und die Zeichensprache des Körpers

Herr B leidet schon lange an einem Morbus Crohn. Er kommt seit einem Jahr in Psychotherapie, da er gemerkt hat, dass die Krankheit immer in »Stresssituationen« aufflammt, er möchte seine Krankheit besser in Schach halten können. Herr B ist 28 Jahre alt. Von der ersten Therapiestunde an behandelt er mich so, als kenne er mich bereits oder als sei es gar nicht nötig, sich an mich zu gewöhnen. Er spricht sofort von seinen Sorgen und Ängsten, ohne sich zunächst vor mir zu schützen und ohne mich überhaupt als »fremd« zu registrieren. Von Anfang an bin ich als Zuhörer für ihn da, er stopft alle seine Gedanken in mich hinein. Dabei aber setzt er sich mit mir als anderen Menschen nicht auseinander. Ich stehe wie eine Institution zur Verfügung, ohne die Psyche einer eigenen, ihm zunächst fremden Person zu haben. In jeder Stunde fängt er sofort und ohne Pause an und redet ohne Unterbrechung, wenn ich nicht eingreife, wiederholt er sich in immer neuen Umdrehungen, ich werde an eine Schallplatte erinnert, die einen Riss hat und immer wieder in die gleiche Rille zurückspringt. Er ist überkorrekt, modisch akkurat gekleidet. Er ist blass, aber sein Körper muskulös, seine wichtigsten Hobbys sind Hanteltraining und Kampfsport. Er berichtet nie über etwas, das ihm an sich selbst als konflikthaft auffällt, oder womit er sich selbst auseinandersetzen könnte. Stattdessen beklagt er sich über Ereignisse und Personen seiner Umwelt, die ihn belasten. Er kann sich keine Zeit zum Nachdenken und keinen Raum für seine Phantasien lassen. Wenn ich auf seine eigene Befindlichkeit zu sprechen komme oder ihn mit einem eigenen Konflikt konfrontiere, versteht er mich nicht, da es die Schwierigkeiten mit anderen sind, die er auch einsieht. So beklagt er sich über seine Freundin, die er seit einem Jahr kennt, da er ständig in der Angst lebt, sie könne ihn verlassen. An sie hat er sich ohne eine Zeit der Einstellung und des Kennenlernens schnell, vom ersten Tag an, gebunden.

Von seiner Liebe zur Freundin wird nichts spürbar, vielmehr hat er ganz von ihr Besitz ergriffen und nun soll sie zu ihm gehören, so als sei sie ein Teil von ihm. Jedes Zeichen von Eigenständigkeit und eigener Meinung der Freundin verursachte ihm Darmbeschwerden; den eigenen Lebensbereich der Freundin erlebt er als einen Angriff, der in ihm den Verdacht nährt, dass sie ihn doch nicht so gerne mag, wie er dies von ihr wünscht. Die sexuelle Beziehung zur Freundin dient dazu, sich ihrer zu vergewissern; so zählt er, wie häufig es zum Geschlechtsverkehr kommt, der ihm zu einem Garantieschein für den Besitz der Freundin wird. Er will von mir sexuelle Leistungsnormen erfahren, die Männer erfüllen müssen; er muss wie eine Maschine funktionieren, deren Leistungsfähigkeit er mit anderen Maschinen vergleicht.

Wenn er nicht über die Freundin spricht, redet er über den Arbeitsplatz. In der Firma, in der er als Industriekaufmann arbeitet, haben sich die Vorgesetzten gegen ihn verschworen. Obgleich er aus seiner Sicht mehr als alle Kollegen arbeitet, wird er schlechter bezahlt und langsamer befördert. Ganz genau beobachtet er seine Chefs; sie sind sich alle gleich: insuffiziente, dabei intrigante Männer, die nur hinter den Frauen der Firma her sind und die ihm selber keinen Platz lassen. Auch hier lässt er keinen Zweifel an der eigenen Wahrnehmung zu: »Ich weiß das genau.« Diese Redewendung gehört zu den am häufigsten gebrauchten Sätzen.

Er lebt zu Hause bei den Eltern; eine Ablösungsthematik gibt es nicht, er versteht nicht, warum er sich mit der Trennung von den Eltern beschäftigen sollte. Sie führen, so wie er sie beschreibt, eine ideale Ehe, die von keinem Streit getrübt ist. Er erinnert sich nur an einen einzigen Streitfall zwischen den Eltern. Während eines Kuraufenthaltes hatte der Vater eine Frau kennengelernt, mit der er nicht geschlafen, die ihn aber beschäftigt hat. Der Vater hatte nach der Rückkehr von der Frau erzählt, Sohn und Mutter haben ihm gemeinsam verboten, sich über diese Frau weiter Gedanken zu machen. Seither sind zu Hause wieder Ruhe und Harmonie eingekehrt.

Er kann seine Eltern nicht beschreiben, sie sind ihm zu selbstverständlich. Als er acht Jahre alt war, hatte die Mutter Sorgen, da sie einen zweiten Sohn auf die Welt gebracht hatte, der nach der Geburt aber sofort verstarb. Er selbst hat keine eigene Einstellung zu diesem späten Konkurrenten entwickelt, er hat keine Erinnerung an die Zeit der Schwangerschaft der Mutter, keine Gefühlseinstellung zum toten Bruder. Trotz allem kommt er gerne in die Therapie, da er sich bei mir entleeren kann.

Auch nach diesen kurzen Bemerkungen über Herrn B wird man nicht zögern, ihn im Vergleich zu anderen Patienten, die eine Psychotherapie aufsuchen, ungewöhnlich zu empfinden. Er muss auf der *einen* Realität beharren, es gibt keine Realitätssicht, über die er sich mit mir einigen muss, sondern es gibt nur eine Realität, die von vornherein feststeht. So gibt es keine Infragestellung der eigenen Position. Eine eigene Phantasie darf es in dieser Situation nicht geben. Da das offene Setting des psychotherapeutischen Gespräches ein Appell an die Phantasie ist, sich zu öffnen, muss er die Gesprächssituation wieder schließen; so gibt es in seinen Schilderungen keine Lücke, ebenso wie es in seinem höflichen Auftreten und seiner perfekten Kleidung keinen Mangel und keinen Fehler gibt.

Eine affektive Übertragung zu mir als Therapeuten fehlt. Ich werde zur Entrümpelung der Gedanken gebraucht, dabei ist es aber schon zu viel gesagt, dass hier der Therapeut gebraucht wird, vielmehr ist es so, dass der Patient sich des Therapeuten wie eines Apparates bedient.

Dennoch geht es in jeder Stunde erneut um existenzielle Fragen, um einen Kampf auf Leben und Tod. Die kleinsten Missfallensäußerungen der Freundin werden zu tödlichen Abgrenzungsversuchen; die kafkaesken Schilderungen eines gegen ihn gerichteten hierarchischen Verwaltungsapparates geben Hinweise auf ein archaisch grausames Szenarium, das allerdings immer nur in der Phantasie des Therapeuten entstehen darf, niemals in der Phantasie des Patienten selbst. Unschwer ist auch zu vermuten, dass das einzig wichtige biografische Detail, von dem der Patient berichtet, neben seiner realen Bedeutung auch eine Deckerinnerung ist: der Bericht vom Tod des kleinen Bruders. Nur in dieser Erinnerung taucht ein Trennungserlebnis auf; Trennung ist eine tödliche Erfahrung, der der Patient sich also nicht stellen kann. Noch viel ferner liegt ihm die Phantasie, die für den Außenstehenden naheliegend ist, nämlich dass hier Schuldgefühle am Werke sind, da der verhasste Rivale so schnell wirklich auf der Strecke geblieben ist. Die Therapiegespräche gleichen so einem gemächlichen Spaziergang inmitten eines brodelnden Vulkans.

Um eine klarere Vorstellung von den existenziellen Ängsten, die den Patienten beunruhigen, von ihrer Genese und Verarbeitung zu erhalten, soll statt der klinischen Explikation im Folgenden ein theoretisches Konzept weiter dargestellt werden, das mir gegenwärtig das bedeutsamste psychoanalytische Modell zum Verständnis der Alexithymie zu sein scheint.

Die Verwerfung in der Entstehung bestimmter psychosomatischer Krankheitsbilder

Joyce McDougall hat in ihren psychosomatischen Theorien die einleitend erwähnten Diskussionen zur »psychosomatischen Persönlichkeit« und zur Genese somatischer Symptome rezipiert, sie aber auch weiterentwickelt. Sie schließt sich weder den Defekthypothesen noch den nosologischen Ausgrenzungen der psychosomatischen Patienten an. Sie versteht das psychosomatische Ausagieren erstens als einen Abwehrmechanismus, der zweitens für jeden Menschen zur Verfügung steht. »Zweifellos besitzt jeder Mensch eine Schwelle, jenseits derer die psychische Abwehr unwirksam wird und von der ab der Körper die Belastung einer Reaktion tragen muß (McDougall 1985, S. 346).

McDougall geht davon aus, dass bei einigen psychosomatischen Störungen schwerste psychische Probleme existieren, die den gleichen Stellenwert wie psychotische Erkrankungen haben. Sie reflektiert die Genese psychosomatischer Symptome im Zusammenhang mit Störungen in der psychischen Symbolbildung und grenzt psychosomatische Erscheinungen von Symptomen hysterischer Konversionen ab. Anschließend an die Befunde von Fain (1966) wird der Ursprung der Störungen in der frühesten Kindheit gesehen. Die frühen Ängste des kleinen Kindes vor dem Verschlungenwerden durch eine übermächtige Mutter können durch das Fehlen des Dritten, des Vaters, nicht relativiert und bewältigt werden. Zwar entwickelt sich, anders als bei perversen Entwicklungen, in der späteren Kindheit eine pseudo-ödipale Konstellation, da der Vater nicht völlig entwertet wird, die Annäherung an den Vater aber stellt bei später psychosomatisch reagierenden Patienten einen späten Entwicklungsschritt dar. Das Pseudos der Ödipalität besteht darin, dass in der frühesten Phase der Mutter-Kind-Interaktion der Vater als Dritter negiert wird. Es gibt keinen Bezug, den das Begehren der Mutter zum Phallus des Vaters eingeht. Vielmehr wird das Kind von der Mutter benötigt (nicht: begehrt), um durch das Kind allein die narzisstische Vollkommenheit des Körpers (der Mutter) wiederherzustellen. Das Kind wird in den Worten Joyce McDougalls zum »Korken-Kind«, zu einer narzisstischen Ergänzung der Mutter, also zum Körper der Mutter, von dem das Kind sich nicht mehr zu lösen vermag (McDougall 1987, S. 124). Die archaischen Ängste des Kindes richten sich auf die Auflösung der eigenen Existenz, sie zeigen nicht einen Konflikt an, sondern sind Ängste vor dem Selbstverlust, also psychotische Ängste.

> »Meine These lautet, daß Psychosomatose und Psychose ähnliche psychische Strukturen aufweisen und daß diese Ähnlichkeit nicht auf die dynamische Kraft der eben erwähnten Ängste beschränkt bleibt. Manche der psychischen Mechanismen, wie etwa die Alexithymie, die verwendet werden, um archaische Schrecken in Schach zu halten, treten bei beiden gemeinsam auf« (McDougall 1988, S. 181).

Die Bewältigung der archaischen Ängste geht bei psychosomatischen Patienten zum Teil auf den gleichen, zum Teil auf anderen Wegen wie bei psychotischen Patienten vor sich. Vergleichbar ist der Angriff auf die psychischen Symbolisierungen, der in Anlehnung an Sigmund Freud mit dem Begriff der *Verwerfung* benannt und als Ausschluss von Symbolen aus der Psyche beschrieben wird. Der psychotische Patient zerstört die Repräsentanzen seiner seelischen Innenwelt.

> »In einem bemerkenswerten Kapitel über die Grundlagen des schizophrenen Konflikts stellt Thomas Ogden (1980) fest, er betrachte ›den Konflikt in der Sphäre der Repräsentationen (zwischen den Wünschen, einen Zustand der Bedeutung aufrechtzuerhalten, und den Wünschen, jede Bedeutung zu zerstören) als den zentralen schizophrenen Konflikt [...]. In der Schizophrenie gibt es einen Angriff auf die psychischen Fähigkeiten, durch die Bedeutungen geschaffen

und gedacht werden […]. Ein Schizophrener greift unbewußt seine Gedanken, Gefühle und Wahrnehmungen an, die er für eine Quelle endlosen Schmerzes hält.‹ Ich meine, daß sich etwas Ähnliches bei der alexithymischen Psychosomatose ereignet« (ebd., S. 182).

Der psychotische Patient verlagert die Repräsentanzen nach außen, um sich ihrer im Wahn zu entledigen. Der später psychosomatisch erkrankende Mensch spaltet zwischen seinem Körper und seiner Seele, zwischen seinen Affekten und seinen Vorstellungen. Er zerstört sowohl die Affektrepräsentanzen wie auch die beunruhigenden Vorstellungen, die anders als in der Psychose nicht projiziert werden. Der psychosomatische Patient »verliert seine Monster« (McDougall 1985, S. 370) oder, anders gesagt, er lässt die Außenwelt »auslaufen«: Psychosomatische Patienten schaffen keine Neorealität wie der Psychotiker, sondern sie »lassen die Bedeutung der Außenwelt und der Objektbeziehungen auslaufen« (McDougall 1988, S. 183).

Zum Schutz gegen ihre Wiederkehr errichten sie einen »sterilen Raum«, einen Raum der Leere, die im Kontakt als Alexithymie erscheint und die ein Schutzraum gegen die übermächtigen Objekte ist. Die verschiedenen Repräsentationen werden »einfach aus der Kette der Symbolisierungen ausgeschlossen, jede Besetzung von ihnen restlos abgezogen« (McDougall 1985, S. 370). Da nun Triebimpulse nicht mehr psychisch gebunden werden, besteht die Möglichkeit zum »Kurzschluss«, das heißt zu einem Handlungsagieren oder zu einer Abfuhr der Erregungen im Körper.

»Der psychische Mechanismus der Verwerfung geht mit der ökonomischen Tendenz zum Ausagieren und einer Spannungsabfuhr Hand in Hand […]. Seelische Konflikte [werden] aus der Psyche verwiesen, um stattdessen über den Körper […] abgeführt zu werden« (McDougall 1988, S. 119).

Vikariierend für die symbolische Sprache springt die Logik körperlicher Prozesse ein, das heißt, der Körper verteidigt sich dann, als wäre er von einer biologischen Krankheit getroffen (ebd., S. 123). Hier wird die energetisch-ökonomische Betrachtung fruchtbar, die Freud zur Entwicklung seines Modells der Aktualneurose bemüht hat. Befreit von den in den Körper abgeführten Affekten kann der Patient dann (pseudo-)normal erscheinen, das heißt angepasst, ausgeglichen und ruhig. Aber nichts bewegt sich mehr; McDougall hat ein schönes Bild für diesen Zustand gefunden: »Es scheint, als hörte man den Text eines Liedes ohne Musik« (ebd., S. 121).

Wie verhält sich nun das Konzept der Verwerfung zur Frage einer Symbolisierung des Organgeschehens in der psychosomatischen Erkrankung? Hier lässt sich eine Wandlung in den Vorstellungen Joyce McDougalls feststellen. Zunächst (McDougall 1985) war sie davon ausgegangen, dass die Affektabfuhr in den Körper zu einer somatischen Reaktion führt, die pathophysiologischen Gesetzen folgt, aber nicht symbolisch vermittelt ist.

> »Psychosomatische Veränderungen sind nun aber, obwohl es sich bei ihnen […] um Zeichen handelt, keine Symbole in dem Sinn, wie man dies von neurotischen Symptomen sagen kann […]. Zeichen können den Körper repräsentieren oder dessen Botschaften übermitteln; symbolisieren können sie ihn nicht. Der Körper wird nur symbolisch, wenn er anstelle von etwas Verdrängtem in ein Bedeutungsverhältnis mit anderen psychischen Repräsentanzen tritt« (ebd., S. 343).

Dass der Körper hier nicht symbolisiert wird, hängt damit zusammen, dass symbolische Strukturen fehlen,

> »die den Repräsentationen und den sie begleitenden Affekten Bedeutung verleihen würden, so daß Empfindungen und Erfahrungen, die von innen und außen eintreffen, nicht ohne weiteres in ein kompliziertes psychisches System integriert werden« (ebd., S. 356).

Wenig später ist davon die Rede, dass Symbolisierung heißt, ein »beständig wachsendes Netz innerer Repräsentationen auszubilden« (ebd., S. 357). Verwerfung hängt also mit Desymbolisierung zusammen. Der Unterschied von Repräsentationen und Symbolbildungen ist in den zitierten Textstellen klar: Repräsentation ist der psychische Niederschlag *eines* Erlebens, gleichsam die geronnene Erinnerungsspur. Symbolisierung bedeutet eine Vernetzung oder Integration von Repräsentationen in ein System, in einen Strukturzusammenhang, der bei McDougall manchmal einfach Psyche heißt. Zeichen müssen ohne die Vernetzung in den symbolischen Strukturen bleiben; das Körpersymptom des Psychosomatikers ist Zeichen, nicht Signifikant. Sein Auftreten verweist auf nicht bearbeitete Konflikte, stellt diese Konflikte aber nicht dar.

1988 wird an diesem Konzept jedoch eine Korrektur angebracht:

> »Diesen vollständigen Mangel an symbolischer Bedeutung habe ich nun im Verlauf der Entdeckung massiver Abwehrmaßnahmen in Frage stellen müssen,

> mit denen manche Patienten psychischen Schmerz unwirksam werden lassen« (McDougall 1988, S. 115).

Stattdessen wird die Bedeutung »extrem primitiver Körperphantasien« hervorgehoben und ein »präverbaler Symbolismus« angenommen, »der von allen verbalen Zusammenhängen im Vorbewußten losgelöst ist […] und aus dem sich dann eine archaische Form von Hysterie entwickeln könnte« (ebd., S. 116). Das Konzept der archaischen Hysterie wird in einem Vortrag (McDougall 1989a) weiter ausgeführt. Hier werden einige primitive Körperphantasien beschrieben, z.B. dass der Körper in der *Colitis ulcerosa* sich so verhalte, als wolle er etwas Giftiges loswerden, im Bronchialasthma so, als versuche er ein Objekt festzuhalten. Wie wird nun die Symbolisierung in der archaischen Hysterie verstanden, die manchmal »präverbal-symbolisch«, manchmal aber auch »präsymbolisch« heißt? Es wird auf die Freud'sche Unterscheidung von unbewussten Ding- und vorbewussten Wortvorstellungen rekurriert; in den archaischen Phantasien äußern sich diese Dingvorstellungen unvermittelt, die symbolische Integration findet nur in den Wortvorstellungen, also im Vorbewussten statt.

Der Grund für diesen konzeptuellen Wandel, so vermute ich, liegt in der Notwendigkeit, den klinischen Befund zu integrieren, dass der psychosomatische Körper nicht immer und immer nur bedeutungslos bleibt, dass es durchaus Patienten gibt, die über Phantasien in Bezug auf ihr Körpersymptom verfügen. Mit dem beschriebenen Lösungsversuch aber scheint mir eine wesentliche Position des früheren Konzeptes aufgegeben zu werden. Die Symbolbildung wird jetzt nämlich zu einer Funktion des Vorbewussten, während sie früher durchaus auch das Unbewusste umfasste. Wenn die archaischen Körperphantasien nun mit den Dingvorstellungen, also mit unbewussten Inhalten verbunden werden, erscheinen sie nun als unmittelbare, gleichsam ungefilterte Manifestationen des Unbewussten. Früher aber war, so hatten wir gesehen, die Verwerfung als ein Ausschluss aus der Psyche verstanden worden, als ein Ausschluss aus dem seelischen Strukturzusammenhang, der nicht nur das Bewusstsein, sondern auch das Unbewusste umfasste.

Die Frage, was durch den Prozess der Zerstörung psychischer Repräsentationen und psychischer Zusammenhänge entsteht, ist äußerst komplex. Um zu verstehen, welche psychische Struktur von der Verwerfung betroffen ist und was mit den verworfenen Repräsentanzen geschieht, möchte ich auf Wilfred R. Bion zurückgreifen. Es soll damit nicht das Konzept von Joyce McDougall widerlegt, sondern in seiner Bedeutung unterstrichen werden;

allenfalls soll die frühere Konzeption von 1985 gegen die spätere verteidigt werden.

McDougall weist immer wieder auf Bion, aber auch auf Jacques Lacan hin. Das Konzept der Verwerfung ließe sich natürlich auch durch eine Lektüre Lacans erläutern. Sein Modell der Verwerfung wurde schon in einem anderen Zusammenhang, nämlich bei der Darstellung psychoanalytischer Psychosetheorien, ausführlich diskutiert (Küchenhoff/Warsitz 1989). Der Hinweis soll hier genügen, die Darstellung soll nicht einfach wiederholt werden. Die vorliegende Arbeit beschränkt sich auf die dynamische Bedeutung der Verwerfung. Der Rahmen der Arbeit wäre gesprengt worden, wären die genetischen Konzepte der Verwerfung, die mangelhafte Ausbildung der symbolischen Ordnung durch die Verwerfung des Vater-Signifikanten, zur Sprache gekommen. Das Fehlen der Vaterfunktion wird also nur im Rahmen der Theorie von Joyce McDougall thematisiert (vgl. dazu Lacan 1975d; Lang 1978, 1981). Mit der Konzentration auf ein implizites Verwerfungskonzept bei Wilfred R. Bion kann ein zusätzliches Anliegen erfüllt werden, nämlich auf theoretisch gehaltvolle Konvergenzen im Denken von Wilfred R. Bion und Jacques Lacan aufmerksam zu machen.

Wer sich mit Bion beschäftigt, muss sich zunächst auf Bions Begrifflichkeit einlassen; hier ist es nur notwendig, noch einmal auf Bions Unterscheidung von Alpha-Funktion, Alpha- und Beta-Elementen zurückzukommen. Alpha-Elemente sind jene Elemente des Seelischen, die durch die Alpha-Funktion entstehen. Sinneseindrücke und Emotionen, also Wahrnehmungen nach außen und nach innen, werden durch die Alpha-Funktion psychisch umgewandelt und integriert. Alpha-Elemente sind also Elemente, die seelisch verarbeitet sind; sie werden psychisch »verdaut« und daher für das Denken benutzbar. Alpha-Elemente dienen dann für den Aufbau von Erinnerungen, sie ermöglichen ebenfalls die Traumfähigkeit und stellen den Stoff für das unbewusste Denken im Wachzustand dar. Wenn die Alpha-Funktion gestört ist, dann kann der Patient nicht träumen und nicht schlafen. Aber nur wenn durch diese Alpha-Funktion der Traum möglich ist, kann eine Grenze zwischen Unbewusstem und Bewusstem aufrechterhalten werden.

> »Die menschliche Alpha-Funktion transformiert, ob im Schlafzustand oder im Wachen, die Sinneseindrücke, die auf ein emotionales Erlebnis bezogen sind, in Alpha-Elemente, die einen Zusammenhang bilden, während sie sich ausdehnen, durch den sie die Kontaktschranke bilden. Diese Kontaktschranke, die auf diese Weise ständig formiert wird, markiert die Kontakt- und Trennungsstelle zwi-

schen bewußten und unbewußten Elementen und *erzeugt die Unterscheidung zwischen ihnen«* (Bion 1962, S. 17; Übers. u. Hervorh. J.K.).

Die Alpha-Funktion übernimmt auf diese Weise die Rolle, die Freud dem Vorbewussten zuweist, nämlich die Grenze, den Widerstand oder die Zensur zwischen Bewusstem und Unbewusstem zu bilden. Das Denken Wilfred R. Bions zeichnet sich aber durch die Betonung der dynamischen Eigenschaften psychischer Strukturen aus, die die zur Verräumlichung neigenden Bilder von zwar verbundenen, jedoch voneinander unabhängig existierenden psychischen Apparaten (Bewusstsein–Unbewusstsein) wieder aufhebt. Die Alpha-Funktion trennt eben nicht nur zwischen Bewusstsein und Unbewusstem, sondern bildet eine Kontaktschranke, die beide Bereiche in ihrer Funktion überhaupt erst konstituiert. Wenn die Alpha-Funktion nicht intakt ist, werden Eindrücke und Wahrnehmungen nicht verdaut; was dann entsteht, hat Bion mit Beta-Element bezeichnet. Beta-Elemente haben keine Fähigkeit, miteinander Verbindungen einzugehen. So sind Beta-Elemente im Erleben des Menschen keine »Phänomene«, sondern »Dinge-an-sich« (ebd., S. 6), d.h., Eindrücke und Wahrnehmungen werden ohne psychische Bearbeitung aufgenommen, für sie gibt es keine Unterscheidungsmöglichkeit zwischen »innen« und »außen«. Dadurch, dass sie nicht integriert werden können, können sie zeitlich nicht eingeordnet werden. Wenn sie übermächtig werden, dann können sie »evakuiert«, also ausgeschieden werden. Da zwischen innen und außen nicht differenziert werden kann, können oder müssen zur Verarbeitung von Beta-Elementen die Objekte der Außenwelt manipuliert werden und dies ist der Grund für das Ausagieren, das auch Joyce McDougall für wesentlich bei psychosomatischen Patienten hält. Was in der Sprachproduktion z.B. von psychotischen Patienten ausgedrückt wird, sind nicht reine Beta-Elemente, sondern Verbindungen von Beta-Elementen mit Ich- und Über-Ich-Spuren. Diese Konglomerationen nennt Bion »bizarre Objekte«.

Was vorhin über die Verwerfung geschrieben worden ist, lässt sich nun mithilfe der kurz eingeführten Konzepte Wilfred R. Bions klarer machen. Verwerfung bedeutet den Verlust der Alpha-Funktion; es ist nicht nur die sprachnahe Symbolbindung im Vorbewussten beeinträchtigt, sondern auch die unbewusste Symbolbildung, die Integration von Erlebnissen und Erfahrungen in bestehende unbewusste Begehrensstrukturen. Erlebnisse und Erfahrungen werden durch die Verwerfung deshalb so angsterregend, weil sie unverdaut bleiben.

Knüpfen wir nun wieder an den vorhin begonnenen Vergleich von psychosomatischen und psychotischen Patienten an. Der Lösungsversuch in Bezug auf diese archaischen Ängste, der im psychotischen Wahn liegt, unterscheidet sich, so haben wir gesehen, von der Lösung, die der psychosomatische Patient benutzt. In der schizophrenen Psychose kehrt das, was im Symbolischen verworfen wurde, im Realen wieder (Lacan 1981, S. 95). Der Zusammenhang der unverdauten Beta-Elemente wird in einer wahnhaften Verknüpfung von realen Vorkommnissen wieder herzustellen versucht (vgl. ausführlich Küchenhoff/Warsitz 1989). Der psychosomatische Patient versucht, wie wir gesehen hatten, die Monster zu verlieren, anders gesagt: Er verleugnet die Beta-Elemente. Im Beharren darauf, dass es nur eine Realität und keine Phantasie gibt, in der Annahme, dass es keine zwischenmenschlichen Unterschiede der Erfahrungen und der Perspektiven gibt, sucht er den fehlenden Zusammenhang der Erfahrungen zu ersetzen. An die Stelle des Wahns tritt dann eine wahnhafte »Realität«, eine der Phantasie entkleidete und ohne Bilder auskommende Realität. Sami-Ali bezeichnet diesen Vorgang als die *erfolgreiche* Verdrängung des Imaginären.

> »Um das psychosomatische Phänomen in seiner Totalität zu verstehen, muß man die genaue Verbindung zwischen dem Imaginären und einer gegebenen Form der Somatisierung bestimmen – eine Verbindung, die notwendigerweise über einen spezifischen Verdrängungsprozeß erfolgt, nämlich die Verdrängung des Imaginären […;] bei der hysterischen Somatisation mißlingt diese Verdrängung […;] die nicht-hysterische Somatisation definiert sich durch den Erfolg der Verdrängung des Imaginären, eine Verdrängung, die sich aufgrund einer Charakterformation aufrecht erhält« (Sami-Ali 1987, S. 41; Übers. J. K.).

Das gleiche Phänomen meint Christophe Dejours, wenn er von der »satisfaction par la percéption« spricht, also von der Überbesetzung der Wahrnehmung auf Kosten der Phantasie bei psychosomatisch Kranken (Dejours 1989, S. 94). Die Objektangewiesenheit und Trennungsintoleranz der psychosomatischen Patienten erklärt sich nun auf zweifache Weise. Trennung bedeutet die Erfahrung von Differenz, von unterschiedlichem Anspruch und unterschiedlichem Begehren. Sie macht bewusst, dass es Unterschiede in der Wirklichkeitserfassung gibt und nicht *die* eine Realität. Sie zerstört also den Lösungsversuch, den Abwehrvorgang der psychosomatischen Patienten.

Aber die Objektangewiesenheit hat noch ein anderes Motiv, das den Patienten auch in die Therapie bringt. Es ist der Wunsch nach Delegation der Alpha-Funktion oder zumindest der Wunsch nach der Möglichkeit zur

Evakuierung der Beta-Elemente in den Therapeuten als Container hinein. Vielleicht liegt hier die einzige Sehnsucht der Patienten, die Sehnsucht nach einer mütterlichen Funktion eines Therapeuten, der nicht eigene Wünsche in das Kind stopft, wie es dem Patienten aus der Kindheit vertraut ist, sondern der die Wünsche des Kindes artikuliert, und das heißt nicht nur ausspricht, sondern auch verbindet.

Nun wird es aber auch möglich, die (»primitiven«) Körperphantasien der psychosomatischen Patienten zu verstehen, die 1988 von Joyce McDougall als präsymbolische Körperphantasien beschrieben wurden. Sie müssen nicht als Ausdruck einer archaischen Konversion verstanden werden; vielmehr können sie als weitere Lösungsversuche gelten, mit den unverdauten Beta-Elementen, mit den »Monstern« fertig zu werden. Es wird gleichsam eine Konversion sekundär etabliert. Indem der Patient den Versuch macht, dem somatischen Geschehen einen Sinn und eine Bedeutung zu geben, werden die Beta-Elemente mit dem erkrankten Körper verbunden. Benedetti spricht von einer Projektion der bösen (Teil-)Objekte in den Körper; Sami-Ali sieht in diesen Körperphantasien bereits die erste Rekonstruktionsleistung.

> »Das, was Freud über die Paranoia sagt: Was wir für die Krankheitsproduktion halten, die Wahnbildung, ist in Wirklichkeit der Heilungsversuch, die Rekonstruktion, das gilt besonders für die organische Krankheit, wenn sie von projektiven Phänomenen begleitet wird. Rückblickend den Symptomenen einen Sinn über den Weg der Projektion beizulegen, in einem äußersten Versuch, das nicht zu Rechtfertigende zu rechtfertigen, kann den Übergang vom *realen* zum *imaginären* Körper kennzeichnen. Schließlich etabliert sich eine negative Korrelation zwischen Projektion und Somatisation« (Sami-Ali 1987, S. 40; Übers. J.K.).

Dass sich psychosomatische Patienten zum Teil sehr intensiv mit dem kranken Körper befassen und ihr Leben der Krankheit unterwerfen, gehört zum gleichen Aspekt der Restitution. Durch starke Besetzung des Körpers dient das organische Symptom dazu, eine »narzißtische Reparatur« eines narzisstischen Defizits zu leisten (Benedetti 1980).

14 Die Repräsentationsfunktion und die Rolle des Objekts in der Hypochondrie

Definition

Dass es klinisch relevant ist, sich nach wie vor mit der Hypochondrie zu beschäftigen, darüber kann kein Zweifel bestehen. Hypochondrische Störungen sind, soweit man weiß, außerordentlich häufig (Rief 1995). Viel ist, auch aus psychoanalytischer und psychodynamischer Sicht, zur Hypochondrie geschrieben worden, allerdings ist bislang der therapeutische Nutzen begrenzt geblieben. Die schwere Behandelbarkeit der Hypochondrie ist der zweite Beweggrund, sich weiter mit ihr zu befassen.

Der Begriff Hypochondrie hat eine lange Geschichte, in der sich die Entwicklung der Medizin über die Jahrhunderte spiegelt. Diese historische Aufladung eines immer noch gängigen Begriffes ist ideengeschichtlich faszinierend, zugleich aber eine große Erschwernis für die zeitgenössische Klinik und Forschung. Klare Definitionen sind daher die Voraussetzung für die weitere Erforschung der Hypochondrie. Ich habe andernorts eine enge und eine weite Definition unterschieden (Küchenhoff 2002a); die enge ist die im ICD-10 gegebene Definition der hypochondrischen Störung, nämlich eine mindestens sechs Monate anhaltende Überzeugung vom Vorhandensein einer körperlichen Krankheit, auch wenn wiederholte Abklärungen keinen Befund ergeben, verbunden mit der ständigen Weigerung, den Rat und die Versicherung mehrerer Ärzte zu akzeptieren, dass den Beschwerden keine körperliche Erkrankung zugrunde liegt. Davon zu unterscheiden ist eine weite Definition, die dem hypochondrischen Syndrom entspricht. Das hypochondrische Symptom ist nosologisch vielgestaltig, es kann mit ganz unterschiedlichen aktuellen Belastungen und unterschiedlichen Belastungen der seelischen Struktur verbunden sein, es kann als hypochondrische Neurose, als Charakterneurose oder bei psychotischen Erkrankungen (Röder et al. 1995) auftreten. Folgende schon 1985 gegebene Definition des hypochondrischen Syndroms scheint mir immer noch gültig zu sein:

> »[E]ine phänomenologisch eigenständige Form eines graduell abgestuften, besonderen Welt- und Selbstverständnisses von wechselndem u. U. außerordentlich großem Krankheitswert. Es ist gekennzeichnet durch den Verlust der natürlichen Selbstverständlichkeit im Umgang mit körperlicher oder geistiger Intaktheit, sodass unbegründet Aufmerksamkeit und Affektivität sich in Form von Selbstbeobachtung, Krankheitsgefühl oder Krankheitsüberzeugung auf die eigene Befindlichkeit einschränken, während die mitmenschliche Begegnung entsprechend eingeengt oder gar verunmöglicht wird« (vgl. Kapitel 9 und Küchenhoff 1985, S. 226).

Die nosologische Vielgestaltigkeit der Hypochondrie macht die Dinge nicht leichter; ein stimmiges komplexes Erklärungsmodell müsste diese Variabilität selbst erklären können.

Psychoanalytische Theorien zur Hypochondrie

Hier kann auf die umfangreiche Übersicht von Röder et al. (1995) verwiesen werden. Einige Gesichtspunkte sollen freilich hervorgehoben werden, soweit sie für die folgenden Ausführungen wichtig sind:

1. Freud sieht in der Hypochondrie zunächst eine Aktualneurose; es fehlen die infantilen Komplexe, stattdessen gibt es den gegenwärtigen sexuellen Konflikt. Entscheidend dabei ist, dass – wie Freud (1895) annimmt – dem hypochondrischen Symptom die symbolische Bedeutung fehlt. Auch wenn dieser Zuordnung später widersprochen wurde, ist doch sogleich eine wichtige Dimension benannt, nämlich die Symbolisierungsfähigkeit hypochondrischer Menschen.
2. Ob das Ich auf Kosten des Objekts auch in der Hypochondrie, wie bei ähnlichen narzisstischen Störungen, besetzt wird, beschäftigt Freud 1914; die narzisstische Dimension ist dabei angesprochen, das Ausweichen vor der Objektbeziehung im hypochondrischen Selbstbezug, aber auch die Möglichkeit, sich, also das eigene Selbst, über die Besetzung des eigenen Körpers zu stabilisieren – zwei Implikationen der narzisstischen Deutung der Hypochondrie, die aus der Hypochondrietheorie nicht mehr verschwinden werden.

3. Die Objektbeziehungstheorien erlauben erstens, genauer das Schicksal der Objektbeziehungen zu untersuchen, und zweitens, dabei die Bedeutung der Aggression zu betonen. Wahrscheinlich ist Herbert Rosenfeld (1964) von den Psychoanalytikern in der Nachfolge Melanie Kleins für die Hypochondrieforschung bis heute am wichtigsten. Er geht davon aus, dass der hypochondrische Patient sich bedrängender und Angst machender Erfahrungen zu entledigen sucht, indem er sie projiziert, diese Projektion in äußere Objekte aber scheitert, dadurch wird eine Reintrojektion notwendig, auch diese versagt, sodass eine Abspaltung der bedrohlichen Zustände in den Körper erfolgen muss.
4. Kohut betont die Angst vor dem Selbstzerfall, also auch die selbsterhaltende Funktion der hypochondrischen Dynamik. Die Hypochondrie ist also nicht nur ein Symptom, sondern auch ein Lösungsversuch (Aisenstein/Gibeault 1991).

In den letzten Jahren sind, auf den Spuren von Melanie Klein und Herbert Rosenfeld, aber auch von Wilfred R. Bion, interessante klinische und metapsychologische Weiterentwicklungen vorgelegt worden. Wenn der Körper als ein Ort des seelischen Rückzugs (Steiner 1993) erscheint, dann wird er als »Container« benutzt, und zwar einem interpersonalen Containing vorgezogen; dieser Dialog mit dem Körper verweist zurück auf den Dialog mit dem primären Objekt (Gutwinski 1997). Was in diesen Orten des seelischen Rückzugs geschieht, dies auszumessen versucht z. B. Nissen (2000), wobei er das Versagen der Ich-Funktionen, speziell die Pathologie der Alpha-Funktionen, angesichts katastrophaler seelischer Erfahrungen betont.

Eigene Vorarbeiten

Da mich das hypochondrische Syndrom schon lange Zeit beschäftigt, sei es an dieser Stelle erlaubt, auf einige frühere eigene Arbeiten zurückzublicken. Neben der Aufarbeitung der psychiatrischen Literatur (Küchenhoff 1985) bestand früh das Interesse, phänomenologische Analysen des Leibbewusstseins mit psychoanalytischen Konzepten zusammenzudenken. Tatsächlich lohnen die phänomenologischen Analysen des Leibbewusstseins in Bezug auf die Hypochondrie:

- Leiblichkeit hat eine präreflexive ebenso wie eine intersubjektive Dimension; in der hypochondrischen Störung vertraut der Patient keinem mehr, weder dem unreflektierten Erleben des Körpers noch seiner intersubjektiven Verankerung. Das Leibsein verliert seine Selbstverständlichkeit, an seine Stelle tritt das objektale Verhältnis, das Haben des Körpers. Die Zwischenleiblichkeit, um diesen prägnanten Begriff Maurice Merleau-Pontys (1964), des großen Phänomenologen der Leiblichkeit, zu benutzen, wird prekär (vgl. dazu ausführlich Kapitel 2).

- In der Hypochondrie wird das Erleben von Zeitlichkeit am eigenen Körper ausgeschaltet, so z.B die selbstverständlichen Veränderungen des Körpers im Lebenszyklus, aber auch in kleinen Zeitspannen wie einem zirkadianen Rhythmus, die nicht akzeptiert werden können (Küchenhoff 1986).

Später wurde die Zurücknahme der Intersubjektivität in der Hypochondrie mit psychoanalytischen Mitteln weiter erhellt. Der Umgang mit dem eigenen Körper wurde als innerer Dialog verstanden, einerseits als Sprache der Liebe, aber auch als Sprache des Hasses. Die im Dialog mit dem Körper und nur dort mögliche Sprache der Liebe wurde von Anna Freud erstmals beschrieben.

> »Mit dieser unendlichen Aufmerksamkeit behandelt der Patient seinen Körper so, wie er gerne selbst als Kind von seiner Mutter oder von anderen wichtigen Bezugspersonen hätte behandelt werden wollen. Der als krank erlebte Körperteil wäre dann mit einem Selbstanteil des Patienten identifiziert, nämlich mit dem Aspekt des hilflosen, versorgungs- und schutzbedürftigen Selbst« (Küchenhoff 2002a, S. 304).

Die Sprache des Hasses wurde vor allem von Herbert Rosenfeld beschrieben; in diesem Sinne wurde das hypochondrische Organ als verinnerlichter »Ersatz eines gefürchteten Außenfeindes« gekennzeichnet.

> »Am Anfang stehen Hassgefühle auf ein Objekt, die abgewehrt werden, indem sie auf das Objekt projiziert werden. Dann muss das Objekt gefürchtet werden, weil es mit den destruktiven Emotionen, die man selbst hat, ausgestattet ist. Damit ist aus der inneren Gefahr eine äussere Gefahr geworden, die gleichfalls unerträglich ist. Die Begegnung mit dem Anderen wird dadurch entlastet, das die Bilder eines feindseligen […] anderen Menschen von ihm abgelöst werden und verinnerlicht, d.h. in diesem Fall einem Körperteil zugeschrieben werden. So entsteht das Gefühl, von innen heraus durch den eigenen Körper ständig angegriffen und verletzt zu werden« (ebd., S. 305).

Wichtig für den Kontext der vorliegenden Arbeit bleibt schließlich, dass in früheren Arbeiten nicht nur die Beziehung zum inneren Objekt Körper untersucht wurde, sondern auch die Beziehung, die der hypochondrisch Kranke zum externen Objekt, z.B. dem Therapeuten, unterhält. Dieser Aspekt wurde in anderen Ansätzen wenig berücksichtigt, obgleich die Qualität der Arzt-Patient-Beziehung sogar zur Definition der hypochondrischen Störung gehört. Er wurde als »Übertragung eines existentiellen Abhängigkeitsgefühls« beschrieben.

> »An den Arzt hat der hypochondrisch Kranke ein existentielles Anliegen: Der Arzt oder Therapeut soll zum Garant der eigenen Gesundheit und nicht der eigenen Identität werden. Er soll ein Spiegel sein in dem Sinne, dass der Patient in der Spiegelung durch den Arzt die Einheit seines Körpers wieder erleben kann, sodass er keine Furcht vor dem Zerfall der körperlichen Identität haben muss. Der Arzt wird insofern idealisiert, auf ihn wird die Macht der frühen Bezugsperson, meist der Mutter übertragen« (ebd.).

Dies soll der Ausgangspunkt für die folgenden Gedanken sein, die besonders auf das Verhältnis des inneren zum äußeren Objekt abheben.

Ein zusammenfassendes Modell hypochondrischer Dynamik

Aus der Literatur lässt sich als ein Anspruch ableiten, dass jedes Modell der Hypochondrie auf psychoanalytischer Grundlage folgende Befunde zu integrieren erlauben muss:

- die Vielfalt der strukturellen Voraussetzungen von Menschen mit hypochondrischen Symptomen;
- die unterschiedlich ausgeprägte, oft auch fehlende Symbolisierung des Körpers in seiner hypochondrischen Besetzung;
- das Ausmaß des noch erhaltenen Objektbezuges (Besetzung oder Besetzungsentzug dem inneren Objekt gegenüber);
- die Bedeutung und dynamische Funktion des äußeren Objektes;
- die Besetzung des Körper-Selbst als narzisstische Stabilisierung, damit auch die reparative Funktion hypochondrischer Symptomatik;
- schließlich das Fehlschlagen vieler therapeutischer, auch psychoanalytischer Bemühungen.

Die Frage nach der Symbolisierung des Körpers in der Hypochondrie soll der Ausgangspunkt der nachfolgenden Ausführungen sein. Symbolisierung soll hier als Synonym für eine fortgeschrittene psychische Repräsentation verstanden werden. Kriterium für diesen Fortschritt in der Repräsentationsbildung ist nicht die Bewusstheit oder Unbewusstheit, in der Repräsentationen zugänglich werden, sondern ihre Vernetzung, die Ausbildung einer symbolischen Ordnung, in der die Repräsentationen als Grundglieder einer symbolischen Ordnung, als Signifikanten, aufeinander verweisen. Repräsentationsbildung ist demnach der Oberbegriff für die Abbildung von seelischen Erfahrungen, Symbolbildung ist die fortgeschrittene, z. B. sprachlich kodierte Form der Repräsentation. Die Frage ist also genauer zu erweitern zur Frage nach den Formen der Körperrepräsentation in der Hypochondrie.

Dazu ist eine weitere Vorklärung wichtig, die sich zwanglos anschließt. Um die Besonderheiten der *hypochondrischen* Repräsentation des Körpers zu verstehen, ist es hilfreich, frühe Repräsentationsprozesse allgemein zu verstehen und dabei insbesondere die Rolle des Körpers zu berücksichtigen. Körpererfahrung hat eine konstitutive Funktion in Bezug auf die Repräsentation. Was ist damit gemeint? Viele entwicklungspsychologisch ausgerichteten Psychoanalytiker haben beschrieben, dass die frühesten Repräsentationen nicht die Außenwelt, sondern den eigenen Körper betreffen. Der Körper ist nicht als Leib ursprünglich gegeben, also nicht als selbstverständlich zum Selbst gehörend erlebbar. Vielmehr wird er zum ersten Objekt, an dem sich Prozesse der Mentalisierung vollziehen (Lombardi 2002). Der italienische Psychoanalytiker Ferrari hat den physisch anwesenden Körper mit den an ihn gebundenen Sensationen als »das ursprüngliche konkrete Objekt« bezeichnet; auf den Körper richtet sich die erste psychische Tätigkeit. Das erste Objekt ist der Körper; genauer müsste man sagen, dass die ersten Trennungen der Erlebnisdimensionen, die Differenzierung von Selbst und Objekt, von Psychischem und Physischen, sich vermittels dieser ursprünglichen Körperbesetzung abspielen. Dort, wo die Seele sich auf das ursprüngliche konkrete Objekt richtet, entsteht das Denken und mit ihm die Symbolisierung, die zu einer Zweidimensionalität führt, und zugleich zu einer sogenannten Eklipse des Körpers, einer Art Abschattung des ursprünglichen konkreten Objektes, das damit aber nicht verschwindet (Ferrari 1993). Früh hatte Gaddini vergleichbare Überlegungen im Anschluss an Bion und Winnicott entwickelt; er kommt zu dem gleichen Resultat, dass die von ihm so genannte »psychische Basisorganisation« aus vornehmlich sensorischen Erfahrungen entsteht; Körpererfahrung steht an der Wurzel von Phantasietätigkeiten, Raum- und Zeitvorstellungen (Gaddini

1998). Physiologische, vorwiegend sensorisch ausgelöste Zustände werden psychisch repräsentiert, bilden einen ersten mentalen Raum, der noch keine Struktur aufweist, der sich allmählich zu größeren Zusammenhängen zusammenschließt, sodass Repräsentationszusammenhänge entstehen, die schließlich das Symbolische ausmachen. Ferrari spricht von einer vertikalen Achse der Erfahrung, wo das ursprüngliche konkrete Objekt, die körperlichen Sensationen, sich auf den Geist beziehen und umgekehrt (Mancia 1994). Genauer ist wohl eine Dreiteilung, der physiologische Körper wird zunächst diffus, atmosphärisch oder in Isolation repräsentiert, um dann präzisere symbolische Bedeutungen zu erhalten. Die präsymbolische Repräsentation stellt ein Zwischenglied dar. Julia Kristeva (2000) hat in diesem Sinne das Semiotische, das bereits Zeichenfunktion hat, aber noch nicht artikuliert – im Doppelsinn von »diskret repräsentiert« und »verbunden« – ist, vom Symbolischen getrennt. Sie untersucht diesen Übergang des Semiotischen zum Symbolischen allerdings fernab von klinischen oder entwicklungspsychologischen Kontexten, vielmehr anlässlich der Interpretation moderner Lyrik. Dieser Übergang von der Physiologie zur Repräsentation kann nicht als ein einmaliger und dann abgeschlossener, sondern nur als ein ständig wiederholter Vorgang, der immer wieder neu geleistet werden muss, verstanden werden. Wenn Bion zwei Elemente der Repräsentation unterscheidet, nämlich Beta- und Alpha-Elemente, zielt er auf eine Unterscheidung, die der zwischen semiotischem und symbolischem Bereich ähnlich ist. Beta-Elemente sind nicht mehr physiologisch, sind aber gerade dadurch definiert, dass sie nicht verbunden, nicht mit anderen Repräsentationen vernetzt sind. Alpha-Elemente hingegen sind vernetzt; sie können unbewusst werden, ohne dass sie aus dem assoziativen oder signifikativen Zusammenhang herausfallen.

Es ließen sich noch weitere Konzepte anfügen, die in die gleiche Richtung weisen. Jedes der genannten Konzepte ist nur im Rahmen einer je eigenen und spezifischen psychoanalytischen Theorie vollends verstehbar. Das macht den Vergleich nicht leicht. Dennoch ist es schließlich notwendig, sich für ein Konzept zu entscheiden. Erschwert wird die Entscheidung, weil jedes Konzept besondere Stärken hat. Wir wollen für die weiteren Ausführungen die »Multiple Code Theory« benutzen, die Wilma Bucci entwickelt hat. Ihr Buch (Bucci 1997) ist für eine Theorie der Repräsentation unentbehrlich geworden. Die Wahl fällt auf diesen Ansatz, weil er den größten Umfang hat, er erlaubt es, psychoanalytische, neurobiologische und informationstheoretische Konzepte zusammenzudenken und die empirische Forschungslage zu berücksichtigen.

Bucci unterscheidet drei Kodierungsformate für die Verarbeitung von Erfahrungen, die subsymbolischen, die nonverbal symbolischen und verbal symbolischen Kodes. Wohlgemerkt: Bei allen drei Formaten handelt es sich um Kodierungen. Im ersten System gibt es keine diskreten Elemente oder eine besondere Metrik. Die Eindrücke werden kontinuierlich verrechnet, und zwar modalitätsspezifisch; das subsymbolische System arbeitet in allen sensorischen Modalitäten und ist vor allem bei Geschmack und Geruch, bei viszeralen und kinästhetischen Eindrücken aktiv. Es ist nur in individuellen, nicht überindividuell gültigen Kodes repräsentiert. Es enthält keine Intention oder Richtung, agiert gleichsam außerhalb des Selbstsystems, bleibt ohne intentionale Kontrolle. Das zweite System ist das nonverbal symbolische, das System der diskreten, spezifischen Bilder, die eine gewisse Stufe der Generalisierbarkeit haben, wenn auch keine Allgemeingültigkeit, also derjenigen Bilder, die zwischen dem verbalen und dem subsymbolischen System stehen. Das dritte System ist das der verbalen Sprache, mit allen Vorzügen und vielleicht auch Nachteilen der sprachlichen Repräsentation von Erfahrungen. Jedenfalls ist es leichter mitteilbar, es kann sich von der physischen Basis lösen, außerdem ist es einerseits diskret, andererseits repräsentativ vernetzt. Auch Bucci geht davon aus, dass die Kodiersysteme gleichzeitig aktiviert sind, und dass es Übergänge von dem einen zum anderen System gibt. Wichtig sind die Übergänge zwischen den Erfahrungssystemen in der psychischen Entwicklung; anhand von Entwicklungsverläufen lässt sich der von Bucci sogenannte »referenzielle Prozess« besonders gut beschreiben. In der allereinfachsten Form lässt er sich so zusammenfassen: Die subsymbolischen Stimuli werden in funktionell äquivalente Klassen von Repräsentationen gebündelt, daraufhin werden prototypische Bilder unterschiedlicher Abstraktionsstufen gebildet, die nonverbalen symbolischen Formen entsprechen, und diese können dann ihrerseits verbal ausgedrückt werden (Bucci 1997, S. 183).

Lassen sich die genannten Konzepte zur frühen Repräsentation ineinander übersetzen? Das Konzept von Ferrari geht von den subsymbolischen Zuständen aus. Sein »ursprünglich konkretes Objekt« kann meines Erachtens mit ihnen weitgehend gleichgesetzt werden. Ferrari ist vor allem an der Reversibilität und Rekursivität der Prozesse interessiert, darin würde ihm Bucci, die ihn ebenso wenig zitiert wie sie Kristeva beachtet, sicher folgen. Das, was bei Kristeva das Semiotische heißt, gleichsam der Körper der Sprache, gehört wohl zu den beiden erstgenannten Systemen, dem subsymbolischen und dem präverbal symbolischen System. Dabei ist Kristeva ebenfalls an der schwer zu versprachlichenden, analog arbeitenden, diffusen subsymbolischen Kodierebene am stärksten interessiert. Bions Beta-Elemente sind Imagines, nicht dumpfe und diffuse, schwer abgrenzbare Zustände, also würden sie zunächst zu den präverbal symbolisch kodierten Erfahrungen zählen. Weil sie schwer erträglich sind, unterliegen sie einer weiteren Abwehr, sie können dann sekundär entsymbolisiert werden. Die Alpha-Elemente, die unbewusst sind oder sein können, entsprechen den verbal symbolischen Elementen Buccis.

Nun ist dieser Vorgang der zunehmenden Repräsentation, der referenzielle Prozess, der im Körper sein erstes Objekt hat, sich dann von den physiologischen Zuständen löst und sich zu bildhaften und schließlich verbalen Repräsentationen weiterbildet, also der Übergang vom physiologischen Körper zum Semiotischen und schließlich zum Symbolischen, vom Kind nicht in Einsamkeit zu leisten. Unabdingbar notwendig ist die Gegenwart des Anderen, des primären Objektes, das eine Repräsentationsfunktion übernimmt, die bei Bion »Rêverie der Mutter« heißt, oder »K-Link« (K für Knowledge, Wissen, oder – allgemeiner – Denken). Bion beschreibt den Prozess zwischen Mutter und Kind als Containing-Funktion: Das Kind projiziert seine unverdauten Wahrnehmungen auf die Mutter, die Mutter kann sie bewahren und modifizieren und das Kind kann die Erfahrungen reintrojizieren, aber auch die Kapazität der Mutter, diese Erfahrungen zu verstoffwechseln. Aus letzterer entsteht die Alpha-Funktion, also die symbolisierende oder repräsentierende Fähigkeit des Kindes selbst (Bion 1990b). Der referenzielle Prozess ist, da würde Bucci auch zustimmen, an ein »social referencing« geknüpft, an einen interaktionalen Prozess.

> »In einem tiefergehenden Verständnis dienen die Formen von Gefühlsausdruck der Mutter als nichtverbale prototypische Symbole für Emotionen, die wie andere Prototypen dazu dienen, funktional äquivalente Klassen subsymbolischer Erfahrung (Klassen innerer Zustände des Kindes) in diskreten Einheiten zu bündeln, die ebenso zur Formierung der infantilen Selbstrepräsentation beitragen« (Bucci 1997, S. 220; Übers. J. K.).
>
> »In der normalen Entwicklung findet das infans heraus, daß die Handlungen oder der Gefühlsausdruck einer anderen Person mit dem eigenen inneren Zustand verwandt sind und mit den eigenen Gefühlsausdrücken, und daß sie so eine neue Bedeutung für diese vorgeben. Es lernt auch, daß eine Reihe von Expressionen anderer und von ihm selbst funktional äquivalent sind in der Repräsentation eines Gefühlszustandes, daß sie auf diese Weise eine emotionale Klasse in diesem Sinne bilden« (ebd., S. 222f.; Übers. J. K.).

Es ist eindrucksvoll, zu erkennen, wie gut Bion mit der Beschreibung der Alpha-Funktion diese Merkmale des interpersonalen Referenzprozesses vorweggenommen hat. Andererseits können die Unterschiede in der Theorie nicht übersehen werden. Bion geht nicht nur von den letztlich kognitiven Voraussetzungen der Repräsentation, auch von Emotionen aus, also von der Repräsentation durch Äquivalenzbildung und Generalisierung. Vielmehr betont er, dass der Andere vorauslaufend die Affekte nicht nur vermittelt, sondern verarbeitet oder verdaut; damit verwendet er einen ungleich prägnanteren Interpersonalitätsansatz: Nicht allein durch – abgekürzt gesprochen – kognitive Spiegelung, sondern zugleich durch stellvertretende Affektbearbeitung bilden sich Repräsentationen. Aus diesem Grund wird im Folgenden für die Darstellung der interpersonalen Voraussetzungen der Repräsentation an der Bion'schen Terminologie festgehalten.

Was hat dies alles mit der Hypochondrie zu tun? In der Hypochondrie wird *in irgendeiner Weise* auf diesen primären Prozess der Körperrepräsentation regrediert. Die hypochondrische Dynamik wird dadurch unterhalten, dass der referenzielle Prozess bis zu seinem Ursprung rückwärts durchlaufen wird. Die Körpersensationen werden ohne Unterlass einer Interpretation unterzogen, die freilich niemals an ihr Ende kommt oder sich abschließt. Aber auch dieser referenzielle Prozess, den der Hypochonder immer neu wiederholt, findet nicht in Einsamkeit statt. Er wendet sich an ein äußeres Objekt, und zwar in einer charakteristischen Weise, die es erlaubt, die soeben vorgestellte These mit der Funktion des äußeren Objektes für den hypochondrisch kranken Menschen psychodynamisch zu begründen. Auf die Phänomenologie der Arzt-Patient-Beziehung wurde bereits hingewiesen; es ist dieses merkwürdige Dilemma, dass der Arzt dringend notwendig ist, um dem hypochondrisch Kranken die eigenen Ängste zu nehmen und ihn zu beruhigen, oder den Befürchtungen eine rationale Grundlage zu geben. Dabei kann gleichsam jedes Wohl und Wehe des hypochondrisch kranken Menschen von dieser Beziehung zum Arzt abhängen. Sie lässt sich am besten so beschreiben, dass das äußere Objekt hier wie das primäre Objekt behandelt wird, es soll die konfusen, vor allem subsymbolischen, aber auch präverbal symbolischen Repräsentationen, die an Körperzustände gebunden sind, aufnehmen, oder es soll die Interpretationen, die imaginären oder verbal symbolischen Bezeichnungen, die der Hypochonder diesen Zuständen gibt, bestätigen, also damit die aus dem Körperinneren kommenden oder die unverknüpften, unheimlichen Körpererfahrungen gleichsam entgiften. Dabei kann diese Regression auf die Beziehung zum Primärobjekt ebenso einem strukturellen Defizit entstammen, also einer lang anhaltenden Unmöglichkeit,

Erfahrungen zu repräsentieren, wie es auch einem echten Regressionsphänomen entsprechen kann, indem einer triebhaften Objektbesetzung ausgewichen und statt dessen nur das primär versorgende Objekt gesucht wird, während alle anderen Objekterfahrungen am Körper (siehe unten) abgehandelt werden. Das war genau der Grund, warum oben von der Regression als »in irgendeiner Weise« zustande gekommen gesprochen wurde.

Offensichtlich ist die Entschlüsselung eigener innerer Zustände, offensichtlich ist die fortschreitende Repräsentation von Körpererfahrungen für den hypochondrisch kranken Menschen allein nicht möglich, daher muss er nach der Bestätigung seiner Wahrnehmungen im Anderen suchen. Wie jede Therapie mit hypochondrisch kranken Menschen aber erweist, entsteht hier allererst das Problem; die Funktion, die der Arzt einnehmen soll, kann dieser gerade nicht erfüllen. Denn wenn der Arzt oder Therapeut wahrheitsgemäß sagt, dass es keinen körperlichen Grund für die Sorgen gebe, wird der Patient sich nur kurz beruhigen können. Er sucht eine Bestätigung seiner eigenen Sicht, die er aber nicht erhalten kann. Dies wirft ein Licht auf die veränderten Repräsentationsprozesse, die bei der Hypochondrie eine Rolle zu spielen scheinen. Man könnte von einer unvollständigen oder halbierten Alpha-Funktion sprechen. Die Mehrzahl hypochondrisch kranker Menschen ist den diffusen physiologischen oder pathophysiologischen Körperzuständen nicht einfach ausgeliefert, sondern versucht, sich ein subjektives Krankheitsmodell zu schaffen, das regelmäßig ein somatisches Modell ist. Damit können oder könnten die Beschwerden erklärt werden, diese Erklärung aber greift notwendig zu kurz, da sie den emotionalen und unbewussten Wurzeln, die am Grund des hypochondrischen Prozesses liegen, gerade nicht gerecht wird. Allerdings versucht der Hypochonder gerade diese halbierte Alpha-Funktion durch den Anderen zu bestätigen. Wenn nun der Arzt sagt, dass der hypochondrisch Kranke seine eigenen Wahrnehmungen falsch entschlüsselt, ist dieser in seiner eigenen Entschlüsselungsfähigkeit nicht bestätigt, sondern widerlegt, er fühlt sich nicht anerkannt in seiner Suche nach einer Sinngebung des Sinnlosen, in dem Versuch einer Einordnung des Chaotischen. Die halbierte Alpha-Funktion gleicht einem symbolischen Kurzschluss, die körperlich gespürte Regung wird als körperliche Pathologie verstanden. So kann also die körperliche Erregung nicht als Ausdruck eines Triebes, als Ausdruck einer Berührung und somit einer Interaktion erfahren werden, sondern verbleibt ganz im Körperlichen. Der Analytiker versucht, die Alpha-Funktion zu vervollständigen, indem er das Semiotische nicht nur in den eingeschränkten Bereich einer Krankheitssymbolik übersetzen hilft, sondern die Gesamtheit symbolischer Repräsentationsmöglichkeiten auslotet. Der Kranke aber wird das Gefühl haben, dass die ihm mögliche Alpha-Funktion genommen wird, mit der Folge, dass die Beta-Elemente, die nicht gebundenen Erfahrungen, auf diese Weise unkontrollierbar würden. Die Folge kann ein weiterer Rückzug auf den eigenen Körper oder ein weiterer Ausbau der auf den eigenen Körper bezogenen Körperbilder sein, schließlich der Verzicht auf die Bestätigung durch andere. Bucci vertritt im Übrigen in Bezug auf psychosomatische Phänomene, genauer in Bezug auf die Alexithymie, einen genau analogen Standpunkt; sie betont zu Recht, dass die Alexithymie »gesehen werden kann als ein Versuch, einen symbolischen Fokus für ein dissoziiertes Emotionsschema wiederherzustellen, und nicht als eine Vermeidung des Symbolischen« (Bucci 1997, S. 209; Übers. J.K.). Dies gilt umso mehr für die Hypochondrie. Diese Versuche der Rekonstitution müssen ernst genommen werden, soll sich eine therapeutische Beziehung etablieren können.

Wenn Prozesse der Repräsentationsbildung, also Entwicklungen auf der Vertikalen von unten nach oben, weitergehen sollen, richtet sich das Infans, ebenso wie der hypochondrisch Kranke, an das äußere Objekt, um eine Übersetzung seiner körperlichen Zustände zu erhalten. In dieser Rolle (des primären Objektes) wird auch der Arzt angerufen bzw. die lange Reihe verschiedener Ärzte, die diese Position ausfüllen sollen – und diese Anrufung hat noch ihr Gutes darin, dass sie anzeigt, dass der hypochondrisch kranke Mensch die Suche nach einem äußeren Objekt, das für ihn übersetzt, nicht aufgegeben hat.

Nun wurde bereits darauf hingewiesen, dass der Kranke selbst auch eine Repräsentationsfunktion ausgebildet hat; wir haben von halbierter Alpha-Funktion gesprochen. Sie erlaubt es ihm in einem variablen Umfang, die eigenen körperlichen Zustände und die mit ihnen verbundenen Affekte zu deuten. Je nachdem, wie ausgebildet diese Alpha-Funktion ist, wird der hypochondrische Körper in symbolisch verbaler, in symbolisch präverbaler oder in subsymbolischer Weise physiologisch repräsentiert. Je nach Qualität der Alpha-Funktion wird der Kranke in der Lage sein, innere Objektvorstellungen in die Imagination des hypochondrischen Körpers einzubauen, und diese Bilder werden unterschiedlich gut übertragbar sein, also in die Beziehung zu einem äußeren Objekt eingebracht werden können. Nur dort, wo der Objektbezug erhalten bleibt, kann im Sinne von Sándor Ferenczi von einer hysterischen Hypochondrie gesprochen werden. Wenn das hypochondrisch besetzte Körperorgan eine artikulierte symbolische Bedeutung hat, die in der Übertragung auf den Therapeuten entschlüsselt werden kann, sind die

Grenzen zur Konversion fließend. Dort, wo der Objektbezug erhalten, die Körperzustände aber wenig symbolisiert sind, hat die auf Freud zurückgehende Konzeption der Aktualneurose ihren Platz. In der Regel, das macht die psychoanalytische Therapie ja so schwierig, werden die Besetzungen im Bereich des Selbst verbleiben, weil die mit ihnen verbundenen Affekte in den Körper abgespalten und auf das Selbst zurückbezogen werden. Repräsentativ ausgearbeitete hypochondrische Zustände bei einem starken Selbstbezug ohne Bezug auf das Objekt können in monosymptomatischen hypochondrischen Wahnpsychosen ihre extreme Ausprägung finden. Dem stärksten Leiden ausgesetzt sind die Patienten, die einen geringen Objektbezug aufrechterhalten können, die aber über eine diffuse Körperselbstwahrnehmung nicht hinauskommen.

Die therapeutischen Konsequenzen

Die therapeutische Aufgabe in der Hypochondrie ist die Wiederherstellung einer vollständigen Alpha-Funktion. Dabei muss es der erste Schritt sein, die Notwendigkeit der hypochondrischen Dynamik, die Eigenleistung des Hypochonders, ein prekäres Gleichgewicht in einer zunächst unklar erscheinenden, bedrohlichen psychischen Situation zu wahren, unbedingt anzuerkennen. Die Hypochondrie ist in jedem Fall die Frucht einer Interpretationsleistung, auch wenn sie einschränkend und selbstschädigend erscheint. Die oben sogenannte halbierte Alpha-Funktion, die defizitäre Selbstdeutung des Patienten, bleibt der Ausgangspunkt der Therapie – alles andere würde das Risiko erhöhen, dass der Patient sich entlarvt, ja bekämpft fühlt.

Objektbeziehungsdynamisch folgt nun die Analyse der ambivalenten Beziehung zum primären Objekt, die am Anfang der Behandlung sehr häufig eine große Rolle spielt. Dieser zweite Schritt ist dringend und nicht zu überspringen, erst danach kann die Sprache des Körpers als ein innerer Dialog (mit inneren Objekten) verstanden und entschlüsselt werden.

Was gehört zu diesem zweiten Schritt? Im Zentrum steht sicherlich die Gegenübertragungsanalyse, die es dem Therapeuten erlaubt, nicht abweisend, entlarvend etc. zu reagieren; im Sinne von Winnicott (1984) muss der Analytiker in seiner Funktion überleben, was besonders schwierig ist, wenn diese Funktion beständig hinterfragt, ja entwertet wird. Die verzweifelte Objektsuche hinter der Entwertung und hinter der Verzweiflung zu spüren, ist eine Form der Empathie, die gleichzeitig erfolgen kann und notwendig ist, um die Not, die Panik, das Schutzbedürfnis des hypochondrisch kranken Menschen zu spüren.

An dritter Stelle erst kann die gemeinsame Arbeit an den Inhalten der Projektionen stehen, die inneren Objekte betreffend, die auf den Körper verschoben werden. Diese interpretierende Tätigkeit ist auch hier leichter, wenn echte Regressionsphänomene bearbeitet werden können, d.h., wenn der Anspruch auf das primäre Objekt triebhafte »reifere« Objektbesetzungen abwehrt. Schwerer ist es mit den Patienten, die unter Grundstörungen oder unter den Folgen schwerer früher Traumatisierung leiden. Dann gibt es Bereiche in der Körperrepräsentation, die vom Patienten selbst nicht übersetzt, d.h. auch nicht verdrängt werden können. Dann ist die Suche nach dem primären Objekt existenziell bedeutsam, zugleich aber auch die Angst vor ihm (über)mächtig. – Die Interpretationsarbeit an den Körperphänomenen setzt zweitens voraus, dass so viel Vertrauen entstanden ist, dass sich Aspekte der Objektbeziehungen in der Übertragung zeigen können, dass also das äußere Objekt eher benutzt werden kann. Erst dann wird es möglich, miteinander zu entschlüsseln, welche Erfahrungselemente durch die Projektion auf das Körperschema entsorgt werden müssen (Britton 1992). Die Ergebnisse solcher Analysen sind immer wieder kasuistisch beschrieben worden; einleitend wurden einige eigene Befunde zusammengefasst. Dass Beziehungserfahrungen gleichsam im Umgang mit dem eigenen Körper sequestriert und damit von den übrigen Beziehungserfahrungen abgespalten werden, ist eine wichtige Hilfsvorstellung, ebenso wie die Vorstellung, dass es unerträgliche Gefühle von Liebe, aber auch von Hass sein können, die auf diese Weise begrenzt, verkapselt und bewahrt werden müssen. Dieser Teil der therapeutischen Arbeit ist am dankbarsten und entschädigt für die Mühen der unter Umständen sehr langwierigen vorangegangenen Behandlungsphasen.

Eine – vielleicht völlig überflüssige – wissenschaftslogische Bemerkung soll am Ende stehen. Natürlich benutzen wir als Psychoanalytiker Metaphern, um die Dynamik hypochondrischer Körperbesetzung zu verstehen. Natürlich gibt es keinen Gedanken, der irgendwie in den Körper projiziert werden würde. Wie sollte sich ein Gedanke im Körper aufhalten können? Das Bild ist anschaulich und nützlich, darf aber in keinem Fall verdinglicht werden. Beobachtbar ist, wie die Repräsentationsfunktion des hypochondrisch kranken Menschen sich erweitert, wie er mithilfe des Analytikers neue repräsentative Inhalte schafft. Erst dann, wenn mithilfe der Symbolisierungsfunktion des Analytikers eine Symbolisierung der physiologischen oder semiotischen Prozesse geleistet werden kann, wird *nachträglich* deutlich, was nicht zur Repräsentanz, zum

Gedanken, zum Symbol werden durfte. In der Therapie werden Bedeutungen verliehen, sie ruhen ja nirgendwo als präexistente Bedeutung, aber wenn es gut geht, können sie gemeinsam entwickelt werden. Ob die Alpha-Funktion in diesem Sinn rekonstruktiv, konstruktiv oder beides ist, und zwar im Modus der Nachträglichkeit – ich habe andernorts von Post-Struktion gesprochen (Küchenhoff 1997a) –, soll dabei offen bleiben.

15 Selbstverletzungen – psychoanalytische Zugänge und Behandlungsmöglichkeiten

»Es gibt keinen größeren Raum als den Schmerz,
es gibt kein anderes Universum als das, das blutet«
(Pablo Neruda).

Dieser Satz Pablo Nerudas fasst in gedrängtester Form, so wie große Dichter dies eben können, die Ausdehnung, die Weite, die alles aufschluckende, aber auch ausfüllende affektive Relevanz von Wunden und Verletzungen zusammen, denen das folgende Kapitel gewidmet ist.

Warum nehmen Selbstverletzungen zu?

Diese Frage lässt sich nur beantworten, wenn die Veränderung des Verhältnisses zum eigenen Körper im Rahmen einer historischen Anthropologie analysiert wird. Dazu sollen zwei Anmerkungen reichen, und zwar zu folgenden Aspekten: 1. zur Instrumentalisierung des Körpers und zum Einspruch gegen sie sowie speziell 2. zur Funktionalisierung des Körpers für die Suche nach der eigenen Identität.

Ad 1: Die Beziehung zum eigenen Körper unterliegt der *Dialektik der Aufklärung* (Horkheimer/Adorno 1947): Aufklärung, auch über die physischen Bedingungen menschlichen Lebens. Der Abschied auch von der physischen Unmündigkeit, führt nicht einfach zur Befreiung des Körpers, sondern zu einer politischen Ökonomie der Körper (Foucault 1977), die den Körper einem System gesellschaftlicher Reglements unterwirft. Während der »natürliche« Ausdruck im Verlauf des Zivilisationsprozesses immer mehr zurückgedrängt wird, nimmt die Instrumentalisierung des Körpers zu. Der Körper wird nicht gelassen, er wird einerseits zurückgedrängt, andererseits kolonisiert. Der Zugriff auf den Körper feiert seine negative Apotheose in der faschistischen Körperkultur, wo »Natürlichkeit« in den eisenharten Griff einer totalitären und lebensverachtenden Ideologie genommen wird (Theweleit 1977).

Gegenbewegungen begleiten diesen Prozess; so wendet sich die Reformpädagogik des frühen 20. Jahrhunderts gegen die Funktionalisierung des Körpers; sie will, ebenso wie die nach der Jahrhundertwende neu entstehende Freikörperkultur, den natürlichen Körper wieder entdecken. Sie verwendet einen »Jargon der Eigentlichkeit«, der mit biologischen Thesen untermauert wird (König 1989; Wünsche 1982). Allerdings verkennt sie systematisch, dass sie selbst der subjektiven Körpererfahrung einen neuen Diskurs überstülpt, den der – objektiv längst anachronistischen – Natürlichkeit und den der Vollkommenheit. Auch der Einspruch gegen die Instrumentalisierung des Körpers, das Pochen auf der Authentizität der Körpererfahrung, folgt so selbst der gleichen Instrumentalisierung, die sie denunzieren möchte.

Seither haben wir viele Zyklen einer solchen Gegenbewegung beobachten können. Das widerständige Moment jeder »Wiederkehr des Körpers« muss ernst genommen werden: Es ist der Protest gegen die Entfremdung vom Körper, der Versuch, den Körper in die eigene Leiblichkeit zu reintegrieren, einen unverstellten, primären Zugang zum Körper zu finden.

Ad 2: Der Körper wird heute in einer ganz besonderen Weise in Dienst genommen: Er soll zum Garanten von Sinn und Identität werden. Ein Beispiel ist die Sportindustrie. In immer neu aufgelegten Varianten von Risikosportarten (Extrembergsteigen, Freeclimbing, Bungeejumping etc.) wird durch den Thrill, die körperlich unabweisbar erlebte Angstlust, körperliche Grenzerfahrung als Sinnsurrogat gesucht: Eine existenziell berührende Erfahrung wird geradezu erzwungen, die allerdings auch suchtartig entgleiten und gleichsam zu einer »existenzialistischen Sucht« werden kann. Der Hochleistungssport zeigt die Kolonisierung des Körpers durch materielle und psychologische Interessen sehr genau; jenseits aller medizinischen Vernunft wird dem Körper extreme Leistung zugunsten eines hohen Verdienstes, aber auch zugunsten der immateriellen Prämie von Ruhm und Ehre abverlangt. Diesen elitären Sportformen gegenüber steht das Fitnessprogramm, das Sport und körperliche Betätigung für jedermann anbietet. Die Fitnessbewegung zielt auf die breite Förderung physischer Gesundheit; die Fitnessbewegung tritt das Erbe des »Volkssports« an, wie er über ein Jahrhundert lang durch Sportvereine und schulischen Turnunterricht betrieben wurde. Sport wird zu einer Massenbewegung, die eine egalitäre Illusion erzeugt: Vor dem Körper sind (scheinbar) alle gleich, der amerikanische Präsident ebenso wie der Nachbar auf den an Folterwerkzeuge erinnernden Maschinen des Studios. Die Fitnessbewegung, angetreten zur Vitalisierung des Körpers

(»Vita-Parcour«), erzeugt einen medikalisierten Körper (O'Neill 1990); aus allen möglichen Körpererfahrungen werden die hervorgehoben, die der physischen Gesundung dienen. Außerdem gleichen Fitnessbewegungen das Verschwinden des Körpers aus den Produktionsprozessen aus. Dort, wo der Körper in der Arbeit einseitig entlastet wird, lässt sich Körpertraining als Ware vermarkten. Klinisch-psychotherapeutisch lässt sich schließlich beobachten, dass auch Fitnessstudios, Jogging, Mountainbiking etc. suchtartig benutzt werden. Für die Persönlichkeit kann Körpertraining unverzichtbar werden, weil die Modellierung des eigenen Körpers, die im Studio erreicht wird, nicht dem persönlichen Wohl dient, sondern zu einer perfekten Sozialmaske verhilft: Der Körper wird undurchdringlich und gibt den Blick auf seelische Not nicht mehr preis. Außerdem erzeugt die Fitnesswelle einen neuen Anspruch: Fitness wird zur Charakteristik von Modernität, Handlungsfähigkeit, Freiheit; aus Spiel wird Ernst, Fitness wird zur Seelenarbeit, Jogging wird »Identitätstraining« (Rittner 1990).

Dieser kurze Blick auf die historische Anthropologie des Körpers kann also zeigen: Der Körper wird in steigendem Umfang instrumentalisiert; er ist modellierbar, die körperliche Integrität als Wert tritt zurück hinter der Indienstnahme des Körpers für die Identitätsbildung und die Selbstbildung. Genau dieser Aspekt ist meines Erachtens die Grundlage dafür, dass auch durch die offenbar negative Behandlung des Körpers, durch die Selbstverletzung, autoregulative psychische Prozesse unterstützt werden.

Die Variabilität der psychischen Struktur bei selbstverletzendem Verhalten

Wenn Selbstverletzungen in einem klinischen Kontext auftreten, ist der Therapeut nicht mit einem umschriebenen Krankheitsbild konfrontiert, nicht mit einem Symptomenkomplex, der einer Psychopathologie oder Psychodynamik spezifisch zugeschrieben werden könnte, aber auch mit keinem einheitlichen Verhaltensmuster. Daher sind immer wieder Eingrenzungen nötig. Die erste betrifft die Klassifikation von Selbstverletzungsverhalten (SVV): Im Folgenden wird es nur um die sogenannten vorsätzlichen Selbstschädigungen gehen *(deliberate self harm)*, nicht um die heimlichen Selbstschädigungen.

Wegen der Vielfalt der selbstverletzenden Verhaltensweisen und der breiten komorbiden Psychopathologie hat es immer wieder Systematisierungsversuche gegeben (vgl. Resch 2001), die sich in folgenden Klassifikationen niedergeschlagen haben:

- das »deliberate self-harm Syndrom« (DSH) (Pattison et al. 1983), das durch multiple Episoden und Formen direkten selbstverletzenden Verhaltens gekennzeichnet ist, das über mehrere Jahre anzutreffen ist und nur selten zum Tode führt;
- das »Syndrom repetitiver Automutilation« (Favazza 1992), das durch die ständige Beschäftigung mit dem Gedanken sich körperlich zu schädigen, gekennzeichnet ist. Die Phänomenbeschreibung ist in diesem Fall hilfereich; wiederholt misslingt es, dem Impuls, sich selbst zu verletzen, zu widerstehen, sodass es zu einer physischen Verletzung mit Gewebsschädigung kommt. Typischerweise findet man ein sich intensivierendes Spannungsgefühl unmittelbar vor dem Akt der Selbstverletzung und eine Erleichterung und Zufriedenheit während der selbstverletzenden Handlung.
- Das »multi-impulsive Störungsmuster« (Lacey/Evans 1986), das die statistischen Zusammenhänge mit Drogenabusus, Promiskuität, Essstörungen und anderen impulshaften Störungen, die mit vorübergehenden Kontrollverlusten einhergehen, betont.

Keine der Syndromdefinitionen konnte sich wegen der Heterogenität des SVVs bis heute durchsetzen. Weil SVV ein breites Spektrum von Auffälligkeiten umschließt, ist es statistisch auch nicht gut fassbar. Viele Studien meinen, dass Frauen deutlich häufiger betroffen sind. In einer 13 Länder umfassenden Studie der WHO in Europa zu parasuizidalem Verhalten zeigte sich, dass es ein europäisches Nord-Süd-Gefälle bei Selbstverletzungen gibt, im Norden sind sie viel häufiger. In der Adoleszenz spielen Selbstverletzungen eine große Rolle; zwischen 5 und 9% der US-amerikanischen und englischen Jugendlichen berichteten von SVV im vergangenen Jahr (Skegg 2005). Die bereits erwähnte WHO-Studie hat ein Risikoprofil für schwerere SVV beschrieben: Frauen zwischen 15 und 24 und Männer zwischen 25 und 34 Jahren sind am gefährdetsten. Verheiratete greifen seltener zu Selbstverletzungen als Geschiedene, ein geringer sozioökonomischer Status prädisponiert ebenso wie Armut. Genaue Zahlen zur Häufigkeit existieren nicht, aber es besteht Einigkeit in der Annahme, dass SVV häufiger geworden ist, auch wenn man bedenkt, dass ihm im Rahmen einer veränderten Diagnostik der Persönlichkeitsstörungen mehr Beachtung geschenkt wird. Eine Studie an der Psychiatrischen Universitätsklinik Zürich konnte zeigen, dass in der

Zeit von 1987 bis 1995 die Prävalenzrate für Patienten mit automutilativen Handlungen von 1,25 auf 1,81% drastisch zugenommen hat (Schmid/Hochstrasser/Hell 2000).

Der Zusammenhang zwischen Kindheitsbelastungen und SVV ist in einigen Forschungsprojekten der letzten Jahre deutlich gezeigt worden. Eine besondere Rolle kommt dem sexuellen Missbrauch in der Kindheit zu, der auch die Geschlechtsverteilung erklären könnte (Romans et al. 1995). Aber natürlich ist der sexuelle Missbrauch kein isoliertes Faktum; er geht einher mit Gewalterfahrungen nicht-sexueller Natur, mit emotionalem Missbrauch und schwerwiegenden familiären Zerrüttungen (Gladstone et al. 2004). Die Kinder aus Scheidungsfamilien sind gefährdeter (Skegg 2005). Selbstverletzungsverhalten steht in einem transgenerationalen Zusammenhang; bei Untersuchungen von zwei Generationen zeigte sich, dass früh beginnendes Selbstverletzungsverhalten der Eltern bei den Kindern Störungen generiert, sei es in eigenem Selbstverletzungsverhalten, in Depressionen, in Missbrauchsweitergabe oder in erhöhter Aggressivität gegenüber den Kindern.

Selbstverletzendes Verhalten ist nicht die einzige Form der Reaktion auf die schweren Belastungen in der Kindheit; von daher überrascht es nicht, eine recht hohe Rate an Selbstverletzungsverhalten bei essgestörten Patientinnen zu sehen, die Lifetime-Prävalenz von Selbstverletzungen bei bulimischen Essstörungen liegt bei ca. einem Drittel (34,3%) (Paul et al. 2002). Am häufigsten werden Depressionen diagnostiziert, ebenso Persönlichkeitsstörungen, darunter vor allem Borderline-Persönlichkeitsstörungen.

Dementsprechend wird die Dynamik unterschiedlich sein. Aus einer psychodynamischen Perspektive ist die Diagnostik wichtig, um das Integrationsniveau der psychischen Struktur (Arbeitskreis OPD 2006) zu bestimmen. Je nach den strukturellen Möglichkeiten der Persönlichkeit können die selbstverletzenden Verhaltensweisen unterschiedliche Bedeutungen annehmen. So kann bei einer gut oder mäßig integrierten Struktur der Schnitt ins eigene Fleisch eine symbolische Qualität annehmen, eine versteckte Botschaft an das (Übertragungs-) Objekt beinhalten oder Kastrationsängste befrieden. Anders bei der gering integrierten oder desintegrierten Struktur, wo das Selbstverletzungsverhalten in viel stärkerem Ausmaß eingebettet ist in die Suche nach Abgrenzung zwischen Selbst und Objekt, in die Suche nach einer Affektregulierung und nach Hilfen zur Selbstkontrolle etc. Der Schwerpunkt der Darstellung wird sich vor allem, aber nicht ausschließlich, auf die Borderline-Dynamik, die Bedeutung von Selbstverletzungen vor dem Hintergrund geringer struktureller Integration der Persönlichkeit richten.

Selbstverletzungen als Formen der Inszenierung einer abgespaltenen Objektbeziehung

Selbstverletzungshandlungen sind zunächst einmal auf der Grundlage der Beziehungen zu verstehen, in deren Kontext sie auftreten. Die psychoanalytische Objektbeziehungstheorie ist für diesen Zugang ausgesprochen hilfreich. Aus dieser Perspektive lohnt es, Selbstverletzungen als die Inszenierungen einer Selbst-Objekt-Beziehung im Verhältnis zum eigenen Körper, die aus dem übrigen Beziehungsleben abgespalten wird, aufzufassen. Dass die Inszenierung am eigenen Körper vorgenommen wird, lässt sich als Konsequenz aus der eingangs beschriebenen historisch-anthropologischen Perspektive einer Instrumentalisierung des Körpers plausibel machen. Die Gründe für die Abspaltung sind variabel und für die therapeutische Arbeit zentral; in der abgespaltenen heftigen Affektivität, die die am Körper inszenierte Objektbeziehung prägt, lässt sich bereits ahnen, dass es um die Beherrschung vor allem destruktiver Affekte geht. Aber Selbstverletzungen sind nicht einfach destruktive Handlungen. Die Folge der Abspaltung und Projektion auf den Körper ist ja, dass die intersubjektiven Begegnungen mit anderen geschont werden. Auf diese Weise ist eine als zunächst einmal destruktiv wirkende Inszenierung als Selbstfürsorge oder Fremdfürsorge zu verstehen: Die Abarbeitung der Affekte am eigenen Körper schützt das eigene Erleben vor Affektüberschwemmungen, aber auch die sozialen Interaktionen.

Mindestens zwei Beziehungsformen existieren, die voneinander abgespalten oder voneinander dissoziiert werden. Die eine Beziehungsgestalt wird im Verhältnis zum eigenen Körper ausgelebt, wobei der eigene Körper natürlich der eigene ist, zugleich aber objektal besetzt wird. Dieses Changieren zwischen Selbst- und Objektqualität des Körpererlebens bedingt, dass man von einem Übergangsbereich der Körpererfahrung sprechen kann. Die andere Interaktionsfigur kann im intersubjektiven Verhältnis ausgelebt werden, sie bleibt dann unbedrohlich. Nun kann man auch sagen, dass der Körper selbst zu einem Container wird, er muss Erfahrungen bergen oder als Ort der Beziehungsinszenierung dienen, von Beziehungsformen, die den äußeren Objekten nicht mehr zugetraut werden können. Nicht immer ist, dies gilt es zu betonen, der Inhalt dieses, wie Joyce McDougall (1989) sagen würde, »Übergangstheaters« destruktiver Natur. Umgekehrt kann auf diese Weise gerade auch die liebevolle Beziehungserfahrung geschützt und nur dort gelebt werden. Die Verhältnisse können sich also auch umdrehen. Diese Struktur kann man meines Erachtens nicht nur bei Selbstverletzungen, sondern vor allem auch bei hypochondrischen Patienten beobachten (Küchenhoff 1997b). Wir können drei Muster unterscheiden, je nachdem wie der Körper in eine Objektbeziehung eingebunden wird.

Muster 1

Das erste Muster lässt sich folgendermaßen beschreiben: Der in der Selbstverletzung angegriffene Körperteil repräsentiert das anzugreifende Objekt, die Selbstverletzung ist also aggressiv motiviert und gilt einem im Körper eingeschlossenen inneren Objekt. Das ist der Vorgang einer Projektion auf den Körper oder – besser und genauer – auf einen Körperteil. Die Hautpartie, in die geschnitten wird, wird im unbewussten Erleben zum Stellvertreter eines inneren Objektes, gegen das der Schnitt eigentlich geführt wird.

Klinisches Beispiel:

Frau R berichtet im Verlauf ihrer Analyse von einer Form selbstverletzenden Verhaltens. Sie hat sich immer wieder in bewusstseinsmäßig unkontrollierten Situationen, zum Beispiel in der Einschlafperiode oder in Situationen großer Übermüdung, die Schamlippen zerkratzt, dabei keine Lust verspürt, sondern immer die gleiche Vorstellung gehabt, sie habe das Genitale attackieren wollen, sie habe einen rasenden Hass auf den eigenen Körper, auf den eigenen weiblichen Körper empfunden, der immer zu klein geblieben sei, der nie von allein funktioniere.

Späterhin ergibt sich aus ihren Einfällen das Folgende: Sie greift den Körper an, den sie von der Mutter erhalten und den sie mit der Mutter gemeinsam hat – es ist in letzter Konsequenz der Körper der Mutter, den sie angreift, aus dem sie bei der Geburt mit gravierenden Defekten entlassen worden ist und vom dem sie die Defekte übernommen hat, sodass der eigene Körper niemals für sich und allein funktioniert hat. Es ist, als kratze sie sich die Gifte aus dem Körper, die sie in der Schwangerschaft aufgenommen zu haben meint. Hier wird eine abgespaltene Objektbeziehung, die eine destruktive Qualität hat, am eigenen Körper agiert oder abgeführt – die reale Beziehung zur alten Mutter ist niemals belastet, immer freundlich, nie vorwurfsvoll, höchstens mitleidig, meist unterstützend.

Muster 2

Das zweite Muster ist in gewisser Weise spiegelbildlich: Der angegriffene Körperteil, so stellt sich in dieser Konstellation heraus, steht für einen Selbstanteil, während der Agent des Impulses, sich zu verletzen, das intrusive, grausame Objekt repräsentiert. Diese Konstellation findet sich gehäuft bei den Selbstverletzungen, die durch eine schwere traumatische Erfahrung geprägt zu sein scheint.

Ich habe an anderer Stelle von »implantierter Gewalt« (Küchenhoff 2005) gesprochen. Immer neu schockierend bleibt die Art und Weise, wie früh erlittenes Elend nicht verarbeitet und beendet, sondern unentwegt reproduziert wird. Aber etwas anderes ist nicht möglich, wenn die Implantation von Gewalt zur eigenen Identität geworden ist. Das kommunikative Angebot sollte nicht unterschätzt werden, dass in scheinbar pathologischen Symptomen liegt, die in psychiatrisch-distanzierender Sicht als »Impulskontroll-Störungen« zu betrachten üblich ist. Selbstverletzung ist nicht allein Ausdruck mangelhafter Affekt- und Impulsregulation. Sie ist eine Inszenierung und die einzig mögliche Vergegenständlichung von ansonsten unsichtbarer, den Ich-Kern besiedelnder Gewalt.

Klinisches Beispiel:

Eine durch sexuelle Gewalt während der Adoleszenz traumatisierte junge Frau durchfurcht ihre Haut mit zahllosen Piercingnadeln. Sie schneidet sich an den frei gebliebenen Stellen, empfindet sowohl beim Vorgang des Piercens wie auch bei dem Schneiden kaum den Schmerz, der sich erst nachträglich einstellt. Sie erlebt beim Schneiden keine Befriedigung, sondern eine Art von Hochmut, der dann dem Schmerz und der Verzweiflung weicht. In dem Vorgang des Schneidens selbst ist sie mit ihren Peinigern identifiziert, nachher erlebt sie den sonst verleugneten Schmerz, den ihr das lebensgeschichtlich einschneidende Trauma verursacht hat.

Muster 3

Dass der Körper in den beschriebenen Weisen zum Container werden kann, setzt aber bereits psychische Fähigkeiten voraus, die nicht selbstverständlich sind. Die bisher geschilderte Dynamik lässt sich auch so zusammenfassen:

»Auch wenn es keine Personen gibt, denen ich mich zumuten kann, mich anzuvertrauen wage, so hoffe ich doch, dass ich in der Behandlung des eigenen Körpers einen (Pseudo-)Container finden kann. Außerdem liegt mir etwas daran, dass der Kontakt zu den äußeren Objekten geschont wird.«

Wenn diese Voraussetzungen gar nicht gemacht werden können, kann das SVV archaischer erscheinen und allererst als Ausdruck der Suche nach einem Container verstanden werden. Das äußere Objekt kann bedrängt werden, doch als Container der meist destruktiven, oft unverbundenen, im Bion'schen Sinne als Beta-Elemente fungierenden Erfahrungen zu dienen. Die Verletzung des eigenen Körpers will das Objekt dazu zwingen, doch noch zum Container zu werden.

> *Klinisches Beispiel:*
>
> Eine Frau von 35 Jahren hat keine Möglichkeiten, auf sich aufmerksam zu machen. Ihr Lebensgefühl ist geprägt von einer dumpfen, nicht auszudrückenden, permanenten Verzweiflung, die aber nicht formuliert und schon gar nicht anderen gegenüber geäußert werden können. Sie ist nicht in der Lage, sich sprachlich über das, was sie persönlich und emotional betrifft, zu äußern. Sie verfügt aber auch nicht über Möglichkeiten der Beziehungsinszenierung. So bleibt ihr nur eine Verhaltensstörung, die sie selbst ohne erkennbaren Affekt ausübt, vor allem wenn sie eine Zurückweisung erlebt oder Gewalt: Sie schneidet sich tief ins eigene Fleisch, nicht in einem übertragenen, sondern einem sehr wörtlichen Sinn. Die selbst zugefügten Wunden lösen bei den Wundversorgern Entsetzen aus – und gerade an diesem Gefühl der anderen ist der Patientin unbewusst gelegen; nur so kann sie die Gefühlsantwort erreichen, nach der sie sich sehnt, die sie aber anders nie für sich erhoffen kann. Es ist, als sei die Wunde wie ein Schrei, der anders nicht geäussert werden kann, ein verzweifelter Ruf nach einem hilfreichen Objekt.

Die Selbstverletzung als Selbstbewahrung: Eine ich-psychologische Perspektive

Befremdend wirkt die Schilderung des Erlebens vieler Patienten, die sich selbst verletzen, schneiden, brennen, befremdend deshalb, weil nicht einfach nachzuvollziehen ist, dass die psychische Entlastung so ausgeprägt ist, dass der Schmerz zwar registriert, aber nicht mit negativem Affekt aufgenommen wird. Zu kurz greifen Konzepte, die sich auf den Masochismus abstützen. Worin besteht die enorme Erleichterung, die mit der Selbstverletzung einhergeht? Die Haut ist Grenzorgan, durch ihre Verletzung wird die Körpergrenze intensiv erlebt. Durch den Schnitt wird ein Einschnitt geschaffen, eine Grenze etabliert, und zwar dort, wo im Erleben die Grenzen zwischen Selbst und Objekt zerfließen. Traumatisierte Patienten wiederholen in der Selbstverletzung nicht immer nur Fragmente der traumatischen Szene, sie schützen sich in der beschriebenen Weise auch vor der Intrusion des Objekts. Dass die Selbstverletzung auch einen konservativen Charakter hat, ist bereits deutlich geworden, als weiter oben beschrieben worden ist, dass durch die Zentrierung auf den eigenen Körper das Objekt geschützt wird.

Selbstverletzungsverhalten als Reaktion auf dissoziative Erlebnisse

In der Dissoziation wird die Einheitlichkeit des bewussten Erlebens zerrissen; eingesetzt primär als Schutz vor überwältigenden negativen Erfahrungen, wie die primäre Dissoziation in der peritraumatischen Situation, werden die dissoziativen Phänomene unter Umständen immer mehr statt zu einer Lösung der Probleme selbst zum Problem. Sie schränken den kommunikativen und Handlungsspielraum sehr ein und können als ausgesprochen quälend erlebt werden. Selbstverletzungen stellen starke körperliche Reize dar, die geeignet sind, die Besetzungen auf einen Punkt, nämlich das Erleben körperlichen Schmerzes, zu versammeln und so die Dissoziation des Bewusstseins durch eine Vereinheitlichung des Erlebens aufzuheben.

Selbstverletzungsverhalten als Unterstützung des Erlebens der Selbstgrenzen

Freud (1923b) hat zu Recht darauf hingewiesen, dass das Selbsterleben, für ihn: das Icherleben, anfänglich mit dem Erleben der Körpergrenzen zusammenfällt; das Ich wird zunächst als körperlich angesehen. In präpsychotischen oder psychotischen Zuständen und in anderen psychischen Verfassungen, in denen das Erleben der Ichgrenzen fragil wird und Selbst- und Objektbilder zu verschwimmen drohen, soll die Markierung der Körpergrenzen durch das (selbstzugefügte) Schmerzerleben das Erleben der Ichgrenzen wiederherstellen.

Selbstverletzung als affektive Selbstversicherung

Oft dient das Selbstverletzen dazu, etwas zu spüren an Lebendigkeit, an Wärme, an Berührung, dort wo alle Gefühle abgestorben zu sein scheinen. Ein Kriterium des Kernselbst-Erlebens nach Daniel Stern (1992) ist die Selbstaffektivität, also das Erleben, dass man im Besitz der eigenen Emotionen ist. Dieses wird wiederhergestellt – nicht in dem Sinne, dass die Leere vom Schmerz ausgefüllt wird, vielmehr wird der Entleerungsprozess, gleichsam der Raub eigener Gefühle, gestoppt, indem ein Schmerz erzeugt wird, der erzwingt, ihn als eigen zu betrachten. In einem spezifischen Sinn kann das SVV sogar als Antidepressivum eingesetzt werden. Ich beschreibe diesen Sachverhalt in den Worten eines 14-jährigen Mädchens:

> »Heute Nacht haben sich meine Eltern wieder geprügelt. Irgendwann lag meine Mutter auf dem Bett, mein Vater hat sich draufgeschmissen und is auf ihr rumgesprungen und hat auf sie eingeschlagen. In der schule ging der Horror weiter. Zuhause holte ich mir erstmal ein Messer und ritzte mich. es brannte so, aber es tat gut, so meinen frust rauslassen er's war schön, das warme Blut zu spüren, aber glücklich bin ich nicht und werde ich auch nicht mehr … höchstens 2009« (rotelinien, NeLa, 14 Jahre, 10.07.2005; www.rotelinien.de/leb61.html).

Selbstverletzung als erlebte Selbstwirksamkeit

Die psychoanalytische Entwicklungspsychologie hat herausgearbeitet, dass die Bildung des Kernselbst, also die Wurzeln des Selbstgefühls, mit der Ausbildung des Gefühls der Selbstwirksamkeit zu tun haben (Stern 1992). Das verhaltenstheoretisch gut ausgearbeitete Konzept (Bandura 1982) der Selbstwirksamkeit ist lange Zeit in der psychoanalytischen Theorie zu sehr vernachlässigt worden (vgl. Frank 2001). Dabei ist es klar, dass die Fähigkeit, handeln zu können, das Gefühl für das eigene Selbst festigt. In der Selbstverletzung spielt die Wendung von der Passivität in die Aktivität als zugrunde liegender Abwehrmechanismus oft eine entscheidende Rolle: »Indem ich mir zufüge, was mir angetan worden ist, kann ich ein – wie immer verzerrtes – Bewusstsein der eigenen Handlungskompetenz bewahren.«

Triebökonomische Perspektive

Von der manifesten Ebene aus gesehen, gelingt es dem Menschen, der sich selbst verletzt, nicht, sich zu beherrschen, seine Impulsivität zu steuern. Bisher wurden Gründe, die in dem Agieren einer Objektbeziehung oder in der Selbststabilisierung liegen können, dargelegt, die es verbieten, bei diesem Befund eines Versagens der Ichfunktionen, soweit sie Steuerungsfähigkeit und Selbstbeherrschung betreffen, stehen zu bleiben. Aber gleichwohl muss gerade die Psychoanalyse, die doch als Triebpsychologie begann, die Triebenergie ernst nehmen, die bei der Selbstverletzung auf den eigenen Körper gelenkt wird, oder dazu Stellung nehmen, ob hier sinnvollerweise von einer Triebenergie gesprochen werden kann.

Ventilfunktion

Dass das Schneiden wie ein Ventil wirken kann, dass die Affekte sich einen gewaltsamen Ausweg suchen, der von einer momentanen Erleichterung begleitet ist, beschreiben viele Patienten.

> *Klinisches Beispiel:*
>
> Mir hat dies ein junger Mann von 19 Jahren sehr deutlich gemacht: Er erzählte während seiner Behandlung in der Tagesklinik, wie er mit Freunden in einer Kneipe sitzt, sich ärgert über entwertende Äußerungen, denen er nicht zu widersprechen wagt. Daraufhin sucht er eine Toilette auf und schneidet sich dort mit einer Klinge in beide Unterarme. Er kennt diesen Ausweg schon, nimmt also Verbandsmaterial aus der Tasche, verbindet sich, zieht das Jackett über die malträtierten Arme und geht ausgeglichen, ohne Hassaffekt, in den Schankraum zurück.

Hier ist die Ventilfunktion des Schneidens, das Ausagieren aggressiver Strebungen, die als zu bedrohlich erfahren werden, deutlich.

Von dieser Ventilfunktion sollte eine andere, benachbarte Funktion unterschieden werden, die ich mit Bion »Evakuationsfunktion« nennen möchte.

Evakuationsfunktion

Bion hat für die Psychoanalyse dadurch einen nach wie vor hoch aktuellen Stellenwert, dass er eine Theorie des Denkens angeregt und zum Teil selbst entwickelt hat. Der energetische Gesichtspunkt der Triebökonomie oder der energetischen Prinzipien ist nicht zu trennen von der Frage nach dem »Lernen durch Erfahrung« und die Frage der Repräsentation von Erfahrungen. Dass die nicht in der inneren Welt der eigenen Repräsentationsvorgänge verankerten Erfahrungsbruchstücke, die bei Bion Beta-Elemente heißen, evakuiert werden müssen, zum Beispiel auf den Körper, heißt, dass eine Erfahrung als zu schmerzlich erlebt wird, und dass die damit verbundene innere Aufruhr – der »arousal«, die Erregung, die Verzweiflung – psychisch nicht überwunden werden kann. Die Alpha-Funktion ist aus irgendeinem Grund verloren gegangen, sei es dass nie genügend sichere Objekterfahrungen bestanden haben, die zur Verinnerlichung der Alpha-Funktion geführt haben, sei es dass ein Trauma die Alpha-Funktion vernichtet hat. Die Konsequenz ist klar: Die Abfuhr, die Evakuation des Affektes oder der Erregung in den Körper kommt einer Desymbolisierung gleich; im Rahmen einer Theorie der psychischen Repräsentation gesprochen, die mir näher liegt, lässt sich genauer sagen, dass der Anschluss an die Repräsentation respektive die verarbeitenden Denkvorgänge nicht mehr gesucht wird. Stattdessen werden die Erfahrung, der Erfahrungsbaustein, die isolierten Momente einer erschreckenden Erinnerung zum Schweigen gebracht – und zwar durch die Abfuhr in den Körper. Dann aber hat das Körpersymptom keine Ausdruckskraft mehr, dann ist es nicht symbolisch, ja dann entsteht es gerade deshalb, weil es nichts mehr repräsentieren soll, sondern nur noch Abfuhrbedeutung hat.

Selbstverletzung als Widerstand

Nicht jede Selbstverletzung ist also zu *verstehen*, auch nicht im Rahmen einer Objektbeziehung. Das Selbstverletzungsverhalten kann auch gerade als Verneinung jeder Objektbeziehung, als Ausdruck einer Verabschiedung jeder Verarbeitung imponieren. Eine paradox anmutende Formulierung bietet sich an: In der Selbstverletzung wird oft auch der Schmerz gesucht, um das Erleben des Schmerzes abzukürzen. Der unmittelbar erlebte körperliche Schmerz ist die Abschaffung von Differenz im Leiden: Mit einem Schlag und ohne Aufschub soll der Affekt des Schmerzes überwuchern, und er soll sich auf niemand und nichts beziehen.

Wenn ich mich schneide, gibt es kein Objekt, das anzuklagen oder zu schützen wäre, Täter und Opfer fallen zusammen, es gibt keinen Bezug, der sich zu diesem Verhalten herstellen ließe. So ist die Selbstverletzung oftmals Ausdruck des Todestriebs, nicht freilich in dem Sinne, dass hier die Vernichtung des eigenen Selbst gesucht wird, sondern in dem Sinne, dass der Schmerz, der psychische Schmerz, die Verzweiflung, die Angst durch den selbstzugefügten Körperschmerz zum Schweigen gebracht wird: Aufhebung der Differenz im Schmerzerleben; dieser selbstzugefügte Schmerz sagt nichts mehr aus, ist nur noch selbstbezüglich. Er immunisiert gegen den Schmerz, und das ist schwer zu durchschauen, weil der unmittelbare Schmerz den mittelbaren wirksam verdeckt. Anders gesagt: Der zugefügte Schmerz sucht nach dem Genießen, das freilich nicht libidinöser Natur ist, sondern ein Vernichten der Symbolisierung des psychischen Schmerzes.

> »Somit griff ich wieder und wieder zu dem kleinen Messer, das ich in einem Kissenbezug verstecke, damit es meine Mutter nicht findet. Wenn ich mir die Arme und Beine aufschneide, dann richtig. Solange, bis ich in einer Blutlache stehe oder wenigstens so lange, dass ich nicht mehr fühle. In diesen Momenten habe ich das Gefühl zu existieren. Ich werde mir meines Körpers bewusst und stelle fest, dass ich noch lebe. Schmerzen bemerke ich schon lange nicht mehr, ich bin emotional abgestumpft, und ich muss sagen, dass mir das ganz recht ist. Noch mehr Verluste, unerwiderte Gefühle, Verletzungen oder dergleichen könnte ich nicht ertragen. Und da ist die Lösung, einfach gar nichts zu fühlen, wirklich schön« (Nick unbekannt 20.02.2006; www.rotelinien.de/leb79.html).

Therapeutische Überlegungen

Welche Behandlungsindikation gestellt, welche Technik angewendet wird, wird wesentlich von der Integration der Persönlichkeitsstruktur abhängen, die mithilfe der OPD gut erfasst werden kann. Einige Faktoren werden im Folgenden benannt, die bei der Psychotherapie der Patienten mit SVV eine besondere Rolle spielen können. Sie ergeben sich aus den eben gemachten psychodynamischen Überlegungen.

Die Entlastungsfunktion der Symptomatik berücksichtigen

Die größte Schwierigkeit in der Behandlung kann werden, dass die Selbstverletzung so effizient, so unmittelbar körperlich, aber auch psychisch einschneidend ist. Mit dieser kurzschlussartigen Unmittelbarkeit kann keine therapeutische Maßnahme es aufnehmen. Es gibt eben tatsächlich kein größeres Universum als das, das blutet. Umgekehrt: Wenn der Blutstrom versiegt, die Wunden heilen sollen, dann schrumpft das Universum, Leerstellen entstehen in ihm, ein »Pluriversum« taucht erneut auf, d.h., große unausgefüllte Räume drohen, noch schlimmer, sie könnten sich füllen, Konturen erhalten, und dann kommen Erinnerungen an Traumatisierungen, Gefühle der Panik, der Erregung zurück, die ertragen und deren Lösung aufgeschoben werden muss. Als Therapeuten müssen wir uns darüber im Klaren sein, dass die Entlastung, die wir bieten, im Vergleich zum Schnitt in die eigene Haut unscheinbar, vielleicht nachhaltig, aber nicht in gleichem Ausmaße unmittelbar wirksam sein kann.

Hölderlin hat in einer der Fassungen seines wunderbaren Mnemosyne-Gedichts gesagt, worum es im Leben überhaupt, aber auch in der Analyse schwer belasteter Menschen geht:

> »aber wie auf Schultern
> eine Last von Scheitern ist zu tragen«

Nein, das ist kein attraktives Angebot, und deshalb ist die Versuchung, sich wieder und wieder zu verletzen, einzutauchen in dieses Universum, das die Zeit stillstehen lässt, groß. Hölderlin weiß davon, nicht in Bezug auf die Selbstverletzung, aber es passt in unseren Zusammenhang:

> »vorwärts und rückwärts aber
> wollen wir nicht sehen, uns
> wiegen lassen wie auf schwankem Kahne der See.«

Es ist hilfreich, mit den Patienten darüber zu reden, dass wir von dieser großen Attraktivität wissen, und dass wir mit ihr rechnen müssen.

Die Symptomwahl als Ichleistung würdigen

Wenn Selbstverletzungsagieren zur Steuerung des Selbsterlebens eingesetzt wird, muss es vom Therapeuten auch »positiviert« (Benedetti; vgl. Küchenhoff 2002b) werden, d.h., seine selbsterhaltende oder Ichgrenzen verstärkende Funktion muss gewürdigt werden. Positivierung heißt vor allem das *Subjekt* zu finden, dort wo es sich äußert, ohne sich selbst vertreten zu können. Dabei ist das Subjekt nicht nur der versteckt in uns Handelnde, auf den nur hinzuweisen ist. In einem radikaleren Sinne muss manches Handeln, z.B. eben Selbstverletzungen, als Akt verstanden werden, der gerade dazu dient, Subjektivität allererst herzustellen. Positivierung meint also, im Symptom erstens einen Ausdruck verborgener Subjektivität, wie sie zwar vorhanden ist, aber nicht gelebt werden kann, und zweitens einen Versuch der Subjektkonstituierung zu sehen.

Hilfestellungen adäquat anbieten

Nun ist die Einsicht in die eigene Subjektivität die Voraussetzung einer Lösung, nicht die Lösung selbst. In der Regel gelingt es der Patientin nicht, das SVV aufgrund dieser Einsichten aufzugeben. Sie braucht Unterstützung in den Selbstkontrollmöglichkeiten. Daher wird es wichtig sein, mit ihr alternative Maßnahmen zu überlegen, die die selbstschützenden und selbsterhaltenden Funktionen übernehmen können, ohne aber zugleich eine objektiv verletzende oder schädigende Auswirkung zu haben. Das Spektrum solcher Hilfsmaßnahmen ist groß und kann mit dem Patienten gemeinsam ausgearbeitet werden. Entscheidend ist die Einbettung solcher praktischer Maßnahmen in den Kontext der Selbstfürsorge (Küchenhoff 1999a).

Die verhaltenstherapeutisch ausgerichteten Borderline-Therapieprogramme haben sich darum bemüht, praktische Hilfestellungen auszuarbeiten; eine Betroffene beschreibt einige Maßnahmen für ihre Leidensgenossinnen im Internet:

- Versuche, Dich zu entspannen bzw. abzulenken, z.B. tiefes Durchatmen, Baden, Musikhören, Lesen, Fernsehen.
- Versuche, möglichst nicht alleine zu sein (einen Freund besuchen, Einkaufen, Spazierengehen).
- Tagebuchschreiben bzw. schreibe das auf, was Du momentan fühlst, was Dir durch den Kopf geht.
- Trage ein Gummi um Dein Handgelenk und lass es schnalzen, wenn Du den Drang hast, Dich selber verletzen zu wollen.
- Male Dir rote Striche mit wasserlöslichen Filzstiften auf die Haut anstatt zu schneiden. Presse Eiswürfel an Deine Haut. Die Kälte ist zwar schmerzhaft, aber weder gefährlich noch gesundheitsschädlich.

- Versuche Dich nicht in Versuchung führen zu lassen, d.h., halte Dich nicht an Orten auf, wo du z.B. deine Klingen aufbewahrst.
- Versuche Deine Aggressionen loszuwerden. Schlag auf ein Kissen oder eine Matratze, geh nach draußen und schrei alles aus Dir heraus.
- Suche Dir eine Sportart, bei der Du Deinen inneren Stress abbauen kannst.
- Weine, wenn du kannst. Du fühlst dich besser, wenn die Tränen erst einmal heraus sind. Sage Dir, dass Du Dich in 15 Minuten immer noch verletzten kannst. Versuche nach den 15 Minuten, ob du es noch mal 15 Minuten aushältst.

Solche Hilfestellungen sind notwendig, weil sie helfen können, das Gefühl der Selbstwirksamkeit wiederzufinden. Auch eine geschickte Psychopharmakologie, die mit der Patientin erarbeitet, ihr also nicht aufgedrängt wird, sondern über die sie selbst entscheidet, kann das Selbstwirksamkeitserleben bestärken. Allerdings steht und fällt die Wirksamkeit dieser supportiven Maßnahmen mit der Haltung, in der sie ausgeführt werden, und mit dem Zeitpunkt, zu dem sie gewählt werden. Sie sind nur dann erfolgreich, wenn sie das Subjektgefühl bestärken und nicht verringern. Die eben betonte Positivierung darf nicht verloren gehen. Werden die vorgeschlagenen Maßnahmen präskriptiv, wird nicht mehr die Selbstwirksamkeit, sondern die Anpassungsbereitschaft herausgefordert, und das ist kontraproduktiv.

Solche Maßnahmen können gerade unter psychoanalytisch gebildeten Leserinnen und Lesern Widerspruch auslösen. Sie werden vielleicht finden, dass solche Maßnahmen in der Klinik angezeigt sein mögen, aber nicht in einer analytischen Therapie. Wir sollten indes als Analytiker nicht gänzlich auf Hilfestellungen verzichten, sondern souverän genug sein, durch sie nicht gleich das ganze Feld des analytischen Übertragungsgeschehens als unübersichtlich oder gefährdet ansehen.

Die Grenzen und die Realität in der Therapie stark machen

Um den nächsten Gesichtspunkt zu erläutern, will ich einen kleinen Exkurs über die Narbenbildung einschieben. Schnitte in die eigene Haut, wenn sie tief genug und zudem schlecht versorgt sind, erzeugen Narben. Mich wundert immer wieder, wie wenig dieser Alltagsbefund, den wir alle kennen, für den Vollzug von Schnittverletzungen relevant ist. Er wird in der Regel ausgeklammert, um erst später als Schamgefühl wiederzukehren, das sehr schwerwiegend sein kann. Das Zeitbewusstsein, die Gewissheit, in einer eigenen Geschichte zu stehen, ist suspendiert. »Vorwärts und rückwärts aber wollen wir nicht sehen.« Die Folgen der Selbstverletzung können nicht bedacht werden, in einer brennenden Gegenwart sind Gedanken an spätere Brandmale unwichtig. Es kann eine therapeutisch wichtige Aufgabe werden, die Realität, die Gesetze der Realität einzuführen, ja einzufordern. Dazu gehört die chirurgische Versorgung tieferer Wunden. Wenn wir als Therapeuten einfordern, dass diese Realitäten berücksichtigt werden, greifen wir ein. Wir arbeiten notgedrungen nicht von vornherein, vor allem in der Phase der drängenden Symptomhandlungen, in einem therapeutisch nutzbaren Phantasieraum, sondern müssen darum kämpfen, ihn zu errichten. Dazu gehört die Einforderung der Realität.

Zu dieser Realität gehören auch unsere eigenen persönlichen Grenzen: Wie gut ertragen wir die Sorgen, die die Patienten uns aufzwingen? Wie gut ertragen wir das Gegenübertragungsgefühl, hilfloser Zuschauer einer körperlich grenzüberschreitenden Szene zu sein? Diese weiche Realität ist genauso wichtig wie die harten medizinischen Fakten. Nur wenn wir die Grenzen bestimmen, wird es möglich sein, in diesen rahmensetzenden Grenzen auch deuten zu können.

Sich als Beziehungsobjekt einbringen und die Objektbeziehungen deuten

Nicht nur in der Behandlung von Menschen, die sich schneiden, sondern auch sonst in der Therapie von Menschen mit Suchtproblemen entsteht ein Dilemma, und zwar immer dann, wenn es nötig sein sollte, das Symptomverhalten tatsächlich einzuschränken und diese Einschränkung zur Bedingung der Therapie zu machen. Abstinenz, auch von SVV, zu fordern, wird unter Umständen eben nicht als Einführung eines Rahmens oder eines Gesetzes erlebt, als ein Drittes, als Verlässlichkeit eines Außenhalts, sondern als Teil der wohlbekannten Beziehungsgewalt, die wiederum ängstigt oder aggressiv erregt und daher zu süchtigen Entlastungsformen führt. Otto Kernberg hat sicher recht gehabt, wenn er in der Behandlung von Borderline-Persönlichkeitsorganisationen die frühe Deutung der negativen Übertragung fordert. Wie sonst sollte man aus dem Dilemma herauskommen, dass es ein Drittes, ein Gesetz, im Erleben dieser Patienten nicht gibt und dass sie deshalb alle Regeln als Beziehungsangebote verstehen oder missverstehen müssen? Man kommt dann nicht umhin, diese Konstellation zu deuten; es gibt meines Erachtens keinen anderen Ausweg, und zwar mit dem doppelten Ziel, einerseits eine erste Bearbeitung der Beziehungsmuster zu versuchen, durchaus innerhalb der Übertragung, und andererseits Beziehungsmuster und Regeln oder reale Bedingungen voneinander zu differenzieren.

Was wird in diesen Fällen gedeutet? Zum einen geht es um die Aufhebung der beschriebenen Spaltungen. Dass es der Patient ist, der sich auf seinen Körper bezieht und mit ihm etwas austrägt, ist die eine Beziehungsgestalt. Von seiner Seite wird oft genug die therapeutische Beziehung davon als unberührt angesehen; Krankheitsmodelle, die neurobiologisch oder verhaltenstheoretisch konzipiert sind und durch das Internet geistern, stützen diese Spaltung: »Es hat mit mir sehr viel, aber nichts mit dir zu tun; es ist eine Schwäche der psychischen Synthese, der Willensbildung, der biologischen Regelkreise im Gehirn – nicht etwas, das zu dir gesprochen ist.« Wir können mit Gewinn die Szene beschreiben, die wir miteinander bilden und die jeweils im Einzelfall beleuchtet werden muss. Die folgenden Beispiele sind in der Form einer Ansprache an das Übertragungsobjekt verdichtet formuliert:

- Du musst dich nicht kümmern, du hast dich ja nie gekümmert.
- Du weist mich ab, wenn ich so schlimm bin.
- Du handelst immer überstürzt und lässt mir keinen eigenen Willen.

Die Deutungsschritte helfen dabei, das zu schaffen, was wir sonst in der analytischen Arbeit voraussetzen können, dass eine emotional tragfähige Beziehung sich überhaupt entwickeln kann. Dann kann das Containing dieser Beziehung anvertraut werden, dann muss es nicht mehr dem Körper überantwortet werden. Erst dann ist die analytische Arbeit möglich, so wie sie sonst gleich einsetzen kann, erst dann wird es möglich sein, die abgespaltenen Beziehungserfahrungen, die dem Körper gelten, in die Übertragung zu nehmen. Dazu brauchen Therapeuten und Therapeutinnen zusammen mit ihren Patientinnen und Patienten Zeit, und es bleibt nur zu hoffen, dass sie Zeit auch unter der Herrschaft der Ökonomisierung des Gesundheitssystems noch beanspruchen und sich diese nehmen können.

16 Die Vernunft des Leibes – oder: Wenn nur noch der kranke Körper von der Freiheit träumen kann

Einleitung

In der Dankesrede, die Jacques Derrida anlässlich der Verleihung des Theodor-W.-Adorno-Preises in Frankfurt 2001 gehalten hat, beschäftigt sich der Geehrte einleitend mit dem Traum und stellt die Frage, ob der Träumende von seinem Traum sprechen könnte, ohne aufzuwachen. Der Philosoph, so meint Derrida, antworte auf diese Frage mit einem unerschütterlichen »Nein«. Der Psychoanalytiker, ebenso wie der Dichter, der Maler usw. würden nicht »Nein« sagen, sondern »Ja«, Vielleicht, »Manchmal«. Derrida stellt die eigenartige Frage, weil es ihm – mit Adorno – um das Paradoxon der Möglichkeit des Unmöglichen geht.

> »Des Traums sich entschlagen, ohne ihn zu verraten, das ist es, was es (zu erreichen) gilt: aufwachen, das Wachen und die Wachsamkeit pflegen, ohne die Bedeutung eines Traumes außer Acht zu lassen [...], das bedenken, was der Traum zu denken gibt, vor allem dort, wo er uns die Möglichkeit des Unmöglichen zu denken gibt« (Derrida 2003).

»Wenn nur noch der kranke Körper von der Freiheit träumen kann ...«: Der ungewöhnliche Titel soll diese Möglichkeit des Unmöglichen aufgreifen. Macht es Sinn, in dem Derrida-Zitat an die Stelle der Wachheit die Gesundheit und an die Stelle des Traums die Krankheit zu setzen? Dann klingt es so: »Der Krankheit sich entschlagen, ohne sie zu verraten, das ist es, worum es geht: Gesundwerden, das Gesunden und die Gesundheit pflegen, ohne die Bedeutung einer Krankheit außer Acht zu lassen ..., das bedenken, was der Körper zu denken gibt, vor allem dort, wo er uns die Möglichkeit des Unmöglichen zu denken gibt.« Trägt, das soll die Ausgangsfrage sein, Krankheit zur Freiheit bei, indem Krankheit auch die Möglichkeit des Unmöglichen zu denken erlaubt?

Freiheit und Krankheit zusammenzudenken, ist, in diesem positiven Sinn verstanden, kontraintuitiv. Krankheit ist allenfalls negativ auf Freiheit bezogen; die üblichen Definitionen betonen das Leiden, die Defizienz, den Mangel in der Krankheit, kurz: die Einschränkung, die doch immer als Einschränkung von Freiheit imponiert. Für die Rechtswissenschaft ist »Krankheit [...] ein regelwidriger körperlicher, geistiger oder seelischer Zustand, der Arbeitsunfähigkeit oder Behandlung oder beides nötig macht«. So die Formulierung eines Urteils des deutschen Bundessozialgerichts, die sich in ihrer lakonischen Schlichtheit durchgesetzt zu haben scheint (Urteil des BSG vom 16.05.1972, 9RV 556/71). Die Negativdefinition von Krankheit deckt sich mit dem Alltagsverständnis von Krankheit als Verlust oder Einschränkung der Freiheit. Gegenläufig dazu soll der Zusammenhang von Krankheit und Freiheit thematisiert und der Versuch unternommen werden, Krankheit als Möglichkeit, als die Möglichkeit des Unmöglichen zu denken, zu verstehen. Dazu wird zunächst die Leibphilosophie Nietzsches rekonstruiert, danach werden Alexander Mitscherlichs Pionierarbeiten in der psychoanalytischen Psychosomatik gewürdigt.

Freiheit durch die Krankheit bei Nietzsche: Eine Umwertung der Bewertungen

Um Nietzsches Leibphilosophie in die Lebens- und Werkgeschichte besser einordnen zu können, sind ein paar Vorbemerkungen zu seinem Befinden, auf das er in der Andeutung einer Leibphilosophie reagiert hat, lohnend. Nietzsche hatte schon früh unter einschränkenden Krankheitsbeschwerden zu leiden. Seit spätestens dem neunten Lebensjahr quälte ihn Migräne, außerdem war er seit früher Kindheit stark kurzsichtig, dem Fünfjährigen wird eine Myopie des rechten Auges von 6 Dpt attestiert; ab dem 30. Lebensjahr war er auf dem rechten Auge fast völlig erblindet. 1868 wurde er Professor in Basel, ab 1873 wurde er immer häufiger von Kopfschmerz-Anfällen geplagt, die ihn zu einer Unterbrechung seiner Lehrtätigkeit nötigten. Hinzu kamen ein chronisch überreizter Magen und ein schweres Augenleiden. Im Herbst 1876 ließ er sich wegen seiner Leiden für zwei Semester beurlauben. Als die Beschwerden an Heftigkeit und Häufigkeit zunahmen, musste Nietzsche am 2. Mai 1879 sein Entlassungsgesuch einreichen. Diese Krisenzeit ist zugleich die Zeit, in der Nietzsche sich von Wagner löst; er schreibt in den Jahren zwischen 1878 und 1880 die Texte, die als *Menschliches. Allzu Menschliches. Ein Buch für freie Geister* erscheinen. In der Tat löst er sich mit diesem Buch von der philosophischen Tradition, wird aphoristisch in der Darstellung und entwickelt den ihm eigentümlichen polemisch-kritischen Stil.

Fast ein Jahrzehnt später reflektiert Nietzsche die Krisenzeit rund um die Entstehung von *Menschliches. Allzu Menschliches* in seiner Schrift *Ecce Homo*, die erst 1908, acht Jahre nach seinem Tod, veröffentlicht wird. Und er nimmt den Zusammenhang von Krankheit und seiner intellektuellen Entwicklung respektive seiner wachsenden Eigenständigkeit sehr ernst.

> »Hier kam mir, auf eine Weise, die ich nicht genug bewundern kann, und gerade zur rechten Zeit jene schlimme Erbschaft von Seiten meines Vaters sehr zu Hülfe, – im Grunde eine Vorbestimmung zu einem frühen Tode. Die Krankheit löste mich langsam heraus: sie ersparte mir jeden Bruch, jeden gewaltthätigen und anstössigen Schritt. Ich habe kein Wohlwollen damals eingebüsst und viel noch hinzugewonnen. Die Krankheit gab mir insgleichen ein Recht zu einer vollkommnen Umkehr aller meiner Gewohnheiten; sie erlaubte, sie gebot mir Vergessen; sie beschenkte mich mit der Nöthigung zum Stillliegen, zum Müssiggang, zum Warten und Geduldigsein … Aber das heisst ja denken! … Meine Augen allein machten ein Ende mit aller Bücherwürmerei, auf Deutsch: Philologie: ich war vom ›Buch‹ erlöst, ich las jahrelang Nichts mehr – die grösste Wohlthat, die ich mir je erwiesen habe! – Jenes unterste Selbst, gleichsam verschüttet, gleichsam still geworden unter einem beständigen Hören-Müssen auf andre Selbste (– und das heisst ja lesen!) erwachte langsam, schüchtern, zweifelhaft, – aber endlich redete es wieder. Nie habe ich so viel Glück an mir gehabt, als in den kränksten und schmerzhaftesten Zeiten meines Lebens: man hat nur die ›Morgenröthe‹ oder etwa den ›Wanderer und seinen Schatten‹ sich anzusehn, um zu begreifen, was diese ›Rückkehr zu mir‹ war: eine höchste Art von Genesung selbst! … Die andre folgte bloss daraus« (Nietzsche 1968, S. 188).

Es ist ein bemerkenswertes Zitat; Nietzsche fasst zusammen, was die Krankheit bewirkt: Distanzierung, eine Ablösung von den Gewohnheiten; Umkehr und Vergessen; Geduld, um Veränderungen und Erneuerungen abwarten zu können; Eigenständigkeit, die als Ablösung von der Identifikation mit Fremdmeinungen und von Anpassungsvorgängen, Selbstfindung, die als »Rückkehr zu mir« beschrieben wird.

Nietzsche benutzt einen überraschenden, gleichwohl emphatischen Begriff des Denkens: Denken ist nicht gleichzusetzen mit der Rezeption von Meinungen, auch nicht mit Aktivität und Anstrengung, sondern ist umgekehrt gebunden an den Freiraum, den Müßiggang, mit Donald W. Winnicott (1951) könnten wir sagen: den Möglichkeitsraum wirklicher Kreativität. »Endlich redete es wieder« – grammatikalisch ist das »es« bezogen auf das unterste Selbst, es steht nicht ein »ich« als Platzhalter dieses Selbst, sondern ein »Es« (Schipperges 1975).

Krankheit erlaubt es, das unterste Selbst durch den Stillstand und Müßiggang zu mobilisieren. Krankheit ist der Ermöglichungsgrund von Erfahrung – das ist der »es«-Aspekt der Krankheit. Andererseits aber wird die Krankheit auch zum Subjekt der Aussagesätze: Sie löst den Kranken heraus, sie erlaubt, sie gebietet, sie denkt. Diese Formulierungen könnten nahelegen, dass »die Krankheit« zu einem – größeren – Subjekt hypostasiert wird. Die Funktion der Krankheit, das Gegebene, die Gewohnheiten etc. infrage zu stellen, wird dann zu einem alternativen Prinzip der Vernunft verdinglicht. So könnte eine allzu einfache Umkehrung der Verhältnisse in das Zitat hineingelesen werden, ein Zerrbild der Positivierung, im Sinne einer Idealisierung des Erschreckenden und Leidvollen, dem Abwehrvorgang einer Verkehrung ins Gegenteil gleichkommend.

Mitscherlichs Ansatz

Alexander Mitscherlich hat sich der zur Diskussion stehenden Frage in seinem Buch *Krankheit als Konflikt* gewidmet. Das erste Kapitel trägt den Titel »Über etablierte Unfreiheiten im Denken der unbewussten Freiheit« und den Untertitel »Die wechselseitige Beeinflussung des Freiheits- und Krankheitsbegriffs in einer anthropologischen Heilkunde« (Mitscherlich 1983a).

»Freiheit wirkt – potentiell zumindest – überall dort mit, wo Motivationen in physiologische Prozesse übergehen« (ebd., S. 10). Dieser Kernsatz der Arbeit will verstanden werden. Am leichtesten gelingt dies, wenn er von hinten nach vorn gelesen wird: Wenn wir physiologische Prozesse so auffassen können, dass sich in ihnen eine Motivation äußert, dann kommen wir potenziell in den Bereich der Freiheit, weil wir verdeckte Möglichkeiten des Subjekts hören können. Auf diese Weise könnte also die Pathophysiologie eines Krankheitsgeschehens sich in Sinn und Verstehen überführen lassen; es sei einmal dahingestellt, ob wir von einer Rückführung oder Überführung, von einer Konstruktion oder einer Rekonstruktion reden wollen.

Mitscherlich will aber mehr sagen; der Satz ist von der Seite des erkrankenden Subjekts aus formuliert. Und dieses verfügt über die Möglichkeit, »biologisches Naturgeschehen in Richtung eines Ausdrucksverhaltens zu nutzen« (ebd., S. 12). Entscheidungen, so betont er, werden nicht nur von einem Ichbewusstsein getroffen, sondern auch von einer unbewussten Subjektivität:

> »Freiheit kann sich [...] darin äußern, daß ein aus seelischen unbewußten Bereichen kommendes und dort motiviertes Geschehen in der Entscheidung eine rationale bewußte Wahlfreiheit und ihren Entschluß überrennt und daß in dieser Äußerung die Wahrheit steckt. Es steht also u.U. eine Freiheit gegen eine andere« (ebd., S. 18f.).

Die Schlussfolgerung liegt nahe: »Freiheit gehört eben nicht nur zur Ausstattung des intellektuellen Apparates des Menschen. Sondern sie gehört zum Ganzen seiner Existenz« (ebd., S. 19).

Mitscherlich benennt die für die psychoanalytische Psychosomatik wichtigen Dimensionen: Es geht um Krankheitsgeschehen als ein motiviertes Geschehen, um die Möglichkeit zum Ausdruck, also zur sinnhaften Prägung eines Naturgeschehens in der Krankheit, und es geht um eine nicht-bewusste, die Intentionalität des Bewusstseins übersteigende oder hintergehende Äußerungsform, die Mitscherlich ein existenzielles Anliegen nennt. Dazu gehört, dass Freiheitsäußerungen nicht nur im Handeln der Willkürmotorik statthaben, sondern auch in vegetativen Regulationsänderungen, wie Mitscherlich betont (vgl. ebd., S. 18). Aber auch hier scheint ein zweites, ein unbewusstes Subjekt hypostasiert zu werden, das prinzipiell dem bewussten gleichartig ist, das also auch seine Freiheitsmomente hat. Dieser Ansatz verkürzt die Freiheitsproblematik, indem zwei Willens- oder Handlungszentren als nebeneinander wirkend angenommen werden. Wiederum findet, was schon bei Nietzsche als Risiko aufgetreten war, eine Verdinglichung des Willensträgers statt. War es bei Nietzsche der Leib, der zu einem überlegenen Subjekt geworden ist, so ist es hier die unbewusste Motivation. Mit der Annahme einer höheren Vernunft wird aber keine philosophisch überzeugende Lösung gefunden.

Dabei hatte Mitscherlich in seinen Vorlesungen über Psychosomatik das Anliegen psychoanalytischer Psychosomatik so zusammengefasst: »Es könnte so sein, als ob Krankheiten, die vielen Krankheiten ein Angebot wären, sich verständlich zu machen« (Mitscherlich 1983b, S. 388). Es mag wie eine Nuance erscheinen – aber sie scheint mir wesentlich: ein Angebot, sich verständlich zu machen. Nehmen wir diese Formel ernst, dann braucht es das Verstehen des

Anderen, um ein Verständnis zu entwickeln. Dann ist Krankheit selbst nicht ein Sinnträger, sondern ein Angebot, Voraussetzung dafür, etwas verstehen zu wollen. Eben eine Möglichkeit – nicht mehr. Und zwar eine Möglichkeit, die sich andeutet, die aber dem Bewusstsein nicht greifbar, unmöglich erscheint.

Bieris Freiheitsbegriff

Für eine Vielstimmigkeit der Freiheit beanspruchenden Subjekte ist bei Peter Bieri kein Platz. Wenn er von Freiheit spricht, geht es ihm um die Willensfreiheit, also um die Freiheit des bewussten Ichs, ohne die Annahme weiterer Instanzen. Das mag einem Psychoanalytiker, so scheint es zunächst, nicht gefallen; und doch, so stellt sich bei der Lektüre von Bieris *Handwerk der Freiheit* heraus, ist das Buch sehr stark auf psychoanalytische Erkenntnisse bezogen und mit ihnen sehr gut zusammenzudenken. In der Tat betont Bieri in den Fußnoten, dass Freud einer der Autoren gewesen sei, der ihm bei der Idee des angeeigneten Willens (die ich gleich darstellen werde) Pate gestanden habe (Bieri 2003, S. 445).

Bieri betont und weist nach, dass Freiheit, als Willensfreiheit gedacht, nicht an die Voraussetzung der Bedingungslosigkeit oder Unbedingtheit gekoppelt sein kann, sondern ganz im Gegenteil: Die Freiheit des Willens bildet sich in einem Selbstverständigungs- und Selbsterkenntnisprozess, der es ermöglicht, die Bedingtheiten einzuschätzen, denen das Subjekt unterliegt. »So gesehen ist Selbsterkenntnis ein Maß für Willensfreiheit«, mit anderen Worten gilt, »dass ein freier Wille ein Wille ist, den ich mir zurechnen kann« (ebd., S. 397). Die Willensfreiheit entsteht aus der Einschätzung und Anerkennung meiner Bedingtheiten. Freiheit hat zur Voraussetzung die Abstandnahme zu sich selbst, die es ermöglicht, sich selbst in seinen Bedingtheiten zu sehen, auch in der Kontinuität einer Lebensgeschichte zu situieren. Bedingtheiten anzueignen und sie anzuerkennen und aus ihnen Konsequenzen zu ziehen, das ist bei Bieri der Ausdruck der Willensfreiheit. Selbstständig ist ein Wille dann, wenn er ein angeeigneter Wille ist. Wenn es einem gelingt, seiner Bedingtheiten innezuwerden, die Einflüsse, denen der eigenen Lebensvollzug unterliegt, zu erkennen und daraus Konsequenzen zu ziehen, dann kann »leidenschaftliche Freiheit« die Folge sein, ein alternativloses Wollen. Dem Analytiker gefällt natürlich der Satz, der durchaus in der Linie der Argumentation notwendig und stimmig ist: »Die Freiheit des Willens liegt in der Größe der Phantasie und der Selbsterkenntnis« (ebd., S. 70).

Bieri geht also einen entscheidenden Schritt weiter als Mitscherlich, er nimmt die Einschränkungen nicht positiv als Äußerungsformen einer verborgenen Freiheit, aber er sagt, dass die Einschränkungen selbstverständlich sind, dass sie zur Voraussetzung der Freiheit, nicht zu ihrer Behinderung werden – dann und nur dann allerdings, wenn sie in Selbsterkenntnis und Phantasie einmünden. Für das Verhältnis von Krankheit und Freiheit gilt dann: Wenn Krankheit es vermag, die eigenen Bedingtheiten freizulegen, und zwar so, dass durch die Krankheit Selbsterkenntnis erweitert werden kann – nur also, wenn dieser emanzipatorische Schritt vollziehbar ist, können wir Krankheit in ein positives Verhältnis zur Freiheit stellen. Krankheit ist also nicht Äußerungsform der Freiheit, sondern verweist auf die Möglichkeiten von Freiheit. Eine Konzeption von Negativität ist nötig, die es erlaubt, Krankheit nicht negativ zu formulieren, sondern als Negation zu verstehen.

Konzept der Negativität

Michael Theunissen (1983) hat die grundlegende Zweideutigkeit der Negativität herausgehoben. Theunissen definiert das Negative mithilfe zweier Gegenbegriffe. Der eine Gegenbegriff zum lateinischen Wort *negare* ist das lateinische Verb *ponere*, verneint oder gesetzt wird das Sein, Negation bezieht sich auf das Nichtsein im Kontrast zum Sein. Das wäre die herkömmliche Konzeption von Krankheit, die sie als Einschränkung, als Nicht-Sein von Gesundheit versteht. Der andere Gegenbegriff zum *negare*, um mit Theunissen fortzufahren, ist *affirmare*, bestätigen, beglaubigen. Negieren heißt dann, in Abrede stellen, negiert wird, was nicht sein soll. Kann man Krankheit auch in diesem Gegensinn zur Affirmation lesen? Dann spricht sich in der Krankheit nicht ein anderer Wille aus, aber der Einspruch gegen den gesunden Selbst- oder Weltentwurf. Das Negative der Krankheit wird auf diese Weise zur Infragestellung des eingespielten Lebensvollzugs. Wenn für den philosophischen Negativismus gilt, dass er – in den Worten Emil Angehrns – »nicht im Negativen beharren, nicht das Spannungsverhältnis zum Positiven aufgeben, sondern aus ihm heraus seine Orientierung gewinnen [will]« (Angehrn et al. 1992, S. 7), gilt dies auch für die Negativität der Krankheit. Oder, besser gesagt, mancher Krankheiten, die wir dann als psychosomatische oder als seelische Leiden bezeichnen. Diese Form der Negativität wird dann relativiert, in dem Sinn, dass sie einen Bezug zu den Lebensentwürfen aufrechterhält und nicht in völlige Verneinung und Destruktion übergeht.

Spricht sich in der Krankheit wirklich etwas aus? Ist das nicht eine Formulierung, die genau in die Reifizierung zurückfällt, die soeben kritisiert worden ist? Wenn Krankheit ein Einspruch, eine stumme Form des Neinsagens ist, dann doch nur insofern, als sie als ein Nein gehört wird. Mir gefällt folgender Satz aus Klaus Heinrichs überaus interessantem Buch *Versuch über die Schwierigkeiten, Nein zu sagen* besonders gut: »Nein sagen kann ich nur zu meinem Gegenüber« (Heinrichs 1982, S. 71). Es braucht für das »Nein« ein Gegenüber, der es vernimmt. Aber es braucht den Anderen, der Sinn unterstellt und zugleich darauf achtet, ob er gut »untergestellt« worden ist, ob seine Sinnannahmen aufgegriffen werden können. Die Aufgabe, in der Negativität einer Krankheit Sinn zu finden, konfrontiert den Therapeuten mit den Schwierigkeiten, ein Nein zu *hören*, das sich in der Krankheit und ihren Symptomen wie vorsichtig, wie verdeckt oder verbogen auch immer, äußert, und es ist gerade dort schwer zu hören, wo das Nein selbst vernichtet worden zu sein scheint. Um ein Nein zu hören, muss der Therapeut sich zu einem Gegenüber machen, sich als ein Gegenüber anbieten, auch dort, wo er als Gegenüber gar nicht erwartet, selbst da, wo er als Gegenüber immer wieder bekämpft und vernichtet wird.

Er muss dabei dem »Antwortcharakter allen Sprechens und Verstehens« (Angehrn 2003, S. 30) gerecht werden. Und das heißt nicht nur, dass er nach dem Nein fragt oder auf das Nein antwortet, sondern auch, dass er sich von diesem Nein ansprechen, berühren lässt: »Das eigene Tun und Hervorbringen nimmt eine Bewegung auf und fügt sich ihr ein; dabei verschränkt sich im Motiv des Antwortens die sinnkonstitutierende Dialektik von Frage und Antwort mit dem intersubjektiven Antworten auf einen Appell und dem Angesprochenwerden durch Andere« (ebd.). So beginnt nicht nur die Sprache beim Anderen, sondern auch das Begehren, das Handeln: »Ein solches Sehen, Hören, Begehren, Reden und Tun, das anderswo beginnt, bezeichne ich als Antworten«, schreibt Bernhard Waldenfels (1999, S. 159), der sich grundlegend mit der Responsivität als Grunderfahrung menschlichen Verstehens befasst hat.

Die Grenze, das Nein zu hören, ist nicht einfach eine absolute Grenze, die eine Eigenschaft des Gegenstandsbereichs wäre, sondern die Grenze der Persönlichkeit, die beschriebenen Formen der Negativität spüren, emotional annehmen, gleichsam am eigenen Leib ertragen zu können. Ihre Reinszenierung kann vom Therapeuten unbewusst verweigert werden, um den ihr eigenen Schmerz zu vermeiden. Nein zu hören, muss dann auch heißen: den Schmerz im Nein aufnehmen, aushalten und anerkennen zu können, ohne ihm zu erliegen.

Die Negativität ist nicht einseitig nur der inneren Dynamik des Subjekts zuzuschlagen, aber auch nicht nur der Konstruktion des Betrachters. Die Fähigkeit, Nein zu sagen, und die Fähigkeit, Nein zu hören, spielen ineinander. Die Responsivität lässt sich nicht auf eine Prädominanz des Fragenden oder des Antwortenden verkürzen. Das Nein braucht jemanden, der es ausspricht, und es braucht jemanden, der es hört – beide Aspekte sind nicht oder nur künstlich voneinander zu trennen. Zwei Kasuistiken sollen das Gesagte verdeutlichen und weiterentwickeln.

Kasuistik 1: Frau Z

Frau Z muss in jeder Therapiestunde erneut gegen mich kämpfen. Sie weiß nicht, ob sie die Psychotherapie weitermachen will; sie kommt, mit einem strahlenden Lächeln, um sich hinzusetzen und zu erstarren. Sie spricht die Sätze, die sie beginnt, selten zu Ende, sie fällt sich ins Wort. Und in der ersten Hälfte jeder Therapiestunde quält sie sich mit den Zweifeln, ob sie nicht etwas ganz anderes bräuchte, oder nichts, müsse sie sich nicht nur zusammenreißen, oder müsse sie nicht viel lieber mit einer Frau reden? Und sie quält mich, indem sie nie ankommt, mir nie die Sicherheit lässt, dass ich als Therapeut willkommen bin. Jede Stunde wird so zum neuen Entscheid, über unsere Beziehung, die Weiterführung der Therapie, ihr Leben, denn sie ist rasch an der Grenze der Suizidalität. Immerfort wird durch die Frage nach dem »Nein« die Grenze zwischen uns thematisiert, der Abstand, die Möglichkeit zur Abgrenzung und Abwendung.

Wenn ich dieses »Nein« nicht höre, und tatsächlich ist es ja gar nicht zu überhören, könnte ich meine psychopathologische Qualifikation spielen lassen, ich würde verführt sein, die unvollendeten Sätze auf die Existenz einer Denkstörung hin zu hinterfragen. Ich könnte auch meine psychodynamische Strukturdiagnostik mobilisieren und von einer strukturellen Schwäche ausgehen, eine geringe Fähigkeit zur Ambivalenz vermuten – und schon wäre das »Nein« entschärft, zu einem Symptom, das als »Nein« nicht mehr hörbar ist.

Als Psychoanalytiker bin ich freilich verführt, etwas ganz anderes zu vermuten; ist da nicht das Lächeln zu Beginn? Will die Patientin nicht die erotische Übertragung vermeiden, ist das ständige Nein nicht eine Abwehr sexueller Triebwünsche? Wahrscheinlich hätte ich damit sogar recht – und dennoch wäre es ganz unzweifelhaft unangebracht, ihr diesen Wunsch zu deuten. Stattdessen tue ich gut daran, an dieser Stelle der Behandlung die Fähigkeit, »nein« zu *sagen*, herauszustellen. Ich habe dieses »Nein« auch vorher vermutet, ich habe es zu hören gemeint, obgleich es gar nicht ausgesprochen gewesen ist. Dazu ist ein kleiner Blick in die Anamnese nötig.

Frau Z wächst sehr behütet auf, in einem kultivierten, politisch engagierten, reichhaltigen Elternhaus. Die hohen moralischen Standards der Familie werden nicht ausgesprochen, sondern für völlig selbstverständlich gehalten, sie filtrieren durch alle Grenzen hindurch, unfassbar und zwingend zugleich. In jeder Hinsicht wird Abgrenzung schwer gemacht. Frau Z entwickelt eine schwere Anorexie in der Pubertät, nur so kann sie Grenzen aufbauen, sich Differenzen ermöglichen – Aufbau einer Differenz zwischen sich und den anderen, um den Preis der Selbstzerstörung. Zu Beginn unserer Therapie ist sie nicht mehr magersüchtig, aber in einem schweren Ausmaß bulimisch.

In der Essstörung ist es nur noch der Körper, der von einer eigenen Freiheit träumen kann. Frau Z hatte anfangs nicht »Nein« gesagt, sie war überwiesen worden, und sie kam, weil sie geschickt worden war – sie passt sich an, ein braves Kind, strahlend, freundlich, erzählbereit –, eine Freude für alle Eltern, eine Freude für den Therapeuten, der der jungen Erwachsenen, die seine Tochter sein könnte, väterliches Wohlwollen entgegenbringt und in sie sogleich viele Ansprüche, klammheimlich, hineinlegt: Ja, sie ist sehr intelligent, ich will ihr helfen, ihr Studium zu meistern, sie soll doch vorankommen, um die vielen Möglichkeiten zu nutzen, die man ihr ansehen kann. So war das Kind sicher auch zu Hause gewesen, eine Freude für die Eltern, beste Leistungen, schön, interessiert. Da ist nur die Störung, da entsteht klammheimlich eine vitale Gefährdung, denn der Körper schwindet. Da macht sich jemand dünn, da droht ein fröhlich angepasster Mensch zu verschwinden, sich aufzulösen. Es ist nur noch der Körper, der zum Ort einer Eigensphäre werden kann, und nur um den Preis der Vernichtung, Vernichtung aller Fremdeinflüsse, deren konkreteste und elementarste, neben der Luft, nun einmal die Nahrung ist. So inszeniert die Essstörung die Möglichkeit des Unmöglichen: die Abgrenzung, die mit den allzeit verständnisvoll zurückweichenden Objekten, die nie zu greifen waren, nicht möglich ist, wird ins Innere des Körpers verlegt.

Die Bulimie lässt nach, als ich den Weg zu ihr rekonstruiere, mir Gedanken darüber mache, und sie schließlich frage, ob sie mich überhaupt »gewählt« habe. Die Antwort ist die oben beschriebene Haltung: das Aus-ihr-Herausbrechen eines Zweifels, der indes an die Stelle der allmählich abflauenden Bulimarexie tritt. Insofern ist diese Ambivalenz nicht nur ein Fortschritt, sondern auch ein Ergreifen jener bislang für unmöglich gehaltenen Möglichkeiten, die in der Krankheit liegen: zu zweifeln, zu prüfen, unangepasst zu sein.

Kasuistik 2: Frau T

Frau T muss die Diagnose einer Multiplen Sklerose verarbeiten, das ist ihr Wunsch, mit dem sie vom Neurologen zu mir kommt. Sensibilitätsstörungen, Sehstörungen und gelegentliche Schwindelzustände hatten sie zum Neurologen geführt; nun ist die Diagnose gesichert, soweit sie überhaupt gesichert werden kann.

Frau T ist in einem schwarzen Hosenanzug und weißen Rollkragenpullover elegant gekleidet; sie spricht ein überartikuliertes Hochdeutsch, verfügt über eine hohe introspektive Kraft und eine differenzierte Ausdrucksfähigkeit. Sie ist so ganz anders, als es ihr in die Wiege gelegt worden war. Die Eltern sind einfache Landwirte, die ein zufriedenes, aber karges Dasein im Schwarzwald gefristet haben. Das Leben von Frau T steht unter der Devise, aus Armut und Enge zu entfliehen – und sie schafft es: Sie macht Abitur, sie studiert und macht eine steile Karriere in der Industrie, sodass sie sich in sehr jungen Jahren im Management einer Firma wiederfindet. Sie ist aktiv, sie benutzt das Bild eines Spatens, um sich zu beschreiben: Sie suche immer nach dem Erdreich, das sie bearbeiten könne, sie greife immer zum Spaten, sie wolle handeln, ausgraben, bewegen.

Es scheint so, als würde ihr die erste längere Pause zum Verhängnis; sie reist – außerdienstlich! – allein nach Südamerika, bleibt einige Monate und genießt die Pause; nach der Rückkehr entwickelt sie die ersten neurologischen Symptome. Lange hängt sie sich an der Diagnose einer seltenen Infektionskrankheit fest, nimmt durchaus belastende Borreliose-Therapien auf sich, um an einen somatischen Zusammenhang zwischen Reise und Krankheitsbeginn glauben zu können.

Nun geschieht etwas Überraschendes: Frau T kommt in der Firma nicht mehr zurecht; sie, die bislang Motor und Zusammenhalt im Betrieb gewesen war, verstrickt sich in immer neue Auseinandersetzungen, die schließlich dazu führen, dass sie sich krankschreiben lässt, immer häufiger – schließlich verlässt sie die Firma.

In der Therapie entdeckt sie die andere Frau in sich: die Frau, die nicht nur den Spaten anfassen will, die nicht nur – wie bisher – Risikohochtouren ausschließlich mit Männern unternimmt, die jeder Gefahr trotz und sich mit strahlendem Lächeln überall durchsetzt. Sie spürt die Angst, die die MS-Diagnose in ihr wachruft, und sie legt – bildlich gesprochen – den zweiteiligen Hosenanzug ab, wie sie sagt, oder sie kauft ein zweites Paar Schuhe, leichte, in denen sich bequem laufen lässt, die sie weder zur Repräsentation noch zum Hochleistungsport braucht. Sie nähert sich ihrem über Jahre auf Distanz gehaltenen Freund an, den sie wegen seiner persönlichen Schwächen immer abgewertet hatte (der Freund ist erfolgreicher Wissenschaftler, der zu depressiven Verstimmungen neigt). Sie beschäftigt sich zum ersten Mal mit der Frage, ob sie auch Kinder haben könnte, und heiratet schließlich, ohne freilich vorderhand aufgrund der unklaren Prognose der MS eine Schwangerschaft eingehen zu wollen.

Die Beschwerden der Encephalomyelitis disseminata treten just in einer Lebenssituation auf, in der Frau T gleichsam in Gefahr ist, eine abgewehrte, nicht gelebte Seite an sich zu entdecken. Vielleicht ist das kein Zufall; und dennoch ist der Zusammenhang zwischen persönlicher Konfliktsituation und Krankheitsentstehung komplexer und schwieriger zu durchschauen. Ich halte die MS nicht für eine psychosomatische Erkrankung im engeren Sinn. Insofern ist die neurologische Symptomatik nicht selbst als ein – wie immer stummer, verschlungener – Ausdruck der Möglichkeit des Unmöglichen zu werten. Dabei böte es sich doch genau so wie im ersten Fall an, die Krankheit so zu verstehen, als falle der Patientin, die um fast jeden Preis aufsteigen muss, der Schwindel in den Rücken, als sei die Sensibilitätsstörung in den Händen ein symbolischer Ausdruck der verborgenen tiefen Abneigung, immer den Spaten halten zu müssen.

Ist die Fähigkeit, als Therapeut das »Nein« auch zu hören, das in der Krankheit liegt, abhängig von der Krankheitstheorie, die wir uns gebildet haben? Hat die Tatsache, dass sich die symbolische Interpretation von psychosomatischen Erkrankungen wissenschaftsgeschichtlich als falsch herausgesellt hat, zur Folge, dass die Krankheit stumm bzw. die Ohren des Therapeuten taub sein müssen?

Nein, für die Frage nach der Freiheit, die sich mit der Krankheit verbinden lässt, muss diese Bindung des Krankheitsgeschehens selbst an eine sinnhaft unbewusste Dynamik, so wie sie von Mitscherlich beschrieben worden ist, nicht vorausgesetzt werden. Auch ohne dass die MS als »psychogen« eingestuft wird, sind die Freiheitsspielräume, die sich durch die Krankheit allmählich durchsetzen, eindrucksvoll genug. Mögen es Projektionen auf die Krankheit sein, möge es sekundärer Krankheitsgewinn genannt werden, und auch wenn die subjektiven mit den objektiven Krankheitstheorien nicht übereinstimmen: es spielt letztlich keine Rolle, denn durch die Krankheit und mit der Unterstützung der Psychotherapie kann die Patientin die Schuhe wechseln und ganz neue Facetten der eigenen Persönlichkeit entwickeln und der Leistungsseite, die bisher jedes Selbstwertgefühl beherrscht hat, entgegensetzen.

Schluss

Die kasuistischen Beispiele sollten zeigen, wie Krankheit es ermöglichen kann, noch einmal in den Worten Nietzsches, sich langsam loszulösen. Es ist unwesentlich, ob – wie im ersten Fall – die Krankheitsprozesse selbst an dieser Loslösungsarbeit beteiligt sind oder ob – wie im zweiten Teil – ein Krankheitsschicksal so in eine Krise führt, dass mithilfe einer Therapie sich schließlich ein wenig mehr Freiheit gewinnen lässt. Eine Krankheit löst nichts. Krankheit ist Leiden und keine Lösung, die an sich die Freiheitsspielräume erweitert, aber das Krankwerden und Kranksein kann loslösen, kann zum Ausdruck einer Negation werden, zum Anstoß einer Verneinung der eingespielten und einseitig gewordenen Lebensspielräume.

Krankheit kann als eine solche Negation gehört und entsprechend beantwortet werden. Nietzsche gelingt es, auf die Krankheit zu hören (nicht: in ihr zu lesen!), und zwar aufgrund der rückhaltlosen Selbstreflexion der eigenen Krisen. In einer analytischen Psychotherapie ist es unter Umständen möglich, das Nein gemeinsam zu Gehör zu bringen, das im Leidensprozess selbst mit anklingt. Immer ist dabei das Ziel, die Einsicht in die eigenen Bedingtheiten zu erweitern und auf der Grundlage dieser Einsicht willensfreier zu sein.

III Kulturwissenschaftliche Perspektiven

17 Das Körpererleben und die Malerei

Im ersten Teil des nachfolgenden Kapitels werden psychoanalytische Konzepte zur Körperlichkeit zusammengefasst. Aus ihnen werden Leitbegriffe gewonnen, die als Ausgangspunkt für den zweiten Teil, in dem es um den Körper in der Kunst gehen wird, dienen. Zu fragen wird sein, ob mit ihrer Hilfe Phänomene der Kunst besser akzentuiert oder verstanden werden können, aber auch, ob sich Parallelen zwischen dem Körpererleben, wie es (heute) in psychoanalytischen Psychotherapien erarbeitet wird, einerseits und der Körperdarstellung im aktuellen Kunstschaffen andererseits ergeben.

I. Zur Psychoanalyse des Körper(erleben)s

Psychoanalytische Theorie ist heute durch die Vielfalt, aber auch Heterogenität ihrer Konzepte charakterisiert. *Die* Psychoanalyse an sich kann also keine Aussagen über den Körper und das Körpererleben machen. Als Ordnungsprinzip bietet es sich an, einige Hauptrichtungen der Psychoanalyse nach ihren je spezifischen Beiträgen zur Analyse des Körpers zu befragen.

1. Triebpsychologie oder: Die Unverfügbarkeit des leiblichen Begehrens

Am Anfang und an zentraler Stelle der Psychoanalyse stand und steht die *Triebtheorie.* Sie beharrt auf dem von dem Philosophen Karl-Otto Apel (1975) immer wieder betonten »Leib-apriori aller Erkenntnis«. Unsere leibliche Verankerung in der Welt ist die jedem Bewusstseinsakt vorhergehende

Voraussetzung unserer Erkenntnis. Die Psychoanalyse verstärkt diese anthropologische Feststellung, indem sie die präreflexive Leiblichkeit auf das begehrende Subjekt bezieht. Das Begehren, der Trieb als Grenzbegriff zwischen dem Leiblichen und dem Seelischen, als psychosomatische Einheit, durchkreuzt, das ist der Ausgangspunkt der Triebtheorie, die Ansprüche und Wünsche des Bewusstseins. Diese *Unverfügbarkeit des leiblichen Begehrens* beachtet und respektiert zu haben, ist der wesentliche Beitrag der *Triebpsychologie* zum Körpererleben.

In der Theorie der Triebentwicklung und ihrer Fixierungen wurde ausgearbeitet, wie sehr die triebhaft besetzten und durch Abwehr in ihrer Besetzung eingeschränkten Körperzonen das Denken, die Weltsicht, die Beziehungsformen prägen können; mit gutem Grund sind die Entwicklungsphasen und die ihnen entsprechenden Erlebnismodi nach wichtigen Körperzonen benannt worden (oral, anal, phallisch etc.). Auch der Begriff der Kastration, das psychoanalytische Urbild der Einschränkung und aggressiven Begrenzung, verweist auf den Körper, genauer auf die Tatsache, dass Körpererfahrung immer Differenzerfahrung ist: Es gibt nicht eine vollständige Form des Körpers, es gibt aufgrund der Geschlechtsdifferenz deren zwei, die aneinander und miteinander nach Vervollkommnung oder Vervollständigung streben.

Die Unverfügbarkeit des Körperlichen kann Angst machen; die Kulturgeschichte der Neuzeit, in der der Körper kultiviert, das heißt auch, seiner Natürlichkeit beraubt wird, ist dafür ein guter Beleg (Küchenhoff 1998a). Aber die Unverfügbarkeit ermöglicht zugleich Kreativität. Aus entwicklungspsychologischer Perspektive lässt sich dieser Zusammenhang von Unverfügbarkeit und Kreativität so ableiten: Empirische Säuglings- oder Kleinkindforscher gehen heute davon aus, dass Interaktionserfahrungen präsymbolisch, also vorsprachlich repräsentiert werden, dass sie sich im Verhalten, in Haltungen, in Affektbereitschaften, in körperlicher Rhythmik, in Gestimmtheiten äußern, noch bevor sie sprachlich zugänglich sind. Die Sprachentwicklung führt dazu, dass dieser präsymbolische Raum vom symbolischen Raum überformt wird. Wie immer beide Räume genannt werden – Julia Kristeva z. B. unterscheidet zwischen dem Semiotischen und Symbolischen (Kristeva 1978): Kreativität entsteht gerade in diesem Zwischenbereich, durch den nie zu Ende kommenden Versuch, Ausdrucksmöglichkeiten für das nicht Auszudrückende zu finden; als Beispiele können die Rhythmik und der Klang lyrischer Texte dienen, aber auch musikalische Hörerfahrungen oder die Ausdrucksmöglichkeiten des Tanzes.

2. Entwicklungspsychologie: Zwischenleiblichkeit, natürlicher und sozialer Körper

Die psychoanalytische Entwicklungspsychologie hat uns gelehrt, dass Eigenleiberfahrungen Abstraktionen sind; am Anfang steht nicht der eigene Leib oder Körper, sondern der leibliche Synkretismus, die leibliche Verschmolzenheit, die Erfahrung nicht des eigenen Körpers, sondern des Körpers-in-Verbindung-mit-Anderen. Körperrepräsentationen sind Niederschläge von Interaktionserfahrungen. Diese vorsymbolischen Interaktionen bzw. ihre Repräsentanz im Körperlichen haben unterschiedliche Namen erhalten; Kestenberg (1956) z.B. spricht von *Organ-Objekt-Einheiten*: Die Art und Weise, wie z.B. der Mund vom Säugling in der Interaktion mit der Brust erlebt wird, prägt die Selbstrepräsentanz des Mundes, repräsentiert wird also ein »Mund in Verbindung mit der Brust«. Die spätere Besetzung, die affektive Selbstvergegenwärtigung des Mundes bewahrt Spuren dieser Interaktionserfahrungen auf. »There is no such thing as a baby«, so lautet der berühmte Satz von Donald W. Winnicott (1984). Das Kind ist zunächst nicht als Individuum vorhanden, sondern als Beziehungswesen, und die Beziehungserfahrungen prägen die Qualität der Selbstwahrnehmung. Die Erfahrung des eigenen Körpers enthält Spuren intersubjektiver Einschreibungen. Es gibt also auch ein Apriori leiblicher Intersubjektivität, aus dem sich das Bewusstsein des eigenen Leibes allmählich bildet. Der Begriff der Symbiose ist missverständlich, weil er eine bestimmte Erlebnisqualität in Verbindung mit der Ungetrenntheit nahelegt. Viel schöner und anschaulicher ist der Begriff der Zwischenleiblichkeit, der vom französischen Philosophen Maurice Merleau-Ponty (1984) stammt, er fasst den gemeinten Sachverhalt begrifflich gut zusammen. Merleau-Ponty spricht von der *Zwischenleiblichkeit (intercorporéité)*, um die Verschränkung, das – wie er sagt – »Chiasma von Leib und Welt« zu betonen, die Verschränkung zwischen meinem leiblichen Erleben und dem leiblichen Erleben der anderen. Leibliche Interaktion hat die Funktion der Verständigung, sie ist ein leibliches Gespräch. »Der Gebrauch«, so Merleau-Ponty, »den der Mensch von seinem Leib macht, transzendiert den Körper als bloß biologisch Seiendes […]. Die Sprache ist nur ein Sonderfall der Entfaltung dieses [Leiblichen, J.K.] Vermögens« (Merleau-Ponty 1966, S. 224). Und an anderer Stelle heißt es: »Durch meine Sprache und meinen Leib bin ich an andere gewöhnt« (Merleau-Ponty 1984a, S. 41). Als zweiter Leitbegriff soll dieser Terminus der *Zwischenleiblichkeit* oder der *Intersubjektivität der Leiberfahrung* festgehalten werden.

Dieses Modell ist folgenreich; es zwingt dazu, das Verhältnis von natürlichem und psychosozialem Körper zu überdenken. Der erlebte Körper zumindest, also das Körperbild, ist von sozialen Erfahrungen abhängig. Die Qualität, mit der ich meinen Körper bewohne, mit der ich verkörpert bin, ist geprägt von Interaktionserfahrungen. Das Körperbild ist auch sozial determiniert; die Werbung nutzt diese Tatsache aus, indem sie mit vielen ihrer Werbestrategien auf den Körper zielt, um ein Körperideal ins »Optisch-Unbewusste« einzuschreiben. Die Grenzen zwischen dem natürlichen und dem sozialen Körper sind nicht leicht zu bestimmen; soziale Erfahrungen können nicht nur das Körperbild modifizieren, sondern auch in die Physiologie des Körpers eingreifen. Das weiß die Stressforschung schon seit Langem, das bestätigt heute die Hirnforschung, wenn sie die langfristigen Veränderungen der neuronalen Verschaltungen durch frühe Traumatisierungen beschreibt *(Der natürliche und der soziale Körper).*

3. Objektbeziehungstheorie: Der Körper als Signifikant in einer Beziehung

Die *Objektbeziehungspsychologie* erlaubt es, von einer anderen Warte aus das Verhältnis von Leiblichkeit und Interaktionserfahrung zu untersuchen. Der Körper kann, wenn ein seelisches Leiden nur einen körperlichen Ausdruck findet, zum Träger einer Botschaft werden; er kann funktionalisiert werden, um eine bestimmte Objektbeziehung, um also Beziehungserwartungen und -vorstellungen, die für den Betreffenden unbewusst bleiben, auszudrücken. Dem Körper wird also eine Botschaft anvertraut, die anders, z.B. verbalsprachlich, nicht zu vermitteln ist *(Funktionalisierung des Körpers).*

Zwei klinisch wichtige Formen, in denen der Körper als Träger einer Botschaft in einem unbewussten Beziehungskontext funktionalisiert werden kann, sollen die prinzipiellen Möglichkeiten einer Körpersemiotik illustrieren.

Die erste Form, auch die historisch zuerst beschriebene, ist die *Konversion.* Der Körper wird in der Konversion zum Signifikanten, zum Träger einer geheimen Botschaft innerhalb dieser Beziehung. Es ist unerheblich, ob das Symptom selbst etwas vom Begehren in Verdichtung symbolisch anzeigt oder nur in anderer Weise auf das Begehren hinweist, wichtig ist hier die Tatsache, dass Selbst- und Objektrepräsentanzen im Erleben des Subjekts getrennt sind. Das Begehren freilich, das sich auf das Objekt richtet, wird – aus verschlungenen biografischen Gründen, die in der Analyse zu entschlüsseln sind – unterdrückt. Das unbewusste Netzwerk affektiver, kognitiver und somatischer Repräsentationen ist erhalten, vielleicht deformiert und in seinem Ausdruck behindert, aber dennoch erhalten. Die verdrängten (Triebwunsch-) Repräsentanzen können auf den Körper verschoben werden (Typus I: der Körper als Signifikant).

Die zweite Form ist z.B. für das Verständnis der *Autoaggressivität*, also des selbstverletzenden Verhaltens, hilfreich. Nun werden nicht Einstellungen, Wünsche etc. dem Objekt gegenüber verdrängt und symbolhaft im Körpersymptom dargestellt, vielmehr werden (Teil-)Objektbilder auf den Körper projiziert. Mindestens zwei Beziehungsphantasien existieren also nebeneinander, die voneinander abgespalten oder voneinander dissoziiert werden. Die eine Beziehungsgestalt wird im Verhältnis zum eigenen Körper ausgelebt, wobei der eigene Körper wie ein Objekt besetzt wird. Die andere Interaktionsfigur kann im intersubjektiven Verhältnis ausgelebt werden, sie bleibt dann unbedrohlich. Mit gleichem Recht ließe sich sagen, dass der Körper selbst zu einem Container wird, er muss Erfahrungen bergen oder als Ort der Beziehungsinszenierung dienen, von Beziehungsformen, die den äußeren Objekten nicht mehr zugetraut werden können. Oft genug handelt es sich um destruktive Beziehungsformen; der in der Selbstverletzung misshandelte Körperteil tritt an die Stelle des verhassten Beziehungsobjektes (Typus II: der Körper als Objekt).

4. Selbstpsychologie: Körper im Spiegel und Selbstkonstitution

In einer ganz bestimmten Weise ist die Zwischenleiblichkeit auch für die vierte Perspektive bedeutsam, die Perspektive der *Selbstpsychologie* und der Narzissmustheorien. Auch leibliche Einheits- oder Identitätserfahrungen werden intersubjektiv konstituiert. Angesprochen ist hier die Frage, wie ich mich selbst als primär körperliche und später Selbsteinheit erlebe. »Ich ist ein Anderer«– im Spiegel des Anderen nehme ich meine eigene Identität wahr, und das schon von frühester Kindheit an – Lacan (1975) hat vom Spiegelstadium als dem Bildner der Ichfunktion gesprochen. Das ganzheitliche Körperbild entsteht als Spiegelbild, primär ist die Interaktion mit anderen, an anderen nimmt das Kind eine Gesamtgestalt wahr, der Andere wird als Ganzheit früher wahrgenommen als das Selbst, und diese Wahrnehmung wird auf das Selbst übertragen. Entscheidend ist, dass diese Spiegelerfahrung der Möglichkeit ganzheitlicher Eigenleiberfahrung – schlicht aufgrund der verzögerten Nervenbahnentwicklung – vorausgeht. Das Selbsterleben bleibt dadurch prekär und dynamisch instabil, auch in der weiteren Entwicklung; das körperlich fundierte Selbstbild bleibt angewiesen auf Bestätigung durch andere. Das Stichwort, das hier festzuhalten ist, ist die Dimension des *Körperbildes als Spiegelerfahrung*, also die Angewiesenheit eigener Identitätserfahrungen auf den Blick der anderen. In Anlehnung an Jacques Lacan ließe sich auch von dem *imaginären Körper* sprechen; nicht ohne Grund sind es optische Metaphern (Imago), die diese narzisstische Qualität des Körpererlebens kennzeichnen.

Eine erhöhte Aufmerksamkeitszentrierung auf den eigenen Körper, z.B. in der Hypochondrie, dient der Steigerung des Körpererlebens und damit des Selbst- oder Icherlebens. Freud (1923b) hat zu Recht darauf hingewiesen, dass das Selbsterleben, für Freud: das Icherleben, anfänglich mit dem Erleben der Körpergrenzen zusammenfällt; das Ich wird anfänglich als Körper-Ich empfunden. Auf dem Umweg einer vermehrten Besetzung des eigenen Körpers kann sich deshalb das Selbstgefühl intensivieren, gerade bei jenen psychopathologischen Störungen, die mit einer Bedrohung des Selbstgefühls einhergehen. Bei Patienten, die unter einer Identitätsdiffusion leiden, wie sie für Borderline-Patienten typisch ist, kann die besondere Hinwendung zum eigenen Körper einen Versuch darstellen, die Selbstkohärenz wiederzufinden. Die drohende Fragmentierung des eigenen Selbstbilds kann durch die Überbesetzung des eigenen Körpers aufgefangen werden. In präpsychotischen oder psychotischen Zuständen und in anderen psychischen Verfassungen, in denen das Selbstkohärenzerleben bedroht ist, immer dann also, wenn das Erleben der Ichgrenzen fragil wird und Selbst- und Objektbilder zu verschwimmen drohen, wird der Versuch unternommen, mit der Markierung der Körpergrenzen durch das (selbstzugefügte) Schmerzerleben das Erleben der Ichgrenzen wiederherzustellen *(Selbstkonstitution und Abgrenzung durch das Spüren des eigenen Körpers)*.

5. Ichpsychologie: Der Körper als (Grundlage der) Struktur

Die psychoanalytische Ichpsychologie schließlich interessiert sich für den Grad an Differenziertheit, den das eigene Körpererleben erreichen kann. Einzelne Dimensionen seien aufgezählt:

- Wie strukturiert ist das Körperbild, wie komplex und durchgegliedert erscheint das körperliche Selbstbild, wie eindimensional kann es umgekehrt werden? Didier Anzieu (1991) hat Körperichzustände von anorektischen

Patientinnen beschrieben, die mit dem eigenen Körper so umgehen, als wäre er wie ein Sack gebaut, als wäre nur die Außenhaut als Schutz gegen andere wichtig, der körperliche Innenraum dagegen leer.

- Wie lebendig fühlt sich der eigene Körperzustand an, wie sehr kann der Körper mit positiven Gefühlen besetzt werden?
- Wie gut kann das Körpererleben zwischen der Erfahrung des ganzen Körpers, der einheitlichen Gestalt des körperlichen Selbst und der Besetzung einzelner Körperfunktionen hin und her pendeln?
- Wie gut gelingt es, die Aufmerksamkeit auf den Körper zu richten und sie auch wieder dem Körper zu entziehen, sodass auch und immer wieder ein »passer sous silence« des Körpers möglich ist?

Die Differenziertheit im Körpererleben verweist ihrerseits auf den Grad der Integration der Persönlichkeitsstruktur (Küchenhoff 2003). Das Körpererleben ist der Prototyp des Erlebens von strukturierter Vielfalt *(der Körper als Struktur)*. Gisela Pankow (1974) hat diesen Zusammenhang am besten herausgearbeitet und strukturale Grundfunktionen des Körperbilds beschrieben.

II. Anwendungen in der Kunst

Ad 1: Die artistische Überwindung der Unverfügbarkeit des Körperlichen

Ein merkwürdiger und aufklärungsbedürftiger Befund ist es, dass zur gleichen Zeit klinische relevante Selbstverletzungen zunehmen, zu der der Körper als Grundlage von Kunstwerken, die Haut als Leinwand benutzt wird, wo also nicht mit dem Körper, sondern am Körper Kunst hergestellt wird (Body Art). In beiden Fällen wird der Körper funktionalisiert. Zugleich wird die Natürlichkeit des Körpers zurückgedrängt: Das Körperliche erscheint vollkommen gestaltbar, dem Gestaltungswillen unterworfen, vergleichbar dem Begehren des Transsexuellen, das eigene Geschlecht zu ändern. Damit aber wird die Unverfügbarkeit des Körperlichen überwunden oder bekämpft. Der Narbe, die entsteht, wenn in die Haut graviert wird, wohnt freilich eine Ambivalenz inne. Als Ausdruck eines Gestaltungswillens, der über die Unverfügbarkeit siegt, steht sie in anderer Weise für die Unverfügbarkeit ein: Sie kann nicht mehr – oder nur mit wiederum sehr eingreifenden Mitteln – aus der Welt geschafft werden.

Ein besonders bemerkenswertes Beispiel ist die *Art Charnel* der französischen Künstlerin Orlan. Sie hat ab dem Jahre 1990 bislang neun Operationen am eigenen Gesicht durchführen lassen. Diese wurden als ästhetische Operationen nach einem Modell durchgeführt, das wiederum computertechnisch aus Körperteilen von klassischen Kunstwerken (Sandro Botticellis *Venus*, Leonardo da Vincis *Mona Lisa* etc.) generiert worden ist. Die gesichtschirurgischen Eingriffe wurden gefilmt. Bei der siebten Gesichtsoperation gab es eine Live-Schaltung zu einigen großen Museen, mit der Zielsetzung, das Computerbild und das operativ geschaffene Körperbild zu vergleichen. Das Verhältnis von Vorbild/Motiv und Kunstwerk dreht sich um: Das Bild existiert früher als der Körper, der nach dem Bild gestaltet wird. Die Künstlerin beschreibt ihr Projekt so: »[D]ie *Art Charnel* transformiere den Körper in Sprache und kehre das christliche Prinzip des Fleisch gewordenen Wortes zugunsten des Wort gewordenen Fleisches um« (Orlan 1997, zit. n. Buschhaus 2000). Aus dem Zitat geht das demiurgische Bestreben klar hervor: Der Körper wird Buchstabe, er wird einem Gestaltungswillen vollständig unterworfen, er wird als Kunstwerk konstruiert. So wird in der Körperkunst die These Judiths Butlers (1997) von der radikalen sozialen Determination des Körpers, dem gewissermaßen jede Natürlichkeit ausgetrieben wird, dargestellt.

Ad 2: Zwischenleiblichkeit und der natürliche Körper

Dargestellte Zwischenleiblichkeit

Viele Bilder lassen sich daraufhin untersuchen, wo sie die leibliche Intersubjektivität zum Thema machen, indem die dargestellten Körper aufeinander bezogen sind, ja durch einander erst zu Körpern werden. Unübertrefflich schön und einfach hat Paul Klee die Zwischenleiblichkeit im *X-chen* verbildlicht (vgl. Abbildung 7).

Das X oder – als griechischer Buchstabe gelesen – Chi hat drei Bedeutungen: Es bildet erstens den Leib der kleinen Person, die wir sehen, zweitens ist es sein Name, *X-chen*, und drittens ist es natürlich Symbol, Symbol der Überkreuzung, der Vernetzung, des Chiasmus. Im *X-chen* ist leiblicher Austausch wunderbar und mit äußerster Einfachheit dargestellt: Der Leib des Kindes ist offen, er hat keine geschlossene Struktur, sondern ist zum anderen hin durchlässig – die anderen, Eltern wohl, rechts und links vom Kind, müssen nicht erst ausgemalt werden. Im Bild wird nur der Zwischenraum von Eltern und Kind dargestellt, durch diesen leiblichen Bezug werden sie durch wenige Striche lebendig. Nicht zwischen Betrachter und Bild, sondern als Thema des Bildes selbst dargestellt, entstehen die Individuen aus dem Zwischenbereich; es reicht sogar aus, nur das zu kennzeichnen, was zwischen ihnen ist, um sie entstehen zu lassen. Und weil der Bezug auf die anderen diesen Körper ausmacht oder geradezu definiert, ist er zugleich Schrift, nicht bloß biologischer Körper; daher wird er durch einen Buchstaben dargestellt. Die Intersubjektivität der Leiberfahrung lässt sich nicht schöner und differenzierter darstellen als in diesem scheinbar unscheinbaren Bilde. In ihm sind die phänomenologischen Analysen des französischen Philosophen Maurice Merleau-Pontys avant la lettre enthalten, sie kommen im Bild zum Leben.

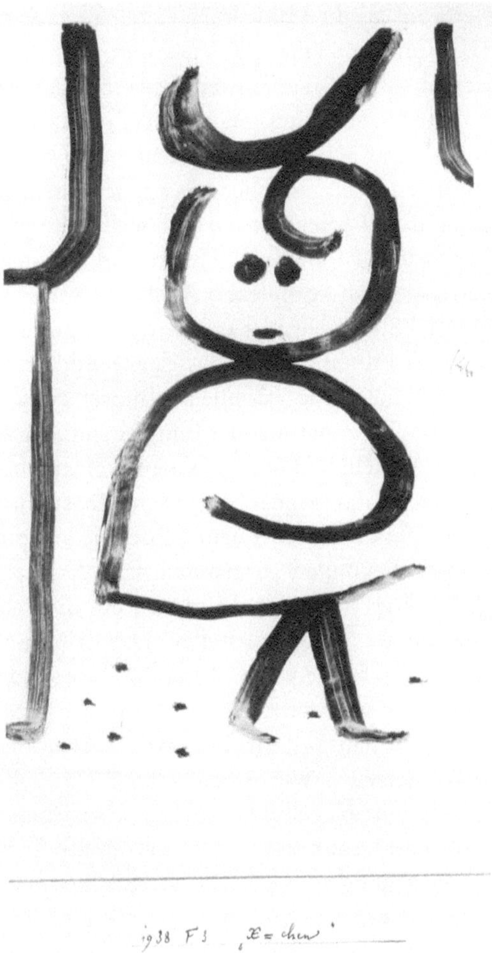

Abbildung 7: Paul Klee: X-chen (1938), Kleisterfarbe auf Papier mit Leimtupfen auf Karton, 28 cm x 18 cm

Performativ erlebte Zwischenleiblichkeit des Körpers

Die *documenta X* (1997) hat Formen einer fröhlichen, kreativen und staunenerregenden Infragestellung unserer normativen Körper- und Identitätsvorstellungen gefunden. In der Fußgängerzone der Kasseler Innenstadt wurden z. B. in zwei genau gegenüberliegenden Schaufenstern, dort also, wo sonst

Werbeauslagen zu besichtigen sind, auch Kameras und Leinwände installiert (Dan Graham: *Video for Two Showcase Windows*). Die Kameras haben die Menschen am Schaufenster gegenüber aufgezeichnet und auf die Leinwand des eigenen Schaufensters simultan projiziert – und natürlich umgekehrt. Die Rücken zu Rücken vor den Schaufenster stehenden Menschen konnten einander in den Auslagen sehen, aber gleichsam jeweils als Ausstellungsgegenstand. Schon dieser Effekt ist reizvoll, weil er mit der Frage spielt, wer für wen zur Ware wird, wer der angeschaute und wer der Betrachter ist. Die Installation war aber noch komplexer: Auch sich selbst konnte man im gleichen Schaufenster betrachten; was erst wie das Spiegelbild imponierte, entpuppte sich rasch als Filmbild, denn das eigene Bild wurde um einige Sekunden verzögert auf einem spiegelähnlichen Bildschirm wiedergegeben. Entscheidend war dabei die Verzögerung; das Bild der anderen war vor dem eigenen Bild da; der kleine Aufschub in der optischen Wiedergabe löste unwillkürlich eine Irritation aus, da das Gegenüber im Schaufenster unzweifelhaft man selbst war und doch nicht unmittelbar man selbst, wie im Spiegel, sondern der, als der ich vor wenigen Sekunden aufgetreten war. Ein technischer, über optische Medien vermittelter Kunstgriff langt aus, um die Selbstverständlichkeit des eigenen Körperbilds infrage zu stellen. Die Irritation dauerte aber nicht an; sie verführte zum Spielen, z. B. dazu, durch besondere Mimik oder Gestik sich bewusst und unverwechselbar in Szene zu setzen, um diese geplante Geste und damit sich selbst gleich darauf wiederzuentdecken. Die Installation führt den Betrachter zur – wie es bei Lacan (1975) heißt – »jubilatorischen Aufnahme des eigenen Spiegelbilds« zurück, das soeben noch infrage gestellt war.

Mona Hatoum ist in der performativ inszenierten Zwischenleiblichkeit weiter gegangen. Sie hat in ihrer Videoinstallation *Corps étranger* (1994) ihren eigenen Körper – und zwar ihren Körper von innen – ausgestellt. Der Zuschauer betritt eine Kabine, auf deren Boden ein runder Bildschirm liegt, auf den die vergrößerten Bilder der Hautoberfläche und des Körperinneren der Künstlerin projiziert werden. Der Blick des Zuschauers ist der Blick durch das Endoskop, das entlang der Haut bis zu den Körperöffnungen geht, in diese eindringt, um den Darm und die Gebärmutter von innen darzustellen. Atmung und Puls werden zugleich akustisch verstärkt übertragen. Der Zuschauer kann sich akustisch nicht entziehen, er kann es aber auch optisch nicht, weil er auf dem Boden laufen muss, er bewegt sich optisch und akustisch gleichsam im Leib der Künstlerin, der dieser, durch Endoskop und Installation entfremdet, auch nicht mehr völlig gehört. Die Konturen zwischen dem eigenen und dem fremden Körper verschwinden.

Der natürliche Körper des Bildes: Die Materialität des Bildkörpers

Schon zu Beginn des 20. Jahrhunderts, z.B. bei Max Ernst, wird die Materialität der Bildgrundlage nicht mehr negiert, sondern geradezu hervorgehoben; Max Ernst lässt sich von der Materialität der Grundlage, z.B. durch die Holzmaserung, zu den bildlichen Gestaltungen leiten. Durch das Sichtbarmachen des »Körpers des Bildes« (oder anderer Kunstwerke) wird die Idealität des Dargestellten auf seine materielle Grundlage zurückbezogen. Der in der zweiten Hälfte des 20. Jahrhunderts zunehmenden Virtualisierung des Körpers, durch die der Körper entmaterialisiert und dem Imaginären unterworfen wird, antwortet eine Gegenbewegung, in der sich nun das Imaginäre par excellence, das Bild, materialisiert; das Bild bezieht seinen Sinn auf die Materialität seiner medialen Grundlagen und abstrahiert nicht länger von ihr. Offenbar gibt es einen Antagonismus zwischen der Materialität des Zeichens einerseits und der Semantik als Lehre der Bedeutung, des vom Zeichen vermittelten Sinnes, andererseits: Der Sinnbezug kann sich von der Materialität der Zeichen lösen, sie als seinen Ermöglichungsgrund negieren, davon absehen, wie viel der scheinbar frei schwebende Sinn der Qualität des tragenden Mediums verdankt. Dagegen gehen die Kunstwerke an, die die Materialität des Stoffes betonen, die also auf das Medium und seine Bedeutung für die Entstehung des Kunstwerkes verweisen. Auf diese Weise

> »wurde die Aufmerksamkeit für die Tatsache geschärft, dass sämtliche Kommunikationsphänomene wie Sprache, Schrift, Bild oder Ton eines materiellen Trägers bedürfen; und zweitens für die Frage, wie die Materialität des Mediums die Sinn- und Bedeutungsebene des Dargestellten bedingt, beeinflusst oder einschränkt« (H.D. Huber 1995, S. 168).

Auch in diesem Zusammenhang ist die Body Art interessant: Sie macht den Körper zum Bildfeld, sie rahmt die darzustellenden Inhalte nicht in ein standardisiertes, leblos gewordenes Bildfeld ein, das uns für unsere Kunstbetrachtungen geläufig geworden ist:

> »Der Charakter der ältesten Bildfelder, die wir kennen – die Roheit und Unabgegrenztheit – ist nicht nur ein archaisches Phänomen der Vergangenheit. Auch wenn uns ein glatter, begrenzter Grund beim Bild als unerlässliche und natürliche Bedingung der klaren Wahrnehmung erscheint, ist der fortdauernde Gebrauch des eher primitiven Grundes in späteren Kulturstufen einschließlich unserer

> eigenen unbestreitbar [...;] und viele primitive Völker zeichnen und ritzen ihre Bilder weiterhin in unbehandelte, unabgegrenzte Oberflächen« (Meyer Schapiro 1994).

Der Körper, die Körperoberfläche, die Haut können als solche unbehandelten, unabgegrenzten Oberflächen angesehen werden. Das Bild nicht mehr als metaphorisch gemeintes Körperbild, sondern als konkret auf den Körper aufgetragenes Bild lebt in einem ganz unmittelbaren Sinn: Es ist in ständiger Bewegung, mit jeder Bewegung des Trägerkörpers verändert es Lage, Form, Beschaffenheit je nach dem Zustand des Körpers, der es trägt. Der Metaphorik bildlicher Darstellung wird nicht mehr getraut, sie gilt als abgelebt oder abgenutzt, an ihre Stelle tritt ein körperlicher Konkretismus. Es ist, als würde allen nicht unvermittelt im Körper wurzelnden Gefühlen und Selbstentwürfen nicht getraut oder ihnen nichts mehr zugetraut. Damit ist eine weitere bemerkenswerte Parallele zwischen der künstlerischen Behandlung des Bildkörpers einerseits und der Behandlung des Körpers in der Psychopathologie z. B. schwerer Persönlichkeitsstörungen sichtbar. Künstler und Patient gehen auf der Suche nach unvermittelten Darstellungsmöglichkeiten zum Anfang des Selbsterlebens zurück, das seine Basis im Körper hat: »Das Ich ist anfänglich ein körperliches« (Freud 1923b, S. 253).

Ad 3: Der Körper als Signifikant und als Objekt in der Kunst

Für die psychoanalytische Psychosomatik ist die Erkenntnis, dass der Körper als Träger von Botschaften funktionalisiert wird und dass die Körpersemiotik durch die Psychoanalyse entschlüsselt werden kann, sowohl klinisch wie auch theoretisch sehr fruchtbar gewesen. Für die Kunst ist dieser Zusammenhang vergleichsweise selbstverständlich und trivial. Wie anders als durch die Darstellung (vor allem) von Körpern kann Triebhaftigkeit anschaulich werden? Der dargestellte Körper ist in der Kunst immer auch Signifikant. Die zweite Form der Funktionalisierung, wo im Verhältnis zum eigenen Körper eine abgespaltene Objektbeziehung ausgetragen wird, lässt sich notgedrungen nicht unmittelbar darstellen. In der bildnerischen Darstellung müssen die im Erleben einer Person ablaufenden Spaltungen auf verschiedene Körperdarstellungen, meist auf verschiedene Personen verteilt werden. Manchmal ist rasch deutlich, dass die Nebenfiguren eines Bildes Träger solcher abgespaltenen Aspekte der Hauptfiguren sind.

Ein klassisches Beispiel ist das um 1485 von Sandro Botticelli vollendete Gemälde *Venus und Mars* (zum Folgenden vgl. Zöllner 1998, 2005). Mars, der Gott des Kriegs und der unbändigen Lust, liegt nackt, aber in entspanntem Halbschlaf an der Seite von Venus, der Göttin der Liebe, die ihrerseits hochgeschlossen bekleidet und züchtig bei Mars sitzt. Beide wirken wegen der Schönheit ihrer Körper, denen aber die Leidenschaft verloren gegangen zu sein scheint. Diese freilich wird durch die im Hintergrund durch das Bild geisternden Satyrn verkörpert, die ausgelassen, kriegerisch und frivol erscheinen. Die Interpretation von Zöllner, dass im Bild die Mäßigung der Lüste durch die Einbindung in die Ehe dargestellt ist, ist überzeugend; zugleich ist offensichtlich eine Einbindung nur in der Abspaltung – im Bild auf die Satyrn – möglich.

Ad 4: Bilder des Körpers: Idealer vs. zerstückelter Körper

Die Darstellung des menschlichen Körpers in idealisierender Absicht erlebt eine frühe Blütezeit in der Kunst des klassischen antiken Griechenlands. Diese Idealität wird im Verlaufe der Kunstgeschichte immer wieder zum Motiv, den Körper darzustellen, allerdings oft verbunden mit einem Herrschaftsinteresse: das ideale Bild des Kaisers, des Papstes, des Familienoberhauptes. Gegen dieses ideale Bild setzen viele Künstler des 20. Jahrhunderts den zerstückelten, gebrechlichen, triebhaften Körper.

> »In der Kunst des 20. Jahrhunderts wurde die Kategorie des Schönen einem radikalen Wandel unterworfen. Das vertraute klassische Schönheitsideal, insbesondere der ideale schöne athletische Körper in der Nachfolge der Antike, wurden vom Diskurs der Moderne verbannt. ›The impulse of modern art is the desire to destroy beauty.‹ (Barnett Newman, 1948) Nur im Nationalsozialismus und anderen totalitären Systemen, welche einen Kampf gegen die Moderne und deren fragmentierten Körper führten, kehrte der schöne ideale Körper wieder. In den Massenmedien, von der Boulevard-Zeitung bis zum Hollywood-Film, und in der Körperkultur, von Kosmetik bis Sport, wurde die Schönheit zu einer Industrie, die Ideale normativ und zwanghaft vorschreibt. In der Kunst der Moderne finden wir hingegen, von Picasso bis Bacon, Bilder eines zerstückelten und zerstörten, eines manipulierten und disharmonischen, eines zerquetschten und gequälten Körpers« (Weibel 2000, S. 34).

Francis Bacon (1909–1992) stellt den sinnlich-aggressiven männlichen Körper schonungslos aus; das Körperschema wird nicht realistisch wiedergegeben, der im Bild sichtbare Körper ist der triebhafte, rohe, in sich zerrissene, vereinsamte

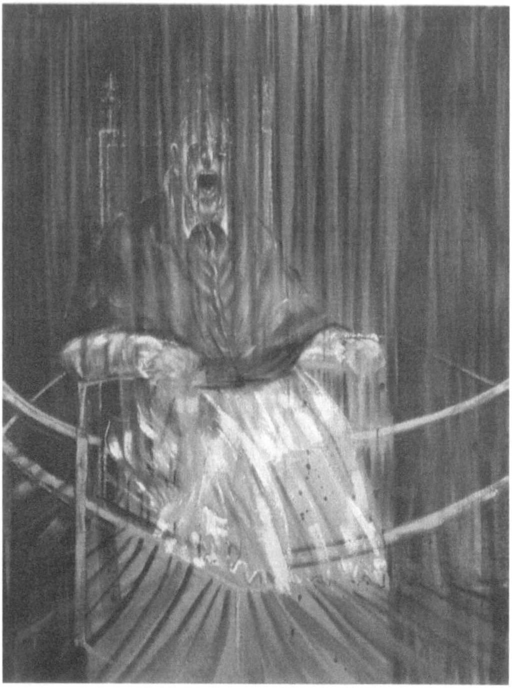

Abbildung 8: Francis Bacon: Study After Velasquez's Portrait of Pope Innocent X. (1953), Öl auf Leinwand, 153 cm x 118,1 cm, Iowa, Des Moines Art Center © The Estate of Francis Bacon/VG Bild-Kunst, Bonn 2011

Körper. Oft benutzt Bacon bekannte Vorbilder aus der Kunstgeschichte; wenn er den Körper des Papstes Innozenz X. dekonstruiert (vgl. Abbildung 8), so trägt er in die Vorlage von Velasquez' Porträt Brüche und Verwerfungen ein, die allerdings das Vorbild in eigentümlicher Weise nicht einfach widerlegen, sondern fortsetzen. Bacon macht die im Herrschaftsbild von Velasquez bereits angelegten Hinterfragungen deutlich, arbeitet sie mit seiner Dekonstruktion heraus, um schließlich aber nicht nur zu hinterfragen, sondern den Papst selbst als verzweifelten, ausgelieferten, gebundenen Menschen darzustellen (Seipel/Steffen/Vitali 2004, S. 136).

Ad 5: Der Körper als Struktur

Paul Klees Bilder des Spätwerkes könnten daraufhin untersucht werden, wie in ihnen Körpererfahrung zum Ausgangspunkt von Welterfahrung und Welterschließung wird. Die Linien, die in den späten Zeichnungen den Körper kennzeichnen, erschließen von ihm aus den gesamten Bildraum und strukturieren ihn. Zusammenhang und Zerfall der Körperstruktur werden gleichfalls zum Gegenstand künstlerischer Exploration.

Dulcinea aus dem Jahre 1939 (vgl. Abbildung 9) stellt (zum Folgenden vgl. Fath 1996, S. 119) einen weiblichen Körper dar, dessen Extremitäten und Brüste getrennt voneinander im Bildraum verstreut sind. Die rot gefärbten Wangen

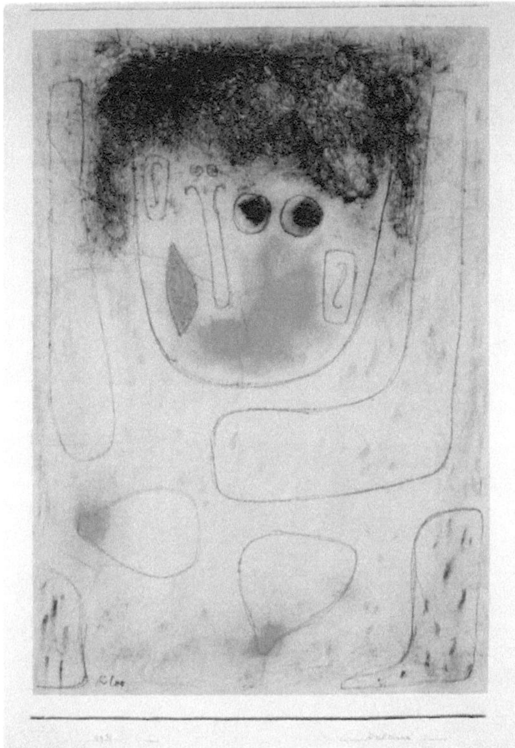

Abbildung 9: Paul Klee: Dulcinea (1939), Tintenstift und Kreide auf Papier auf Karton, 49,1 cm x 34,4 cm

und Brustspitzen lassen daran denken, dass sich die Struktur dieses Körpers in der Erregung auflöst; der Titel verweist aber auch zurück auf den Betrachter: Dulcinea ist der Prototyp der imaginären männlichen Frauenphantasie, so wie sie im *Quichotte*-Roman ausgearbeitet worden ist. Durch den Titel verweist die Tatsache, dass die Einheit körperlicher Struktur zerfällt, auf die destruktive Potenz des imaginären (männlichen) Blicks des Betrachters. – Bilder wie *Landschaft am Anfang* (ebd., S. 89) nehmen die Struktur des Körpers zum Ausgangspunkt, um mit seiner Struktur »anfängliche« Landschaften zu beschreiben. Aus der Struktur des Körpers werden Raumstrukturierungen und zugleich Bedeutungslandschaften erschaffen; am Anfang der Landschaft steht das Körperbild.

Was Paul Klee bildlich darstellt, das führt Richard Long vor: Die Körperlichkeit ist nicht nur Gegenstand seiner Installationen, sondern auch tatsächliche materielle und reflektierte Voraussetzung des Werks. Die dargestellten Kunstwerke, die – wie die vielen Variationen von Steinkreisen – Strukturen unmittelbar zeigen, sind ohne ihren Entstehungsprozess nicht zu verstehen, nämlich dass der Künstler die Steine beim Wandern gefunden hat. Longs Ziel ist es, eine Skulptur durch Laufen herzustellen. Long stützt sich ab auf die Kulturgeschichte des Gehens als Grundlage für die künstlerische Produktivität. Er erschließt sich durch das Laufen Landschaften physisch respektive körperlich, und das heißt zugleich räumlich und zeitlich. Wenn Long z. B. durch die Anden läuft und schließlich ein strukturiertes Ensemble von Steinen als Werk übrigbleibt, wird die Genese der Struktur aus körperlicher Erfahrung sinnlich vorgestellt. Der Körper wird in einer neuen Weise zur Voraussetzung von Kunst und ist ständig präsent bei der Erschaffung einer Abstraktion (vgl. auch die Webseite des Künstlers: www.richardlong.org).

Literatur

Abadie, J. (1930): La Hypochondrie et la Constitution hypochondriaque. J Med Bordeaux 107, 783.
Abraham, K. (1924): Versuch einer Entwicklungsgeschichte der Libido auf Grund der Psychoanalyse seelischer Störungen. Frankfurt/M. 1982 (Fischer).
Ahrens, S. (1987): Alexithymie und kein Ende? Zschr f Psychosom Med 33, 201–220.
Ahrens, S. (1988): Kritik der »Alexithymie«-Forschung. Psyche 42, 225–241.
Aisenstein, M. & Gibeault, A. (1991): The work of hypochondria. Int J Psychoanal 72, 669–680.
Anders, G. (1956): Die Antiquiertheit des Menschen. 2 Bde. München 1987 (Beck).
Andreason, N.C. & Bardach, J. (1977): Dysmorphophobia: Symptom or disease? Am J Psychiatry 134, 673–676.
Angehrn, E. (2003): Interpretation und Dekonstruktion. Untersuchungen zur Hermeneutik. Weilerswist (Velbrück).
Angehrn, E.; Fink-Eitel, H.; Iber, C. & Lohmann, G. (Hg.) (1992): Dialektischer Negativismus. Michael Theunissen zum 60. Geburtstag. Frankfurt/M. (Suhrkamp).
Anzieu, D. (1991): Das Haut-Ich. Frankfurt/M. (Suhrkamp).
Apel, K.O. (1975): Das Leibapriori der Erkenntnis. In: Gadamer, G.H. & Vogler, P. (Hg.): Neue Anthropologie, Bd. 7. Stuttgart (Thieme), S. 264–288.
Arndt, A. (2004): Unmittelbarkeit. Bielefeld (Transcript).
Askevold, F. (1975): Measuring body image. Psychother Psychosom 26, 71–77.
Bachtin, M. (1969): Literatur und Karneval. Zur Romantheorie und Lachkultur. München (Hanser).
Bachtin, M. (1987): Rabelais und seine Welt. Frankfurt/M. (Suhrkamp).
Bahr, H.W. (1983): Über den Umgang mit Maschinen. Tübingen (Konkursbuch Claudia Gehrke).
Bak, R. (1968): The phallic woman. The ubiquitous phantasy in perversions. The Psychoanalytic Study of the Child XXIII, 15–36.
Baker, B. & Merskey, H. (1982): Parental representations of hypochondriacal patients from a Psychiatric hospital. Br J Psychiatry 141, 233–238.
Balint, M. (1969): Die Urformen der Liebe und die Technik der Psychoanalyse. Frankfurt/M. (Fischer).
Baltrusaitis, H.J. (1986): Der Spiegel. Entdeckungen, Täuschungen, Phantasien. Gießen (Anabas).
Bandura, A. (1982): Self efficacy mechanism in human agency. Am Psychol 37, 122–147.

Barsky, A. & Klerman, G. (1983): Overview: hypochondriasis, bodily complaints and somatic styles. Am J Psychiatry 140, 273–283.

Baudrillard, J. (1981): Der schönste Konsumgegenstand: Der Körper. In: Gehrke, C. (Hg.): Ich habe einen Körper. München (Matthes & Seitz), S. 93–128.

Beary, M. & Cobb, J. (1981): Solitary psychosis – three cases of monosymptomatic delusion of alimentary stench treated with behavioural psychotherapy. Br J Psychiatry 138, 64–66.

Bebbington, P. (1976): Monosymptomatic hypochondriasis, abnormal illness behaviour and suicide. Br J Psychiatry 128, 475–478.

Benedetti, G. (1980): Beitrag zum Problem der Alexithymie. Nervenarzt 51, 534–541.

Benedetti, G. (1983): Psychosentherapie. Psychoanalytische und existentielle Grundlagen. Stuttgart (Klett).

Benthien, C. (1999): Haut. Reinbek (Rowohlt).

Benz, A. (1984): Zum Gebärneid des Mannes. Psyche 38, 307–328.

Bernd, A. (1738): Eigene Lebens-Beschreibung. München 1973 (Hanser).

Bezoari, M. & Talcinelli, D. (1977): Immagine del corpo e relazioni oggettuali. Note sulla dismorfofobia. Rass Studi Psychiat 66(3), 489–510.

Bianchi, G (1971): Origins of disease phobia. NZ J Psychiatry 5, 242–257.

Bianchi, G. (1973): Patterns of hypochondriasis: a principal components analysis. Br J Psychiatry 122, 541–548.

Bieri, P. (2003): Das Handwerk der Freiheit. Über die Entdeckung des freien Willens. Frankfurt/M. (Fischer).

Bick, E. (1990): Das Hauterleben in frühen Objektbeziehungen. In: Bott Spillius, E. (Hg.): Melanie Klein heute, Bd. I. Stuttgart (Verlag Internationale Psychoanalyse), S. 236–240.

Bion, W. R. (1955): Language and the Schizophrenic. In: Klein, M. et al. (Hg.): New Directions in Psychoanalysis. London (Tavistock Publications), S. 220–239. Dt. (1982): Die Sprache und der Schizophrene. In: Anzieu, D. (Hg.): Psychoanalyse und Sprache. Paderborn (Junfermann), S. 235–255.

Bion, W. R. (1959): Attacks on linking. Int J Psychoanal 40, 308–315. Dt. (1990): Angriffe auf Verbindungen. In: Bott-Spillius, E. (Hg.): Melanie Klein heute. München, Wien (Verlag Internationale Psychoanalyse), S. 110–129.

Bion, W. R. (1962a): Elements of Psychoanalysis. London (Heinemann).

Bion, W. R. (1962b): Learning from experience. London (Heinemann). Dt. (1990): Lernen durch Erfahrung. Frankfurt/M. (Suhrkamp).

Bion, W. R. (1990a): Brasilian Lectures. London (Karnac).

Bion, W. R. (1990b): Lernen durch Erfahrung. Frankfurt/M. (Suhrkamp).

Blankenburg, W. (1971): Der Verlust der natürlichen Selbstverständlichkeit. Stuttgart (Enke).

Blankenburg, W. (1982): Körper und Leib in der Psychiatrie. Schweiz Arch Neurol Psychiatr 131, 13–39.

Blankenburg, W. (1983): Der Leib als Partner. Psychother med Psychol 33, 206–212.

Boehm, G. (1997): Naturerfahrung und abstrakte Kunst. In: Küchenhoff, J. (Hg.): Die gefährdete Natur und der Mensch. Basel (Reinhardt), S. 13–34.

Böhme, G. (1985): Anthropologie in pragmatischer Hinsicht. Frankfurt/M. (Suhrkamp).

Böhme H. (1998): Der Tastsinn im Gefüge der Sinne. In: Gebauer, G. (Hg.): Anthropologie. Leipzig (Reclam), S. 214–225.

Böhme, H. & Böhme, G. (1983): Das Andere der Vernunft. Zur Entwicklung von Rationalitätsstrukturen am Beispiel Kants. Frankfurt/M. (Suhrkamp).

Bourgeois, M. (1980): Jules Cotard et son Syndrome cent ans apres. Ann Med Psychol 138, 1165–1180.

Braddock, L.E. (1982): Dysmorphophobia in adolescence: a case study. Br J Psychiatry 140, 199–201.
Bräutigam, W. (1956): Analyse der hypochondrischen Selbstbeobachtung. Nervenarzt 27, 409–418.
Bräutigam, W. (1978): Reaktionen – Neurosen – Abnorme Persönlichkeiten. Stuttgart (Thieme).
Brentano, F. (1874): Psychologie vom empirischen Standpunkt. 2. Auflage. Leipzig 1924 (Meiner).
Breuillard, F. & Delplanque, M. (1980): Un delire hypochondriaque »cutane« illusion de parasitose. Concours medical 102, 5705–5709.
Britton, R. (1992): Keeping things in mind. In: Anderson, R. (Hg.): Clinical Lectures on Klein and Bion. London, New York (Routledge), S. 102–113.
Broden, A. & Myers, W. (1981): Hypochondriacal Symptoms as derivatives of unconscious fantasies of being beaten or tortured. JAPA 29, 535–557.
Brown, F. (1936): The bodily complaint: a study of hypochondriasis. J Ment Sei 82, 295–359.
Bucci, W. (1997): Psychoanalysis and cognitive science. New York (Guilford).
Bühler, K.E. (Hg.) (1990): Aspekte des Leib-Seele-Problems. Würzburg (Königshausen & Neumann).
Buschhaus, M. (2000): Der Körper ist eine Baustelle: Anatomisches Theater und Art Charnel. Online-Publikation: URL: http://www.gradnet.de/papers/pomo2.archives/pomo2.papers/buschhaus00.htm (Stand: 5.11.2011).
Butler, J. (1997): Körper von Gewicht. Frankfurt/M. (Suhrkamp).
Bychowski, G. (1943): Disorders of the body-image in the clinical pictures of psychoses. J Nerv Ment Dis 97, 310–335.
Cassirer, E. (1932): Die Philosophie der Aufklärung. Tübingen (Meiner).
Chasseguet-Smirgel, J. (1981): Das Ichideal. Psychoanalytischer Essay über die »Krankheit der Normalität«. Frankfurt/M. (Suhrkamp).
Coenen, H. (1985a): Diesseits von subjektivem Sinn und kollektivem Zwang. München (Fink).
Coenen, H. (1985b): Leiblichkeit und Sozialität. Ein Grundproblem der phänomenologischen Soziologie. In: Petzold, H. (Hg.): Leiblichkeit. Paderborn (Junfermann), S. 197–228.
Connolly, F.H. & Gibson, M. (1978): Dysmorphophobia – a long-term study. Br J. Psychiatry 132, 568–570.
Conrad, K. (1979): Die beginnende Schizophrenie. Stuttgart, New York (Thieme).
Corbin, A. (1984): Pesthauch und Blütenduft. Eine Geschichte des Geruchs. Frankfurt/M. (Wagenbach).
Cremerius, J. (1981): Kohuts Behandlungstechnik. Eine kritische Analyse. In: Psychoanalytisches Seminar Zürich (Hg.): Die neuen Narzißmustheorien: Zurück zum Paradies? Frankfurt (Syndikat), S. 75–116.
David, C. (1974): Zu einer männlichen Mythologie über die Weiblichkeit. In: Chasseguet-Smirgel, J. (Hg.): Psychoanalyse der weiblichen Sexualität. Frankfurt/M. (Suhrkamp), S. 68–96.
de M'Uzan, M. (1977): Zur Psychologie des psychosomatischen Kranken. Psyche 31, 318–332.
Dejours, C. (1989): Recherches psychanalytiques sur le corps. Repression et Subversion en psychosomatique. Paris (Payot).
Deleuze, G. & Guattari, F. (1974): Anti-Ödipus. Frankfurt/M. (Suhrkamp).
Derrida, J. (1976): Randgänge der Philosophie. Frankfurt/M. (Suhrkamp).
Derrida, J. (2003): Dankesrede zur Verleihung des Adorno-Preises der Stadt Frankfurt. Le monde diplomatique, 14.2.2003.
Descartes, R. (1932): Über den Menschen. Heidelberg 1969 (Lambert Schneider).
Devereux, G. (1984): Angst und Methode in den Verhaltenswissenschaften. Frankfurt/M. (Suhrkamp).

Deutsch, F. (1926): Der gesunde und der kranke Körper in psychoanalytischer Betrachtung. Internat. Zeitschr. f. Psychoanalyse 12, 493–505

Didi-Hubermann, G. (1999): Was wir sehen, blickt uns an. Zur Metapsychologie des Bildes. München (Fink).

Dietrich, H. (1962): Über Dysmorphophobie (Mißgestaltsfurcht). Arch Psychiatr Nervenkr 203, 511–518.

Dietrich, H. (1971): Analyse eines Falles von »Délire des negations« (Cotard) bei einem Nervenarzt. Nervenarzt 42, 140–143.

Dolto, F. (1985): Das unbewußte Bild des Körpers. Weinheim (Quadriga).

Dolto, F. & Nasio, J. D. (1987): L'Enfant du Miroir. Paris (Edition Rivages).

Dorfman, W. (1968): Hypochondriasis as a defence against depression. Psychosomatics 9, 248–251.

Dosuzkov, T. (1969): Zur Frage der Dysmorphophobie. Psyche 23, 683–699.

Douglas, M. (1981): Ritual, Tabu und Körpersymbolik. Sozialanthropologische Studien in Industriegesellschaft und Stammeskultur. Frankfurt/M. (Suhrkamp).

Dürkheim, K. (1982): Der Körper, den ich habe – der Leib, der ich bin. Schweiz Arch Neurol Psychiatr 131, 89–92.

Eckhardt, A. & Hoffmann, S. O. (1997): Dissoziative Störungen. In: Egle, U.T; Hoffmann, S.O. & Joraschky, P. (Hg.): Sexueller Missbrauch, Misshandlung, Vernachlässigung. Stuttgart, New York (Schattauer), S. 225–236.

Eco, U. (1982): Der Name der Rose. Roman. München (Hanser).

Elias, N. (1976): Der Prozeß der Zivilisation. Frankfurt/M. (Suhrkamp).

Engel, K. (1981): Zur faktoriellen Validität der Holtzman-Inkblot-Technik. Diagnostica 17, 241–252.

Erdheim, M. (1988): Die gesellschaftliche Produktion von Unbewußtheit. Frankfurt/M. (Suhrkamp).

Ey, H. (1950): Hypochondrie. In: Ey, H.: Etudes Psychiatriques Tome II. Etudes 17. Paris (Desclee de Brouwer).

Fain, M. (1966): Regression et Psychosomatique. Rev franc Psych 30, 451–456.

Fain, M. & Marty, P. (1965): A propos du narcissisme et sa genese. Rev franc Psych 29, 561–572.

Fath, M. (Hg.) (1996): Paul Klee. Die Zeit der Reife. München (Prestel).

Favazza, A. R. (1992): Body under siege. Self-mutilation in culture and psychiatry. Baltimore, London (John Hopkins University Press).

Federn, P. (1956): Ich-Psychologie und die Psychosen. Frankfurt/M. 1978 (Suhrkamp).

Feldmann, H. (1972) Hypochondrie. Leibbezogenheit, Risikoverhalten, Entwicklungsdynamik. Berlin, Heidelberg, New York (Springer).

Fenichel, O. (1935): Schautrieb und Identifizierung. In: Aufsätze I. Frankfurt/M., Berlin, Wien 1985 (Ullstein), S. 382–408.

Fenichel, O. (1945): Psychoanalytische Neurosenlehre. Frankfurt/M., Berlin, Wien 1983 (Ullstein).

Ferenczi, S. (1919): Die Psychoanalyse eines Falles von hysterischer Hypochondrie. In: Schriften zur Psychoanalyse, Bd. II. Frankfurt/M. 1982 (Fischer), S. 33–38.

Ferrari, A. (1993): L'eclissi del corpo. Roma (Borla).

Fischer, H. R.; Retzer, A. & Schweizer, J. (Hg.) (1992): Das Ende der großen Entwürfe. Frankfurt/M. (Suhrkamp).

Fischer-Homburger, E. (1970): Hypochondrie. Melancholie bis Neurose: Krankheiten und Zustandsbilder. Berlin, Stuttgart, Wien (Huber).

Fisher, S. (1980): Theme induction of localized somatic tension. J nerv Ment Dis 168, 721–731.

Fisher, S. & Cleveland, S. E. (1958): Body image and personality. Princeton (Van Nostrand).

Follin, S. & Azoulay, J. (1961): Les alterations de la conscience de soi. Enc Med Chir 37125, A 10, 1–14.
Fossi, G. (1969): Considerazioni sulla dismorfofobia. Rass Studi Psychiat 85, 244–250.
Foucault, M. (1973): Die Geburt der Klinik. Eine Archäologie des ärztlichen Blicks. München (Hanser).
Foucault, M. (1976): Überwachen und Strafen. Frankfurt/M. (Suhrkamp).
Foucault, M. (1977): Sexualität und Wahrheit. Frankfurt/M. (Suhrkamp).
Frank, K.A. (2001): Extending the Field of Psychoanalytic Change: Exploratory-Assertive Motivation, Self-Efficacy, and the New Analytic Role for Action. Psychoanal Inq 21, 620–639.
Frank, M. (1980): Das Sagbare und das Unsagbare. Frankfurt/M. (Suhrkamp).
Frank, M. (1983): Was ist Neostrukturalismus? Frankfurt/M. (Suhrkamp).
Frank, M. (1984): Einverständnis und Vielsinnigkeit. In: Stierle, K. & Warning, R. (Hg.): Poetik und Hermeneutik XI: Das Gespräch. München (Fink), S. 87–132.
Freedman, A.M.; Kaplan H.-J.; Sadock B.-J. & Peters, U.-H. (1984): Psychiatrie in Praxis und Klinik. Bd. I: Schizophrenie, affektive Erkrankungen, Verlust und Trauer. Stuttgart (Thieme).
Freud, A. (1952): The role of bodily illness in the mental life of children. Psychoanal Study of the Child 7, 69–81. Dt.: Die Rolle der körperlichen Krankheit im Seelenleben des Kindes. In: Die Schriften der Anna Freud, Bd. IV. München (Kindler), S. 1257–1274.
Freud, S. (1895): Über die Berechtigung, von der Neurasthenie einen bestimmten Symptomenkomplex als »Angstneurose« abzutrennen. GW I, S. 313–342.
Freud, S. (1896c): Zur Ätiologie der Hysterie. GW I, S. 423–459.
Freud, S. (1905c): Der Witz und seine Beziehung zum Unbewußten. GW VI, S. 1–269.
Freud, S. (1905e): Bruchstück einer Hysterie-Analyse. GW V, S. 161–286.
Freud, S. (1909a): Allgemeines über den hysterischen Anfall. GW VII, S. 235–242.
Freud, S. (1910i): Die psychogene Sehstörung in psychoanalytischer Auffassung. GW VIII, S. 94–102.
Freud, S. (1911c): Psychoanalytische Bemerkungen über einen autobiographisch beschriebenen Fall von Paranoia (Dementia paranoides). GW VIII, S. 239–316.
Freud, S. (1914c): Zur Einführung des Narzißmus. GW X, S. 137–170.
Freud, S. (1915c): Triebe und Triebschicksale. GW X, S. 209–232.
Freud, S. (1915e): Das Unbewußte. GW X, S. 263–304.
Freud, S. (1917a): Eine Schwierigkeit der Psychoanalyse. GW XII, S. 1–12.
Freud, S. (1920g): Jenseits des Lustprinzips. GW XIII, S. 1–70.
Freud, S. (1923b): Das Ich und das Es. GW XIII, S. 235–290.
Freud, S. (1925j): Einige psychische Folgen des anatomischen Geschlechtsunterschiedes. GW XIV, S. 17–30.
Freud, S. (1926d): Hemmung, Symptom und Angst. GW XIV, S. 111–205.
Freud, S. (1927e): Fetischismus. GW XIV, S. 309–317.
Freud, S. (1933a): Neue Folge der Vorlesungen zur Einführung in die Psychoanalyse. GW XV.
Freud, S. (1937c): Die endliche und die unendliche Analyse. GW XII, S. 57–100.
Frostholm, B. (1978): Leib und Unbewußtes. Freuds Begriff des Unbewußten interpretiert durch den Leibbegriff Merleau-Pontys. Bonn (Bouvier).
Fukuda, O. (1977): Statistical analysis of dysmorphophobia in outpatient clinic. Jpn J Plast Reconstr Surg 20, 569–577.
Gadamer, H.G. (1960): Wahrheit und Methode. Tübingen (Mohr).
Gaddini, E. (1998): Das Ich ist vor allem ein Körperliches. Tübingen (edition diskord).
Gattaz, W. & Haas, S. (1982): Eigengeruchshalluzinose und die Geruchstrugwahrnehmungen bei endogenen Psychosen. Fortschr Neurol Psychiatr 50, 67–72

Gebsattel, V. E. von (1954): Prolegomena einer medizinischen Anthropologie. Berlin, Göttingen, Heidelberg (Springer).

Gibson, M. & Connolly, F. H. (1975): The incidence of schizophrenia and severe psychological disorders in patients 10 years after cosmetic rhinoplasty. Br J Plast Surg 28, 155–159.

Gillespie, R. (1928): Hypochondria: its definition, nosology and psychopathology. Guys Hospital Reports 78, 408–460.

Gladstone, G. L.; Parker, G. B.; Mitchell, P. B.; Malhi, G. S.; Wilhelm, K. & Austin, M. P. (2004): Implications of childhood trauma for depressed women: an analysis of pathways from childhood sexual abuse to deliberate self-harm and revictimization. Am J Psychiatry 161, 1417–1425.

Glatzel, J. (1969): Leibgefühlsstörungen bei endogenen Psychosen. In: Huber, G. (Hg.): Schizophrenie und Zyklothymie. Stuttgart (Thieme).

Glatzel, J. (1976): Hypochondrie und Paranoia. Bibl Psychiatr 152, 105–112.

Glatzel, J. (1978): Allgemeine Psychopathologie. Stuttgart (Enke).

Glatzel, J. (1981): Spezielle Psychopathologie. Stuttgart (Enke).

Gorsen, P. (1985): Das Theorem der Puppe nach Hans Bellmer. In: Heinrichs, H. J. (Hg.): Der Körper und seine Sprache. Frankfurt/M., Paris (Qumran), S. 93–132.

Grams, L. (1978): Sprache als leibliche Gebärde. Inaugural-Dissertation, München.

Green, A. (1975): The analyst, symbolization and absence in the analytic setting. Int J Psychoanal 56, 1–22. Dt. (1975): Analytiker, Symbolisierung und Abwesenheit im Rahmen der psychoanalytischen Situation. Psyche 29, 503–541.

Green, A. (1983): Narcissisme de vie, narcissisme de mort. Paris (Ed. de Minuit).

Green, A. (1988): Pulsion, psyche, langage, pensee. Rev franc Psychanalyse 52, 491–497.

Groddeck, G. (1966): Krankheit als Symbol. Schriften zur Psychosomatik. Frankfurt/M. 1984 (Fischer).

Grunberger, B. (1974): Beitrag zur Untersuchung des Narzißmus in der weiblichen Sexualität. In: Chasseguet-Smirgel, J. (Hg.): Psychoanalyse der weiblichen Sexualität. Frankfurt/M. (Suhrkamp), S. 97–119.

Grunberger, B. (1976): Vom Narzißmus zum Objekt. Frankfurt/M. (Suhrkamp).

Guillerault, G. (1989): Le corps psychique. Essai sur l'image du corps selon Françoise Dolto. Begedis (Editions universitaires).

Gutwinski, J. (1997): Hypochondria versus the relation to the object. Int J Psychoanal 78, 53–68.

Habermas, J. (1973): Der Universalitätsanspruch der Hermeneutik. In: Habermas, J. (Hg.): Kultur und Kritik. Frankfurt/M. (Suhrkamp), S. 264–301.

Habermas, J. (1984): Vorlesungen zu einer sprachtheoretischen Grundlegung der Soziologie. In: Habermas, J.: Vorstudien und Ergänzungen zur Theorie des kommunikativen Handelns. Frankfurt/M. (Suhrkamp), 11–126.

Habermas, J. (1985): Der philosophische Diskurs der Moderne. Frankfurt/M. (Suhrkamp).

Häfner, H. (1959): Hypochondrische Entwicklungen (Zur Daseinsanalyse nichtpsychotischer Hypochondrien). Nervenarzt 30, 529–539.

Hardy, G. E. (1982): Body image disturbances in dysmorphophobia. Br J Psychiatry 141, 181–185.

Hartmann, H. & Schüder, P. (1927): Körperinneres und Körperschema. Z Gesamte Neurol Psychiatr 109, 666–675.

Hauschild, T. (1982): Der böse Bück. Ideengeschichtliche und sozialpsychologische Untersuchungen. Berlin (Mensch und Leben).

Hay, G. G. (1970): Dysmorphophobia. Br J Psychiatry 116, 399–406.

Heinrich, K. (1982): Versuch über die Schwierigkeit, Nein zu sagen. Basel, Frankfurt/M. (Stroemfeld/Roter Stern).

Heinrich, K. (1986): Theorien des Lachens. In: Kamper, D. & Wulff, C. (Hg.): Lachen – Gelächter – Lächeln. Reflexionen in drei Spiegeln. Frankfurt/M. (Syndikat), S. 17–38.

Held, C. von & Genkel, U. (1974): Die integrierte Station – das Konzept einer therapeutischen Gemeinschaft. Gruppenpsychotherapie und Gruppendynamik 2, 162–169.

Herder, J.G. (1994): Zum Sinn des Gefühls. In: Herder, J.G.: Werke in 10 Bdn., Bd. 4, hg. v. J. Brummack u. M. Bollacher. Frankfurt/M. (Suhrkamp), S. 233–242.

Hill, G. & Silver, G. (1950): Psychodynamic and esthetic motivation of plastic surgery. Psychosom Med 12, 345–355.

Hoghe, R. (1981): Anderssein. Lebensläufe außerhalb der Norm. Neuwied, Berlin (Luchterhand).

Holenstein, E. (1980): Von der Hintergehbarkeit der Sprache. Frankfurt/M. (Suhrkamp).

Hoppe, B. (1991): Körper und Geschlecht. Körperbilder in der Psychotherapie. Berlin (Reimer).

Horkheimer, M. (1970): Autorität und Familie. Traditionelle und kritische Theorie. Frankfurt/M. (Fischer).

Horkheimer, M. & Adorno, T.W. (1947): Dialektik der Aufklärung. Philosophische Fragmente. Amsterdam 1968 (de Munter).

Huber, G. (1957): Die coenästhetische Schizophrenie. Fortschr Neurol 25, 491–520.

Huber, G. (1983): Das Konzept substratnaher Basissymptome und seine Bedeutung für Theorie und Therapie schizophrener Erkrankungen. Nervenarzt 54, 23–32.

Huber, H.D. (1995): Materialität und Selbstreferenz bei Friedemann Hahn. In: Meyer, W. (Hg.): Mythos und Farbe. Die Filmbilder von Friedemann Hahn. Stuttgart (Cantz), S. 167–181.

Huyssen, A. (1984): Die Frau als Maschine – die Maschine als Vamp. Zu Fritz Langs »Metropolis«. In: Ziehe, T. & Knödler-Bunte, E. (Hg.): Der sexuelle Körper – ausgeträumt? Berlin (Verlag Ästhetik und Kommunikation), S. 167–182.

Iser, W. (1991): Das Fiktive und das Imaginäre. Perspektiven literarischer Anthropologie. Frankfurt/M. (Suhrkamp).

Israel, L. (1983): Die unerhörte Botschaft der Hysterie. München, Basel (E. Reinhardt).

Jahrreiss, W. (1930): Das hypochondrische Denken. Arch Psychiatr Nervenkr 92, 686–823.

Janet, P. (1908): Obsession de la honte du corps. In: Janet, P. (Hg.): Les Obsessions et la psychasthenie, Vol. 2. Paris (Alcan), S. 33–55.

Janus, L. (1987): Die vergessene Revision der Konversionstheorie durch Ferenzci, Rank und Deutsch. In: Lamprecht, F. (Hg.): Spezialisierung und Integration in Psychosomatik und Psychotherapie. Berlin, Heidelberg, New York (Springer), 360–371.

Janzarik, W. (1957): Die hypochondrischen Inhalte der cyclothymen Depression in ihren Beziehungen zum Krankheitstyp und zur Persönlichkeit. Arch Psychiatr Nervenkr 195, 351–372.

Janzarik, W. (1959a): Zur Differentialtypologie der Wahnphänomene. Nervenarzt 30, 153–159.

Janzarik, W. (1959b): Zur Klinik und Psychopathologie des hypochondrischen Syndroms. Nervenarzt 30, 539–545.

Jaspers, K. (1963): Kausale und »verständliche« Zusammenhänge zwischen Schicksal und Psychose bei der Dementia praecox. In: Jaspers, K.: Gesammelte Schriften zur Psychopathologie. Berlin, Göttingen, Heidelberg (Springer), S. 319–421.

Jaspers, K. (1973): Allgemeine Psychopathologie. Berlin, Heidelberg, New York (Springer).

Joas, H. (1980): Praktische Intersubjektivität. Die Entwicklung des Werks von G.H. Mead. Frankfurt/M. (Suhrkamp).

Joas, H. (1983): The intersubjective constitution of the body-image. Human Studies 6, 197–204

Jost, F. & Gibitz, H. (1958): Über grundsätzliche Unterschiede zwischen hypochondrischen Zuständen und Körper-Organ-Halluzinationen. Wien Z Nervenheilk 14, 249–264.

Jungbluth, B. (1979): Zur Psychopathologie der Dysmorphophobie. Dissertation, Aachen.

Kaan, H. (1892:) Der neurasthenische Angsteffekt bei Zwangsvorstellungen und der primordiale Grübelzwang. Wien, Leipzig (Deutike).

Kamper, D. (1989a): Sturz der Bilder in die Zeit. Das unaufhaltsame Ende der Theorie. In: Klier, P. & Evard, J.L. (Hg.): Mediendämmerung. Zur Archäologie der Medien. Berlin (Edition Tiamat), S. 143–152.

Kamper, D. (1989b): Tod des Körpers – Leben der Sprache. Über die Intervention des Imaginären im Zivilisationsprozeß. In: Gebauer, G. (Hg.): Historische Anthropologie. Zum Problem der Humanwissenschaften heute oder Versuche einer Neubegründung. Reinbek (Rowohlt), S. 49–82.

Kamper, D. & Wulf, C. (1982): Die Wiederkehr des Körpers. Frankfurt/M. (Suhrkamp).

Kamper, D. & Wulf, C. (1984): Das Schwinden der Sinne. Frankfurt/M. (Suhrkamp).

Kamper, D. & Wulf, C. (1985a): Der andere Körper. Berlin (Mensch und Leben).

Kamper, D. & Wulf, C. (1985b): Zwischen Archäologie und Pathographie: Körper-Subjekt, Körper-Objekt. In: Kamper, D. & Wulf, C. (Hg.): Der andere Körper. Berlin (Mensch und Leben), S. 3–12.

Kamper, D. & Wulf, C. (Hg.) (1986): Lachen – Gelächter – Lächeln. Reflexionen in drei Spiegeln. Frankfurt/M. (Syndikat).

Kapfhammer, H.P. (1985): Psychoanalytische Psychosomatik. Berlin, Heidelberg, New York, Toronto (Springer).

Krappmann, L. (1985): Mead und die Sozialisationsforschung. In: Joas, H. (Hg.): Das Problem der Intersubjektivität. Frankfurt/M. (Suhrkamp), S. 156–178.

Kästner, E.: Kleines Solo. URL: http://mitglied.lycos.de/spangenberg/gedichte/kaest01.html (Stand: 11.11.2011).

Katzenelbogen, S. (1941): Hypochondriacal complaints with special reference to personality and environment. Am J Psychiatr 88, 815–822.

Kehrer, H. (1953): Zur »Anatomie« hypochondrischer Zustände. Arch Psychiatr Nervenkr 190, 449–460.

Kellner, R. (1982): Psychotherapeutic strategies in hypochondriasis: a clinical study. Am J Psychother 36, 147–157.

Kenyon, F. (1976): Hypochondriacal states. Br J Psychiatry 129, 1–14.

Kernberg, O.F. (1979): Borderline-Störungen und pathologischer Narzißmus. Frankfurt/M. (Suhrkamp).

Kestenberg, J.S. (1956): On the development of maternal feelings in early childhood: Observations and reflections. Psychoanalytic Study of the Child 11, 257–291.

Kiener, F. (1965): Physiognomik leibtektonischer Teilbezirke. In: Handbuch der Psychologie, Bd. V. Göttingen (Hogrefe), S. 503–517.

Kiener, F. (1973): Untersuchungen zum Körperbild (Body Image). Z f Klin Psychol Psychother 21, 335–351.

Kirchhoff, B. (1980): Body Building. Erzählung – Hörspiel – Essay. Frankfurt/M. (Suhrkamp).

Kirow, K. & Michow, W. (1980): Über die hypochondrische Euphorie. Psychiatr Neurol Med Psychol 32, 521–525.

Kittler, F. (1984): Flechsig/Schreber/Freud. Der Wunderblock 12, 56–68.

Klages, W. & Hartwich, P. (1982): Die Clownsdysmorphophobie. Psychother Med Psychol 32, 183–187.

Klee, P. (1970): Handzeichnungen III. 1937–1940. Text und Bearbeitung von J. Glaesemer. Bern (Kunstmuseum).

Kleinspehn, T. (1989): Der flüchtige Blick. Sehen und Identität in der Kultur der Neuzeit. Reinbek (Rowohlt).

Kleist, H. von (1970): Über das Marionettentheater. München (dtv).
Kohut, H. (1973): Narzißmus. Frankfurt/M. (Suhrkamp).
Kolb, L.C. (1959): Disturbances of the body image. In: Arieti, S. (Hg.): American Textbook of Psychiatry. New York (Basic Books), S. 749–769.
König, E. (1989): Körper – Wissen – Macht. Studien zur historischen Anthropologie des Körpers. Berlin (Reimer).
Korkina, M.V. (1965a): The problem of treating patients with the dysmorphophobic syndrome. Zh Nevropat Psikhiat Korsakov 65, 747–749.
Korkina, M.V. (1965b): The syndrome of dysmorphomania (dysmorphophobia) and psychopathic personality. Zh Nevropat Psikhait Korsakov 65, 1212–1217.
Kreitmann, N; Sainsbury, P.; Pearce, K. & Costain, W. (1965): Hypochondriasis and depression in out-patients at a general hospital. Br J Psychiatry 111, 607–615.
Kretschmer, E. (1966): Der sensitive Beziehungswahn. Berlin, Heidelberg, New York (Springer).
Kries, I. von (1957): Zur Differentialdiagnose der Angstneurose und Angsthysterie. Psyche 11, 28–63.
Kristeva, J. (1978): Die Revolution der poetischen Sprache. Frankfurt/M. (Suhrkamp).
Kristeva, J. (2000): From Symbols to flesh: the polymorphous destiny of narration. Int J Psychoanal 81, 1253–1266.
Küchenhoff, J. (1983): Body Building – der Körper als Statue. Fragmente 9, 6–32.
Küchenhoff, J. (1984): Dysmorphophobie. Nervenarzt 55, 122–126.
Küchenhoff, J. (1985): Das hypochondrische Syndrom. Nervenarzt 56, 225–236.
Küchenhoff, J. (1986): Zur historischen und phänomenologischen Analyse der Hypochondrie. Zschr f klin Psychol Psychopathol Psychother 34, 249–260.
Küchenhoff, J. (1987): Körper und Sprache. Zur kommunikativen Funktion somato-former und psychosomatischer Störungen. Forum Psa. 3, 288–299.
Küchenhoff, J. (1988): Der Leib als Statthalter des Individuums? In: Frank, M. & Haverkamp, A. (Hg.): Individualität. Poetik und Hermeneutik XIII. München (Fink), S. 167–202.
Küchenhoff, J. (1989): Das Fest und die Grenzen des Ich. Begrenzung und Entgrenzung im »vom Gesetz gebotenen Exzeß«. In: Haug, W. & Warning, R. (Hg.): Das Fest. Poetik und Hermeneutik XIV. München (Fink), S. 99–119.
Küchenhoff, J. (1990): Edgar Degas, die Photographie und der Voyeurismus. Psyche 44, 741–756.
Küchenhoff, J. (1992): Körper und Sprache. Heidelberg (Asanger).
Küchenhoff, J. (1997a): Philosophie, Psychoanalyse und Alltagspraxis – Konzepte lebensgeschichtlicher (Re-)Konstruktion und ihre praktischen Auswirkungen. In: Kutter, P. & Müller, T. (Hg.): Menschenbild und Weltanschauung in der Psychoanalyse. Göttingen (Vandehoeck & Ruprecht), S. 61–90.
Küchenhoff, J. (1997b): Hypochondrie. In: Ahrens, S. (Hg.): Lehrbuch der psychotherapeutischen Medizin. Stuttgart (Schattauer), S. 283–289.
Küchenhoff, J. (1998a): Körperkultur. In: Korff, W. (Hg.): Lexikon der Bioethik. Gütersloh (Gütersloher Verlagshaus), S. 439–443.
Küchenhoff, J. (1998b): Teilstationäre Psychotherapie. Stuttgart (Schattauer).
Küchenhoff, J. (1999a): Die Fähigkeit zur Selbstfürsorge – die seelischen Voraussetzungen. In: Küchenhoff, J. (Hg.): Selbstzerstörung und Selbstfürsorge. Gießen (Psychosozial-Verlag), S. 147–164.
Küchenhoff, J. (1999b): Verlorenes Objekt, Trennung und Anerkennung. Zur Fundierung psychoanalytischer Therapie und psychoanalytischer Ethik in der Trennungserfahrung. In: Forum Psa. 15, 189–203.

Küchenhoff, J. (2000a): Der Körper als Ort der Beziehungsinszenierung. In: Streeck, U. (Hg.): Erinnern, Agieren und Inszenieren. Göttingen (Vandenhoeck & Ruprecht), S. 143–160.
Küchenhoff, J. (2000b): Die Lesbarkeit des Körpers – psychoanalytische Zugänge zu Somatisierung und Selbstverletzung. Psychoanalyse – Texte zur Sozialforschung 4, 17–36.
Küchenhoff, J. (2002a): Hypochondrie. In: Ahrens, S. & Schneider, W. (Hg.): Lehrbuch der Psychotherapie und psychosomatischen Medizin. Stuttgart (Schattauer), S. 303–308.
Küchenhoff, J. (2002b): Positivierung als Grundbegriff der Psychotherapie. In: Battegay, R.; Isler, E. & Nicola, M. (Hg.): Psychotherapie der Psychosen. Basel (Reinhardt), S. 75–83.
Küchenhoff, J. (2003): Körperbild und psychische Struktur – zur Erfassung des Körpererlebens in der psychodynamischen Struktur. Zeitschrift für Psychosomatische Medizin und Psychotherapie 49, 175–194.
Küchenhoff, J. (2005): Die Achtung vor dem Anderen. Psychoanalyse und Kulturwissenschaften im Dialog. Weilerswist (Velbrück).
Küchenhoff, J. & Agarwalla, P. (2012): Körperbild und Persönlichkeit. Berlin, Heidelberg, New York (Springer).
Küchenhoff, J. & Warsitz, P. (1989): Sprachkörper und Körpersprache. Psychoanalytische Psychosentheorie nach Lacan. In: Tholen, J.C. & Wetzel, M. (Hg.): Arsenale der Seele. München (Fink), S. 117–138.
Kulenkampff, C. (1956): Blicken und Erblickt-werden. Das Für-andere-sein (J.-P. Sartre) in seiner Bedeutung für die Anthropologie der paranoiden Psychosen. Nervenarzt 27, 2–12.
Kutschmann, W. (1986): Der Naturwissenschaftler und sein Körper. Frankfurt/M. (Suhrkamp).
Kutzner, H. (1989): Ver-Innerung der Maschine – Maschinisierung des Inneren. In: Kamper, D. & Wulf, C. (Hg.): Transfigurationen des Körpers. Spuren der Gewalt in der Geschichte. Berlin (Reimer), S. 97–122.
Lacan, J. (1964): Die vier Grundbegriffe der Psychoanalyse. Seminar XI. Olten, Freiburg 1978 (Walter).
Lacan, J. (1975a): Das Spiegelstadium als Bildner der Ich-Funktion, wie sie uns in der psychoanalytischen Erfahrung erscheint. In: Lacan, J.: Schriften I. Frankfurt/M. (Suhrkamp), S. 61–70.
Lacan, J. (1975b): Funktion und Feld des Sprechens und der Sprache in der Psychoanalyse. In: Lacan, J.: Schriften I. Frankfurt/M. (Suhrkamp), S. 71–170.
Lacan, J. (1975c): Subversion des Subjekts und Dialektik des Begehrens im Freudschen Unbewußten. In: Lacan, J.: Schriften II. Olten, Freiburg (Walter), S. 165–204.
Lacan, J. (1975d): Über eine Frage, die jeder möglichen Behandlung der Psychose vorausgeht. In: Lacan, J.: Schriften II. Olten, Freiburg (Walter), S. 61–118.
Lacan, J. (1980a): Die Familie. In: Lacan, J.: Schriften III. Olten, Freiburg (Walter), S. 39–100.
Lacan, J. (1980b): Seminar II: Das Ich in der Theorie Freuds und die Technik der Psychoanalyse. Olten, Freiburg (Walter).
Lacan, J. (1981): Le seminaire livre III: Les Psychoses. Paris (Editions dur Seuil).
Lacey, J.H. & Evans, C.D. (1986): The impulsivist: a multi-impulsive personality disorder. Br J Addict 81, 641–649.
Lachmann, R. (1987): Vorwort. In: Bachtin, M.: Rabelais und seine Welt. Frankfurt/M. (Suhrkamp), S. 7–48.
Ladee, G. (1966): Hypochondriacal Syndromes. Amsterdam, London, New York (Elsevier).
Lang, H. (1973): Die Sprache und das Unbewußte. Frankfurt/M. (Suhrkamp).
Lang, H. (1978): Die strukturale Triade. Struktural-analytische Untersuchungen zur familiären Tiefenstruktur bei Schizophrenen. Habilitationsschrift, Heidelberg.
Lang, H. (1980a): Die psychoanalytische Theorie Jacques Lacans. In: Peters, U.H. (Hg.): Psychologie des 20. Jahrhunderts. Bd. X: Ergebnisse für die Medizin (2). Zürich (Kindler), S. 717–727.

Lang, H. (1980b): Strukturalanalytische Aspekte der Subjektivität. In: Kittler, F.A. (Hg.): Austreibung des Geistes aus den Geisteswissenschaften. Paderborn, München, Wien, Zürich (Schöningh), S. 188–203.

Lang, H. (1981): Refoulement et Schize (Spaltung). Aspects linguistiques de la demarcation entre nevrose et psychose. Confrontations psychiatriques 19, 215–232.

Langen, D. (1972): Wiederherstellungschirurgie. In: Hahn, P. (Hg.): Die Psychologie des 20. Jahrhunderts, Bd. IX. Zürich (Kindler), S. 609–617.

Lasch, C. (1979): Das Zeitalter des Narzißmus. München 1982 (C. Bertelsmann).

Lauter, H. & Schön, W. (1967): Über den Gestaltwandel der Melancholie. Arch Psychiatr Nervenkr 209, 290–306.

Leonhard, K. (1957): Aufteilung der endogenen Psychosen. Berlin (Akademie).

Lesse, S. (1967): Hypochondriasis and psychosomatic disorders masking depression. Am J Psychother 21, 607–620.

Levinas, E. (1974): Autrement qu'etre ou au-dela de l'essence. Den Haag (La Haye). Dt. (1998): Jenseits des Seins oder anders als Sein geschieht. Freiburg (Alber).

Levinas, E. (1984): Die Zeit und der Andere. Hamburg (Meiner).

Levinas, E. (1983): Die Spur des Anderen – Untersuchungen zur Phänomenologie und Sozialphilosophie. Freiburg i.Br., München (Alber).

Lewin, B. (1933): The Body as Phallus. Psychoanal Quart 2, 24–47. Dt. (1989): Der Körper als Phallus. Psyche 43, 150–170.

Lombardi, R. (2002): Primitive mental states and the body. Int J Psychoanal 83, 363–381.

Lorenzer, A. (1970): Sprachzerstörung und Rekonstruktion. Frankfurt/M. (Suhrkamp).

Lorenzer, A. (1974): Die Wahrheit der psychoanalytischen Erkenntnis. Frankfurt/M. (Suhrkamp).

Mack Brunswick, R. (1982): Ein Nachtrag zu Freuds Geschichte einer infantilen Neurose. In: Gardiner, M. (Hg.): Der Wolfsmann vom Wolfsmann. Frankfurt/M. (Fischer), S. 297–348.

Mancia, M. (1994): Review Ferrari 1993. Int J Psychoanal 75, 1283–1286.

Manthey, J. (1983): Wenn Blicke zeugen könnten. Eine psychohistorische Studie über das Sehen in Literatur und Philosophie. München, Wien (Hanser).

Marcel, G. (1978): Leibliche Begegnung. In: Kraus, A. (Hg.): Leib, Geist, Geschichte. Heidelberg (Hüthig), S. 47–73.

Marcus, S. (1974): Freud und Dora. Roman, Geschichte, Krankengeschichte. Psyche 28, 32–79.

Marty, P. (1958): La relation objectal allergique. Rev franc Psychoanal 25, 5–35.

Marty, P. (1976): Les mouvements individuels de vie et de mort. Paris (Payot).

Marx, K. & Engels, F. (1966): Ökonomisch-philosophische Manuskripte. In: Fetscher, I. (Hg.): Marx/Engels, Studienausgabe, Bd. II. Frankfurt/M. (Fischer), S. 38–129.

Mattenklott, G. (1982): Der übersinnliche Leib. Reinbek (Rowohlt).

Mayou, R. (1976): The nature of bodily Symptoms. Br J Psychiatry 129, 55–60.

McCranie, E. (1979): Hypochondriacal neurosis. Psychosomatics 20, 11–15.

McDougall, J. (1985): Plädoyer für eine gewisse Anormalität. Frankfurt/M. (Suhrkamp).

McDougall, J. (1987): Ein Körper für zwei. Forum Psa. 3, 265–287.

McDougall, J. (1988): Theater der Seele. Illusion und Wahrheit auf der Bühne der Psychoanalyse. München, Wien (Verlag Internationale Psychoanalyse).

McDougall, J. (1989a): Psychosomatische Regression im analytischen Prozeß. Unveröffentlichter Vortrag auf der DPG-Jahrestagung 1989, München.

McDougall, J. (1989b): Theaters of the body. New York (Norton). Dt. (1989): Theater des Körpers. Ein psychoanalytischer Ansatz für die psychosomatische Erkrankung. München, Wien (Verlag Internationale Psychoanalyse).

Mead, G. H. (1973): Geist, Identität und Gesellschaft. Frankfurt/M. (Suhrkamp).
Mechanic, D. (1979): Social psychologic factors affecting the presentation of bodily complaints. N Engl J Med 286, 1133–1139.
Meltzer, D. (1964): The differentiation of somatic delusions from hypochondria. Int J Psychoanal 45, 246–250.
Meltzer, D. (1975): Adhesive identification. Contemporary Psychoanalysis 11, 289–310.
Mentzos, S. (1973): Zur Psychodynamik der sogenannten »hysterischen« Psychosen. Nervenarzt 44, 285–291.
Mentzos, S. (1980): Hysterie. In: Peters, U. H. (Hg.): Die Psychologie des 20. Jahrhunderts. Bd. X: Ergebnisse für die Medizin (2) Psychiatrie. Zürich (Kindler), S. 770–790.
Merleau-Ponty, M. (1966): Phänomenologie der Wahrnehmung. Berlin (de Gruyter).
Merleau-Ponty, M. (1975): Les relations avec l'autrui chez l'enfant. Paris (Gallimard).
Merleau-Ponty, M. (1984a): Die Prosa der Welt. München (Fink).
Merleau-Ponty, M. (1984b): Das Auge und der Geist. Philosophische Essays. Hamburg (Meiner).
Merleau-Ponty, M. (1986): Das Sichtbare und das Unsichtbare. München (Fink).
Mester, H. (1982): Der Wunsch einer Frau nach Veränderung der Busengröße – Ein Beitrag zur Frage der Dysmorphophobie. Z Psychosom Med 28, 69–91.
Métraux, A. & Waldenfels, B. (Hg.) (1986): Leibhaftige Vernunft. Spuren von Merleau-Pontys Denken. München (Fink).
Meyer, J. E.(1959): Die Entfremdungserlebnisse. Stuttgart (Enke).
Meyer, J. E. (1972): Psychopathologie und Klinik des Jugendalters, der Pubertät und Adoleszenz. In: Kisker, K. P. et al. (Hg.): Psychiatrie der Gegenwart, Bd. II,1. Berlin, Heidelberg, New York (Springer), 823–858.
Meyer Schapiro (1994): Über einige Probleme in der Semiotik der visuellen Kunst: Feld und Medium beim Bild-Zeichen. In: Boehm, G. (Hg.): Was ist ein Bild? München (Fink), S. 253–274.
Meyer-Drawe, K. (1984): Leiblichkeit und Sozialität. München (Fink).
Meyer-Drawe, K. (1990): Illusionen von Autonomie. Diesseits von Ohnmacht und Allmacht des Ich. München (Kirchheim).
Meynert, T. (1890): Klinische Vorlesungen über Psychiatrie. Wien (Braumüller).
Miller, L.; Murphy, R. & Buss, A. (1981): Consciousness of body: private and public. J Personal Soc Psychol 41, 397–406.
Mitscherlich, A. (1983a): Psychosomatik. Gesammelte Schriften, Bd. II. Frankfurt/M. (Suhrkamp).
Mitscherlich, A. (1983b): Vorlesungen 1. Gesammelte Schriften, Bd. IX. Frankfurt/M. (Suhrkamp).
Modell, A. H. (1980): Affects and their Non-Communication. Int J Psychoanal 61, 259–267.
Morozov, P. V. (1976): The prognosis of adolescent schizophrenia with dysmorpho-phobuc disturbances. Zh Nevropat Psikhiat Korsakov 76, 1358–1366.
Morselli, E. (1886): Sulla dismorfofobia e sulla tafefobia. Boll Acad Med Genova VI, 110.
Mundt, Ch. (1983): Das residuale Apathiesyndrom der Schizophrenen. Nervenarzt 54, 131–138.
Munro, A. & Chmara, J. (1982): Monosymptomatic hypochondriacal psychosis: a diagnostic checklist based on 50 cases of the disorder. Can J Psychiatry 27, 374–376.
Muschg, A. (1981): Literatur als Therapie? Ein Exkurs über das Heilsame und das Unheilbare. Frankfurt/M. (Suhrkamp).
Muzekari, L. & Kreiger, P. (1978): Effects of inducing body awareness in chronic schizophrenics: body boundary changes. J Consult Clin Psychol 43, 435–436.
Myers, W. (1982): The patient's own pillow on the couch. JAPA 30, 471–485.
Nemiah, J. C. (1973): Psychology and psychosomatic illness. Psychother Psychosom 22, 106–111.

Nemiah, J.C. (1975): Denial revisited: Reflections on psychosomatic theory. Psychother Psychosom 26, 140–147.
Nemiah, J.C. (1977): Alexithymia. Theoretical considerations. Psychother Psychosom 28, 199–206.
Nemiah, J.C. (1980): Somatoform disorders. In: Kaplan, H.; Freedman, A. & Sadock, B. (Hg.): Comprehensive Textbook of Psychiatry 3(2), Philadelphia (Wolters Kluwer), S. 1525–1544.
Nemiah, J.C. & Sifneos P.E. (1970a): Affect and phantasy in patients with psychosomatic disorders. Modern Trends in Psychosomatic Medicine 2, 26–34.
Nemiah, J.C. & Sifneos P.E. (1970b): Psychosomatic illness: A problem in communication. Psychother Psychosom 18, 154–160.
Nietzsche, F. (1908): Ecce homo. Wie man wird, wie man ist. Studienausgabe, Bd. 4. Frankfurt/M. 1968 (Fischer), S. 143–218.
Nietzsche, F. (1982): Werke in drei Bänden. München (Hanser).
Nissen, B. (2000): Hypochondria: a tentative approach. Int J Psychoanal 81, 651–666.
Nitzschke, B. (1980): Männerängste, Männerwünsche. München (Matthes & Seitz).
Nitzschke, B. (1985): Der eigene und der fremde Körper. Tübingen (Konkursbuch).
O'Neill, J. (1990): Die fünf Körper. München (Fink).
Ogden, T. (1995): Frühe Formen des Erlebens. Wien, New York (Springer).
Oka, K. (2000): Eine transkulturelle Studie zum Blickerleben. Vergleich zwischen der sozialen Phobie und dem Tai-jin-kyofu. Fortschr Neurol Psychiat 68, 468–474.
OPD Arbeitskreis (Hg.) (2006): Operationalisierte Psychodynamische Diagnostik OPD-2. Bern (Huber).
Ottomeyer, K. & Anhalt, P. (1985): Leib, Sinnlichkeit und Körperverhältnis im Kontext der Marxschen Theorie. In: Petzold, H. (Hg.): Leiblichkeit. Paderborn (Junfermann), S. 229–258.
Ovid, P.N. (1964): Metamorphosen. München (Heimeran).
Paal, G. (1968): Hypochondrische Syndrome. Nervenarzt 39, 16–22.
Pankow, G. (1974): Gesprengte Fesseln der Psychose. München (Kindler).
Parin, P. (1978): Der Widerspruch im Subjekt. Frankfurt/M. (Syndikat).
Pattison, E.M. & Kahan, J. (1983): The deliberate self-harm syndrome. Am J Psychiatry 140, 867–872.
Paul, T.; Schroeter, K.; Dahme, B. & Nutzinger, D.O. (2002): Self-Injurious Behavior in Women with Eating Disorders. Am J Psychiatry 159, 408–411.
Paulus, P. (1982): Zur Erfahrung des eigenen Körpers. Weinheim, Basel (Beltz).
Peters, U.H. (1974): Wörterbuch der Psychiatrie und medizinische Psychologie. München, Wien, Baltimore (Urban & Schwarzenberg).
Petrilowitsch, N. (1959): Die hypochondrische Euphorie. Arch Psychiatr Nervenkr 198, 380–404.
Philippopoulos, G.S. (1979): The analysis of a case of dysmorphophobia (psychopathology and psychodynamics). Can J Psychiatry 24, 397–401.
Piaget, J. (1974): Abriß der genetischen Epistemologie. Olten, Freiburg (Walter).
Platon: Werke in acht Bänden, Griechisch/Deutsch, hg. von G. Eigler. Darmstadt 1977 (WBG).
Plessner, H. (1970): Anthropologie der Sinne. In: Plessner, H.: Philosophische Anthropologie. Frankfurt/M. (Fischer), S. 187–319.
Plügge, H. & Kohn, R. (1958): Wohlbefinden und Mißbefinden. Psyche 12, 33–49.
Pohlen, M. (1969): Schizophrene Psychosen. Ein Beitrag zur Strukturlehre des Ichs. Bern, Stuttgart, Wien (Huber).
Quinodoz, D. (2004): Worte, die berühren. Tübingen (edition diskord).
Racker, H. (1982): Übertragung und Gegenübertragung. München, Basel (Reinhardt).

Rad, M. von (1983): Alexithymie. Berlin, Heidelberg, New York (Springer).
Rad, M. von (1989): Der Beitrag der Psychoanalyse zur Medizin. Psychother med Psychol 39, 91–95.
Rad, M. von & Zepf, S. (1985): Psychoanalytische Konzepte psychosomatischer Symptom- und Strukturbildung. In: Uexküll, Th. von (Hg.): Psychosomatische Medizin. München, Wien, Baltimore (Urban & Schwarzenberg), S. 48–67.
Ranke-Graves, R. von (1955): Griechische Mythologie. Quellen und Deutung. 2 Bde. Reinbek (Rowohlt).
Reiff, H. (1988): Die trianguläre Struktur von Körper, Körperschema und Körperbild. Forum Psa. 4, 216–228.
Resch, F. (2001): Der Körper als Instrument zur Bewältigung seelischer Krisen: Selbstverletzendes Verhalten bei Jugendlichen. Deutsches Ärzteblatt 98, A2266–2271.
Richter, H.-E. (1974): Lernziel Solidarität. Reinbek (Rowohlt).
Riding, J. & Munro, A. (1975): Pimozide in the treatment of monosymptomatic hypochondriacal psychosis. Acta Psychiatr Scand 52, 23–30.
Rief, W. (1995): Multiple somatoforme Störungen und Hypochondrie. Bern (Huber).
Rigauer, B. (1982): Sportsoziologie. Grundlagen Methoden Analysen. Reinbek (Rowohlt).
Rittner, V. (1990): Psychosomatik und Zivilisierung. In: Jüttemann, G. et al. (Hg.): Die Seele. Weinheim (Psychologische Verlagsunion), S. 512–552.
Rittner, V. (1990): Psychosomatik und Zivilisierung. In: Jüttemann, G.; Sonntag, M. & Wulf, C. (Hg.): Die Seele. Weinheim (Beltz), S. 512–527.
Röder, C.H.; Overbeck, G. & Müller, T. (1995): Psychoanalytische Theorien zur Hypochondrie. Psyche 49, 1069–1098.
Rojas, E. & Gutierrez, J.A. (1976): Las dismorfofobias en la mujer. Rev Psiquiat Psicol Med 12, 503–515.
Romans, S.E.; Martin, J.L.; Anderson, J.C.; Herbison, G.P. & Mullen, P.E. (1995): Sexual abuse in childhood and deliberate self-harm. Am J Psychiatry 152, 1336–1342.
Rombach, H. (1971): Strukturontologie. Freiburg, München (Alber).
Rombach, H. (1980): Phänomenologie des gegenwärtigen Bewußtseins. Freiburg, München (Alber).
Rorty, R. (1981): Unkorrigierbarkeit als das Merkmal des Mentalen. In: Bieri, P. (Hg.): Analytische Philosophie des Geistes. Königstein (Hain), S. 243–260.
Rosenfeld, D. (1984): Hypochondriasis, somatic delusion and body scheme in psychoanalytic practice. Int J Psychoanal 65, 377–389.
Rosenfeld, H. (1981): Zur Psychoanalyse psychotischer Zustände. Frankfurt/M. 1981 (Suhrkamp).
Rosenfeld, H. (1964): Die Psychopathologie der Hypochondrie. In: Rosenfeld, H. (1981): Zur Psychoanalyse psychotischer Zustände. Frankfurt/M. (Suhrkamp), S. 209–233.
Roth, J.W. (1982): Die Dimension des Leibes und ihre Bedeutung im katathymen Bilderleben. Schweiz Arch Neurol Psychiatr 131, 69–80.
Roth, N. (1959): The face-genital equation. Psa. Q. 28, 493–500.
Rudolf, G. (1977): Psychosomatik aus poliklinischer Sicht. Zschr f Psychosom Med 23, 207–218.
Rudolf, G. (2004): Strukturbezogene Psychotherapie. Stuttgart (Schattauer).
Ruffin, H. (1959): Leiblichkeit und Hypochondrie. Nervenarzt 30, 195–203.
Safouan, M. (1973): Die Struktur in der Psychoanalyse, Beitrag zu einer Theorie des Mangels. In: Wahl, F. (Hg.): Einführung in den Strukturalismus. Frankfurt/M. (Suhrkamp), S. 259–322.
Sami-Ali (1977): Corps réel. Corps imaginaire. Paris (Dunod).
Sami-Ali (1987): Penser le somatique. Imaginaire et pathologie. Paris (Dunod).

Sartre, J.-P. (1943): Das Sein und das Nichts. Rowohlt (Reinbek) 1993.

Schachter, M. (1971): Nevroses dysmorphiques (complexes de laideur) et delire ou conviction delirante de dysmorphie. Ann Med Psychol 129, 723–745.

Schäfer, M. (1980): Zur nosologischen Entwicklung und Wechselbeziehung von Hypochondrie und Neurasthenie. In: Peters, U.-H. (Hg.): Ergebnisse für die Medizin (2) Psychiatrie. Psychologie des 20. Jahrhunderts. Zürich (Kindler), S. 757–769.

Schäfer, M. (1982): Phenomenology and hypochondria. In: de Koning, A. & Jenner, F. (Hg.): Phenomenology and Psychiatry. London, Toronto, Sydney (Academic Press), S. 217–244.

Scharbach, H. (1977): Vecu suicidaire et lien transferentiel. Psychol Med 9, 859–864.

Schilder, P. (1923): Entwurf zu einer Psychiatrie auf psychoanalytischer Grundlage. Frankfurt/M. 1973 (Suhrkamp).

Schilder, P. (1924): Zur Lehre von der Hypochondrie. Monatschr Psychiatr Neurol 56, 142–152.

Schilder, P. (1950): The Image and Appearance of the Human Body: Studies in the Constructive Energies of the Psyche. New York (International Universities Press).

Schipperges, H. (1975): Am Leitfaden des Leibes. Zur Anthropologik und Therapeutik Friedrich Nietzsches. Stuttgart (Klett-Cotta).

Schipperges, H. (1981): Kosmos Anthropos. Entwürfe einer Philosophie des Leibes. Stuttgart (Klett-Cotta).

Schmid, C.; Hochstrasser, B. & Hell, D. (2000): Selbstbeschädigung als Symptom psychischer Krankheiten in der PUK Zürich zwischen1987 und 1995. Schweiz Arch Neurol Psychiatr 151, 184–189.

Schmid, W. (2001): Wo ist Gott? Berührung des Unendlichen. Tagesspiegel, 02.12.2001. URL: http://www.tagesspiegel.de/meinung/kommentare/wo-ist-gott-beruehrung-des-unendlichen/274888.html (Stand 5.11.2011).

Schmitz, H. (1965): System der Philosophie. Bd. II/1: Der Leib. Bonn (Bouvier).

Schmitz, H. (1978): System der Philosophie. Bd. III/5: Die Wahrnehmung. Bonn (Bouvier).

Schmitz, H. (1985): Phänomenologie der Leiblichkeit. In: Petzold, H. (Hg.): Leiblichkeit. Paderborn (Junfermann), S. 71–106.

Schmitz, H. (2005): System der Philosophie, III/1: Der leibliche Raum. Unveränd. Neuaufl. Bonn (Bouvier).

Schneider, K. (1980): Klinische Psychopathologie. Stuttgart, New York (Thieme).

Schottler, C. (1981): Zur Behandlungstechnik bei somatisch schwer gestörten Patienten. Psyche 35, 111–141.

Schreber, D. P. (1973): Denkwürdigkeiten eines Nervenkranken. Frankfurt/M. (Syndikat).

Schur, M. (1966): Das Es und die Regulationsprinzipien des psychischen Geschehens. Frankfurt/M. 1984 (Fischer).

Schütz, R. et al. (1983): Werkstattgespräche zum Thema »Körperbild«. Materialien Psychoanalyse 9, 12–46.

Schwarz, H. (1929): Zirkumskripte Hypochondrien. Monatschr Psychiatr Neurol 72, 150–164.

Schwarzenegger, A. (1980): Body Building für Männer. München (Heyne).

Seipel, W.; Steffen, B. & Vitali, C. (Hg.) (2004): Francis Bacon und die Bildtradition. Darin: F. Bacon: Study after Velasquez's Portrait of Innocent X, 1953. Katalog Kat. Nr. 14, S. 136.

Sifneos, P. (1975): Problems of psychotherapy with patients with alexithymic characteristics and physical disease. Psychother Psychosom 26, 65–70.

Simmel, G. (1984): Das Individuum und die Freiheit. Berlin (Wagenbach).

Skegg, K. (2005): Self-harm. Lancet 366, 1471–1483.

Socarides, C. (1971): Der offen Homosexuelle. Frankfurt/M. (Suhrkamp).

Sonnemann, U. (1987): Zeit ist Anhörungsform. Über Wesen und Wirken einer kantischen Verkennung des Ohrs. In: Sonnemann, U.: Tunnelstiche. Reden, Aufzeichnungen und Essays. Frankfurt (Syndikat), S. 279–298

Sonnemann, U. (1991): Das sedierte Sensorium. Über Hindernisse in der Wiederkehr des Gehörs. Fragmente 35/36, 15–22.

Sontag, S. (1981): Krankheit als Metapher. Frankfurt/M. (Fischer).

Spielrein, S. (1931): Kinderzeichnungen bei offenen und geschlossenen Augen. In: Spielrein, S. (1987): Sämtliche Schriften. Freiburg (Kore), S. 345–384.

Stauder, K.H. (1956): Über den Pensionierungsbankrott. Psyche 9, 481–497.

Steiner, J. (1993): Psychic retreats. London (Routledge)

Stenslie, S., Woolford, K. (1994): Cyber SM. URL: http://www.stenslie.net/stahl/projects/cybersm/index_de.html (Stand: 5.11.2011).

Strauß, B. & Appelt, H. (1983): Ein Fragebogen zur Beurteilung des eigenen Körpers. Diagnostica 29, 145–164.

Stutte, H. (1957): Körperliche Selbstwertkonflikte als Verbrechensursache bei Jugendlichen. Monatsschr Krim 40, 71–86.

Stüttgen, T. (1985): Interaktionelle Psychosomatik. Die Affekte und die Entwicklung des Selbst. Berlin, Heidelberg, New York (Springer).

Sullivan, H. (1983): Die interpersonale Theorie der Psychiatrie. Frankfurt/M. (Fischer).

Tausk, V. (1919): Über die Entstehung des »Beeinflussungsapparates« in der Schizophrenie. In: Tausk, V. (1983): Gesammelte psychoanalytische und literarische Schriften. Wien, Berlin (Medusa), S. 245–286.

Tellenbach, H. (1974): Melancholie. Berlin, Heidelberg, New York (Springer).

Theunissen, M. (1965): Der Andere. Studien zur Sozialontologie der Gegenwart. Berlin (de Gruyter).

Theunissen, M. (1983): Negativität bei Adorno. In: Friedeberg, L. von & Habermas, J. (Hg.): Adornokonferenz 1983. Frankfurt/M. (Suhrkamp), S. 41–65.

Theweleit, K. (1977): Männerphantasien. Frankfurt/M. (Roter Stern).

Tomkiewicz, S. & Finder, J. (1967): La dysmorphophobie de l'adolescent caractériel. Rev Neuropsychiatr Infant 15, 939–965.

Tustin, F. (1972): Autism and childhood psychosis. London (Hogarth Press).

Vanggaard, T. (1979): Phallos: Eros und Macht. Frankfurt/M. (Fachbuchhandlung für Psychologie).

Vigarello, G. (1988): Wasser und Seife, Puder und Parfüm. Geschichte der Körperhygiene seit dem Mittelalter. Frankfurt/M. (Campus).

Virilio, P. (1993): L'art du moteur. Paris (Edition Galilée). Dt. (1994): Die Eroberung des Körpers. Vom Übermenschen zum überreizten Menschen. München, Wien (Hanser).

Wahl, C. (1963): Unconscious factors in the psychodynamics of the hypochondriacal patients. Psychosomatics 4, 9–17.

Waldenfels, B. (1980): Der Spielraum des Verhaltens. Frankfurt/M. (Suhrkamp).

Waldenfels, B. (1983): Phänomenologie in Frankreich. Frankfurt/M. (Suhrkamp).

Waldenfels, B. (1985a): Das Problem der Leiblichkeit bei Merleau-Ponty. In: Petzold, H. (Hg.): Leiblichkeit. Paderborn (Junfermann), S. 149–172.

Waldenfels, B. (1985b): In den Netzen der Lebenswelt. Frankfurt/M. (Suhrkamp).

Waldenfels, B. (1999): Vielstimmigkeit der Rede. Frankfurt/M. (Suhrkamp).

Waller, B. (2004): Comparing Psychoanalytic and Cognitive-Behavioral Perspectives on Control. Philosophy, Psychiatry & Psychology 11, 125–128.

Walter, K. (1962): Über mitweltabhängige Eigengeruchs-»Halluzinationen« mit Beziehungswahn. Nervenarzt 33, 325–326.

Walter, K. (1965): Über das »phobische Beziehungssyndrom«. Nervenarzt 36, 7–11.

Warsitz, P. (1983): Der Körper als Signifikant. Fragmente 9, 35–59.

Warsitz, P. (1987): Das zweifache Selbstmißverständnis der Psychoanalyse. Würzburg (Königshausen & Neumann).

Warsitz, P. (1989): Von den Spuren der Seele im Körper. Fragmente 31, 35–58.

Weber, S. (1978): Rückkehr zu Freud. Jacques Lacans Ent-stellung der Psychoanalyse. Frankfurt/M., Berlin, Wien (Ullstein).

Weibel, P. (2000): Der anagrammatische Körper. In: Lischka, G.J. (Hg.): Kunstkörper – Werbekörper. Köln (Wienand), S. 33–39.

Weininger, O. (1913): Geschlecht und Charakter. Eine prinzipielle Untersuchung. Wien, Leipzig (Braumüller).

Weitbrecht, H. & Glatzel, J. (1979): Psychiatrie im Grundriß. Berlin, Heidelberg, New York (Springer).

Widmer, P. (1990): Subversion des Begehrens. Jacques Lacan oder die Zweite Revolution der Psychoanalyse. Frankfurt/M. (Suhrkamp).

Wimmer, M. (1982): Der gesprochene Körper. Zur Authentizität von Körpererfahrungen und Körpertherapie. In: Kamper, D. & Wulf, C. (Hg.): Die Wiederkehr des Körpers. Frankfurt/M. (Suhrkamp), S. 82–96.

Winnicott, D.W. (1947): Der Haß in der Gegenübertragung. In: Winnicott, D.W. (1983): Von der Kinderheilkunde zur Psychoanalyse. Frankfurt/M. (Fischer), S. 77–90.

Winnicott, D.W. (1951): Übergangsobjekte und Übergangsphänomene. In: Winnicott, D.W. (1983): Von der Kinderheilkunde zur Psychoanalyse. Frankfurt/M. (Fischer), S. 300–315.

Winnicott, D.W. (1984): Reifungsprozesse und fördernde Umwelt. Frankfurt/M. (Fischer).

Wolff, H.H. (1977): The concept of alexithymia and the future of psychosomatic research. Psychother Psychosom 28, 58–67.

Wollenberg, R. (1904): Die Hypochondrie. In: Nothnagel, H. (Hg.): Handbuch der speziellen Pathologie und Therapie, Bd. XII, Wien (Hölder), S. 1–66.

Woods, S.; Natterson, J. & Silverman, J. (1966): Medical students disease: hypochondriasis in medical education. J Med Educ 41, 785.

Wulff, E. (1958): Der Hypochonder und sein Leib. Nervenarzt 29, 60–71.

Wünsche, K. (1982): Die Muskeln, die Sinne, die Reden: Medien im pädagogischen Bezug. In: Kamper, D. & Wulf, C. (Hg.): Die Wiederkehr des Körpers. Frankfurt/M. (Suhrkamp), S. 97–108.

Wyss, D. (1973): Beziehung und Gestalt. Entwurf einer anthropologischen Psychologie und Psychopathologie. Göttingen (Verlag für medizinische Psychologie).

Wyss, D. (1980): Zwischen logos und antilogos. Untersuchungen zur Vermittlung von Hermeneutik und Naturwissenschaft. Göttingen (Vandenhoeck & Ruprecht).

Yagina, G.S. (1966): The syndrome of dysmorphophobia in the course of schizophrenia. Zh Nevropat Psikhiat Korsakov 66, 1228–1234.

Yamada, M.; Kobashi, K.; Shigemoto, T. & Ota, T. (1978): On dysmorphophobia. Bull Yamguchi Med School 25, 47–54.

Zaidens, S.H. (1950): Dermatologie hypochondriasis. A form of schizophrenia. Psychosom Med 12, 250–253.

Ziehe, T. & Knödler-Bunte, E. (Hg.) (1984): Der sexuelle Körper – ausgeträumt? Berlin (Verlag Ästhetik und Kommunikation).

Zöllner, F. (1998): Toskanischer Frühling. München (Prestel).
Zöllner, F. (2005): Botticelli. München (Prestel).
zur Lippe, R. (1979): Naturbeherrschung am Menschen. 2 Bde. Frankfurt/M. (Syndikat).
zur Lippe, R. (1984): Der Sinn der Sinne. In: Kamper, D. & Wulf, C. (Hg.): Das Schwinden der Sinne. Frankfurt/M. (Suhrkamp), S. 298–316.

Sachregister

A

B

H

I

K

T

U

V

W

Z

Nachweise

I Theoretische Perspektiven

Zur Geschichte des Körpers (1992)
Originalbeitrag der 1. Auflage von J. Küchenhoff (1992): *Körper und Sprache.* Heidelberg (Asanger), S. 5–25.

Der Leib als Statthalter des Individuums? (1988)
Erstveröffentlichung in: M. Frank & A. Haverkamp (Hg.) (1988): Individualität. Poetik und Hermeneutik Bd. 13. München (Fink), S. 167–202.

Körper und Sprache. Zur kommunikativen Funktion somatoformer und psychosomatischer Störungen (1987)
Erstveröffentlichung in: *Forum der Psychoanalyse* 3 (1987), S. 288–299.

Zur Dialektik von Trieb und Narzissmus im Körperbild (1990)
Erstveröffentlichung in: *Psychoanalyse im Widerspruch* 3 (1990), S. 42–65.

Sehen und Gesehenwerden (2007)
Erstveröffentlichung in: *Psyche – Zeitschrift für Psychoanalyse und ihre Anwendungen* 61 (2007), S. 445–462. Abdruck mit freundlicher Genehmigung der *Psyche*-Redaktion und des Klett-Cotta Verlages.

... dort, wo ich berühre, werde ich auch berührt (2007)
Erstveröffentlichung in: *Forum der Psychoanalyse* 23 (2/2007), S. 120–132 © Abdruck mit freundlicher Genehmigung von Springer Science and Business Media.

Den Körper verstehen – psychoanalytische Konstruktionen (2009)
Erstveröffentlichung in: J. Küchenhoff & J. Pfeiffer (Hg.) (2009): Körper.Konstruktionen. *Freiburger literaturpsychologische Gespräche. Jahrbuch für Literatur und Psychoanalyse* 28, S. 21–33 © Abdruck mit freundlicher Genehmigung des Verlags Königshausen & Neumann.

II Klinische Perspektiven

Leibliche Intersubjektivität als historisches Phänomen. Zur historischen und phänomenologischen Analyse der Hypochondrie (1986)
Erstveröffentlichung unter dem Titel »Leiblichkeit und Intersubjektivität in der Hypochondrie« in: *Zeitschrift für Klinische Psychologie Psychopathologie und Psychotherapie* 34 (1986), S. 249–260.

Der Körper als Ersatz für die Außenwelt: Hypochondrie (1985)
Erstveröffentlichung unter dem Titel: »Das hypochondrische Syndrom« in: *Nervenarzt* 56 (1985), S. 225–236.

Der beschädigte Körper und die Angst vor dem Anderen: Dysmorphophobie (1984)
Erstveröffentlichung unter dem Titel »Dysmorphophobie« in: *Nervenarzt* 55 (1984), S. 122–126.

Der Körper als Phallus: Bodybuilding (1983)
Erstveröffentlichung unter dem Titel »Body Building – der Körper als Statue« in: *fragmente* 9 (1983), S. 6–32.

Der Körper als Ort der Desymbolisierung: Modelle psychosomatischer Erkrankungen (1990)
Erstveröffentlichung unter dem Titel »Über verstehbare und nicht-verstehbare Zusammenhänge in der psychoanalytischen Psychosomatik« in: U. Streeck & H. V. Werthmann (Hg.) (1990): *Herausforderungen für die Psychoanalyse*. München (Pfeiffer), S. 67–86.

Zur Rolle der Verwerfung bei der Entstehung psychosomatischer Erkrankungen (1989)
Erstveröffentlichung unter dem Titel »Die Funktion der Verwerfung in der Entstehung psychosomatischer Erkrankungen« in: *fragmente* 31 (1989), S. 17–34.

Die Repräsentationsfunktion und die Rolle des Objekts in der Hypochondrie (2003)
Erstveröffentlichung in: B. Nissen (Hg.) (2003). *Hypochondrie. Eine psychoanalytische Bestandsaufnahme*. Gießen (Psychosozial-Verlag), S. 51–70.

Selbstverletzungen – psychoanalytische Zugänge und Behandlungsmöglichkeiten (2007)
Vortrag am Freud Institut, Zürich; unveröffentlicht.

Die Vernunft des Leibes – Oder: Wenn nur noch der kranke Körper von der Freiheit träumen kann (2007)
Vortrag am Daseinsanalytischen Seminar Zürich. Erstveröffentlichung im internen Bulletin der GAD_DaS, 2007, S. 21–35

III Kulturwissenschaftliche Perspektiven

Das Körpererleben und die Malerei (2009)
Erstveröffentlichung unter dem Titel »Körper« in: G. Gehrig & U. Pfarr (Hg.) (2009): *Handbuch psychoanalytischer Begriffe für die Kunstwissenschaft*. Gießen (Psychosozial-Verlag), S. 171–186.

Psychosozial-Verlag

Mathias Hirsch

»Mein Körper gehört mir … und ich kann mit ihm machen, was ich will!«

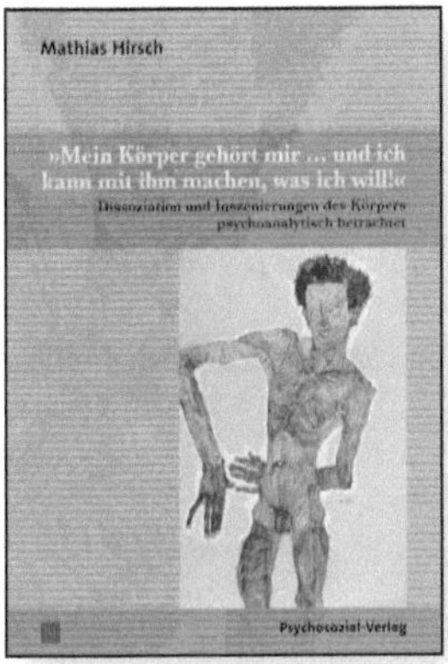

2010 · 336 Seiten · Broschur
ISBN 978-3- 8379-2091-8

Das Interesse an der psychoanalytischen Bedeutung des Körpers hält unvermindert an, und zwar sowohl im großen gesellschaftlichen Rahmen – man denke an Fitness und Schönheitschirurgie – als auch im pathologischen Sinne: Selbstbeschädigung und Essstörungen sind die modernen Krankheitsbilder der Adoleszenz. Diese Störungen haben hauptsächlich den Zweck, wenigstens den Körper beherrschen zu können, wenn man sonst machtlos ist, und einen (Körper-)Teil zu opfern, um das Ganze zu retten. Zur Identitätssicherung haben die Menschen schon immer ihren Körper verändert und manipuliert, als würde er zwar zum Selbst gehören, gleichzeitig aber wie ein Objekt, wie ein äußeres Stück Natur behandelt und malträtiert werden können. Mathias Hirsch veranschaulicht die oft komplizierten psychischen Verhältnisse durch viele Praxisbeispiele des teilweise skurrilen zeitgenössischen Umgangs mit dem Körper.

Ada Borkenhagen, Elmar Brähler (Hg.)

Intimmodifikationen

Spielarten und ihre psychosozialen Bedeutungen

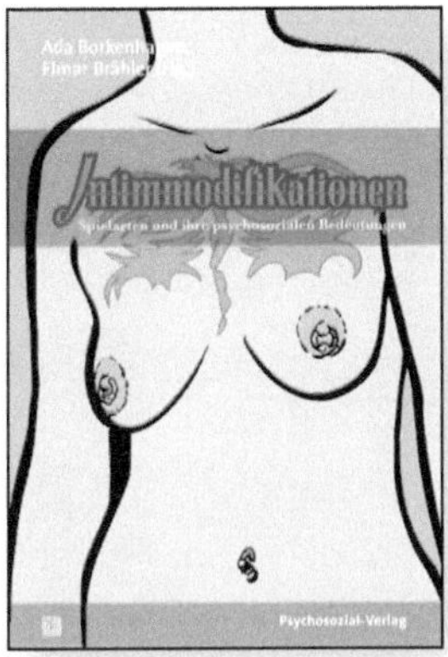

2010 · 219 Seiten · Broschur
ISBN 978-3- 8379-2058-1

Kosmetische Intimoperationen gehören nach der Studie »Körperwelten 2020« zu den erfolgversprechendsten Märkten der nächsten Jahre. Wie immer man diese Prognose bewerten mag, sie verweist auf die steigende Bedeutung der Intimmodifikationen. Der Band widmet sich den verschiedenen Spielarten der Intimmodifikationen wie Intimpiercing, Intimtattoo, Schamhaartrimming und kosmetische Genitalchirurgie und ordnet diese Praxen hinsichtlich ihrer psychosozialen Bedeutung ein.

Neben dem aktuellen Trend kosmetischer Genitalchirurgie in westlichen Ländern werden auch die traditionellen Praktiken weiblicher Genitalverstümmelung als Formen der Anpassung und Normierung untersucht. Auch die männlichen Varianten genitaler Bodymodification wie die rituelle Beschneidung, das männliche Genital- und Play-Piercing werden in ihrer individuellen und kulturellen Bedeutung ausführlich dargestellt.

Walltorstr. 10 · 35390 Gießen · Tel. 0641-969978-18 · Fax 0641-969978-19
bestellung@psychosozial-verlag.de · www.psychosozial-verlag.de

Psychosozial-Verlag

Jean-Michel Quinodoz

Freud lesen

Eine chronologische Entdeckungsreise durch sein Werk

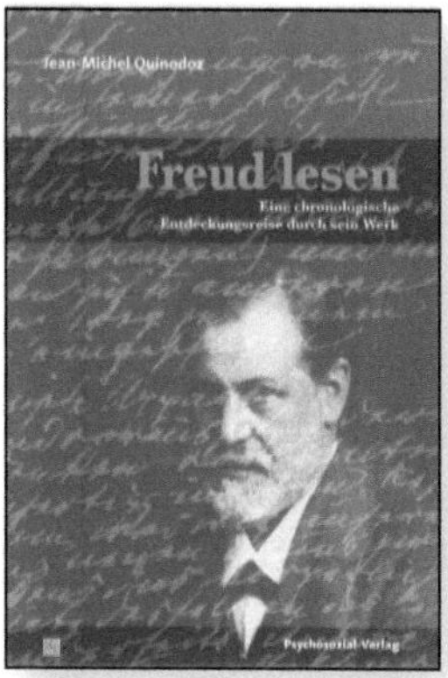

2011 · 477 Seiten · Broschur
ISBN 978-3-89806-782-9

Dieser Band ist eine leicht zugängliche Darstellung der gesammelten Werke Freuds. Jedes Kapitel befasst sich mit einer von Freuds Schriften und enthält wertvolle Hintergrundinformationen sowie relevante Details aus Biografie und Zeitgeschichte, eine Chronologie seiner Ideen und Beschreibungen von post-freudianischen Entwicklungen.

»Das Buch ist eine einzigartige Hilfe bei Lehre und Studium der Freud'schen Schriften. Es ist ebenso fantasievoll wie hilfreich, vor allem, was die Kontextualisierung der Werke anbelangt. Ein absolutes Muss für jeden, der sich ernsthaft mit der Psychoanalyse beschäftigt.«

Anne-Marie Sandler, Lehranalytikerin der Britischen Psychoanalytischen Vereinigung, London

George Makari

Revolution der Seele

Die Geburt der Psychoanalyse

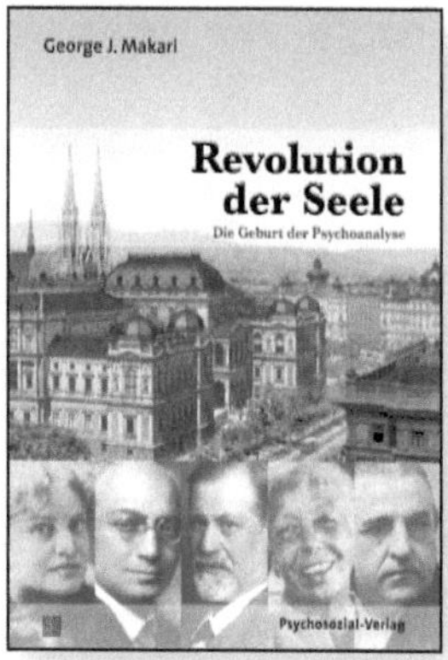

2011 · 648 Seiten · Gebunden
ISBN 978-3-8379-2039-0

Ausgezeichnet mit dem Gradiva Award 2009 als beste historische Arbeit und dem Heinz Hartmann Award 2009 als herausragendste Publikation, stellt Makari erstmals zusammenhängend die Geschichte der Psychoanalyse von ihren Anfängen 1870 bis zu ihrer Vertreibung aus Europa durch den Nationalsozialismus 1945 dar. Er erforscht gezielt die zentralen Probleme, die diese angehende Wissenschaft der Psyche in ihrer Entwicklung definierten, strukturierten und spalteten.

The New York Post: »Brilliant! Eine fesselnde, reichhaltige Geschichte voller faszinierender Charaktere und bunter Schauplätze.«

Paul Auster: »George Makari hat nichts Geringeres geschrieben als eine Geschichte des modernen Geistes.«

Walltorstr. 10 · 35390 Gießen · Tel. 0641-969978-18 · Fax 0641-969978-19
bestellung@psychosozial-verlag.de · www.psychosozial-verlag.de

Psychosozial-Verlag
Analyse der Psyche und Psychotherapie

Wolfgang Berner
Perversion

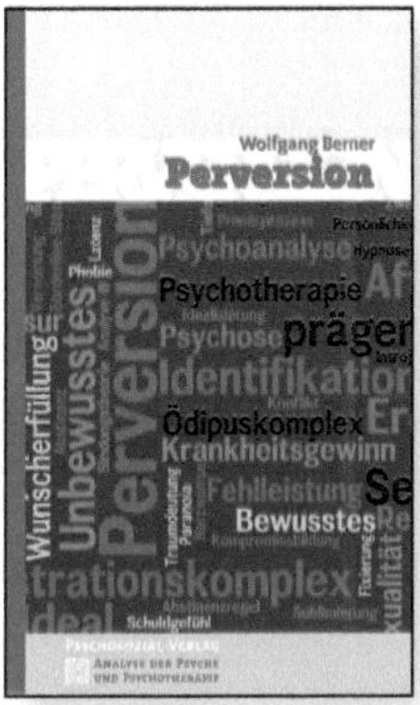

2011 · 139 Seiten · Broschur
ISBN 978-3-8379-2067-3

Das Studium der Perversionen eröffnete Freud tiefe Einsichten in die Funktionsweise von Sexualität und Erotik, die für seine Theoriebildung über die menschliche Psyche von entscheidender Bedeutung waren. Viele dieser Einsichten haben bis heute ihre Gültigkeit, viele wurden inzwischen ergänzt und differenziert. In dem Band wird gezeigt, dass und wie die klassische Psychoanalyse – etwa bei Fetischismus, Exhibitionismus oder Sadismus – hilfreich sein kann. Es werden die für eine Perversionstherapie notwendigen Parameter betrachtet und auch weitere Therapieformen vorgestellt.

Hans Sohni
Geschwisterdynamik

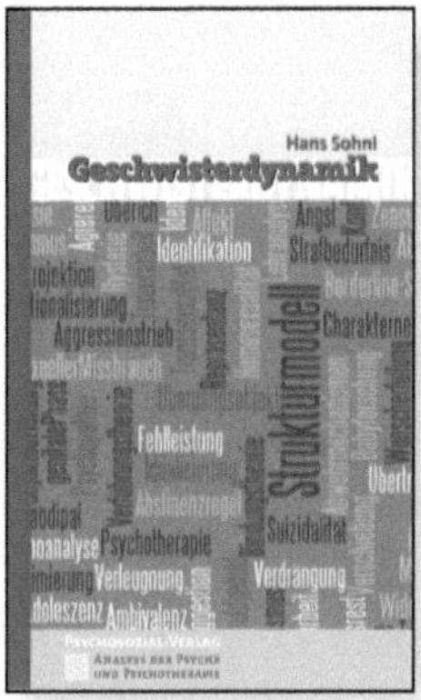

2011 · 140 Seiten · Broschur
ISBN 978-3-8379-2117-5

Mit Geschwistern verbindet man die Vorstellung von tiefer Verbundenheit, aber auch von Rivalität. Sie sind in Mythologie und Märchen, in Romanen und Filmen allgegenwärtig. Bis in die 1980er Jahre wurden Geschwisterbeziehungen beinahe vollständig aus dem psychoanalytischen Diskurs ausgeblendet. Dem setzt Hans Sohni eine psychoanalytische Entwicklungspsychologie lebendiger Geschwisterbeziehungen entgegen. Er beleuchtet den Einfluss des Geschwisterstatus auf die Persönlichkeitsentwicklung und untersucht die Dynamik von Abgrenzung und Bezogenheit.

Die kompakten Bände der Reihe »Analyse der Psyche und Psychotherapie« widmen sich jeweils einem zentralen Begriff der Psychoanalyse, zeichnen dessen historische Entwicklung nach und erläutern den neuesten Stand der wissenschaftlichen Diskussion.

Walltorstr. 10 · 35390 Gießen · Tel. 0641-969978-18 · Fax 0641-969978-19
bestellung@psychosozial-verlag.de · www.psychosozial-verlag.de

Psychosozial-Verlag
Analyse der Psyche und Psychotherapie

Günter Gödde, Michael B. Buchholz
Unbewusstes

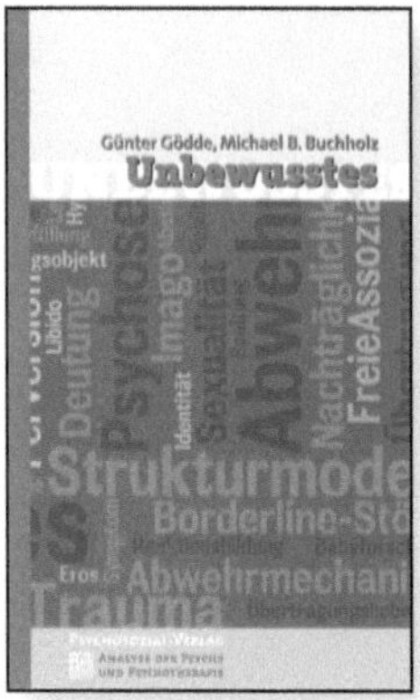

2011 · 138 Seiten · Broschur
ISBN 978-3-8379-2068-0

Ursprünglich als philosophische Problemstellung aufgekommen, erhob Freud das »Unbewusste« zum Zentralbegriff der Psychoanalyse. Die Autoren zeichnen die Entwicklung des Begriffs in seiner ganzen Vielfalt nach und unterscheiden dabei zwischen einem vertikalen und horizontalen Modell des Unbewussten. Um das Konzept des Unbewussten in all seiner Komplexität zu begreifen, müssen beide Modelle in ihrem Zusammenspiel berücksichtigt werden. Dies birgt ein neues Verständnis des Verhältnisses von psychoanalytischer Theorie und Praxis.

Mathias Hirsch
Trauma

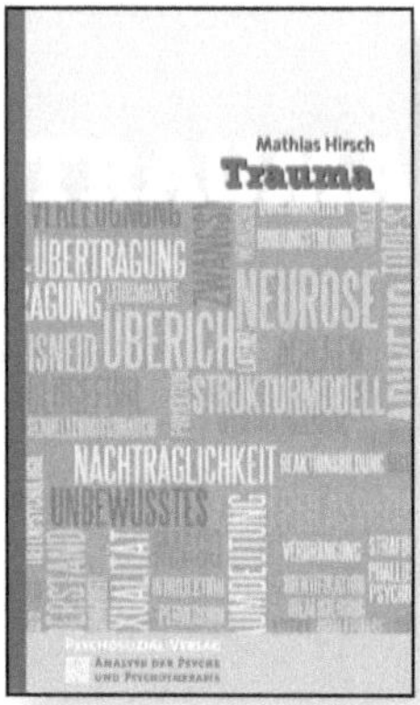

2011 · 138 Seiten · Broschur
ISBN 978-3-8379-2056-7

Die Psychoanalyse begann als Traumatheorie, entwickelte sich zur Triebpsychologie und kann heute als Beziehungspsychologie verstanden werden, die (traumatisierende) Beziehungserfahrungen als Ursache schwerer psychischer Störungen sieht. Dabei dient die Internalisierung von Gewalterfahrungen eher der Bewältigung lang andauernder »komplexer« Beziehungstraumata, akute Extremtraumatisierungen haben hingegen Dissoziationen zur Folge. Der Begriff »Trauma« sowie der Umgang mit Traumatisierung in der Therapie werden vorgestellt.

Die kompakten Bände der Reihe »Analyse der Psyche und Psychotherapie« widmen sich jeweils einem zentralen Begriff der Psychoanalyse, zeichnen dessen historische Entwicklung nach und erläutern den neuesten Stand der wissenschaftlichen Diskussion.

Walltorstr. 10 · 35390 Gießen · Tel. 0641-969978-18 · Fax 0641-969978-19
bestellung@psychosozial-verlag.de · www.psychosozial-verlag.de

www.ingramcontent.com/pod-product-compliance
Ingram Content Group UK Ltd.
Pitfield, Milton Keynes, MK11 3LW, UK
UKHW040230300826
14791UKWH00001B/77

9 783837 921656